全国高职高专院校药学类专业核心教材

中药药理

（供中药学、中药制药、中药材生产与加工专业用）

主　编　冯彬彬　贾彦敏

副主编　薛　强　陈　文　田　园　侯迎迎

编　者　（以姓氏笔画为序）

马腾茂（山东中医药高等专科学校）

田　园（济南护理职业学院）

史瑞瑞（北京卫生职业学院）

冯彬彬（重庆三峡医药高等专科学校）

向晓雪（四川中医药高等专科学校）

孙晓丽（北京城市学院）

杨　策（重庆三峡医药高等专科学校）

汪盈盈（亳州职业技术学院）

陈　文（江西中医药高等专科学校）

陈　珍（楚雄医药高等专科学校）

侯迎迎（安阳职业技术学院）

姚淑琼（湖南中医药高等专科学校）

贾彦敏（山东中医药高等专科学校）

崔亚迪（邢台医学高等专科学校）

薛　强（重庆医药高等专科学校）

中国健康传媒集团

中国医药科技出版社

内 容 提 要

　　本教材为"全国高职高专院校药学类专业核心教材"之一，系根据高职高专院校药学类专业教学标准的基本要求和本课程特点编写而成。全书分为总论和各论两部分。总论涵盖绪论、中药药性理论的现代研究、影响中药药理作用的因素、中药药理作用的特点及研究思路。各论涵盖各类中药与功能主治相对应的主要药理作用，常用单味药的来源采制、性味归经、功能主治、主要成分、药理作用、现代应用及不良反应等。本书在学术思想和服务对象上充分体现理论与临床实践的紧密结合，具有较强的实用性和指导性。

　　本教材主要供全国高职高专院校中药学、中药制药、中药材生产与加工专业教学使用，也可作为中药学类专业自学考试、执业药师职业资格考试、职称考试，中药学、药学专业科研工作者和临床医师，以及基层医疗卫生机构、药店、药品生产和销售企业的参考用书。

图书在版编目（CIP）数据

中药药理/冯彬彬，贾彦敏主编 . —北京：中国医药科技出版社，2021. 12

全国高职高专院校药学类专业核心教材

ISBN 978 – 7 – 5214 – 2887 – 2

Ⅰ. ①中… 　Ⅱ. ①冯… 　②贾… 　Ⅲ. ①中药学 – 药理学 – 高等职业教育 – 教材 　Ⅳ. ①R285

中国版本图书馆 CIP 数据核字（2021）第 253503 号

美术编辑　陈君杞
版式设计　友全图文

出版　**中国健康传媒集团** | 中国医药科技出版社
地址　北京市海淀区文慧园北路甲 22 号
邮编　100082
电话　发行：010 – 62227427　邮购：010 – 62236938
网址　www. cmstp. com
规格　889mm × 1194mm $\frac{1}{16}$
印张　18
字数　535 千字
版次　2021 年 12 月第 1 版
印次　2024 年 7 月第 2 次印刷
印刷　北京印刷集团有限责任公司
经销　全国各地新华书店
书号　ISBN 978 – 7 – 5214 – 2887 – 2
定价　**52. 00 元**

获取新书信息、投稿、
为图书纠错，请扫码
联系我们。

出版说明

为了贯彻党的十九大精神，落实国务院《国家职业教育改革实施方案》文件精神，将"落实立德树人根本任务，发展素质教育"的战略部署要求贯穿教材编写全过程，充分体现教材育人功能，深入推动教学教材改革，中国医药科技出版社在院校调研的基础上，于2020年启动"全国高职高专院校护理类、药学类专业核心教材"的编写工作。

党的二十大报告指出，要办好人民满意的教育，全面贯彻党的教育方针，落实立德树人根本任务，培养德智体美劳全面发展的社会主义建设者和接班人。教材是教学的载体，高质量教材在传播知识和技能的同时，对于践行社会主义核心价值观，深化爱国主义、集体主义、社会主义教育，着力培养担当民族复兴大任的时代新人发挥巨大作用。在教育部、国家药品监督管理局的领导和指导下，在本套教材建设指导委员会和评审委员会等专家的指导和顶层设计下，根据教育部《职业教育专业目录（2021年）》要求，中国医药科技出版社组织全国高职高专院校及其附属机构历时1年精心编撰，现该套教材即将付梓出版。

本套教材包括护理类专业教材共计32门，主要供全国高职高专院校护理、助产专业教学使用；药学类专业教材33门，主要供药学类、中药学类、药品与医疗器械类专业师生教学使用。其中，为适应教学改革需要，部分教材建设为活页式教材。本套教材定位清晰、特色鲜明，主要体现在以下几个方面。

1.体现职业核心能力培养，落实立德树人

教材应将价值塑造、知识传授和能力培养三者融为一体，融入思想道德教育、文化知识教育、社会实践教育，落实思想政治工作贯穿教育教学全过程。通过优化模块，精选内容，着力培养学生职业核心能力，同时融入企业忠诚度、责任心、执行力、积极适应、主动学习、创新能力、沟通交流、团队合作能力等方面的理念，培养具有职业核心能力的高素质技能型人才。

2.体现高职教育核心特点，明确教材定位

坚持"以就业为导向，以全面素质为基础，以能力为本位"的现代职业教育教学改革方向，体现高职教育的核心特点，根据《高等职业学校专业教学标准》要求，培养满足岗位需求、教学需求和社会需求的高素质技术技能型人才，同时做到有序衔接中职、高职、高职本科，对接产业体系，服务产业基础高级化、产业链现代化。

3. 体现核心课程核心内容，突出必需够用

教材编写应能促进职业教育教学的科学化、标准化、规范化，以满足经济社会发展、产业升级对职业人才培养的需求，做到科学规划教材标准体系、准确定位教材核心内容，精炼基础理论知识，内容适度；突出技术应用能力，体现岗位需求；紧密结合各类职业资格认证要求。

4. 体现数字资源核心价值，丰富教学资源

提倡校企"双元"合作开发教材，积极吸纳企业、行业人员加入编写团队，引入一些岗位微课或者视频，实现岗位情景再现；提升知识性内容数字资源的含金量，激发学生学习兴趣。免费配套的"医药大学堂"数字平台，可展现数字教材、教学课件、视频、动画及习题库等丰富多样、立体化的教学资源，帮助老师提升教学手段，促进师生互动，满足教学管理需要，为提高教育教学水平和质量提供支撑。

编写出版本套高质量教材，得到了全国知名专家的精心指导和各有关院校领导与编者的大力支持，在此一并表示衷心感谢。出版发行本套教材，希望得到广大师生的欢迎，对促进我国高等职业教育护理类和药学类相关专业教学改革和人才培养做出积极贡献。希望广大师生在教学中积极使用本套教材并提出宝贵意见，以便修订完善，共同打造精品教材。

数字化教材编委会

主　编　冯彬彬　贾彦敏
副主编　薛　强　陈　文　田　园　侯迎迎
编　者　（以姓氏笔画为序）

马腾茂（山东中医药高等专科学校）

田　园（济南护理职业学院）

史瑞瑞（北京卫生职业学院）

冯彬彬（重庆三峡医药高等专科学校）

向晓雪（四川中医药高等专科学校）

孙晓丽（北京城市学院）

杨　策（重庆三峡医药高等专科学校）

汪盈盈（亳州职业技术学院）

陈　文（江西中医药高等专科学校）

陈　珍（楚雄医药高等专科学校）

侯迎迎（安阳职业技术学院）

姚淑琼（湖南中医药高等专科学校）

贾彦敏（山东中医药高等专科学校）

崔亚迪（邢台医学高等专科学校）

薛　强（重庆医药高等专科学校）

前言

党的二十大报告指出，要办好人民满意的教育，全面贯彻党的教育方针，落实立德树人根本任务，培养德智体美劳全面发展的社会主义建设者和接班人。教材是教学的载体，高质量教材在传播知识和技能的同时，对于践行社会主义核心价值观，深化爱国主义、集体主义、社会主义教育，着力培养担当民族复兴大任的时代新人发挥巨大作用。

中药药理是在中医药理论指导下，运用现代科学技术和方法，研究中药与机体相互作用及其作用规律的一门科学，是介于传统中药学与现代药理学之间的一门交叉学科。本课程在中药类专业中是一门理论与临床实践紧密结合的专业课程。

《中药药理》由来自13所高职高专一线院校的15位老师编写而成，编写内容适应最新版《高等职业教育专业目录》精神，以满足社会经济发展和产业升级对职业人才培养的需求。

本教材涵盖课程核心内容，突出"必需、够用"，并有机结合学科新进展和教学实践，着重于职业核心能力的培养，落实立德树人。本教材的定位为中药现代药理与临床的高层次教科书，着重介绍迄今为止中药现代药理及现代临床研究所取得的成熟成果，淡化研究性内容及机制，更强调临床实用性，并注重术语使用的规范性。本教材在学术思想和服务对象上充分体现与临床实践的紧密结合，尽量贴近使用对象，以培养现代临床中药学以及中医、中西医结合实用型人才为目标，按照"基础理论够用、适度，技术应用能力强"的高职高专人才培养要求，以介绍药物的实用价值为重点，注重训练学生运用现代药理学知识指导传统中药临床应用的能力。

本书主要供全国高职高专院校中药学、中药制药、中药材生产与加工等专业教学使用，也可作为中药学类专业自学考试、执业药师职业资格考试、职称考试，中药学、药学专业科研工作者和临床医师，以及基层医疗卫生机构、药店、药品生产和销售企业的参考用书。

本教材的编写分工如下：第一章至第四章由冯彬彬编写；第五章由陈文编写；第六章由贾彦敏编写；第七章由马腾茂编写；第八章、第九章由薛强编写；第十章由汪盈盈编写；第十一章由史瑞瑞编写；第十二章由崔亚迪编写；第十三章、第十四章由陈珍编写；第十五章由田园编写；第十六章由向晓雪编写；第十七章、第十八章由姚淑琼编写；第十九章、第二十一章由孙晓丽编写；第二十章由侯迎迎编写；第二十二章、第二十三章由杨策编写。

本教材的编写得到了重庆三峡医药高等专科学校以及各参编单位领导和老师的大力支持，在此深表感谢。另外，本教材的编写参考了历版《中药药理学》《中药药理基础》《中药药理与应用》等教材，引用和借鉴了许多专家、学者的研究成果及论著，一些内容限于体例未做标注，在此对所有相关专家表示由衷的敬意和感谢。

由于编者水平所限，书中可能存在疏漏、不足之处，在此特殷切期望使用本教材的读者提出宝贵意见，以便修订时完善，不胜感激。

编　者
2024 年 7 月

目 录

总 论

各 论

1 总论

第一章 绪 论

PPT

📖 导学情景

情景描述： 大二学生在开学前了解了本学期开设的课程，并提出了自己的疑问：我们马上要学习的中药药理与原来学习过的药理学和中药学之间有什么关系呢？

情景分析： 药理学是研究药物与机体间相互作用规律及其药物作用机制的学科，主要包括药效动力学和药代动力学两方面。中药学是研究中药的基本理论和临床应用的学科，是中医药各专业的基础学科之一。中药药理学是介于二者之间的一门交叉学科。

讨论： 中药药理学到底是怎样的一门学科？它是如何发展的？我们又该怎样学习呢？

学前导语： 中药药理学作为中药学与药理学的交叉学科，主要研究中药的作用规律及机制，对于临床实践和基础研究均具有重要意义，本章就带领大家认识中药药理学这门学科。

第一节 中药药理学的学科性质 🅔微课

中药药理学（pharmacology of traditional Chinese medicine）是在中医药理论指导下，运用现代科学技术和方法，研究中药与机体相互作用及其作用规律的学科，是介于传统中药学与现代药理学之间的一门交叉学科。其主要内容是阐明传统中药治病的现代科学依据，阐明传统功能与现代药理之间的相互关系，并揭示中药新的临床作用及其作用机制。

👁 看一看

本草学

本草学为古代中药学的称谓。中药是指在中医药理论指导下使用的天然药物及其加工品，包括植物药、动物药、矿物药及其部分化学、生物制品类药物。天然药物是指动物、植物和矿物等自然界中存在的有药理活性的天然产物。由于中药以植物药居多，故有"诸药以草为本"的传统概念。五代韩保昇解释："药有玉石草木虫兽，而直言本草者，草类药为最多也。"由于古人的语言习惯以及中药习称为本草，记载中药的典籍被称为本草或本草学。

中药药理学与传统中药学的不同之处在于，中药药理学是采用现代自然科学技术和方法对中药治病疗效进行研究和解释，如运用药理学、生物化学、免疫学、细胞生物学、分子生物学、天然药物化学、数理统计学等技术和方法，研究和揭示中药临床治病的效果及其机制，并将现代研究的结果与传统中药功能及应用相联系。

中药药理学与现代药理学的不同之处在于，中药药理学是用中医药基本理论进行指导，研究对象和药效物质形式多样，且中药的药理作用具有多靶点、多环节、多途径及整合调节的特点。具体体现在以下几个方面：第一，不脱离传统中医对于中药的认识和理论阐释；第二，重视中药对机体的整体调节作用，重视整体动物实验的结果以及模拟体内条件的体外试验结果等；第三，不违反辨证施治的原则，研究和利用中药的现代药理作用；第四，将现代药理学理论与传统中医药理论相结合，论述中药的作用机制。例如，人参的传统功能与现代药理作用的相互对应关系大致为：大补元气、挽救虚脱的功能与强心、抗心肌缺血、调节血压、抗休克等作用有关；补脾气、益肺气的功能与增强免疫、促进蛋白质及核酸合成、调节内分泌、增强抗应激能力、延缓衰老等作用有关；益气而活血的功能与抗凝血、扩张血管、降血脂、抗肿瘤作用有关；益气而养血的功能与促进骨髓造血作用有关；益气而扶正祛邪的功能之一体现与抗肿瘤作用有关；生津止渴的功能与降低血糖、抗糖尿病有关；安神益智功能的药理作用基础为增强记忆、调节中枢神经系统功能、延缓衰老等。

中药药理学研究的范围与现代药理学相同，包括两个方面：其一，中药对机体的作用、作用机制、产生作用的物质基础，即中药药效学；其二，机体对中药的作用，即机体对中药的吸收、分布、代谢、排泄过程，即中药药动学。中药药效学是用现代科学的理论和方法，研究和揭示中药药理作用产生的机制和物质基础。中药药动学是研究中药及其化学成分在体内的吸收、分布、代谢和排泄过程及其特点。

? 想一想

中药药理学是一门怎样的学科？

答案解析

第二节　中药药理学的学科任务

中药药理学的建立和发展已有几十年的历史，其学科任务逐渐明确，主要是探讨中药防病治病的现代科学原理，具体有以下几个方面。第一，阐明中药疗效。对于传统的中药功能，中药药理学采用与之相对应的现代药理学指标进行验证。例如：清热药是否能降低发热动物体温；补益药是否能增强机体免疫力；活血化瘀药能否改善血液浓、黏、凝、滞状态，纠正心、脑血管病理及微循环障碍等。研究中药，既要重视单味药的研究，也要注意总结、提炼某一类药的共性。第二，探索中药疗效产生的机制。在证实其药理作用的基础之上，中药药理学结合现代科学技术，进一步研究其发挥作用的途径、环节或靶点，揭示其作用机制。例如，研究显示，某些具有健脾补肾、扶正祛邪功能的中药或复方对肿瘤形成的启动阶段有阻断作用；太子参、白术、四君子汤等具有反启动作用，能够抑制起始因子对大鼠肝、胃细胞介导的细胞突变。第三，阐明中药药效的物质基础。结合中药化学知识进行中药药效物质基础的研究，是中药药理学的另一个重要任务。对单味药成分的研究发现，活血行气止痛的延胡索，其止痛有效成分为延胡索乙素；麻黄平喘的有效成分为麻黄碱、伪麻黄碱和麻黄挥发油；麻黄的多种成分可以利尿，但以 d - 伪麻黄碱作用最显著；滋补肝肾的五味子具有保肝作用，其保肝有效成分为五味子素。第四，促进中医药理论的进步。几十年中药药理学研究成果的积累，对现代中医药理论的进步起到了推动作用。目前，学界针对中药药性理论、归经理论以及中药清热解毒、攻里通下、活血化瘀、扶正固本等作用，已初步建立了与之相关的现代科学概念。第五，参与开发中药新药，发展新药源。中药药理学承担药效学和毒理学的研究任务，在开发新药中具有重要的地位。此外，新的药材资源需要通过药理学和毒理学的研究才能说明其药效和毒性，野生药材的人工栽培品或紧缺中药材的代用品都必须通过化学和药理的研究才能说明其质量优劣。另外，寻找贵重药材的代用品、变野生药材为家种、变非中药为中药、扩大中药用药范围等工作，都必须在药效学实验验证条件下进行。第六，研究中药的毒副作用，阐明其物质基础和作用环节，确定药物安全性范围，亦是中药药理学的重要任务。

中药药理学根植于传统中药广泛的临床应用基础，并为中医疗效提供了客观依据。中药药理作用是进行中药质量评价、制剂工艺条件筛选、中成药研究开发、中药现代应用及合理应用的关键依据，因此，中药药理学实际上还承担着以下任务：①通过中药的现代研究，阐明中医理论的现代科学本质，例如阐明中医治法、治则、脏腑功能、中药配伍等重要理论核心问题的科学内涵与实质。②利用中药现代研究结果，更加合理地指导临床用药，提高临床疗效，减少中药的毒副反应。③结合中药现代药理研究，提高中药饮片质量标准化水平，研制新的中成药或改良中药剂型。中药药理学在这些工作中主要承担着药效学、药动学、急性毒性、长期毒性等研究的任务。④通过中药现代药理研究，为中西医结合提供依据。药理作用是药效物质与人体生化物质相结合的环节，因此，中医与西医两套医学理论的相通之处以及中药与西药两类药物的作用相通之处，均可以通过药理作用及其作用机制得以揭示。

中药药理学是一门实践性很强、与多学科密切联系的、新兴的桥梁性学科。实践性既包括中药药性、中药配伍、中药药效、中药药动、中药毒性以及代表药、常用配伍、代表方所构建的理论知识体系，又包括中药药理基础实验、专业实验、创新性实验等构成的实践技术体系。目前，中药药理既是中药学的专业学科，也是中西医结合的基础学科。学习中药药理学，必须具备中医学、中药学、西医基础学科以及临床学科的知识基础，这样才能在学习中融会贯通，推陈出新。

练一练
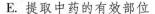

中药药理学的研究内容是（　　　）

A. 提取中药的成分　　　　　　　B. 鉴定中药的种属

C. 研究中药的作用及作用机制等　D. 确定中药有效成分的化学结构类型

E. 提取中药的有效部位

答案解析

第三节　中药药理学的发展简史

尽管中药的使用在我国有几千年的历史，但是中药现代药理研究开始于20世纪20年代，距今仅有100年。

20世纪20年代初期，陈克恢等开始系统研究麻黄、当归的化学成分与药理作用。研究成果经报道后，在国内外引起了强烈的反响和广泛的关注，并由此开启了传统中药的现代科学研究。

20世纪30年代，研究的对象以单味药为主，涉及药物50多种。研究较为深入的药材有防己、黄连、贝母、半夏、三七、川芎、地龙、何首乌、人参等。

20世纪40年代，主要研究内容为抗病原微生物的中药发掘和效果验证。其成果主要有抗疟疾药青蒿、常山，抗阿米巴原虫药鸦胆子、白头翁，驱蛔药使君子等；并进行了丹参、杏仁、防风、冬虫夏草、远志、五加皮等单味药的研究。

20 世纪 50 年代起，国家的重视给民族医学带来了生机，使古老的中医药焕发青春。此期的研究主要是围绕西医疾病或症状进行有目的的中药疗效验证和药物筛选，在强心、降压、镇痛、驱虫、抗菌、解热、利尿、治血吸虫、抗高血压、抗肿瘤等方面取得了较为丰硕的成果。

20 世纪 60 年代，中药药理学在两个方面具有显著进展：其一，开始结合中医理论、中医"证"的动物模型研究；其二，开始结合西医临床，在对西医常见病进行中医辨证分型的基础上，研究中药的治疗作用。例如，高血压分为肝火亢盛、肝肾阴虚、阴阳两虚等证候类型，据此，分别观察清肝泻火药、滋阴补肾药、滋阴壮阳药的降压作用。

20 世纪 70 年代，中药复方的药理研究开始，包括全方的药理作用，临床效价的评定，拆方分析某些著名经典方剂中主药、各单味药在复方中的作用及其相互关系。

20 世纪 80 年代，三个方面显现突出进展：①开始研究中药药性理论，对于四性、五味、归经、配伍等传统中药术语的内涵进行现代科学的解释；②开始研究中药方剂所体现的治法的实质，在揭示活血、扶正、攻下、解毒等治法的实质方面取得了较大成就；③出版了专著、教科书，标志着中药药理学从药理学和中药学中脱颖而出，成为一门独立的分支学科，并且显示出"药→方→法→理"（中医药理论核心）的研究发展态势。

20 世纪 90 年代，学科进展显著，中药药理学专业创建。成都中医药大学于 1991 年首次面向全国招收中药药理学本科学生，标志着中药药理学学科体系已基本形成。这一时期，研究已深入分子水平，由于结合了分子生物学的突飞猛进，中药作用的机制研究得以深入蛋白质、核酸等生物大分子结构层面。

21 世纪初期，人类基因组揭秘，中药药理学的研究也开始进入基因水平：一是利用基因芯片技术，对中药原生动、植物进行特定基因或 DNA 序列鉴别，控制中药质量。二是基因芯片高通量筛选的技术优势，为中药多成分、多靶点的作用特点提供了研究的技术平台。21 世纪，人类生命科学飞速发展，基因组学、蛋白质组学被应用于中药研究，催生了中药功能组学、中药代谢组学等新兴的研究手段与领域，使中药药理学更加蓬勃发展。

♥ 药爱生命

陈克恢（1898 年 2 月 26 日—1988 年 12 月 12 日），男，中国药理学家，中药药理研究的创始人。1918 年从清华学堂毕业，同年入美国威斯康星大学，1920 年毕业后进入该校医学院，1923 年获生理学博士学位（PhD）。1923～1925 年任北京协和医学院（PUMC）药理系助教。1925 年回威斯康星大学医学院继续医学教育，1926 年转至约翰斯·霍普金斯大学，1927 年获医学博士学位（MD），并晋升为药理学副教授。1927～1929 年师从药理学家 Abel 进行科研。1929～1963 年任美国礼来药厂研究部主任。1937 年兼任印第安纳大学医学院教授。1937～1968 年兼任美国印第安纳大学医学院药理学教授和印第安纳波里斯医院医事顾问。他曾被选为国际药理学联合会名誉主席，多次荣获国际学术界的荣誉奖。陈克恢身居海外数十年，但时刻心怀念祖国，关心祖国的建设和发展。中华人民共和国成立初期，很多留学美国的中国学生在回国前到他的实验室参观，他都热情接待，并给予亲切指导。在许多国际性学术会议上，他总是热情地与国内学者交谈，关心祖国药理学事业的发展。

目标检测

一、名词解释题

1. 中药

2. 中药药理学

二、简答题

1. 中药药理学与现代药理学的不同主要体现哪些方面?

2. 中药药理学的任务是什么?

（冯彬彬）

书网融合……

重点回顾

微课

习题

第二章　中药药性理论的现代研究

PPT

导学情景

情景描述： 某患者被中医诊断为热证，常表现出精神振奋、语声高亢、情绪激动、身热（体温升高或不升高）、口渴喜冷饮、面红目赤、口苦、尿黄少、舌红苔黄、脉数等症状。中药治疗这类患者一般选择石膏、黄芩、黄连、黄柏等药物进行治疗。

情景分析： 石膏、黄芩、黄连、黄柏等中药具有清热解毒作用，治疗热证具有较好的效果。

讨论： 石膏、黄芩、黄连、黄柏等中药为什么能够治疗热证？其治疗热证的机制是什么？

学前导语： 中药石膏、黄芩、黄连、黄柏等能够治疗热证，因此，治疗这些热证的药物属于寒凉药。那么，寒凉药的特点是什么？它们具有怎样的药理作用呢？

中药药性理论是关于中药临床特性和功能的基础理论，是对中药临床效果的规律性概括，是几千年来临床用药经验的结晶。中药药性理论是中药理论的核心和中医药理论体系的重要组成部分。中药药性理论主要包括四性（四气）、五味、归经、升降浮沉和有毒无毒。

第一节　中药药性的现代研究

中药药性的概念： 中药药性是指中药的寒、热、温、凉属性，传统称为"四性"或"四气"。它反映药物在影响人体阴阳盛衰、寒热变化方面的作用趋向，是说明中药作用性质的概念之一。四性中，温热与寒凉属于两类不同的性质。温次于热，凉次于寒，即在共同性质中又有程度上的差异。

中药药性确定的依据： 药性寒热温凉是从药物作用于机体所发生的反应概括出来的，是与所治疾病的寒热性质相对应的。每味药物的寒热属性，是依据其所治疾病的寒热性质而认定的。能治疗寒性病证的为温热性药，能治疗热性病证的为寒凉性药。

在关于中药药性的现代研究中，通常将中药分为寒凉及温热两大类。针对中医临床寒热病证的表现与机体各系统功能活动变化的关系，发现四性与中枢神经系统、自主神经系统、内分泌系统、能量代谢等方面的影响具有一定规律性。

一、寒凉药的药理作用 🅔 微课

寒凉药的药理作用是对抗热证患者的病理变化。中医诊断为热证的患者，常表现出精神振奋、语声高亢、高热惊厥、情绪激动、身热（体温升高或不升高）、口渴喜冷饮、面红目赤、口苦、尿黄少、舌红苔黄、脉数等症状。中医热证临床症状常见于西医感染性疾病、变态反应与结缔组织疾病、高血压、甲状腺功能亢进症、血液病、恶性肿瘤、自主神经功能紊乱等。

寒凉药的药理作用以抑制性为主，包括以下几方面。

1. 抑制作用　寒凉药物对于病理性功能亢进的系统有多方面的抑制作用，从而起到改善临床症状的效果。

（1）抑制中枢神经系统　热证患者常有精神振奋、语言声粗，小儿高热时甚至可致惊厥，属阴虚证范畴的甲状腺功能亢进症患者常有情绪激动等症状。这些都是热证患者常见的中枢兴奋症状。热证患者经寒凉药物治疗后，中枢神经系统症状可获得显著改善。通过实验发现，热证动物模型中可见类似热证患者的中枢神经系统功能的异常变化，如热证大鼠痛阈值和惊厥阈值降低，说明动物中枢处于兴奋状态。同时，模型动物脑内神经递质含量也发生相应变化，如热证动物脑内参与合成儿茶酚胺的多巴胺-β-羟化酶（DβH）活性增加，去甲肾上腺素（NE）和多巴胺（DA）的含量逐渐增加，同时，脑内酪氨酸羟化酶活性显著增高也可使兴奋性神经递质 NE 含量增加；多数寒凉药对中枢神经系统呈现抑制性作用，如寒凉药知母、石膏、黄柏、金银花、板蓝根、钩藤、羚羊角、黄芩等可使动物脑内 DβH 活性降低，而 NE 合成抑制，含量降低。

（2）抑制自主神经系统　热证患者在自主神经功能紊乱方面的症状主要表现为面红目赤、口渴喜饮、小便短赤、大便秘结等。应根据热证患者的唾液分泌量、心率、体温、呼吸频率、收缩压和舒张压六项定量指标，制定自主神经平衡指数。临床上可观察到热证患者自主神经平衡指数偏高，即交感-肾上腺髓质系统功能偏高。寒凉药可以减慢心率，扩张血管，降低血压。其降低体内 DβH 的活性，减少体内儿茶酚胺（CA）的合成，提高细胞内的环磷酸鸟苷（cGMP）水平，并减少尿中 CA 和环磷酸腺苷（cAMP）的排出，使异常的 cAMP/cGMP 比值恢复正常。如石膏、黄芩、黄连、黄柏、牛黄、柴胡、葛根等。

（3）抑制内分泌系统和基础代谢　热证或阴虚证患者基础代谢偏高。长期给予动物寒凉药，可使其甲状腺、肾上腺皮质、卵巢等内分泌系统功能受到抑制，使体内促甲状腺激素（TSH）减少，抑制甲状腺激素的分泌，减少耗氧，降低血糖，并使血清三碘甲状腺原氨酸（T_3）、甲状腺素（四碘甲状腺原氨酸，T_4）值明显下降；抑制细胞膜钠泵（Na^+，K^+-ATP 酶）的活性，减少产热。如知母、石膏、黄连、黄柏、黄芩、栀子、大黄等。

2. 抗感染及增强免疫作用　细菌、病毒等病原体引起的急性感染，常有发热、疼痛等临床症状，一般属于热证，需用以寒凉药为主的方药进行治疗。清热药、辛凉解表药的药性多属寒凉，是中医广泛用于治疗热证的药物，其中许多药物都具有一定的抗感染作用。如清热解毒药金银花、连翘、大青叶、板蓝根、野菊花、白头翁、贯众等，以及辛凉解表药菊花、柴胡、葛根、薄荷、桑叶等，具有抗菌、抗病毒、抗炎、解热等多种与抗感染相关的药理作用。许多寒凉药还具有增强机体免疫功能的作用，如穿心莲、鱼腥草、野菊花、金银花、黄连、牡丹皮等能增强巨噬细胞的吞噬能力，能加速病原微生物和毒素的清除。有些寒凉药如白花蛇舌草、穿心莲的制剂在体外无显著的抗菌、抗病毒作用，但临床用于治疗感染性疾病有效，主要是通过增强机体免疫功能而发挥抗感染的疗效。

3. 抗肿瘤作用　许多寒凉性的清热解毒药对实验动物的肿瘤有抑制作用。在临床治疗恶性肿瘤的中药中，以寒凉性的清热解毒药所占的比例最大。主要的抗肿瘤中药有：喜树（喜树碱、羟基喜树碱）、野百合（野百合碱）、鸦胆子（鸦胆子油乳剂）、三尖杉（三尖杉酯碱）、长春花（长春新碱）、青黛（靛玉红）、冬凌草（甲素、乙素）、山豆根（苦参碱）、肿节风（挥发油、总黄酮）、藤黄（藤黄酸）、斑蝥（斑蝥酸钠）、山慈菇（秋水仙酰胺）、龙葵（龙葵碱）、穿心莲、七叶一枝花、白花蛇舌草、白英（白毛藤）、半枝莲等。寒凉药物能够通过抑制肿瘤细胞增殖、诱导肿瘤细胞分化成熟或促进免疫功能等多种途径，达到抗肿瘤细胞生长的效果。如山慈菇、山豆根、青黛、苦参、大黄、白花蛇舌草等。

练一练

许多寒凉药具有的药理作用是（　　）

A. 兴奋中枢神经系统　　　B. 兴奋自主神经系统　　　C. 兴奋心血管系统

D. 促进能量代谢　　　　　E. 抗感染及增强免疫作用

答案解析

二、温热药的药理作用

温热药的药理作用是对抗寒证患者的病理变化。中医寒证患者的临床表现有畏寒肢冷、口淡不渴、喜温、面色青白、小便清长、大便清稀、咳痰、流涕清稀色白、身体局部冷痛得热则减、舌淡苔白、脉迟。中医寒证临床症状常见于现代医学中各种原因所致的低血压、某些心血管系统疾病、慢性消耗性疾病后期、内分泌功能减退性疾病、营养不良、体质衰弱。

温热药的药理作用大多表现为兴奋性，能纠正多个系统的功能低下状况，使之趋于或恢复正常。包括以下几方面。

1. 兴奋作用

（1）兴奋中枢神经系统　寒证患者常有精神倦怠、安静、声不高亢，表现为中枢抑制状态。经温热药物治疗后，可明显改善包括中枢神经系统症状在内的多种临床症状。温热性药同时使动物脑内兴奋性递质 NE 含量增加，而使 5 - 羟色胺（5 - HT）含量显著降低，表现为中枢兴奋状态。如五味子、麻黄、麝香等具有中枢兴奋作用。

（2）兴奋自主神经系统　寒证患者主要表现为形寒肢冷、口不渴、小便清长、大便稀溏、咯痰稀薄等。应根据寒证患者的唾液分泌量、心率、体温、呼吸频率、收缩压和舒张压六项定量指标，制定自主神经平衡指数。可观察到寒证患者的自主神经平衡指数偏低，即交感 - 肾上腺髓质系统功能偏低，表现为唾液分泌量多、心率减慢、基础体温偏低、血压偏低、呼吸频率减慢。温热药可兴奋交感 - 肾上腺髓质系统，增强 DβH 活性，促进体内 CA 的合成；提高细胞内 cAMP 水平，使异常的 cAMP/cGMP 比值恢复正常；并使脑内多种兴奋性递质肾上腺素（Ad）、DA 以及 DβH 的含量增高。如附子、干姜、肉桂、鹿茸、熟附子、肉苁蓉、菟丝子、淫羊藿、巴戟天、黄芪、山药、熟地黄、何首乌、当归等。

（3）兴奋心血管系统　温热药可增强心肌收缩力，表现为正性肌力、正性频率，收缩外周血管，升高血压。如附子、乌头、干姜、麻黄、细辛、丁香、吴茱萸、花椒、高良姜等。

2. 促进内分泌　大多数温热药对内分泌系统功能具有一定的促进作用。温热药可增强下丘脑 - 垂体 - 性腺轴、肾上腺皮质轴、胸腺轴等内分泌系统的功能，激活肾上腺释放皮质激素，兴奋性腺，促性激素样作用。用温热药复方（附子、干姜、肉桂方；党参、黄芪方；附子、干姜、肉桂、党参、黄芪、白术方）饲喂寒证（虚寒证）大鼠，可使动物血清 TSH 含量升高、基础体温升高，促进肾上腺皮质激素合成和释放，缩短动情周期，促黄体生成素释放增多。如淫羊藿、鹿茸、肉苁蓉、何首乌、补骨脂、人参、刺五加、黄芪、白术、熟地黄、当归、附子、肉桂、冬虫夏草、紫河车等。

3. 促进能量代谢　温热药可通过影响垂体 - 甲状腺轴的功能和 Na^+，K^+ - ATP 酶的活性，纠正寒证（阳虚证）异常的能量代谢，即促进甲状腺激素的分泌，使 Na$^+$，K$^+$ – ATP 酶活性回升，使产热增多，促进糖原分解，升高血糖。如人参、鹿茸、何首乌、肉桂、麻黄等。此外，补益温热药均能显著提升小鼠红细胞膜钠泵的活性，使其接近正常小鼠水平。如仙茅、肉苁蓉、菟丝子及平性药黄精、枸杞子。温热药菟丝子和淫羊藿等，可使慢性支气管炎肾虚型患者红细胞中的ATP含量接近正常人水平。

？ 想一想

中药药性的含义包括哪些方面？

答案解析

第二节 中药五味的现代研究

中药五味是指药物具有辛、酸、甘、苦、咸、淡、涩等中药之味，其中，前五种为主要药味，所以传统称为"五味"。药味的含义包括两个方面：第一，指药物的真实滋味，即通过味觉器官能感受到的真实味道。第二，代表药物作用的标志，即中药"药味"是用以总结、归纳中药功能，并推演出临床应用的一种标志，并不一定确有其真实滋味。后者在中医药理论中具有更加重要的意义。例如，有解表功能的中药被认为有辛味，有补益功能的中药则被认为具有甘味。因此，部分药物的味与实际口尝味道不相符合，如酸味药包括了酸碱性完全对立的两类药，呈酸性的物质为有机酸等，而呈碱性的物质主要是鞣质。将酸碱性完全对立的两类药同归于"酸味药"，其根本原因是酸味药和涩味药的功能一致，即"酸敛收涩"。可见，中药的五味不一定是用以表示药物的真实滋味，更主要的是用以反映药物作用在补、泄、散、敛等方面的特征，是中药味道与功能的概括和总结。

一、辛味药

辛味药主入肝、脾、肺经。其主要分布于芳香化湿药、开窍药、温里药、解表药、祛风湿药及理气药中。

【药效相关物质】辛味药主要含挥发油，其次为苷类、生物碱等，所含挥发油是其作用的主要物质基础。如常用的芳香化湿药均为辛味药，其共同的特点是都含有芳香性挥发油。如厚朴、广藿香、苍术、佩兰、砂仁含挥发油分别为1%、1.5%、1%～9%、1.5%～2%和1.7%～3%；白豆蔻、草豆蔻和草果也含挥发油。常用的开窍药均为辛味药，除蟾蜍外，也主要含有挥发油。从各元素的均值来看，辛味药的锌含量显著低于咸味药，钙含量显著低于苦味药。因此，低锌、低钙可能是辛味药潜在的元素谱征。

【功能应用】辛味药能散、能行，主要用于解表、化湿、祛风湿、理气、活血、开窍等。主治风寒表证、风热表证或风湿表证等表证和气滞证、气滞痰阻证、气滞水停证或气机闭阻、心窍不开、神志昏迷等。

【药理作用】现代研究表明，以上功能与扩张血管、改善微循环、发汗、解热、抗炎、抗病原微生物、调整肠道平滑肌运动等药理作用相关。理气药大多味辛，主要通过挥发油对胃肠运动发挥兴奋或抑制作用而产生理气和胃的功能。青皮、厚朴、木香、砂仁等可抑制胃肠道平滑肌，降低肠管紧张性，缓解痉挛而止痛；枳实、大腹皮、乌药、佛手等则可兴奋胃肠道平滑肌，使紧张性提高，胃肠蠕动增强而排出肠胃积气；有的能促进胃液分泌，增强消化吸收机能，制止肠内异常发酵，具有芳香健胃祛风作用，如藿香、白豆蔻、陈皮等。解表药中，辛味药占 88.9%，大多含芳香刺激性的挥发性成分，兴奋中枢神经系统，扩张皮肤血管，促进微循环以及兴奋汗腺使汗液分泌增加，从而起到发汗、解热作用。麻黄、藁本、柴胡的挥发油成分还具有抗病毒作用。

二、甘味药

甘味药主入肝、脾、肺经。其主要分布于补虚药、消食药、安神药和利水渗湿药中。

【药效相关物质】甘味药的化学成分以糖类、蛋白质、氨基酸、苷类等机体代谢所需的营养成分为主，无机元素总平均值列五味中的第二位，镁含量较高。

【功能应用】甘味药能补、能和、能缓，具有补虚、缓急止痛、缓和药性或调和药味等功能。甘味补益药能补五脏气、血、阴、阳之不足，具有强壮机体、调节机体免疫功能、提高抗病能力的作用。凡是含有多糖类成分的中药（包括甘味药），均可影响机体的免疫功能。甘味药还能缓和拘急疼痛，调和药性，如甘草所含甘草酸和多种黄酮类成分都具有缓解平滑肌痉挛、"缓急止痛"的作用，具有缓解胃肠平滑肌痉挛、解毒等作用。

【药理作用】现代研究表明，甘味药具有增强或调节机体免疫功能、影响神经系统、增强造血功能、影响物质代谢、改善性功能、解毒、解痉、镇痛、镇静等作用。如补气药人参、黄芪、刺五加、白术、甘草，补血药当归、何首乌、熟地黄，补阴药生地黄、玄参、知母，补阳药鹿茸、杜仲、淫羊藿、仙茅，均有增强下丘脑－垂体－肾上腺皮质轴功能的作用，是甘味中药补气、补血、补阴、补阳功能共同的药理作用基础。黄芪、当归、党参、人参、灵芝、茯苓、银耳、淫羊藿、女贞子、刺五加、紫河车、冬虫夏草等甘味中药，对机体的免疫功能有良好的促进或调节作用，能不同程度地增强非特异性免疫或特异性免疫，提高人体的抗病能力。这些作用是上述甘味中药补益功能尤其是补气功能的药理作用基础。甘味中药人参、黄芪、当归、党参、淫羊藿、冬虫夏草、紫河车、何首乌等能显著刺激骨髓造血功能，促进骨髓红系祖细胞和粒系祖细胞的增殖，增加外周血细胞数量，是甘味中药补血或补气而生血功能的现代药理作用依据。甘味中药本身含有丰富的营养物质，有直接的补充营养、纠正缺失的作用。黄芪、枸杞、人参、灵芝等的锌含量较高，能纠正虚证患者共同表现——锌/铜（Zn/Cu）比值的降低。人参、黄芪、淫羊藿等中药能显著促进核酸代谢和蛋白质合成。黄芪、党参、甘草可以提高组织中 cAMP 的含量，从而影响细胞代谢和功能，增强细胞活力。这些药理作用与上述甘味中药所具有的补益功能尤其补阴或补阳功能有密切关系。甘味的代表药物——甘草有多种途径的解毒作用，能在炮制加工或者制剂过程中，通过与毒性生物碱发生沉淀反应，吸附含有羧基、羟基的毒物而减少毒物被吸收。甘草的有效成分具有肾上腺皮质激素样作用，能提高机体对毒物的耐受力，提高肝细胞色素 P450 的含量，从而增强肝脏解毒功能，缓解毒性和药物作用。这是甘味中药缓和药性的基础。代表药物有甘草、白芍。甘草甲醇提取物——黄酮类和异甘草素等异黄酮类化合物，对于乙酰胆碱、$BaCl_2$、组胺等引起的肠管痉挛性收缩有解痉作用。白芍所含的芍药苷也有解痉作用，并与甘草所含的黄酮类有协同效果。白芍还具有明显的镇痛、镇静作用。上述作用与甘味中药解痉止痛功能的临床效果吻合。

三、酸（涩）味药

酸（涩）味药数量较少，在常用的 42 种酸（涩）药味中，单酸味者有 16 种，单涩味者有 14 种，酸涩味者有 12 种。酸（涩）味药主要分布于收涩药和止血药中。

【药效相关物质】单酸味药主要含有机酸类成分，常见中药中的有机酸包括脂肪族的二元多脂羧酸，芳香族有机酸，萜类有机酸等；单涩味药主要含鞣质，酸涩味药也含有大量的鞣质，如五倍子含鞣质 60% ~70%，诃子含鞣质 20% ~40%，石榴皮含鞣质 10.4% ~21.3%。酸（涩）味药的无机元素总平均值最低，其中，Na、Fe、P、Cu、Mn、Mg 的含量均低于咸、甘、辛、苦味药，尤以 Fe 含量最低。

【功能应用】酸味药能收敛固涩、安蛔止痛，具有敛肺、涩肠、固精等功能。用于治疗久泻、久痢、自汗、盗汗、出血、白带过多、遗精滑精、疮疡溃烂、久咳、虚喘、失眠、蛔厥证，腹痛难耐，四肢厥冷等。

【药理作用】现代研究证明，有机酸和鞣质具有凝固组织蛋白、收敛、抗菌、镇咳、镇静安神、减少肠蠕动、抑制蛔虫等药理作用。如酸涩药诃子、石榴皮、五倍子等含鞣质较多，通过与组织蛋白结合，使后者凝固于黏膜表面形成保护层，从而减少有害物质对肠黏膜的刺激，起到收敛止泻的作用；若鞣质与出血创面接触，由于蛋白和血液凝固，堵塞创面小血管，或使局部血管收缩，起止血、减少渗出的作用。这是酸味中药收敛固涩之功的主要药理学基础。五倍子、诃子、石榴皮、乌梅、五味子等酸味中药所含的鞣质或有机酸具有抗菌活性，对于金黄色葡萄球菌、链球菌、伤寒沙门菌、痢疾志贺菌以及一些致病性真菌具有抑制作用，利于控制感染，减轻消化道、呼吸道、阴道、皮肤的慢性炎症反应及组织液渗出，表现出酸性中药的收敛固涩的临床功能。五味子、乌梅、诃子、罂粟壳等酸味中药有显著的镇咳作用，用于久咳不止而显示出收敛肺气、止咳的功能。五味子、酸枣仁、诃子、罂粟壳等酸味中药对于中枢神经系统有明显的镇静、催眠作用，能减少动物自主活动，抗惊厥，促进动物睡眠并延长睡眠时间，这些是酸味中药收敛心神功能的药理作用基础。诃子、罂粟壳、乌梅等酸味中药能减轻肠内容物对于神经丛的刺激作用，降低小肠、结肠蠕动，缓解腹泻、腹痛等临床症状，是其收敛止泻、安蛔止痛功能的药理作用基础。酸味中药所造成的酸性肠道环境，可使蛔虫麻痹、活动抑制而被动排出。

四、苦味药

苦味药主入肝经。其主要分布于涌吐药、泻下药、理气药、清热药、活血药和祛风湿药中。

【药效相关物质】苦味药物主要含生物碱和苷类成分，其次为挥发油、黄酮、鞣质等。常用中药中，苦味药有 188 种。苦味药中的苦寒药以生物碱和苷类成分为多，是苦寒药"苦""寒"的来源。常用的清热燥湿药和攻下药多是苦味药。清热药中的苦寒药黄连、黄芩、黄柏、北豆根、苦参等均主要含生物碱；栀子、知母等主要含苷类成分。苦味药的无机元素总平均值居五味中的第四位，钙含量高于辛味药，锂含量高于咸味药，因此，高锂、高钙可能是苦味药功能的物质基础。另外值得注意的是，在有毒中药中，苦味药占有较高的比例。

【功能应用】苦味药能泄、能燥，具有清热、祛湿、降逆、泻火、通便、泻肺、燥湿等功能。用于实热便秘证，症见大便秘结不通，干燥难下，或腹痛拒按，或热结旁流。也用于清洁肠道和肺气壅盛，咳嗽、气喘。

【药理作用】现代研究证明，苦寒药具有广谱抗菌、抗病毒、抗炎症、通便、止咳平喘等药理作用。如黄连、黄芩、黄柏、连翘、板蓝根、贯众、穿心莲、蒲公英、紫花地丁等为数众多的苦味中药，具有广泛的抗致病性细菌、真菌、病毒和减轻炎症反应的作用，能抑制病原微生物的增殖，抑制炎症的病理反应，体现了苦味中药清泄火热的功能以及燥湿之功。清热药中的黄连、黄芩、黄柏、北豆根、苦参等均具有抗菌、抗炎、解热等作用；栀子、知母等具有抗菌、解热、利胆等作用。大黄、虎杖、芦荟、番泻叶、生首乌等苦味中药所含的结合型蒽苷，以及其他中药的成分如牵牛子苷、芫花酯等，能刺激大肠黏膜下神经丛，使肠管蠕动增强而促进大便排出，体现了苦味中药的泻下通便功能。苦杏仁、桃仁、半夏、桔梗、柴胡、川贝母、百部等苦味中药抑制咳嗽中枢，具有镇咳作用。麻黄、苦杏仁、款冬花、浙贝母等扩张支气管平滑肌，具有平喘作用。缓解咳嗽、哮喘的作用是上述苦味药降泄肺气功能的药理作用基础。

五、咸味药

咸味药数量较少，主入肝、肾经。其主要分布于化痰药和温肾壮阳药中，多为矿物类和动物类药材。

【药效相关物质】 咸味中药所含丰富的碘、钠、钾、镁、钙等无机盐成分及蛋白质类等成分，均与其药理作用有关。咸味药的咸味主要来源于碘和中性盐所显示的味，除氯化钠外，还有氯化钾、氯化镁和硫酸镁等，如昆布、海藻含碘，芒硝含硫酸钠等。

【功能应用】 传统的功能记载，咸味药能软坚，临床实际中，咸味还广泛应用于惊厥抽搐或者阳虚体弱，具有平息肝风、温肾壮阳的功能。咸能软、能下，具有软坚散结或泻下、息风止痉、补肾壮阳等功能。用于消散瘰瘕积肿块、大便坚结；肝风内动，惊厥、抽搐、痉挛、震颤；肾阳虚证，畏寒、肢冷、腰膝酸软冷痛、阳痿、不孕等症。

【药理作用】 现代研究表明，以上功能与抗增生、抗单纯性甲状腺肿、抗炎、抗菌、通便、镇静、抗惊厥、改善性功能、影响免疫系统等药理作用有关。富含无机元素是咸味药的突出特征，而高铁、高锌、高钠、低锂是咸味药的元素谱征或本质属性，与"动物和海产品是咸味药的主要来源"及"无机盐是咸味药的重要组成成分"相一致。水蛭、蜣螂、穿山甲、土鳖虫、鳖甲、白花蛇、夏枯草、玄参、僵蚕、牛黄等咸味中药，具有抗癌细胞增殖或抗结缔组织增生的作用，是软坚散结功能的药理作用基础。大海产类咸味中药昆布、海藻、海蛤壳、海浮石、瓦楞子等富含碘，对缺碘造成的单纯性甲状腺肿大具有治疗作用，是咸味中药软坚散结功能的药理作用基础之一。芒硝因含有大量硫酸钠，具有容积性泻下作用。牛黄、全蝎、地龙、琥珀、僵蚕、羚羊角、水牛角、蜈蚣、玄参、磁石等具有咸味的中药，尤其是其中的动物类中药，具有良好的镇静、抗惊厥作用，与息风止痉功能的临床效果吻合。鹿茸、紫河车、蛤蚧、海马、黄狗肾、紫河车等咸味动物类中药，具有显著的性激素样作用，与补肾壮阳功能的临床效果相吻合。

六、淡味药

【药材来源】 具有淡味的中药多为草本植物类药材。

【药效相关物质】 淡味中药的临床效果与所含钾盐有关。

【功能应用】 淡味中药功能单一，用于消除水湿。利水渗湿主治水湿病证，如水肿、痰饮、风湿、湿热等。用于尿少或无，胸满腹胀有振水声，或四肢肿胀按之凹陷，或胸膈胀满，咳嗽气喘，痰多泡沫，或关节肿痛，或皮肤湿疹，或身目发黄，或阴部瘙痒溃烂，等等。

【药理作用】 茯苓、猪苓、泽泻、萹蓄、金钱草、半边莲等具有显著的利尿作用，是淡味中药利水渗湿功能的药理作用基础。

第三节　中药升降浮沉理论研究现状

中药的升降浮沉是药物性能在人体内呈现的一种走向和趋势。向上向外的作用称为升浮，向下向内的作用称为沉降。升浮药具有升阳、举陷、解表、透疹、祛风湿、散寒、开窍、催吐、温里、行气解郁及涌吐等功效；沉降药则具有潜阳、降逆、止咳、平喘、收敛、固涩、清热、泻火、渗湿、通下、安神、止呕、平抑肝阳、息风止痉及止血等功效。由于中药具有升降浮沉的性能，可利用其参与和纠正失调的脏腑功能，或因势利导，助邪外出，治疗疾病。

一、中药的升浮

升浮药大多味辛甘、性温热，就药物的质地而言，质地轻松（入药部位为花、茎、叶者），如菊花、升麻等，大多作用升浮。研究证实，补中益气汤对子宫脱垂有肯定疗效，可以选择性提高家兔、犬在体或离体子宫平滑肌的张力；单味药升麻、柴胡亦可显著提高家兔离体子宫平滑肌的张力，说明升麻、柴胡具有向上升提的作用。随着研究的进一步深入，人们发现在传统的升降浮沉理论之外，中药亦有特殊性、双向性、不明显性及可变性。花叶类药物质地轻扬，本主升浮，但旋覆花、丁香降气止呕，槐花治肠风下血，番泻叶泻下导滞等，其性沉降而非升浮；籽实类药物质地重实，本主沉降，但蔓荆子疏散表邪、清利头目，苍耳子发散风寒、通鼻窍等，其性升浮而非沉降。因此，中药升降浮沉之特殊性应从其临床发挥作用的方面去理解。

二、中药的沉降

沉降药大多味酸、苦、咸，性寒凉。就药物的质地而言，质地厚重或籽实者，如苏子、枳实、代赭石等，大多作用沉降。中药升降浮沉特性不是固定不变的，在一定条件下可以发生转变，即升浮转变为沉降，沉降转变为升浮，其转变的条件包括炮制、配伍、药用部位的改变等。药物经过炮制后，可以改变四气、五味及升降浮沉等药性。有些药物酒制则升、姜炒则散、醋炒则收敛、盐炒则下行。如大黄可峻下热结、泄热通便，具有沉降之性，但经酒制后，其活血化瘀及升浮之性增强，泻下通便等沉降之性减缓；杜仲、菟丝子经盐炙后，可增强下行补肾的作用。升浮药配伍在大量的沉降药之中，全方功效随之趋下；反之，沉降药处于大量升浮药之中，全方的功效也随之趋上。故银翘散、桑菊饮等解表药都采用质地轻松、气薄味辛之类花草叶类药物，使配方具有升阳透表的功能；大承气汤使用大黄，其质地重浊、坚实、气厚，性寒的药物配方使之具有攻下实积聚、向里趋下的功能。

目前，针对中药升降沉浮理论的实验研究较少，主要是结合方药的药理作用进行观察。例如，补中益气汤可以选择性地提高在体及离体动物子宫平滑肌的张力，加入升麻、柴胡的制剂作用明显；去掉升麻、柴胡则作用减弱且不持久；单用升麻、柴胡则无作用。但也有实验表明，单味升麻或柴胡都可提高兔离体子宫平滑肌的张力，两者伍用还有明显的协同作用。总之，兴奋子宫平滑肌是升麻、柴胡升阳举陷功能的药理作用基础之一。此外，中药升降浮沉理论的现代研究除不断丰富和发展原有的经典理论外，还集中研究了升降浮沉与中药药理作用的关系。有些中药具有升浮和沉降的双向作用趋向，如：麻黄发汗、解表，具有升浮的特性，又能止咳平喘、利尿消肿，具有沉降的特性；白芍上行头目，祛风止痛，具有升浮的特性，又能下行血海以活血通经，具有沉降的特点；黄芪既能补气升阳，托毒生肌，具有升浮的特性，又能利水消肿、固表止汗，具有沉降的特点。

综上所述，功能主治及药性理论对中药药效学的研究起着重要的指导作用。在中医药理论的指导下，合理认识和利用中药药效作用的特点，遵循其作用的基本规律，围绕功能主治及药性理论开展中药药效学研究，结合现代医学的生理病理，运用先进的科学研究方法，方能全面而深入地阐释中药药理作用的科学内涵。

第四节　中药归经理论研究现状

归经的概念：归经学说是中药药性理论的重要组成部分。"归"是指药物的归属，即指药物作用的部位。"经"是指经络及其所属脏腑。归经是中药对机体治疗作用的定位，是中药对机体脏腑经络选择性的作用或影响。归某经的药物主要对该脏腑及其经络起治疗作用，对其他脏腑经络作用较少或者没有作用。

归经的临床意义：中医理论认为，药物能够治疗某脏腑经络的病证，就意味着该药入某经，可以治疗该脏腑、经络及其循行部位的肢体、关节、皮肤疾患。中药性味功能相同，归经不同，所治病证和临床使用对象则不同。如治疗阳痿滑精的淫羊藿、鹿茸归肾经；治疗咳嗽气喘的桔梗、款冬花归肺经；治疗手足抽搐的天麻、羚羊角、全蝎归肝经；大黄具有泻下功能，归大肠经。可见，中药的归经是从药物功能以及疗效总结而来的，是药物的作用以及效应的定向与定位。许多中药可以同时入两经或数经，说明该药对机体具有广泛的影响。中药归经理论是历代医家临床遣方用药经验的总结，其与中药的四气五味、升降浮沉一同构成了中药的基本理论，对中药的临床实际应用起重要的指导作用。例如：黄连、黄芩、黄柏，均性寒，味苦，功能均为清热燥湿、泻火解毒。三黄的不同之处在于，黄连归心经，治疗心经有热，心悸、烦躁、失眠或口舌生疮；黄芩归肺经，治疗邪热壅肺，咳嗽吐黄稠痰、胸痛、咳血或喘促气急；黄柏归肾经，治疗下焦有热，阴部湿疹瘙痒、带下黄臭，或下肢肿胀、风湿，或肝火亢盛，伤耗肾精。掌握归经可以提高临床用药的准确性。

关于归经的现代研究主要从以下几个方面进行。

一、归经与药理作用的关系

中医学认为，各种病证都是脏腑或经络发病的表现，因而某药物能治疗某些脏腑经络的病证就归入某经。因此，中药归经与其药理作用存在一定的相关性。研究者对常用中药的药理作用与归经进行了分析，认为两者之间存在明显的规律性联系。具有抗惊厥作用的钩藤、天麻、全蝎、蜈蚣等 22 味中药均入肝经，入肝经率达 100%；具有泻下作用的大黄、芒硝、芦荟等 18 味中药的入大肠经率亦达 100%；具有止血作用的仙鹤草、白及、大蓟等 21 味中药的入肝经率为 85.3%，符合"肝藏血"的认识；具有止咳作用的杏仁、百部、贝母等 18 味药，具祛痰作用的桔梗、前胡、远志等 23 味药，具平喘作用的麻黄、地龙、款冬花等 13 味药，入肺经率分别为 100%、100% 和 95.5%，符合"肺主呼吸""肺为贮痰之器"的论述。对单味药的归经和药理作用的关系进行分析，研究人员认为，当归对血液循环系统、子宫平滑肌、机体免疫功能的作用，与当归入心、肝、脾经关系密切；红花入心、肝经，与其对血液循环系统和子宫的作用密切相关；鹿茸、淫羊藿、补骨脂等 53 味壮阳中药全部入肾经，符合中医认为肾主生殖的理论。

古人的归经是以临床疗效为依据的，已知药效成分分布最多的部位，不一定是该药作用最显著的靶器官。研究者从中药药理作用体现部位的角度研究归经，提供了中药归经的功能方面的依据。研究认为，所归之经不一定是该药有效成分分布最多的脏器，而是其功能的体现部位。例如，大黄、芒硝、芦荟、番泻叶、郁李仁、火麻仁等 18 味功能为泻下通便的中药归大肠经，其药理作用部位均在大肠，符合率为 100%；大黄、三七、仙鹤草、白及、大蓟、小蓟、地榆、茜草等的功能为止血，归肝经，研究表明具有止血作用，这与中医理论认为的"出血主要责之于肝不藏血"相一致。

中医脏腑的概念与解剖学器官实体既有区别又有关联。因此，中药传统归经所归脏腑，与现代研究中药理作用所指的器官组织之间，可能吻合，也可能不吻合。例如，南瓜子能驱虫，其有效成分是南瓜子氨酸，分布在肝、肾的量最高，而南瓜子归胃、大肠经，实际上指在此发挥驱虫作用。中医理论"诸风掉眩，皆属于肝"，即凡是抽搐、震颤、动摇等现代医学神经系统疾病均与肝相关，而归肝经的中药能止惊厥抽风。天麻、钩藤、全蝎、白花蛇等 22 味功能为息风止痉的中药均归肝经，药理作用均为能抗惊厥，符合率为 100%，但从现代医学角度看，其发挥药理作用的具体部位在神经系统。

中药成分复杂，关于到底什么是药效成分，有时很难下定论，其功能和临床效果常常是多种成分作用于多个系统所产生的综合效应。鉴于此，以药理作用的观点解释归经，与中医药理论本意更为贴近。

二、归经与有效成分在体内的分布相关

中药主要药效成分在体内的分布部位与传统中药归经的部位具有一定的相关性，这是中药归经的物质依据。对 23 种中药的有效成分在体内的分布与中药归经之间的联系进行分析，发现其中 20 种中药归经所属的脏腑与其有效成分分布最多的脏腑基本一致（61%）或大致相符（26%），符合率高达87%。例如：杜鹃花叶归肺经，所含杜鹃素在肺组织分布多；鱼腥草归肺经，所含鱼腥草素在肺组织分布多；丹参归心、肝经，所含隐丹参酮在肝、肺分布最多等。采用放射自显影技术对中药药效成分进行体内追踪观察，并将结果与传统归经相比较，发现：归肝、胆经的川芎，其同位素标记的重要药效成分 ^3H – 川芎嗪主要分布在肝脏、胆囊；归肺经的鱼腥草，其同位素标记的主要药效物质 ^{14}C – 鱼腥草素绝大多数从呼吸系统排除；而归肝、心经的丹参，其主要成分 ^{35}S – 丹参酮主要分布在肝脏等。这些结果在一定程度上为中药传统归经找到了物质方面的依据。^3H – 麝香酮灌服小鼠后，主要分布于心、脑、肺、肾等血液供应充足的组织和器官，并能迅速透过血脑屏障，进入中枢神经系统，这与麝香归心经、通关利窍、开窍醒脑的传统认识相符。采用同位素示踪、高效液相色谱分析和放射自显影等技术对 32 味中药归经及其在体内代谢过程的关系的研究提出，无论是药物动力学的总体情况，还是吸收、分布、代谢、排泄各个环节，均与该药的归经密切相关。对 ^3H – 川芎嗪（何首乌总苷、芍药苷、贝母素、淫羊藿苷、栀子苷、柴胡皂苷、毛冬青甲素等）在体内的吸收、分布、代谢和排泄等进行定性、定位和定量的动态观察，显示其与相应药物归经的脏腑基本相符。由此可以得出，中药有效成分在体内的选择性分布是中药归经的物质基础。

三、归经是中药对环核苷酸水平的不同影响

环核苷酸 cAMP、cGMP 是细胞内调节代谢的重要物质。cAMP 与 cGMP 具有相互拮抗、相互制约的生物学效应，二者必须维持一定的比例，保持一定的动态平衡，才能保证机体功能的正常。根据中医学"肾主骨"的理论，研究发现，cAMP、cGMP 的浓度以及 cAMP/cGMP 比值变化显著的脏器，与各药物归经的关系非常密切。组织中 cAMP、cGMP 的浓度及 cAMP/cGMP 比值的变化在一定程度上可以反映中药对某组织脏器的选择性作用。例如，人参归心经，功能为大补元气，挽救虚脱，用于气虚欲脱；研究显示，人参通过升高心肌细胞中的 cAMP、降低 cGMP，产生增强心肌收缩力的作用。又如，丹参归肝经，活血化瘀，广泛用于血瘀证；研究显示，丹参能使血小板中的 cAMP 水平升高，抗血小板凝集。对地塞米松致骨质疏松大鼠分别予以补肾复方（六味地黄丸加淫羊藿、牡蛎等）汤剂灌胃和膏剂穴位敷贴治疗，以 cAMP/cGMP 比值为指标，观察补肾复方对模型大鼠肝、脾、肾等 10 种脏器组织细胞内信息调节的影响及其与药物归经的相关性，发现补肾复方对 cAMP/cGMP 信使变化的调节与中医学本草著作记载的归经有较大的相似性，许多中药通过调节体内环核苷酸（cAMP、cGMP）的浓度或其比值而反映出对某脏器组织的选择性作用，故可以用 cAMP 和 cGMP 作为研究中药归经的指标。

四、归经是受体与药物的特异性亲和能力的表现

受体是一类介导细胞信号转导的功能蛋白质，存在于细胞表面或细胞内。受体是功能单位，又具有定位的特点，某种受体的分布可以跨器官、跨系统，这些与中医脏腑概念的特征极为相似，中药归经极有可能是与其作用于某种或某几种受体有关。受体具有特异性识别并与相应的配体（药物、递质、激素）结合，触发后续生物效应的能力。中药的有效成分或有效部位与相应受体具有较强的亲和力，

通过激动或阻断受体而产生相应的药理作用，这种亲和力的存在是中药归经理论的基础。例如，细辛归心、肺、肾经，功能为温阳散寒，用于阳虚畏寒、寒饮伏肺、腹中冷痛等。研究显示，细辛中消旋去甲乌药碱的含量很高。消旋去甲乌药碱是 β 受体激动剂。$β_1$ 受体主要在心脏、肠壁占优势，$β_2$ 受体主要在支气管平滑肌占优势。β 受体兴奋的结果是心脏正性肌力、正性频率，心率加快，传导加快；支气管平滑肌松弛，缓解咳嗽哮喘；胃肠平滑肌张力降低，自发性收缩频率和幅度降低，缓解腹痛等。这些与细辛的药性、归经和功能相吻合。槟榔可作用于乙酰胆碱 M 受体而引起腺体分泌增加，使消化液分泌旺盛、食欲增加。从受体理论看，槟榔为乙酰胆碱 M 受体激动剂，为胃肠受体接受时产生兴奋作用，这与中医药理论中的槟榔归胃、大肠经是一致的。

五、归经与微量元素的关系

微量元素与人体健康和疾病密切相关。微量元素缺乏是虚证患者的普遍共性。补益药大多含有丰富的微量元素，有直接的补充作用。研究发现，微量元素及其金属络合物向组织器官的迁移、富集和亲和作用就是归经的重要基础，这一理论被称为"微量元素归经假说"。例如，中医理论中，肾主生长、发育、生殖，主骨生髓，通于脑，Zn、Mn、Fe 作为共同的物质基础对神经 – 内分泌系统和免疫系统起调节作用，并在性腺、肾上腺、甲状腺等部位富集，机体缺少 Zn、Mn 会导致酶活性降低，蛋白质、核酸合成障碍，免疫功能低下，生殖功能低下，反应迟钝，这些现象属于中医"肾虚"。研究显示，补肾中药补骨脂、肉苁蓉、熟地、菟丝子等含有较多的 Zn、Mn 络合物。因此认为，富含 Zn、Mn 是补肾中药归肾经的物质基础。该类药物归肾经补肾助阳的依据之一，是其以微量元素 Zn、Mn、Fe 等作为共同的物质基础，对神经 – 内分泌 – 免疫调节网络起调控作用，由此产生整体效应。又如，中医认为肝藏血，开窍于目。现代研究证实，归肝经的中药富含 Fe、Cu、Mn、Zn，尤其是 Fe、Zn 的含量最为丰富，这些微量元素对于造血、肝组织保护、视力起着较大的作用，是药物发挥造血、保肝、保护视力作用的物质基础之一。明目类中药富含 Zn、Mn、Cu、Fe 等微量元素，与眼组织中的 Zn、Mn、Cu、Fe 含量呈正相关。

第五节　中药毒性

药毒的含义：中药的有毒、无毒也是药性的组成部分。在不同的历史时期，中药著作中"毒"的含义各有不同。古代文献中多为广义之毒，其含义有以下三个方面：其一，"毒药"是药物的总称，如《周礼》曰："医师掌医之政令，聚毒药以共医事"；其二，"毒性"指药物所具有的能纠正疾病的特殊偏性，即所谓"以毒攻毒"；其三，"毒性"指药物可能对人体造成不良后果，如《诸病源候论》云："凡药物云有毒及有大毒者，皆能变乱，于人为害，亦能杀人。"现代中药专著中，中药毒性多为狭义之毒，特指某些中药对人体能造成不良反应的特性，相似于西药毒性和副作用。中药的有毒无毒理论，同中药的四气、五味理论一样，已成为指导临床用药的基本原则。

既往，中药导致中毒或不良反应的报道不多，中药的毒性作用并未引起人们足够的重视。历史上绝大多数中药的使用方法是煎煮，煎煮可以降解某些毒性成分的含量；中药在煎煮之前经过了炮制，炮制也有解毒的效果；中药成分复杂，而每一种成分的含量通常不多，使其毒性不致显著；配方使用使毒性成分被拮抗。以上种种因素，使得明显的中药急性毒副作用并不常见。随着中药的使用越来越广泛，成分纯度越来越高，中药制剂越来越多样化，使用途径和方式越来越复杂，中药的毒副作用也越来越明显，应引起高度重视。

中药毒性的等级

俗话说"是药三分毒"，中药也不例外。本草著作《本草纲目》中收录了300余种有毒中药。但是，很多中药的"毒性"如果控制得当，甚至能够治疗顽疾。临床上通常将中药分成不同等级，区别处理。20世纪90年代初出版的《有毒中药大辞典》中，就将有毒中药分成了四个等级，分别为："小毒"，指有一定毒性，约有70种；"有毒"，也称常毒，约有90种；"大毒"，指毒性剧烈，约有30种；"极毒"，也称剧毒，约有10种。

一、导致中药中毒的常见因素

1. 药物含有较强的毒性成分 部分中药含有较强的毒性成分，比如川乌、草乌、附子、雪上一枝蒿所含的乌头碱，马钱子所含的番木鳖碱，以及半夏、天南星、白附子所含的生物碱，都有较强的毒性作用。如乌头碱为剧毒成分，可致心室颤动，人口服0.2mg即可中毒，3～4mg即可致死。除了已知的导致急性毒性的成分之外，一些可在体内形成蓄积中毒的成分，可引起中药慢性毒性，如关木通、马兜铃、广防己、青木香所含的马兜铃酸可导致慢性肾衰竭。此外，尚有一些目前未知或因含量较少未引起足够重视的毒性成分，随着中药制剂的发展以及中药成分的提取、分离、纯化，其毒性作用将进一步显露。如桔梗口服一般没有毒副反应，但桔梗皂苷有很强的溶血作用。

2. 炮制不规范 炮制是中药的解毒方法之一，不少有毒中药经过炮制加工，会使原有毒性大大降低。例如，乌头碱在生乌头中含量很高，但不耐热，加热可水解为微毒的氨基醇类乌头原碱，毒性可降低200～4000倍。许多生物碱类的毒性成分，加热可降解为微毒或无毒的成分，使毒性作用大大降低。因此，炮制必须规范，内服规定必须用炮制品的中药不得使用生品。有毒中药生药禁止内服。

3. 用量过大 使用剂量是否恰当，是决定药物是否产生毒副作用的关键因素。不少毒性中药在临床上导致中毒，都与一次性使用剂量过大或者长期使用累计用量过大，造成体内蓄积中毒有关。有报道称，用杏仁40粒治疗新生儿咳嗽，导致患儿窒息死亡。亦有用关木通利尿，每日120g，连续服用1个月，导致肾衰竭、全身水肿的案例。这些均为超量使用有毒中药造成的恶果。

4. 配伍不当 中药配伍应用，可能使毒性降低，也可能使毒性增强。历代本草著作都非常强调配伍禁忌，总结出"十八反""十九畏"的配伍禁忌规律，这些认识至今仍指导着中药的临床应用。配伍不当导致中药中毒，除了违反配伍禁忌之外，有毒中药相互配伍使用使毒性作用增强，是另一个常见因素。

5. 个体差异 不同个体对于药物的敏感性、耐受性不同，可能造成对药物的反应不同。某些个体对某种具有过敏原性的中药高度敏感，则可能出现过敏反应。在中药引起的过敏反应中，尤以注射剂导致最多。

二、避免中药中毒的环节

1. 严格采购 中药材的采购要掌握产地来源，辨明真伪，区别容易混淆的品种，禁用伪劣品种。应使用品种来源清楚、由GAP规范化种植生产的标准药材。

2. 规范炮制 中药炮制品加工工厂要达到GMP生产标准。要按照国家有关要求，规范炮制加工工艺流程，生产和使用中药标准饮片。

3. 合理选用 药物对于人体，首要的是安全。但凡药物，"用之得当则为良药，用之不当则为毒药"。有毒中药的使用，必须辨证准确，必要时才使用。使用的同时，要高度注意配伍禁忌、用药禁忌和患者体质强弱。

4. 用量适当 毒性中药的使用，要严格按照现行版《中华人民共和国药典》（以下简称《中国药典》）一部规定的剂量，或者参照权威临床中药学教材中的常规剂量使用，切勿轻易超量使用。并且应以小量渐增法给药，适可而止。即如《神农本草经》谓："若用毒药疗病，先起如黍粟，病去即止，不去倍之，不去十之，取去为度。"

5. 恰当配伍 使用毒性中药，应配伍甘缓药或拮抗毒性作用的药，以降低其毒副反应。通常禁止使用十八反、十九畏等禁忌性配伍。并且要避免多味有毒中药同时使用，或者使用有毒中药时间过长。已知毒性成分相同的中药不宜同时使用，如杏仁、桃仁的毒性成分都是苦杏仁苷，半夏、天南星的毒性成分都是相同的生物碱。这些中药相互配伍，其毒性有相加效果。

6. 警慎过敏体质、虚弱体质 临床医师应询问患者中药过敏史，避免使用可能引起过敏的中药。对虚证患者，如果体质过分虚弱，不宜单纯使用有毒或作用强烈的中药，应配伍补益药物，或者先补后攻。

💗 **药爱生命**

砒霜也称信石，在古装电视剧中，我们常听到它的另一个名字——"鹤顶红"。砒霜在《开宝本草》中被首次记载，属信石经升华而得的精制品，从古至今药用已有千年。其毒性是由于砷对体内酶蛋白的巯基具有特殊的亲和力，可与许多含巯基的酶结合，使其失去活力而影响细胞的正常代谢，导致细胞死亡。现今，经提取的纯净的砒霜为白色霜状粉末，主要成分为三氧化二砷，性大热、辛，无味，加热后可闻蒜臭味，剧毒，归肺、脾、胃、大肠经，具有平喘化痰的功效，对皮肤、黏膜有强烈腐蚀作用，能杀灭细菌、疟原虫、阿米巴原虫及螺旋体，还可杀灭活体细胞。古有"以毒攻毒"的治疗方法，三氧化二砷最早应用于肺结核的临床治疗，应用历史悠久。现代研究表明，三氧化二砷对于多种恶性肿瘤细胞具有生长抑制功效，被广泛应用于肿瘤疾病的临床治疗中。三氧化二砷在临床上主要应用于急性早幼粒细胞白血病、原发性肝癌、哮喘、乳腺癌、肺癌、多发性骨髓瘤、系统性红斑狼疮、鼻咽癌和类风湿关节炎的治疗。砒霜既是毒药又是解药，只有合理用药，才能发挥其最大效用。

三、中药不良反应的类型

从现代意义上讲，中药的"毒"是指中药对机体所产生的不良反应，包括副作用、毒性反应、变态反应、后遗效应、特异质反应和依赖性等。

1. 副作用 也称副反应，是指在治疗剂量下出现的与治疗目的无关的作用。中药作用选择性低、作用范围广，在临床应用中利用其中的一个药效作用时，其他作用就成了副作用。如麻黄止咳平喘，治疗哮喘，但患者在用药过程中会出现失眠，这是因为其能兴奋中枢神经系统；大黄泻热通便，治疗热结便秘，而活血祛瘀所导致的妇女月经过多就成为大黄的副作用。又如阿托品通常被用于解除胃肠痉挛而引起口干等。副作用是药物不良反应的主要类型之一，包括两方面的含义：①指药物在防治某些疾病时发生的不需要的药理作用，而这些作用在别的场合可能有用；②泛指任何类型的药物不良反应。

药物正作用是主要的。一种药物常有多方面的作用，既有治疗目的的作用，也并存有非治疗目的的作用。如抗胆碱药阿托品，其作用涉及许多器官和系统，当应用于解除消化道痉挛时，除了可缓解胃肠疼痛外，常可抑制腺体分泌，出现口干、视力模糊、心悸、尿潴留等反应。后面这些作用是属于治疗目的以外的，且可引起一定的不适或痛苦，因此称为副作用。副作用和治疗作用在一定条件下是可以互相转化的，治疗目的不同也导致副作用在概念上的转变。如在手术前，由于要抑制腺体分泌和排尿，阿托品的上述副作用又转化为治疗作用。副作用常为一过性的，随治疗作用的消失而消失。但是，有时候也可引起后遗症。

2. 毒性反应 中药药理学中的毒性反应通常是指用药剂量过大或用药时间过长，药物在体内蓄积过多引起的机体形态结构、生理机能、生化代谢的病理变化，包括急性毒性、慢性毒性和特殊毒性。①急性毒性：是指有毒中药短时间内进入机体，很快出现中毒症状甚至死亡。如信石用药后 1～2 小时，机体出现咽喉烧灼感、剧烈呕吐、阵发性或持续性腹痛等症状；半夏服少量即出现口舌麻木，多则灼痛肿胀、不能发音、流涎、呕吐、全身麻木、呼吸迟缓、痉挛，甚至发生呼吸中枢麻痹而死亡。常见的斑蝥、藜芦、常山、瓜蒂、全蝎、蜈蚣、洋金花、附子等都可引起急性毒性反应。②慢性毒性：是指长期服用或多次重复使用有毒中药所出现的不良反应。如雷公藤长时间服用，除对肝、肾功能有损害外，对生殖系统也有明显的损伤作用；人参大量、长期连续服用，可致失眠、头痛、心悸、血压升高、体重减轻等。③特殊毒性：包括致畸、致癌、致突变。如甘遂、芫花、莪术萜类、天花粉蛋白、乌头碱等有致畸作用；芫花、狼毒、巴豆、甘遂、千金子、β-细辛醚、黄樟醚、马兜铃酸、斑蝥素等过量长期应用，可增加致癌率；雷公藤、石菖蒲、洋金花、马兜铃酸等有致突变的作用。

毒性反应可能的产生机制：毒性反应是由化学物质与生物系统的化学成分进行可逆或不可逆的相互作用，而干扰机体正常代谢及自稳机制，以致引起细胞死亡、细胞氧化、突变、恶性变、变态反应或炎症反应，主要为分子过程。

毒性反应的类型、严重程度主要取决于毒物的理化性质、接触状况、生物系统或个体的敏感性。

3. 变态反应（allergic reaction） 是指机体受到中药或中药成分的抗原或半抗原刺激后，体内产生抗体，当该药再次进入机体时，发生抗原抗体结合反应，造成损伤。这种反应不仅常见，而且类型多样。人们日常遇到的皮肤过敏，皮肤瘙痒、红肿，就是一种变态反应。如当归、丹参、穿心莲等引起荨麻疹；虎杖、两面针等引起猩红热样药疹；蟾蜍、蓖麻子、苍耳子等引起剥脱性皮炎；槐花、南沙参等引起丘疹；天花粉、紫珠等引起湿疹皮炎样药疹；牡蛎、瓦楞子等可引起过敏性腹泻；丹参注射液、双黄连注射剂、天花粉注射液、毛冬青等可引起过敏性休克等。

4. 后遗效应（sequelae effect；residual effect） 也称后遗作用（post effect），指停药以后，血浆药物浓度下降至有效水平以下所发生的药理效应。作用时间可长可短，有些十分短暂且较容易恢复，如应用苦寒药物后，患者短期可能会食欲不振，腹中不适，服用洋金花等可致次日口干、视物模糊。而有些作用比较持久且不易恢复，如长期大量服用甘草，在停药后可出现低血钾、高血压、浮肿、乏力等假性醛固酮增多症的症状。长期服用海藻，可出现甲状腺功能亢进，停药后，症状逐渐减轻。长期应用肾上腺皮质激素，停药后，肾上腺皮质功能低下数月内难以恢复。

一般药物的副作用和毒性常随停药或血药浓度下降而减退。如若药物毒性已造成一定程度的器质性损害，则虽停药但症状仍不消失。

5. 特异质反应（idiosyncratic reaction） 是少数特异体质患者对某些药物反应特别敏感，反应性质也可能与常人不同，但与药物固有药理作用基本一致，如果反应严重度与剂量成比例，用药理拮抗药救治可能有效。特异质反应是一种性质异常的药物反应，通常是有害的，甚至是致命的，常与剂量无关，即使剂量很小也会发生。这种反应只在极少数患者中出现，如氯霉素导致的再生障碍性贫血的发生率约为 1/50000。现在已知这是一类药理遗传异常所致的反应，通常与遗传变异有关。新鲜蚕豆在极少数患者中引起溶血并导致严重贫血，是因为患者红细胞膜内葡萄糖-6-磷酸脱氢酶不足或缺失。乙酰化酶缺乏患者服用肼苯达嗪时，容易发生红斑狼疮样反应。

6. 药物依赖性 又称药物成瘾或药物成瘾性，也俗称"药瘾"。这个概念是 20 世纪 60 年代逐渐形成的。一般是指在长期应用某种药物后，机体对这种药物产生了生理性或精神性的依赖和需求，一旦停药，就出现戒断症状（兴奋、失眠、出汗、呕吐、震颤甚至虚脱、意识丧失等），若给予适量该药物，症状立即消失，这种现象称为依赖性。长期服用药物依赖性分生理依赖和精神依赖两种，是由于药物长期与机体相互作用，使机体在生理机能、生化过程和（或）形态学上发生特异性、代偿性和适应性改变的特性，停止用药可导致机体的不适和（或）心理上的渴求。如长期服用牛黄解毒片、应用风油精等出现精神依赖；长期服用罂粟壳、麻黄等出现生理依赖。

依赖性倾向可以在动物或人体的药物研究过程中反映出来。非临床药物依赖性研究可为临床提供药物依赖性倾向的信息，获得的非临床试验数据有利于指导临床研究和合理用药，警示滥用倾向。

四、中药成分的毒性

中药毒性是由药物所含有毒成分引起的毒性反应，毒性成分不同，其毒理机制及毒性反应的表示亦不同。中药所含毒性成分作用于人体不同的系统或器官组织，如神经系统、心血管系统、呼吸系统、消化道等，引起不同的症状。中药成分的毒性主要有以下几类。

1. 含生物碱类中药的毒性

（1）含乌头碱类　含乌头碱中药有川乌、草乌、附子、雪上一支蒿等。乌头碱内服 0.2mg 便可中毒，3~4mg 便可致死。其毒性主要表现为中枢神经系统及周围神经系统的症状，中毒机制是过量的乌头碱先兴奋、后麻痹各种神经末梢，刺激迷走神经中枢，甚至麻痹血管运动中枢、呼吸中枢，以致心源性休克、呼吸衰竭而致死。

（2）含阿托品类　百花曼陀罗、莨菪、小天仙子等含莨菪碱、东莨菪碱和阿托品生物碱，此类生物碱皆为 M 受体阻滞剂，其中毒机制主要为抗 M-胆碱能反应，对周围神经表现为抑制交感神经机能，对中枢神经系统则表现为兴奋作用，严重者转入中枢抑制，致嗜睡、昏迷。致死原因主要是因脑中枢缺氧，脑水肿而压迫脑干，使呼吸中枢抑制或麻痹，致呼吸循环衰竭。

（3）含番木鳖碱类　马钱子等的种子均含番木鳖碱（士的宁）和马钱子碱，其中，以含番木鳖碱的毒性最大。治疗量的士的宁能增强大脑皮层的兴奋与抑制过程；中毒量则破坏反射活动的正常过程，使兴奋在整个脊髓中扩散而呈特有的强直性痉挛，严重者可因呼吸肌强直性收缩而窒息。士的宁还能加强阻止胆碱酯酶破坏乙酰胆碱的作用，使肠蠕动加强，致腹痛、腹泻。马钱子碱和士的宁在极大剂量时，均可阻断神经肌肉传导，呈现箭毒样作用。马钱子也可直接损害肾小管上皮细胞，导致急性肾功能衰竭、尿毒症。

（4）含秋水仙碱类　光慈菇和山慈菇的鳞茎均含秋水仙碱。秋水仙碱在体内有积蓄作用，排泄甚慢，当其在体内被氧化成二秋水仙碱时则有剧毒，能对呼吸中枢、胃肠道及肾有刺激性毒性反应，中毒后可产生水和电解质紊乱、酸中毒、肾缺血，肾缺血可导致肾小管坏死而发生急性肾功能衰竭。

（5）含麻黄碱类　中药麻黄所含的麻黄碱对呼吸、血管运动中枢神经及交感神经皆有一定毒害，即对支气管平滑肌有松弛作用，并能使心率加快、外周血管收缩、血压升高，有肾上腺素样作用。

（6）含雷公藤碱类　雷公藤、昆明山海棠均含雷公藤碱，雷公藤碱有剧毒，煎煮时间不够或过量服用本品后，对胃肠道有强烈的刺激作用，可引起剧烈腹痛、呕吐、腹泻、便血；后期发生尿毒症时，胃肠道症状加剧。其吸收后对中枢神经系统有损害，可引起丘脑、中脑、延脑、小脑、脊髓等器官的严重营养不良性改变；肝脏、肾脏、心脏可发生出血与坏死；毒素还可直接作用于心肌，引起肺水肿及急性心源性脑缺血综合征。

2. 含有机酸类中药的毒性　马兜铃酸的作用部位为肾小管上皮细胞、肾间质成纤维细胞，可降低肾小球滤过率，使血、尿肌酐增加，引起肾衰竭。马兜铃酸可致人的疾病有急性马兜铃酸肾病、小管功能障碍型马兜铃酸肾病、慢性马兜铃酸肾病、癌症等。在我国，含有马兜铃酸的植物约 40 余种，主要包括马兜铃（果）、青木香（马兜铃根）、天仙藤（马兜铃茎）、广防己（木防己）、汉中防己（异叶马兜铃）、寻骨风（锦毛马兜铃）、朱砂莲、关木通（木通马兜铃）等。

3. 含苷类中药的毒性

（1）含强心苷类　强心苷是一类对心肌有显著兴奋作用的苷类，在医药上多用作强心药，主要作用于心脏及神经系统，能使心肌收缩加强，心律减慢。其作用特性是：小剂量有强心作用，较大剂量或长时间应用可致心脏中毒以致停搏。夹竹桃、罗布麻、万年青、杠柳等中药均含强心苷，中毒后主要表现在胃肠道方面，严重时可出现传导阻滞、心动过缓等症状，最后因心室纤颤、循环衰竭而致死。

（2）含皂苷类　皂苷的毒性主要是对局部有强烈刺激作用，并能抑制呼吸、损害心脏，尚有溶血作用。如商陆对交感神经有刺激作用，促进胃肠道蠕动并刺激肠黏膜，引起腹痛腹泻，大剂量可引起中枢神经系统麻痹及运动障碍。土牛膝有皂苷及昆虫变态激素脱皮甾酮等，具有肾毒性，机体中毒时发生肾功能衰竭；木通所含的木通皂苷水解后得常春藤皂苷元等，能损害肾小管，导致肾小管上皮细胞坏死，严重者可导致肾功能衰竭。

（3）含氰苷类　氰苷在体内被酶水解产生氢氰酸，为一种强烈的细胞毒性物质。人的致死量约为0.05g。这类植物多见于蔷薇科和豆科中，杏、桃、枇杷等的种仁均含氰苷、苦杏仁苷等有毒成分，苦杏仁苷在水中溶解度较大、不稳定，易被同存于种仁中的苦杏仁酶水解，苷元水解后产生有毒的氢氰酸，可引起组织缺氧，并损害中枢神经，中毒后主要表现为中枢神经系统症状。

（4）含黄酮苷类　含黄酮苷的中药有芫花、广豆根等，其毒性作用多为刺激胃肠道和对肝脏的损害，引起恶心呕吐、黄疸等症状。

4. 含毒蛋白类中药的毒性　毒蛋白主要存在于动物的种子中，其毒理作用是对胃肠黏膜有强烈的刺激和腐化作用，能引起广泛性内脏出血。巴豆、苍耳子、蓖麻子等植物的种子均含有毒蛋白，中毒反应为剧烈、呕血、血尿甚至惊厥、死亡。巴豆油中的毒性球蛋白能溶解红细胞，使局部细胞坏死，内服使消化道腐蚀出血，并损坏肾脏致尿血，外用过量可引起急性皮炎。苍耳子含毒蛋白等有毒成分，能损害肾脏及心、肝等内脏的实质细胞，并引起神经、消化系统功能障碍，使毛细血管通透性增加。蓖麻子含蓖麻毒蛋白，2mg即可使人中毒死亡，易使肝、肾等的实质细胞发生损害而致浑浊肿胀、出血及坏死等，并有凝集和溶解红细胞及麻痹呼吸中枢、血管运动中枢的作用。

5. 含萜类及内酯类中药的毒性　其毒理作用主要表现为对局部有强烈刺激性，并对中枢神经系统有抑制作用。含萜类与内酯类中药包括马桑、艾、苦楝、莽草子、樟树油、红茴香等。如苦楝全株有毒，而以果实毒性最烈，作用于消化道和肝脏，尚可引起心血管障碍，甚至发生休克及周围神经炎。马桑所含马桑内酯等有毒物质极易溶解于乙醇，故饮酒可加重中毒，临床上可见头昏头痛、胸闷、剧烈吐泻、全身麻木、人事不省等。莽草子中毒，其毒素作用于延髓，除引起恶心呕吐、上腹不适或疼痛等胃肠道症状及眩晕、头痛等一般中度症状外，还可引起抽搐、角弓反张、牙关紧闭、口吐涎沫、瞳孔散大，严重者可于惊厥状态下死亡。

6. 含重金属中药的毒性　含金属元素的中药主要是矿物类药物，主要来源于两个方面。一是在药材种植过程中，环境污染等因素导致的重金属残留；二是指含重金属的矿物类中药，包括含砷类中药、含汞类中药、含铅类中药等。其中，对人体毒性较大的主要有含砷、汞、铅类等的药物。

（1）含砷类中药　主要有信石、毒砂、雄黄等。砷为细胞原浆毒，作用于机体酶系统，抑制酶蛋白的巯基使之失去活性，并能使全身的毛细血管扩大，大量血浆漏出以致血压下降；尚可致中枢神经损伤及心、肾的严重侵害；阻碍细胞氧化和呼吸，而且损害神经细胞，使神经系统发生各种病变。如信石（红信石、白信石）成分为三氧化二砷，雄黄含硫化砷，砷可由呼吸、消化道进入体内，急性中毒者有口腔、胃肠道黏膜水肿、出血、坏死等。砷化物主要经肾脏排泄，无机砷在排出前于体内呈甲基化，可加重肾损害。成人中毒量为 10mg，致死量为 0.1~0.2g。

（2）含汞类中药 主要有朱砂、轻粉、升汞等。汞为一种原浆毒，汞化合物对人体具强烈的刺激性和腐蚀性作用，并能抑制多种酶的活性，引起中枢神经和自主神经功能紊乱。如水银、轻粉、朱砂等中毒后，机体可出现精神失常以及胃肠道刺激症状和消化道出血，严重时可发生急性肾功能衰竭而死亡。其对肾脏的损害最为突出，经呼吸道、消化道吸收，外用通过皮肤、黏膜等途径侵入人体。汞盐被吸收入血后，以肾脏蓄积最多，肝脏次之。最小致死量为 70mg。

（3）含铅类中药 主要有铅丹、铅粉、铅霜、黑锡丹等。铅是多亲和性毒物，作用于全身各个系统，主要损害神经、造血、消化和心血管系统。含铅类中药引起的中毒有急性铅中毒和慢性铅中毒两种。前者多见于短时间过量服药，以消化道症状为主；后者为长期持续服药所致。其代谢产物主要沉积于胃组织内，由肾与肠道排出，对肾血管有损害作用，因而引起少尿或无尿、血尿、管型尿、肝肾功能损害。

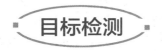

答案解析

一、名词解释题

1. 四性

2. 五味

3. 升降浮沉

4. 归经

二、简答题

1. 寒凉药的药理作用有哪些？

2. 温热药的药理作用有哪些？

3. 辛味药的药理作用有哪些？

4. 苦味药的药理作用有哪些？

（冯彬彬）

书网融合……

📖 重点回顾　　　　　📱 微课　　　　　📝 习题

PPT

第三章　影响中药药理作用的因素

学习目标

知识目标：

1. 掌握　影响中药药理作用的药物因素。

2. 熟悉　影响中药药理作用的机体因素。

3. 了解　影响中药药理作用的环境因素。

技能目标：

能正确、全面分辨出影响中药药理作用的因素。

素质目标：

提高从整体分析问题的能力，培养与时俱进的精神。

导学情景

情景描述：金银花是我国的常用中药之一，分布在全国各地。金银花的种植区域主要集中在山东、陕西、河南、河北、湖北、江西、广东等地，但是不同产地金银花的质量有所不同，药理作用也有所差异。

情景分析：金银花具有清热解毒的药理作用，其中主要的药效成分为绿原酸、异绿原酸、木犀草苷。《中国药典》就是以绿原酸和木犀草苷作为金银花的质量标准。

讨论：导致金银花质量不同的原因是什么？为什么不同产地金银花的绿原酸和木犀草苷含量有所不同？

学前导语：影响金银花药理作用的因素很多，主要有品种、产地、气候等。中药质量的优劣是关系到临床疗效和中药国际化的大问题。因此，通过本章内容学习影响中药药理作用的因素具有重要意义。

影响中药药理作用的因素有诸多方面，主要包含三大因素：药物因素、机体因素、环境因素。

第一节　药物因素

药物因素是影响中药药理作用的首要因素，中药的品种、产地、采收季节、炮制、贮藏、剂型和制剂工艺、剂量、配伍与禁忌、生产工艺及给药途径等，均对中药作用的发挥有着显著的影响。

1. 品种　中药品种繁多，至今已达 12000 余种，常用药有 500 余种，以植物药为主。由于我国幅员广阔，中药材品种混乱现象严重，其中有许多药同名异物，也有很多药同物异名。如《中国药典》一部收载的石斛基源植物有兰科植物金钗石斛、霍山石斛、鼓槌石斛、流苏石斛 4 个；石决明基源动物有 6 个，即鲍科动物杂色鲍、皱纹盘鲍、羊鲍、澳洲鲍、耳鲍、白鲍；黄精基源植物有 3 个，即百合科植物滇黄精、黄精、多花黄精；麻黄基源植物 3 个，即麻黄科植物草麻黄、中麻黄和木贼麻黄。由于来源不同、品种混淆，其所含有的化学成分、药理作用有很大差异。不同品种的药材，其基源不同，性状和成分也有差异，必然影响药理作用和临床疗效。

2. 产地 产地对药物质量的影响也很大。中药大多来源于天然的植物和动物，各自生长分布的区域性很强。不同地区的土壤、气候、日照、雨量等自然环境条件有差异，对动植物的生长发育有着不同程度的影响，特别是土壤对植物药内在成分的影响更大。同一味中药，产地不同，质量就有差异。如金银花以所含绿原酸为指标，河南、山东一带道地产品的含量为 4% ~7.59%，而其他非道地产品的含量大多在 3% 以下。又如长白山的野山参，东北各省及朝鲜、日本的圆参，不但含人参总皂苷的量不同，而且皂苷种类及各类皂苷含量也不一样。许多名贵药材都有特定的产地，故历史上早已形成了"道地药材"的概念，即某一地区所产的某种药材，质量高、疗效好。如四川的贝母、附子、黄连，内蒙的甘草，云南的三七、茯苓、木香，山西的黄芪、党参，"浙八味"——白术、白芍、浙贝母、杭白菊、延胡索、玄参、麦冬、温郁金，东北的人参、五味子、刺五加等，河南的地黄、牛膝、山药等，山东的阿胶、沙参、银花等，广东的陈皮、化橘红等，都是历史悠久、享有盛名的道地药材。

？ 想一想

关于道地药材，国家有哪些相关规定？

答案解析

3. 采收季节 中药品质的优劣，与采收季节密切相关。植物的根、茎、叶、花、果实、种子或全株的生长和成熟期各不相同，故中药材的采收季节也就随入药部位的不同而异。药农的民谚"当季是药，过季是草"以及"三月茵陈四月蒿，五月砍来当柴烧。九月中旬采麻黄，十月山区五味找。知母黄芪全年采，唯独春秋质量高。"说明了按季节采收药材的重要性。如花类药材多在含苞欲放或开放时采收：金银花、辛夷、丁香、槐米等皆在花蕾时采收；杭白菊以花开放程度 70% 时采收最佳。果实、种子类药材一般以果实充分成熟或完全成熟时采收：诃子以 12 月采收为宜，此时没食子酸含量最高为 27.8%，鞣质含量最高为 56.47%；但较特殊的如覆盆子、青皮、枳实等药材，以未成熟果或幼果采收。采收叶类药材多在植物生长旺盛期：大青叶、艾叶和荷叶等以开花前或果实成熟前为宜；薄荷以开花盛期为宜。采收根、根茎类药材应以秋冬或初春季节为宜，此时植物地上部分枯萎后，植物处于休眠状态，营养物质消耗少，有效成分积累较高；江苏引种黄连，在秋季小檗碱含量达 9.86%，比春季高一倍；石菖蒲挥发油含量在冬季高于夏季。全草类药材多在植株生长充分、茎叶茂盛时采收：青蒿在花前盛叶期采收，此时青蒿素含量最高；垂盆草的垂盆草苷含量从 4 月至 10 月逐渐升高，宜 10 月采收。皮类、茎木藤类药材，如厚朴的厚朴酚含量随树龄的增大而迅速增加，12 年后基本稳定，故厚朴树应种植 12 年以上方可开始采收。动物类药材，传统上一般根据生长习性和活动规律来捕捉，如鹿茸在清明后 45 ~60 日锯取，成茸比例高，角质化少；蛤士蟆于秋末的"冬眠期"捕捉；蜈蚣秋季采收，蛋白质、游离氨基酸及组胺含量均高于春季，镇痛作用也更强。因此，采收季节会直接影响中药的药效。

4. 炮制 中药饮片一般需要炮制后使用，是中医长期临床用药经验的总结。炮制前后，中药的化学成分会发生改变，药理作用及临床疗效也随之而有差异。中药在炮制过程中，经加热、水浸及用酒、醋、药汁等辅料处理后，中药某些成分的理化性质产生不同程度的变化，有的成分被溶解出来，有的成分被分解或转化为新的成分，有的成分在提取物中的量有所增减，对中药作用与疗效产生不同程度的影响。

（1）消除或降低药物毒性或副作用 对于有毒性或副作用的中药，为保证临床用药的安全有效，可经过炮制而降低其毒性或副作用。如乌头中含有多种生物碱，以双酯型的乌头碱、中乌头碱和次乌头碱毒性最强，经炮制后，乌头碱水解生成苯甲酰单酯型乌头碱或进一步水解为氨基醇类乌头原碱，其毒性大大降低；斑蝥味辛，性寒，有大毒，常用于恶性肿瘤，其主要有毒成分为斑蝥素，加热炮制可使斑蝥素部分升华而含量降低，使其毒性或副作用减弱；又如水飞雄黄可除去很大一部分有剧毒的三氧化二砷；砂炒马钱子使其所含士的宁和马钱子碱减少，被转化的异士的宁和异马钱子碱毒性降低，且保留或强化了某些生物活性。

（2）增强疗效　延胡索镇痛的主要成分是生物碱，水煎溶出量很少，经醋炮制后生物碱与醋酸结合成溶于水的醋酸盐，比水煎液中生物碱的溶出量增加近一倍，因此，醋制能提高延胡索的镇痛作用。苦杏仁镇咳、平喘的有效成分是苦杏仁苷，而与苷共存的还有苦杏仁酶，当温度、湿度适宜时，酶可促进苦杏仁苷分解，有效成分减少，镇咳平喘作用也随之降低；苦杏仁经炮制后，抑制了酶的活性，苷分解减少，所以，相同的苦杏仁，炮制品的煎出率比生品煎出率提高 1.73 倍。

（3）加强或突出某一药理作用　炮制能使中药产生的化学成分转变，甚至产生新的化学物质，因而药理作用和临床疗效也随之改变。如生大黄主要含泻下作用的结合型蒽苷，泻下作用强；经炮制成制大黄之后，结合型蒽苷减少，而抗菌成分游离型蒽苷含量增加，抗菌作用增强，泻下作用减弱。何首乌为补血药，生品中结合型的蒽醌衍生物具有缓下作用；经炮制后的制首乌，结合型蒽醌衍生物水解，含量减少，而游离蒽醌衍生物和糖的含量明显增加，故补益作用增强而泻下作用降低。三七"生破熟补"之说，即生三七偏于破血、蒸三七偏于补血，药理研究显示，生三七改善血瘀证模型大鼠血液流变性、微循环和凝血功能的作用优于蒸三七，而蒸三七改善血虚证模型大鼠微循环的作用优于生三七。炉甘石生品主要成分为碳酸锌，而氧化锌含量很少；经煅制发生分解反应，生成氧化锌，有消炎收敛作用，可外用以收湿敛疮。

✎ 练一练

炮制对中药药理作用的影响不包括（　　　）

A. 消除药物毒性　　　B. 加强某一药理作用　　C. 降低药物毒性
D. 延长作用半衰期　　E. 增强药物疗效

答案解析

5. 贮藏　贮藏条件对中药质量的优劣也有着直接的影响。贮藏不当会造成中药材霉烂、虫蛀、走油等，从而影响中药药理作用及临床疗效的发挥。中药贮藏保管通常应以干燥、低温、避光为好。如在日照、高温（40~60℃）、高湿（相对湿度在74%以上）的条件下贮存 6 个月的刺五加，其所含有的丁香苷几乎完全损失；含挥发油的药材随时间延长，易氧化、分解或自然挥发（如樟脑、冰片、麝香）而使药效降低；供提取小檗碱的原料药三颗针，在见光和避光的条件下存放 3 年后，其小檗碱的含量分别降低54.1%和39.83%；苦杏仁中止咳平喘的有效成分苦杏仁苷具有不稳定性，在贮存过程中因受温度、湿度等因素的影响，易被苦杏仁酶等分解，苦杏仁苷的含量可降低10%以上。可见，中药的保管和贮藏是影响中药质量、药理作用和临床疗效的重要因素之一。

6. 剂型和制剂工艺　《神农本草经》曰："药性有宜丸者，宜散者，宜水煮者，宜酒渍者，宜膏煎者，亦有一物兼宜者，亦有不可入汤酒者，并随药性，不得违越。"这说明，古人早已注意到剂型对药效的影响。同一种中药制成不同的剂型，药理作用也可产生明显差异。现代研究发现，枳实或者青皮煎剂口服，未见升高血压记载，但制成注射剂静脉注射，却出现强大的升压作用。这是因为，剂型不同，药物在体内的吸收程度不同，影响了药物在体内的血药浓度，从而改变药物的药理作用。同一剂型的中成药，若提取或制剂工艺改变，也会直接影响其作用和疗效。如临床使用的祖师麻注射液是以瑞香科植物黄瑞香的根皮和茎皮经水提醇沉法制成的注射剂，而黄瑞香注射液是以瑞香科植物黄瑞香的根皮和茎皮经蒸馏法制成的注射剂，两者所用原料药材相同，实为同一药材经不同工艺制得的灭菌水溶液，且两者均有祛风除湿、活血止痛的功效，用于风湿性关节炎、类风湿关节炎等中医所称痹证者。但通过临床 120 例患者观察发现，祖师麻注射液的有效率高于黄瑞香注射液。一般而言，口服液体剂型如汤剂、口服液吸收快；口服固体剂型如冲剂、散剂、片剂、胶囊剂等，其崩解速度直接影响有效成分的吸收和药效。如蜜丸"牛黄解毒丸"的释放速度比糖衣片"牛黄解毒片"的释放速度低 2～3 倍，说明体积过大的丸剂不利于吸收。又如，人口服葛根黄豆苷元固体分散物胶囊和市售胶囊后，于不同时间取血测定血药浓度，前者最高血药浓度为后者的 12 倍，前者生物利用度约为后者的 5 倍。可见，同样为胶囊剂，内含药物的分散度不一样会影响药物的生物利用度，进而影响药物的疗效。因此，中药的剂型改革、制剂工艺的优化，对中药疗效的发挥具有非常重要的意义。

7. 剂量　中药剂量一般指单味中药干燥饮片成人内服一日的用量。在制剂处方当中，药量代表处方药物之间的剂量比例。中医治病有"中药不传之秘在于量"之说，说明中药剂量是发挥药效的关键因素。中药药理作用与中药剂量呈一定的量效关系，出现无效－有效－效果增强的规律，呈现正相关关系。大多数药物，尤其是无毒药物、补益药物，在常规用量范围内符合这一规律。如附子的强心作用在一定剂量范围内，随剂量增加而加强。但也有研究报告，一些中药的效果随剂量的增加而降低，出现有效－效果减弱－无效的规律，呈现负相关关系。某些有毒药或无毒药超出常规用药范围，可能出现这种现象。如人参在小剂量对多数动物的心脏呈现兴奋作用，大剂量时则呈现抑制作用；小剂量人参皂苷可兴奋中枢，而大剂量则抑制。

8. 配伍与禁忌　中药的配伍是指有目的地按病情需要和药性特点，有选择地将两味及以上药物配合应用，以增强药物的疗效，调节药物的偏性，减低毒性或副作用。所以，配伍得当就能增强疗效，降低毒性；配伍不当则降低疗效，甚至产生不良反应。

中药配伍的基本内容是"七情"，即：单行、相须、相使、相畏、相杀、相恶、相反。李时珍解释："独行（单行）者不用相辅也，相须者同类不可离也，相使者我之佐使也，相畏者受彼之制也，相杀者制彼之毒也，相恶者夺我之能也，相反者两不相合也。"具体解释如下。①相须：即两种功用相似的药物配合应用，可相互增加疗效。如清热泻火的石膏、知母均能退热，石膏退热快，但作用弱而短暂，知母退热缓，但作用强而持久，两者合用，退热快且作用强而持久。黄连与连翘同用，对金黄色葡萄球菌的抑菌力比单用黄连强 6 倍以上。②相使：即两种功用不同的药相伍，能互相促进，提高疗效。如补气的黄芪与祛湿的茯苓合用，能相互增强补气利水的功能。③相畏：即一种药物制约另一种药的性能或抑制另一种药物的毒性或烈性。如截疟七宝散中，常山有抗疟作用，但有较严重的恶心、呕吐等消化道反应，散剂中伍用槟榔，不影响常山的抗疟作用，却可使呕吐反应减少，说明截疟七宝散中，常山通过槟榔的相畏，抑制了呕吐反应。④相杀：即一种药物能够减轻或消除另一药物的毒性。如绿豆能杀巴豆毒。⑤相恶：即一种药物削弱或破坏，或两者的功效均降低或丧失。如黄芩能减低生姜的温性；知母、人参都有降血糖作用，但两药合用却使降血糖作用减弱甚至消失。⑥相反：即两种药物合用后，可产生毒性反应或副作用。如甘草反芫花，实验证明，甘草与芫花合用，LD_{50} 减小，毒性增大。因此，相须、相使配伍在药效上发挥增效协同作用，相畏、相杀配伍能减低或消除毒性，以上均为用药之所求；相恶配伍在药效上产生拮抗作用，相反配伍则出现较多的不良反应或增强毒性，这两种配伍为用药之所忌。

七情只是概括了药物之间最基本的配伍模式，组方配伍还要遵循"君、臣、佐、使"的配伍理论，才能使药物发挥最佳疗效。按中医药理论，君药为治疗主病和主证的药物；臣药为辅助君药治疗主病或主证的药物；佐药为治疗兼证或制约君药偏性的药物；使药为引经或起调和作用的药物。经近代研究，这样的组方原则在很大程度上有其合理性。如"活络丹"为治疗风寒湿痹的名方。方中"君药"

制川乌、制草乌均为辛热有毒之品，能祛风除湿，温经止痛；制天南星燥湿化痰，祛风止痉，消肿止痛，为"臣药"，辅助君药发挥作用；乳香、没药行气活血，通络止痛，辅佐君臣发挥作用；地龙、陈酒通经活络，助药势且引药入经，为使药。诸药配合，形成除寒湿痰浊、活血化瘀、调和营卫、疏通经络、消肿止痛的功效，方中多味药物虽有毒性，组方使用却安然无恙。又如桂枝汤能解热、发汗、抗炎、镇痛、抑制流感病毒增殖、增强免疫功能。实验证明，全方的作用明显优于方中诸药的各种组合，其中减去任何一味药都会影响疗效，说明方中各药合理配伍取得了最佳的药理作用，方剂配伍中的相互作用产生了综合效应。

为了保证用药安全，避免毒副作用的发生，必须注意用药禁忌。七情中的相反、相恶是复方配伍中应当遵循的原则。古代医家总结的十八反、十九畏应予重视，但对十八反、十九畏的现代药理研究却常见相互矛盾的报道。目前较为一致的看法是：①十八反、十九畏不是绝对禁忌。在古籍配方中，反、畏药物同用的例子屡见不鲜，如治疗瘿瘤的海藻玉壶汤中海藻与甘草同用，女金丸中含肉桂与赤石脂，甘遂半夏汤中甘遂与甘草伍用。②十八反、十九畏的理论在特定条件下是正确的，在不同剂量、病理状态等条件下，可产生不同程度的毒性增强或不利于治疗的作用。如制川乌和半夏配伍，对正常动物的毒性无明显增强作用，但可使脾虚小鼠心律失常加重；白蔹和乌头伍用，白蔹的抑菌作用成倍减弱。③对十八反、十九畏的研究尚不够全面，尚未对十八反、十九畏所属的全部药对进行配伍关系的系统研究。不能以个别的反、畏配伍的实验结果就对十八反、十九畏的理论做出全面的肯定或否定，应通过系统研究，做出科学判断。一方面，这样不至于因十八反、十九畏禁忌范围过广而影响临床用药；另一方面，又不致疏于防范而影响用药安全。

用药安全还必须注意妊娠禁忌。某些药物具有影响胎儿正常发育或致堕胎的作用，应作为妊娠用药禁忌。根据药物对孕妇和胎儿危害程度的不同，可分为禁用和慎用两类。禁用药大多是毒性较大或药性峻烈的药物，例如水蛭、虻虫、三棱、莪术、巴豆、大戟、芫花、麝香、斑蝥等。慎用药大多是破气、行滞、通经、活血以及辛热、滑利、沉降的药物，如桃仁、大黄、附子、肉桂、牛膝、川芎、丹皮等。有些药物是否为妊娠禁忌，是自古就存在的有争议的问题。例如，半夏是妊娠禁忌中药，但中医传统又将它作为止吐中药应用。近代实验报道，半夏对妊娠过程是有一定影响的，如半夏汤灌胃给药可使妊娠大鼠阴道出血率、胚胎死亡率相较于正常大鼠显著增高，注射给药对小鼠胚胎有致畸作用，说明半夏动胎之说有其道理。又如芫花中的芫花萜、芫花素可引起多种怀孕动物发生流产，可能是该药可引起子宫内膜炎症，使溶酶体破坏，前列腺素（PG）合成、释放增加，使子宫平滑肌收缩所致。莪术中的萜类和倍半萜类化合物以及牡丹皮的有效成分牡丹酚，对鼠均有抗早孕作用。水蛭、冰片、麝香酮等对小鼠有一定终止妊娠的作用。妊娠禁忌中药的研究，对孕妇安全用药、提高人口素质有重要意义，也可以从中寻找优生节育中药新药。

👁 **看一看**

中药配伍歌诀

十八反歌诀：本草明言十八反，半蒌贝蔹芨攻乌。藻戟遂芫俱战草，诸参辛芍叛藜芦。

十九畏歌诀：硫黄畏朴硝，水银畏砒霜，狼毒畏密陀僧，巴豆畏牵牛，丁香畏郁金，川乌、草乌畏犀角，牙硝畏三棱，官桂畏赤石脂，人参畏五灵脂。

六陈歌：枳壳陈皮半夏齐，麻黄狼毒及茱萸，六般之药宜陈久，入药方知奏效奇。

第二节　机体因素 🅔微课

机体生理状况、病理状况和心理状况等的差异，也是影响中药药理作用的重要因素，如患者的年龄、性别、个体差异、遗传因素、病理状态和精神因素等。掌握和了解相关知识，对于中药的合理使用、保证疗效和减少不良反应非常重要。

1. 生理状况　包括体质、年龄、性别、情志、遗传等，对药物药理作用的发挥均有影响。体质虚弱、营养不良者对药物的耐受性较差，用攻、泻、祛邪药物时，宜适当减量。

年龄不同，对药物的反应也不同。婴幼儿处于发育阶段，各器官系统尚未发育完善，而老年人的肝、肾等器官系统功能逐渐减退，都会影响药物有效成分的吸收、代谢和排泄，对药物的耐受性较差，用药量应相对减少。另外，老年人体质多虚弱，祛邪攻泻之品不宜多用；而幼儿稚阳之体不可峻补，滋补药不宜多用。

性别不同，对药物的反应也有差异。女性在月经、怀孕、分娩、哺乳等时期，对不同药物的敏感性不同。如月经期应不用或少用峻泻药及活血化瘀药等，以免导致月经过多或出血不止。红花、大戟、麝香、地龙等能兴奋子宫，半夏有致畸作用，孕期均应避免服用，以免导致流产或对胎儿发育造成不良影响。

另外，个体差异以及高敏性、种族、耐受性等的影响在中药应用中也同样存在。

2. 病理状况　机体所处的病理状况不同，对药物的作用也有影响。如肝病患者的肝脏功能低下，药物容易积蓄甚或中毒；肾功能低下患者的排泄功能减弱，药物或其代谢产物不易排出体外，也可致蓄积或中毒。此外，机体的机能状态不同，药物的作用可能也不同。如黄芩、穿心莲等，只对发热患者有解热作用，对正常体温并无降低作用。玉屏风散能使机体低下的免疫功能增强，又能使过亢的免疫功能趋向正常。当归能使痉挛状态的子宫平滑肌舒张，也能使弛张状态的子宫平滑肌收缩力增强，呈现双向调节作用。人参大补元气，补脾益肺，生津安神，适用于气虚证；实证、热证而正气不虚者，用之不但无益，反而有害。

3. 心理因素　情志、精神状态等也会影响药物作用的发挥。患者的精神状况与药物的疗效密切相关。乐观者可以增强对疾病的抵抗能力，有利于疾病的治愈和恢复，鼓励患者树立战胜疾病的信心，能使患者在精神上得到安慰；相反，忧郁、悲观、烦躁，不愿配合治疗，将会影响药物疗效。有报道称，对神经官能症、高血压、心绞痛等许多慢性疾病使用不含活性药物的安慰剂，有时有效率可达 30%～50%。这是因为，生气、悲伤、郁闷等不良情绪会影响人体的内分泌和免疫系统功能，减弱人体抗病能力，从而影响药效发挥。生气以及过度的紧张、焦虑、抑郁等不良情绪，有可能导致胃肠道功能紊乱。抑郁者的胃排空时间延迟，而焦虑、过度兴奋时胃肠道蠕动加快，排空时间缩短。一般来说，药物吸收的部位在小肠，服药之后，胃排空时间的长短变化使药物或快或慢到达小肠，就会影响药物的吸收和血浆浓度，因此疗效不佳。这充分说明，精神作用对疾病的治疗至关重要。在使用有效药物的同时，应充分激发、利用患者的良好情绪，提高药物疗效。在新药临床评价时，为了排除安慰剂的作用，均要求使用安慰剂对照和双盲法试验。

另外，肠道内微生态环境对中药体内代谢有很大影响，肠道正常菌群对药物的代谢能力十分强大。中药是一种多成分药物，多以口服形式给药，肠道菌群对其代谢所起的作用因而更为重要。不同类型的细菌能够产生不同的酶，并能催化不同类型的药物代谢反应。肠道菌群对药物的作用主要为分解反应，使药物分子量相对减小，极性减弱，脂溶性增强，往往伴有药效或毒性成分的产生和加强。如在肠道菌群的作用下，黄芩中的黄芩苷转化成黄芩素，抗过敏作用增强；山栀子中的栀子苷转化为京尼平，促进胆汁分泌的作用加强；番泻苷 A 和 B 是大黄和番泻叶的主要成分，它们本身并没有泻下活性，口服后，在肠内经菌群代谢生成有泻下活性的大黄酸蒽酮。肠道菌群对药物的代谢作用受许多因素的影响，如种族差异、饮食及抗菌药物的使用、代谢适应与酶抑制等，起作用不仅在于菌群本身，而且与它们所寄居的宿主肠道内的特定环境有关。

第三节　环境因素

环境因素包括地理条件、气候变化、饮食起居、家庭条件等。对机体的情志、健康及药物的治疗作用都有影响。环境有时辰节律，机体的生理活动也随昼夜交替、四时变更而呈现周期性变化，药物的效应和毒副反应也常随之变化而有所差异。如 ^3H – 天麻素于不同时辰给大鼠用药，体内过程呈现昼夜变化。戌时（20:00）给药，吸收快，见效快，作用明显；辰时（8:00）给药，血药达峰最迟，药效差；丑时（2:00）给药，血药浓度 – 时间曲线下面积最小，反映生物利用度低。雷公藤的乙酸乙酯提取物的急性毒性试验以中午 12:00 的动物死亡率最高，20:00 至次晨 8:00 给药，动物死亡率最低。另外，参附注射液小鼠静脉注射的 LD_{50} 在子时给药为 9.862g/kg，午时给药为 8.308g/kg。上述例子均说明了时辰因素对药理作用的重要影响。药物效应与时间的关联是和药物在体内的代谢变化分不开的，而药物在体内的代谢又主要与肝微粒体单氧酶系统有关。长期饮酒或吸烟也可诱导肝药酶，加速中药代谢。但急性酒精中毒又可改变肝血流或抑制药酶活性，抑制中药代谢。不少研究结果表明，这些酶的活性具有昼夜节律性变化，因此，研究药物的择时使用具有积极意义。

噪音、通气条件、运动或休息等也可影响中药作用。如在肺部炎症时运动过多，可使炎症向周围组织扩散，病情恶化，使药物不能发挥正常的治疗效果。若长期处于 CO_2 浓度过高的环境中，如坑道、坦克等空间狭小、通风不良之环境，会吸入过多 CO_2，使体液 pH 值下降。大多数药物均为弱酸性或弱碱性电解质，在体液内均有不同程度的解离，体液的 pH 都直接影响着药物的解离程度，当体液 pH 值改变，会影响药物的吸收、分布与代谢，从而影响药物疗效。

♥ 药爱生命

今天，人民群众日益增长的健康需求，正在让古老的中医药焕发勃勃生机；中医独特的健康观，也正在为人们提供全方位、全周期的健康保障。推动中西医相互补充、协调发展，彰显了我国卫生健康事业的显著优势，也更加坚定了我们中医药传承创新发展的信心与决心。遵循中医药发展规律，立足根基，挖掘精华，保持特色，中医药才能根深叶茂、生生不息。中药在病情需要和辨证论治的前提下能否充分发挥其药理作用，这与很多因素有关。应严格控制药物从选到用的各个环节，尽量降低药物质量的不稳定性，最大限度地保障药物质量的有效性与安全性，使药物的药理作用得以充分发挥，让患者少花冤枉钱，少走弯路。

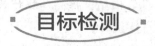

目标检测

答案解析

一、名词解释题

1. 药物因素

2. 配伍

二、简答题

1. 影响中药药理作用的因素有哪些？
2. 阐释药性"七情"配伍。

（冯彬彬）

书网融合……

重点回顾　　　　　e 微课　　　　　习题

PPT

第四章　中药药理作用的特点及研究思路

学习目标

知识目标：

1. **掌握**　中药药理作用的特点。

2. **熟悉**　中药药理作用的研究思路。

3. **了解**　药量对中药药效的影响。

技能目标：

学会中药药效试验的操作方法。

素质目标：

提高学生客观分析问题的能力，培养学生实事求是的严谨工作态度。

导学情景

情景描述：李某春天困得厉害，特别是饭后困倦难耐，吃完就想睡觉，医生建议食用人参起提神作用。张某经常出现心神不安，不能入睡，医生建议食用人参起安神作用。

情景分析：人参有安神、益智的功能，常用于治疗失眠、心神不安。而研究发现，人参既可加强中枢神经系统的抑制过程，又可增强其兴奋过程，促进两过程恢复动态平衡。人参中的人参皂苷对中枢神经系统的作用是：Rg 类有兴奋作用，Rb 类有抑制作用，Rb_1、Rb_2、Rb_3 混合皂苷呈显著的安定效应。因此，人参可以起到提神或安神的双向调节作用。

讨论：中药的药理作用有哪些特点？双向调节作用又是怎样形成的呢？

学前导语：中药产生的药理作用是通过增强或减弱机体原有功能来提高机体抗病能力，起到防病、治病作用。但中医药理论与现代医药学是两种不同的理论体系，研究两者的关系具有重要的意义。

第一节　中药药理作用的特点

中药药理学是中药现代化发展的基础学科，是中药学在我国发展的一个重要分支学科。中药具有非常广泛的药理作用，如人参具有增强免疫、改善学习记忆、抗心脑缺血缺氧、抗心律失常等作用；甘草具有抗溃疡、解痉、保肝、抗菌、抗病毒、抗炎、抗变态反应等作用；大黄具有泻下、利胆、保肝、抗菌、止血、降血脂、改善微循环和血液流变性等作用。但由于中医药理论与现代医药学是两种不同理论体系，中药与西药在内涵与特点上是有区别的。中药既有与西药相同的某些基本作用规律，又有其自身的一些作用特点。

一、中药药理作用与中药功能

研究和认识与中药功能相关的药理作用，是中药药理学的基本任务。大量研究结果表明，中药药理作用与中药功能往往一致。如解表药"发散表邪、解除表证"的功能与该类药抗病原微生物、抗炎、解热、镇痛以及提高机体免疫功能等作用有关；祛风湿药"祛除风湿、解除痹痛"的功能与抗炎、镇痛以及抑制免疫功能的作用有关；温里药"温肾回阳"的功能与强心、升压和扩血管作用有关，而"温中散寒"的功能与镇痛、抗炎、调节胃肠功能、增强交感 - 肾上腺髓质系统等的功能有关。但中药药理作用与中药功能之间还存在差异性。一方面，中药药理研究结果未能证实与某些中药功能相关的药理作用。如传统理论认为大多数辛温解表药具有较强的发汗作用，但除麻黄、桂枝、生姜等被证实具有促进汗腺分泌或扩张血管促进发汗之外，其他解表药则未（或尚未）被证明有促进汗腺分泌的作用。苦参具有利尿功能，但未见与之有关的药理作用报道。另一方面，现代研究发现了某些与传统中药功能无明显关系的药理作用。如葛根扩血管、改善心肌血氧供应以及改善脑循环等心血管作用，古籍中未有明确的相关记载；五味子的肝脏保护作用、地龙的溶栓作用、枳实的升压作用也未见中医文献记述。其原因是，现代中药药理学的研究结果有的来源于成分，有的改变了给药途径。所取得的结果对临床用药有积极的指导意义。

二、中药作用的综合性

中药作用的综合性，是指中药的临床效果往往是由多种药效成分，通过多条作用途径、多个作用环节，作用于多个药物靶点所产生的综合效应。中药作用的综合性是由中药化学成分的复杂性所决定的。除了某些较为纯净的天然矿物如石膏、寒水石、朱砂和经过炮制加工的提纯物如芒硝、青黛之外，每一个单味中药，尤其是植物和动物类中药，即是一个小复方。如清金散单用一味清热泻火、归肺经的黄芩治疗肺热咳血或喘息，从现代药理学角度可知，其疗效基于以下多种成分的多种药理作用：①黄芩苷对多种常见致病性细菌、真菌、病毒和细菌内毒素有抑制作用，能消除大肠埃希菌耐药质粒；②黄芩苷、黄芩素、汉黄芩素、汉黄芩苷、黄芩新素Ⅱ能抑制炎症介质的生成和释放，减轻毛细血管扩张、血管壁通透性增强、白细胞趋化等炎症反应；③黄芩苷能通过稳定肥大细胞膜来减少炎症介质释放，影响花生四烯酸代谢等途径，以达到抗过敏反应、缓解气管痉挛的作用；④黄芩素、汉黄芩素、黄芩新素Ⅱ、千层纸素能抑制血小板聚集，抑制纤维蛋白原转化为纤维蛋白，具有抗凝血作用；⑤黄芩苷、黄芩总黄酮对于实验性发热动物有显著的解热作用。

复方由于药物本身成分的复杂性，且在制剂过程中还可能出现新的物质，作用途径更为复杂多样。例如功能为益气回阳固脱的参附汤，由人参、附子两味药组成，用于阳气虚脱的"厥脱证"，症见手脚厥冷、冷汗淋漓，口鼻气微，脉微欲绝。"厥脱证"见于现代医学的休克。研究表明，参附注射液对于急性心肌梗死，感染性、创伤性、中毒性休克，以及低血压、慢性心力衰竭等均有较好疗效。其疗效基于：①人参皂苷和附子所含消旋去甲乌药碱有显著的强心和正性肌力作用；②人参皂苷和消旋去甲乌药碱能显著扩张冠状动脉，并提高心肌耐缺氧能力；③人参皂苷、氯化甲基多巴胺和去甲猪毛菜碱对低血压有明显升压作用；④消旋去甲乌药碱有抗心律失常作用；⑤人参皂苷有抗凝血作用等。

❤ 药爱生命

面对新冠肺炎疫情，中医药人坚持守正创新，结合实际深入辨证，从经典名方中筛选研发出通治方"清肺排毒汤"，并推广使用，成为挽救生命、控制疫情的有力武器。国家中医药管理局数据显示，截至2020年5月20日，纳入"清肺排毒汤"临床救治观察的10个省份（不包括湖北省）66家定点医院1337例本土患者中有1323例（占98.95%）临床治愈出院，其中有57例是重型患者。救治对象中无一例轻型转为重型、普通型转为危重型。深入挖掘中医药宝库精华，及时从中医药经典中优化组合有效方剂，传承不泥古，创新不离宗，才能将中医药文化发扬光大。

三、中药药理作用的双向性 微课

中药作用的双向性亦称为中药的双向调节作用，是指同一种中药或同一个复方可能产生两种截然相反的作用，既可使机体从功能亢进状态向正常转化，也可使机体从功能低下状态向正常转化。如对中枢神经系统，既有兴奋作用，又有抑制作用；对于血压，既能升压，又能降压。例如人参、刺五加、五味子对中枢神经系统的影响，其既可加强抑制过程，又可增强兴奋过程，促进两过程恢复动态平衡。大量研究表明，调节或调控是中药作用的基本形式。许多中药都具有多方面、多个系统、多种形式的调节作用，这种调节作用有利于促进紊乱的功能状态恢复正常。中药的调节作用，尤其是中药的双向调节作用，是中药独特的临床疗效机制和优势。

从现有的研究报道中分析和总结发现，形成中药双向调节作用与下列因素有关。

1. 药物成分的相互拮抗 同一味中药常常含有相互拮抗的化学物质，这是出现中药疗效相反、双向调节作用的物质基础。中医药理论认为，黄芪具有益气扶正的功能，是治疗正气不足、易感外邪的首选药物。"易感外邪"之意，既包括体虚多病、容易感冒，也包括容易过敏、发生变态反应性疾病等；现代研究表明，黄芪对免疫系统有明显影响，黄芪提取成分 F_3 可以提高淋巴因子、白介素 -2（IL-2）水平，使淋巴因子激活的杀伤细胞（LAK）激活，还能逆转环磷酰胺（CTX）引起的免疫功能抑制现象，而 F_2 单体有很强的免疫抑制作用。黄芪具有良好的免疫调节作用，以黄芪为主的著名方剂——玉屏风散，具有益卫固表的功能，治疗表虚易感外邪，现代应用中既治疗免疫低下导致的反复感冒，又治疗免疫过亢导致的过敏反应。

某些药物中相互拮抗成分的溶解性不同，因而不同的加工炮制品种、剂型、给药方法都可能产生不同的药理作用和临床效果。例如，中医妇科极常用于治疗月经不调、痛经、不孕的当归，具有活血化瘀、调经止痛的功能。有实验报道了当归对离体子宫的作用：当归挥发油、阿魏酸抑制子宫平滑肌收缩；当归中水溶性、醇溶性的非挥发性成分具有兴奋子宫平滑肌的作用。这提示，在临床应用或中成药研究中，应充分考虑提取方法与所得成分及其药效之间的相互关系。

2. 剂量大小的差异 中药的剂量，尤其是在体内的血药浓度，是形成双向调节的药量因素。一些中药在一定的范围内，呈现小剂量兴奋、大剂量抑制的规律。例如，川芎具有活血化瘀、行气止痛的功能，常用于痛经等。研究显示了川芎浸膏溶液对离体妊娠家兔子宫的作用：小剂量使子宫平滑肌兴奋，张力增加，收缩力加强；大剂量则抑制子宫平滑肌，甚至导致麻痹。给妊娠大鼠或家兔连续注射川芎浸膏，可使子宫挛缩，胎儿死亡。此外，川芎挥发油对于中枢的影响为：小剂量兴奋大脑活动，对延髓的血管运动中枢、呼吸中枢、脊髓反射功能均有一定的兴奋作用；大剂量则转为抑制大脑、脑干，继而抑制延髓中枢、脊髓反射功能，导致血压、体温下降和呼吸困难、运动麻痹甚至休克。

关于"小剂量兴奋，大剂量抑制"的原因，目前认为，小剂量补充了机体缺乏的物质或刺激了低下的器官组织功能，而大剂量可能触发了机体的反馈系统而导致抑制；某些中药随剂量的增加，机体由兴奋到抑制的过程，可能是从显效到中毒的过程。

3. 机体的不同状态及反应 生物体处于不同的功能状态下时，对外来刺激的反应性不同，这是形成中药双向调节效果的机体因素，也是最重要的因素。多数中药及复方对于生物体生理状态影响较小或没有影响，对病理状态影响显著。不同的病理状态下，机体对药物的反应性也不同（详见"四、中药作用的机体依赖性"）。

四、中药作用的机体依赖性

由于人类对中药的认识和理论来源于服用以后机体的反应，验证和观察中药的药理作用，离不开机体用药时的状况这一基础条件。大量的中药药理研究显示，中药的作用除了动物与人体的差别之外，还有体内与体外的差别、生理状态与病理状态的差别以及不同病理状态之间的差别。

1. 体内试验与体外试验的差别 传统中药理论是以人体为实验对象得来的，其效果依赖于生物活体的体内环境。自中药药理研究开始以来，人们就发现，不少中药的作用在体内试验与体外试验中的结果有很大差异。例如清热解毒药体外试验结果表明，其直接抗菌力远比抗生素弱，甚至清热解毒作用最强的中药复方黄连解毒汤的体外抗菌效果也不及最弱的抗生素，但是其对于某些感染性特别是耐药性、慢性疾病却临床疗效确切，改善全身症状显著。这是因为，清热解毒药除了抗菌作用之外，还有抗细菌毒素、抗病毒、抗炎症、增强非特异性免疫功能、调节特异性免疫以及解热、镇静等作用，这些作用对于抗感染可起到协同的效果。此外，复方制剂（如黄连解毒汤）作用于细菌生长繁殖的多个环节，具有序列阻断作用，使细菌不易产生耐药性。

2. 生理状态与病理状态的差别 多数中药及复方对于生理状态影响较小或没有明显影响，但对病理状态作用显著。例如，黄芩、穿心莲对正常体温并无降低作用，只对发热的患者有解热作用。桂枝汤对正常动物的免疫功能无明显影响，但可以改善流感病毒所致肺炎小鼠免疫功能低下的状况。茯苓对于健康动物及人无利尿作用，但对于浮肿严重的肾炎患者及心脏病患者均有显著的利尿作用。

中医理论特别强调人的体质对于疾病的发生发展以及对药物反应的影响，不同的体质对于相同的中药甚至相同的剂量将会有不同的反应。年龄、性别、精神状态也与药物的疗效密切相关。这些都是中药药理学中不可忽视的因素。

当机体处于不同的病理状态时，对药物的反应性也不同。例如，桂枝汤功能发汗解表，温经通阳，调和营卫，常用于风寒感冒、产后阳虚、四肢不温、腹中冷痛等。桂枝汤对于动物体温的影响为：对高体温动物可以解热，对低体温动物可以升温。其机制之一是影响中枢性发热介质 cAMP 的含量。用 10g/kg 的桂枝汤灌胃大鼠，能抑制脑室注射 cAMP 引起的发热反应。同样给药方法，既可逆转酵母诱导发热的大鼠下丘脑中 cAMP 含量的升高，又可逆转安痛定诱导体温低下的大鼠下丘脑中 cAMP 含量的减少，使二者向正常水平恢复，同时伴有动物发热体温降低或低体温回升。淫羊藿为补阳药，为虚证患者常用之品。实验发现，淫羊藿多糖可以显著促进正常小鼠脾脏和血清抗体水平提高，又可促进 CTX 诱导的供体小鼠抑制性 T 细胞（T_s）的产生，增强对受体鼠抗体生成的抑制，使受体鼠抗体生成明显低于对照组。

✂ **练一练** ────────────────

下列不属于引起中药药理作用差异性的因素的是（ ）

A. 不同种属的动物　　B. 不同个体　　　　C. 整体（在体）与离体试验

D. 不同年龄　　　　　E. 不同用药日期

答案解析

五、中药药理作用的多样性

中药的成分复杂性决定了其作用的多样性。例如，人参含有皂苷、多糖、挥发油、氨基酸、蛋白质、有机酸和微量元素等，功能为大补元气、复脉固脱、补脾益肺、生津、安神益智等，药理作用有提高机体的免疫功能、改善学习记忆、强心、抗休克、促进骨髓造血以及核酸和蛋白质合成，并有抗肿瘤、延缓衰老等作用；丹参具有抗脑缺血和心肌缺血、改善微循环和血液流变性、抗肝纤维化、降血脂和抗动脉粥样硬化（AS）等药理作用；板蓝根具有抗菌、抗病毒、抗内毒素、增强免疫功能等药理作用；三七含有三七总皂苷（panax notoginseng saponins，PNS）、三七素、黄酮、挥发油、氨基酸、糖类及各种微量元素等，具有止血和抗凝血、抗脑缺血和心肌缺血功能、增强免疫功能、抗肿瘤、抗衰老、抗肝纤维化等作用，其中，三七皂苷抗肝纤维化主要是通过保护肝细胞、抑制肝星形细胞（hepatic stellate cell，HSC）活化、促进肝星形细胞凋亡、抑制细胞外基质（extracellular matrix，ECM）的合成及促使其降解、提高肝组织超氧化物歧化酶（SOD）、谷胱甘肽过氧化物酶（GSH－Px）的活性以及降低丙二醛（MDA）、尿羟脯胺酸的含量等。中药的药理作用广泛，作用机制更为复杂，这有别于化学药的单靶点作用，如阿托品的作用虽然较为广泛，有松弛平滑肌、抑制腺体分泌、扩瞳孔、升高眼内压、调节麻痹等作用，但其作用机制都是通过阻滞 M 受体起单靶点作用。

六、中药药理作用的复杂性

1. **量效不一致性**　在一定剂量范围内，药理效应随着药物剂量的加大而增强。中药在临床上也是按照这个原则用药，即重病用重药（加量）。但在进行中药药效研究时，常常会出现量效关系的不一致性，如中、低剂量有效，但高剂量却无效；或高、低剂量有效，但中剂量无效。如栀子苷中剂量能延长热刺激小鼠痛觉反应时间，高、低剂量却无效；栀子苷高、低剂量能减少醋酸引起的小鼠扭体次数，中剂量却无效；栀子苷中、低剂量能抑制小鼠耳郭肿胀，高剂量却无效。人参水提物低剂量能降低血清甘油三酯（TG），中、高剂量组不明显。巴戟天醇提物对骨髓基质细胞增殖的促进作用以中剂量最明显，高剂量次之。以水迷宫实验测定独活醇提物对学习记忆能力的影响，错误次数依次为：中剂量 < 高剂量 < 低剂量。

2. **作用与功能不相关性**　中药具有多方面作用，研究人员对中药药效研究内容的选择不同，也证明了现有中药的药理作用非常广泛。有的作用与中药传统功能密切相关，如山楂味酸的传统功能是健脾、消食，主要药理作用是通过刺激胃黏膜促进胃液分泌，提高胃液酸度和胃蛋白酶活性，增加脂肪酶，从而促进消化；但研究发现，山楂还具有降血脂、抗动脉粥样硬化、抗心肌缺血、抗心律失常、强心和降血压等药理作用，可用于防治心血管疾病和动脉硬化等疾病，这些作用与其健脾、消食功能基本无关。又如当归的主要功能为补血活血、调经止痛等，主要药理作用是促进骨髓造血、抑制血小板聚集、抗血栓、兴奋或抑制子宫平滑肌等，可用于贫血、预防血栓性疾病或痛经等；但当归还具有抗心肌缺血、抗心律失常、降血压、降血脂、抗癌等药理作用，这些作用与传统功能基本无关。

七、中药药理作用的时效关系

中药药理作用存在时效关系，对于某些中药有效成分或注射剂，可通过药代动力学的研究显示其时效关系（时量关系）。但中药煎剂口服给药作用的潜伏期、峰效时间以及生物半衰期等是经常困扰我们的问题。在尚无理想的方法可揭示中药粗制剂时效关系的情况下，有学者通过中药血清药理研究提出，多数中药煎剂给动物灌胃后 1~2 小时内采血，可能得到血药浓度较高的血清。对于起效较慢的中药灌胃，每日 2 次，连续给药 2 日，第 3 日给 1 次，即连续给药 5 次，可基本达到稳态血药浓度。

八、中药药理作用的差异性

中药作用的差异性表现为种属差异和个体差异。中医药理论是临床实践的产物，而中药药理学是通过研究中药对动物（正常动物和病理模型动物）的作用，来揭示中药药理作用的机制和物质基础。现代中药药理多采用"证"的模型研究中药的功能，如温里药用于"里寒证"，清热药用于"热证"，补益药用于"虚证"，由于动物模型与人类疾病不一定完全相符，加之人与动物在生理病理等方面的差异，动物实验结果尚不能完全显示中药对人的作用。大多数中药对人和动物的作用基本一致，如动物实验发现黄连有抗心律失常作用，临床用于治疗心律失常也有效；丹参对人和动物的抗血栓作用一致等。然而，差异性也同样存在，如人口服茯苓煎剂可出现利尿作用，但家兔和大鼠灌胃均未发现明显的利尿作用；丹皮酚对动物有降压作用，但对人未见作用；巴豆对人有致泻作用，但对小鼠却不致泻。中药作用的个体差异除与年龄、性别、精神状态等因素有关外，中医药理论还特别强调人的体质对用药的影响，如阳盛或阴虚之体慎用温热之剂，阳虚或阴盛之体慎用寒凉之药。至于阳盛阴虚或阳虚阴盛之体，其实质尚待研究。

九、中药药理作用与传统功能的相关性

中药药理作用与传统功能的相关性，是指从现代科学的角度研究中药的作用所获得的结果，与传统记载的中药临床功能之间的一致程度。这是中药药理研究不容忽视的一个问题。研究这种相关性是中药药理学的基本任务，也是中药现代化发展的迫切需要。中药传统功能是历代临床中医药学家对于中药服用后人体反应的认识和经验总结，中药药理作用是用现代科学手段和方法对中药进行动物或人体实验所获得的结果，二者必有其相通之处。大量研究结果表明，中药药理作用与中药传统功能有相当程度的一致性。例如，补气药增强机体免疫功能；补血药促进骨髓造血；补阳药改善生殖功能；补阴药抗糖尿病；祛风湿药抗炎，镇痛；泻下药促进排便；温里药强心，扩张血管；平肝潜阳药镇静，降低血压；息风止痉药镇静，抗惊厥；安神药镇静，催眠；活血药改善血液流变性，促进血液循环，抗组织增生；解表药抗病原微生物，抗炎，解热，镇痛和提高免疫功能等。以大黄为例，其功能主治与药理作用的相关性大致见表4-1。

表4-1 大黄传统功能与药理作用的相关性简表

传统功能	主治	相关药理作用
攻积泻下	便秘	通便
清热泻火	温病高热、神昏、谵语、烦躁，五官或肢体疮痈红肿热痛	抗菌、抗病毒、抗炎、解热、调节免疫
清热解毒	温病热毒炽盛、热毒蕴积、尿毒症	抗菌、抗炎、解热、抗肿瘤、利尿、改善肾功能
利湿退黄	黄疸病身黄、目黄、小便黄	利胆、保肝、抑制胰酶活性、促进胰液排除、利尿
凉血止血	吐血、衄血及各种出血	止血、抗溃疡病
活血化瘀	癥积肿块、唇舌紫黯	抗肿瘤、降血脂、改善血液流变性

? 想一想

中药药理作用与中药传统功效的关系是怎样的？

答案解析

第二节 中药药理学研究思路

中药药理学研究的基本思路是确定的，即以中医药理论为指导，用现代科学方法研究中药对机体的作用和作用规律。经过几十年的探索、积累和思考，国内很多学者对中药药理的发展思路提出了许多具体的看法。

一、重视中药复方药理的基础研究

中药药理学的建立是以中药单味药药理作用研究为基础，单味药研究成果的积累揭示了中药药性及功能的现代科学内涵。然而中医临证处方常用的是中药复方，不同中药配伍使用讲究的是君、臣、佐、使。因此，中药复方的药理作用研究对指导临床用药更有实际意义。中药复方药理研究在20世纪

90 年代受到重视，一些新的研究思路与方法被提出，如强调中药复方组合后整体化学成分产生效应，以及复方作用的多层次、多环节、多靶点的概念。有些中药复方研究是以阐明中医药理论为目的，如建立脾虚证模型，研究四君子汤的作用，揭示脾和脾虚证的实质；有些中药复方通过拆方实验，分析组方的合理性；大多数中药复方的研究则以验证或揭示与其功能相关的药理作用为目的。通过对中药复方的整体功能研究，揭示其物质基础，阐明复方与机体的相互关系，探讨中药复方多途径、多靶点、多环节发挥作用的机制，这也是中医药从整体出发治疗疾病的理论基础。关于复方中药的研究方法，有人提出了中药复方组合化学研究方法以及中药复方物质基础和药效相关性研究的思路和方法。总之，中药复方的研究从目的、理论与方法等不同角度有很多切入点，是一个非常庞杂的问题，需不断探索研究。

二、中药药理作用研究必须与证的研究结合

辨证论治是中医认识疾病和治疗疾病的基本原则，是中医学对疾病的一种特殊的研究和处理方法，也是中医学的基本特点之一。"同病异治"或"异病同治"均以辨证为基础，证药结合研究对揭示中药作用的实质意义更大。建立不同证的动物模型是证药结合研究的前提。证的模型是在动物身上模拟临床证候，目前已经建立了一些证的动物模型，对中药药理作用研究起到了推动作用。如大黄脾虚模型、氢化可的松肾阳虚模型、冷水浸泡加肾上腺素肝郁气滞模型等，用于健脾益气药、补肾壮阳药以及活血化瘀药的研究均较成功。但目前所建立的证还远远不能满足中药研究的需要。证的研究难度很大，人和动物在生理生化机能等方面尽管有许多相同之处，但在形体、语言、反应等方面还有很大差距，理想的证的模型需要得到中医药学界和药理学界的认同。

三、中药分类对比研究

目前，学界对按传统中药分类的解表药、清热药、泻下药、利水药、活血化瘀药以及补益药等的药理作用已基本清楚，但对每一类药中的分类药的对比研究不够。如对辛凉解表药与辛温解表药、清热解毒药与清热泻火药、凉血止血药与温经止血药、平肝息风药与平肝潜阳药、补气药与补血药等药理作用的异同，尚需研究和归纳。

四、加强中药功能相关的系统药理作用研究

每一类中药、每一味中药的功能不是单一的，目前的研究往往存在重复和偏置现象，应加强与中药功能相关的系统药理作用研究，全面地揭示中药作用的实质。如温里药具有"温经、通脉、止痛"功能，治疗寒湿痹痛有效，已有的研究多在抗炎、镇痛方面，对"温经"功能的实质及其在寒湿痹痛治疗中的作用则研究不足。又如对于祛痰药只重视其对呼吸道祛痰作用的研究，而对呼吸道外由"痰浊"引起的证的作用研究很少。

五、深入进行中药药理作用的物质基础与作用机制研究

任何一门学科的建立、发展和成熟都有一个过程。中药药理学是一门年轻的学科，目前只有百年的历史，其在概念、理论、知识等方面还存在不足，需要补充、修正和完善。因此，对中药作用的机制研究和物质基础研究非常重要，应利用现代科学技术和方法将中药的有效成分、有效部位、有效组分搞清楚，并阐明与之相关的作用机制。

六、中药毒性研究

近年来，中药的不良反应和毒性问题越来越受到重视，但系统的、专门的研究很少，特别是监测

手段和方法的专一性不够强。应鼓励中药毒性和不良反应的研究，以形成对中药正确的、全面的认识，指导临床合理用药。

👁 **看一看**

国家对于中药传承创新的支持

支持中药传承和创新，一直是我国药品监管工作的重要内容。为突出中药优势，充分考虑中药特点，2020 年 1 月，新修订的《药品注册管理办法》明确，国家鼓励运用现代科学技术和传统研究方法研制中药，建立和完善符合中药特点的注册分类和技术评价体系，促进中药传承创新，同时注重对中药资源的保护，促进资源可持续利用。后续，国家将制定中药注册管理的专门规定，更好地促进中药产业的高质量发展。

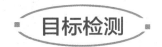 **目标检测**

答案解析

一、名词解释题

1. 中药作用的综合性

2. 中药药理作用的双向性

二、简答题

1. 为什么中药会表现出双向调节作用？与哪些因素有关？

2. 如何理解中药药理作用的复杂性？

（冯彬彬）

书网融合……

📑 重点回顾

🖥 微课

⏱ 习题

2 各论

第五章　解表药

学习目标

知识目标：

1. **掌握**　解表药与功能主治相对应的主要药理作用；麻黄、柴胡、葛根的主要药理作用。

2. **熟悉**　桂枝、防风及麻黄汤、九味羌活汤、银翘散的主要药理作用。

3. **了解**　解表药常用药物的主要成分、现代应用及不良反应。

技能目标：

能正确应用解表药。

素质目标：

具有良好的职业道德、良好的沟通协作能力以及自主分析、判断用药问题的能力。

📖 导学情景

情景描述：王某，男，18岁，2天前因受凉出现鼻塞、流涕、恶寒、轻度发热、头痛、肌肉关节酸痛、声重、喷嚏、伴有咳嗽，口不渴，无汗，苔薄白，脉浮紧。体温37.9℃，胸部X片未见异常，血常规白细胞计数（WBC）为 $5.6 \times 10^9/L$，淋巴细胞数为 $2.6 \times 10^9/L$，淋巴细胞比率为46.4%。

情景分析：该病例是由受凉引起感冒。感冒主要由病毒感染引起。血常规检查显示白细胞计数正常，淋巴细胞比例增高，也提示病毒感染。病毒在呼吸道上皮细胞中复制，引起细胞病变及炎症反应，导致出现流鼻涕、鼻塞等呼吸道症状，并产生发热、全身酸痛等全身症状。

讨论：从中医学的角度分析，李某患什么疾病？为哪种证型？应该使用什么药物进行治疗？

学前导语：该病例中医诊断为表证，因其恶寒较重、发热较轻。无汗，苔薄白，脉浮紧，按中医辨证论治，证型为风寒表证。可用麻黄、桂枝等辛温解表药组成的方剂治疗。此类中药具有发汗、解热、抗病原微生物、镇痛、抗炎等药理作用，是其解除表证的药理基础。

第一节　概　述 🅔 微课

凡以发散表邪、解除表证为主要作用的药物，称解表药。解表药主要具有发汗解表的功能，部分药物兼有利水消肿、止咳平喘、透发疹毒、缓解疼痛等功效。解表药主要用于治疗外感表证，部分药物还可用于水肿、麻疹、风疹、咳喘、风湿痹痛等证而兼有表证者。

表证，是指外邪（主要是风、寒、暑、湿、燥、火及疫疠）侵犯人体的浅表部位（皮肤、肌肉、经络）所出现的症状群。表证常见于现代医学中由各种病毒、细菌等病原微生物感染所导致的上呼吸道感染（感冒、流行性感冒等）及某些传染性疾病初期。其临床表现主要有恶寒、发热、头痛、身痛、无汗或有汗、鼻塞、咳嗽、苔薄白、脉浮等，尤以恶寒怕风为诊断表证的重要依据。表证有寒热虚实之分，常分为表寒证和表热证。表寒证根据有汗或无汗，进一步区分为表寒实证和表寒虚证。恶寒重、发热轻、无汗、脉浮紧、苔薄白等寒象较明显的为表寒实证；发热、自汗、恶风、脉浮缓等寒象较轻的为表寒虚证。表热证的特点是发热重、恶寒轻、口渴、咽痛、舌质红、苔薄黄、脉浮数等热象较明显。

解表药根据其药性和功能的不同，可分为辛温解表药（发散风寒药）和辛凉解表药（发散风热药）两类。性味辛温，能发散风寒邪气，主要用于治疗风寒表证的中药，称辛温解表药，又称发散风寒药。性味辛凉，能发散风热邪气，主要用于治疗风热表证的中药，称辛凉解表药。常用辛温解表药有麻黄、桂枝、防风等；常用辛凉解表药有桑叶、菊花、柴胡、葛根等。

现代医学研究认为，上呼吸道感染的重要发病原因之一为机体受凉。当寒冷刺激作用于机体时，可引起皮肤血管收缩，同时致上呼吸道黏膜血管反射性收缩，导致黏膜局部缺血，抵抗力下降，使寄生在上呼吸道的病原微生物乘机侵入黏膜上皮细胞生长繁殖，导致炎症反应而出现诸多临床症状。解表药的发汗解热、抗病原微生物作用是其发散表邪功效的主要药理学基础，部分药物所具有的抗炎、镇痛、免疫调节等作用则有助于增强其功效。

【与功能主治相对应的主要药理作用】解表药味辛发散，可促使患者汗出，使外邪从汗而解，表证得以解除。解表药的药理作用均有抗炎、抗菌、抗病毒、解热、镇痛、镇静等共同特点，这些药理作用亦是其"发散表邪"功能和"解除表证"的临床疗效的基础。

1. **发汗**　发汗是治疗表证的重要方法。解表药中，以辛温解表药发汗作用较强。现代医学将发汗分为温热性发汗和精神性发汗。研究认为，解表药所引起的发汗多属于温热性发汗，其依据是辛温解表药用后身体自我感觉有温热感，如麻黄碱能使处于高温环境中的人出汗快而多。另外，中枢神经系统和周围神经的机能状态也可影响药物的发汗作用。解表药发汗作用机制可能包括：直接影响汗腺功能，增加汗液分泌；通过促进或改善血液循环来促进发汗；解表药也可能通过兴奋外周 α 受体来促进汗液分泌。

2. **解热**　本类药物多数具有程度不等的解热作用，能使实验性发热动物的体温降低，例如柴胡、桂枝、荆芥、防风、葛根、银翘散、桑菊饮、麻杏石甘汤、九味羌活汤等都有一定的解热效果。相比较而言，辛凉解表药的解热作用更加显著，部分药物尚可使正常动物的体温下降，例如麻黄挥发油、柴胡皂苷、葛根素、桂枝煎剂、细辛挥发油等。解表药解热作用机制可能与以下环节有关：通过发汗或促进发汗；通过扩张皮肤黏膜血管，增加散热；通过影响脑内活性物质（如 cAMP、PGE）来影响中枢的体温调节功能；通过抗炎、抗病原微生物等作用影响体温。

3. **抗病原微生物**　体外试验显示，麻黄、桂枝、防风、细辛、生姜、柴胡、薄荷、牛蒡子等对多种细菌，如金黄色葡萄球菌、肺炎链球菌、溶血性链球菌、大肠埃希菌、伤寒沙门菌、痢疾志贺菌等及某些致病性皮肤真菌，均具有不同程度的抑制作用；麻黄、桂枝、柴胡、桂枝汤等对某些病毒如呼吸道病毒亦有一定的抑制作用。

？想一想

病原微生物的种类有哪些？

答案解析

4. **抗炎**　呼吸道炎症是表证的常见症状。实验研究显示，柴胡、麻黄、生姜、辛夷、细辛、桂枝汤、银翘散、桑菊饮等对多种实验性炎症均有明显的抑制作用。本类中药的抗炎机制可能与下述作用有关：抑制花生四烯酸代谢；抑制组胺或其他炎性介质生成或释放；增强肾上腺皮质内分泌轴功能；清除自由基等。

5. **镇痛、镇静**　头身痛、肌肉关节酸痛是表证的常见症状。多数解表药具有镇痛作用。柴胡、桂枝、白芷、防风、羌活、细辛、桂枝汤、九味羌活汤等对多种实验性疼痛模型动物，均表现明显的镇痛作用。镇痛作用部位多数在外周，部分药物如细辛通过作用于中枢发挥效应。多数解表药均具有程度不等的镇静作用，可使动物自主活动减少或者能加强中枢抑制药的作用；复方制剂如柴葛解肌汤、升麻葛根汤也有类似作用。

6. 调节免疫功能　柴胡、葛根、苏叶、麻黄汤、麻杏石甘汤、桂枝汤等均可提高机体的非特异性免疫功能，有利于解除表证。部分药物尚可通过提高特异性免疫功能来发挥作用，部分中药或方剂如麻黄、桂枝、小青龙汤、葛根汤等对变态反应具有抑制作用，可缓解和治疗过敏性疾病。

综上所述，解表药的发汗、解热、抗病原微生物、镇痛、抗炎作用是其解除表证的药理基础，而调节免疫系统功能则对增强机体的抗病力具有重要作用。

👁 **看一看**

普通感冒与流行性感冒

普通感冒可由多种病原体引起，如鼻病毒、腺病毒、细菌及支原体等，一般人在受凉、雨淋、过度疲劳后，因抵抗力下降而容易发病。普通感冒主要表现为打喷嚏、流鼻涕等上呼吸道症状，全身症状较轻，不发热或仅有低热，一般 3~5 天痊愈。流行性感冒（简称流感）由流感病毒引起，流感病毒包括甲型、乙型和丙型三种。流感的全身症状较重，表现为突然畏寒、发热、头痛、全身酸痛、鼻塞、流涕、干咳、胸痛、恶心、食欲不振，婴幼儿或老年人可能并发肺炎或心力衰竭。中毒型流感患者则表现为高热、说胡话、昏迷、抽搐，有时可以导致死亡。

【常用药物与方剂】解表药常用药物有麻黄、桂枝、防风、柴胡、细辛、葛根；常用方剂有麻黄汤、九味羌活汤、银翘散等。常用药物与方剂主要药理作用见表 5-1。

表 5-1　解表药常用药物与方剂主要药理作用简表

类别	药物	传统功效	发汗	解表	祛风	祛风	止痛		解表	祛风
		药理作用	发汗	解热	抗菌	抗病毒	镇痛	镇静	抗炎	抗过敏
辛温解表药	麻黄		+	+					+	+
	桂枝		+	+	+	+	+	+	+	+
	防风			+	+	+	+	+	+	
	细辛			+	+	+	+	+	+	
	羌活			+	+	+	+	+	+	
	麻黄汤		+	+		+			+	+
	桂枝汤			+		+	+	+	+	
	九味羌活汤			+		+	+		+	
辛凉解表药	柴胡		+	+	+	+	+	+		+
	薄荷		+	+	+	+	+	+		
	菊花			+	+	+	+		+	
	牛蒡子		+	+	+	+			+	
	葛根		+	+	+	+			+	+
	桑叶			+	+	+			+	
	银翘散			+	+	+			+	

第二节 常用药物

麻黄

Mahuang

【来源采制】本品为麻黄科植物草麻黄 *Ephedra sinica* Stapf、中麻黄 *Ephedra intermedia* Schrenk et C. A. Mey. 或木贼麻黄 *Ephedra equisetina* Bge. 的干燥草质茎。秋季采割。生用或蜜炙用。

【性味归经】味辛、微苦，性温。归肺、膀胱经。

【功能主治】具有发汗解表，宣肺平喘，利水消肿的功能。用于风寒感冒，胸闷喘咳，风水浮肿。蜜麻黄润肺止咳，多用于表证已解，气喘咳嗽。

【主要成分】主含生物碱（1%~2%）和少量挥发油。生物碱中主要有效成分为麻黄碱类生物碱：左旋麻黄碱约占总碱的80%~85%，其次为伪麻黄碱。挥发油含 L－α－松油醇及平喘有效成分 2，3，5，6－四甲基吡嗪和 L－α－萜品烯醇等。

【药理作用】

1. 发汗 麻黄水煎剂、麻黄水提物、麻黄挥发油、麻黄碱、L－甲基麻黄碱等均有发汗作用。其发汗作用特点为：口服或注射给药均有效，作用强，起效较快，作用维持时间长。麻黄发汗作用机制可能与以下环节有关：阻碍汗腺导管对钠离子的重吸收，致使水分潴留于汗腺管腔，引起汗液分泌增加；兴奋汗腺 α 受体，使汗腺分泌增加；通过兴奋中枢神经系统有关部位而产生效应。

麻黄发汗作用受许多因素影响。温服麻黄有助于其发汗。人体处于温热环境时，麻黄碱促进汗腺分泌的作用更加显著。麻醉状态下，发汗作用减弱。局部神经损伤，也可影响其发汗作用。可见，该作用与中枢神经系统功能有关。药物配伍对其作用有影响，伍用桂枝后发汗作用明显增强。

2. 平喘 麻黄碱、伪麻黄碱、麻黄挥发油是麻黄平喘的有效成分。麻黄碱化学性质稳定，平喘作用与 Ad 相比显效慢，作用温和、持久，且口服有效。麻黄平喘作用机制有以下几个方面：①直接兴奋支气管平滑肌的 β 受体，激活腺苷酸环化酶（AC），使细胞内 cAMP 升高，使平滑肌松弛；②兴奋支气管黏膜血管平滑肌的 α 受体，致使血管收缩，降低血管壁通透性，减轻支气管黏膜水肿；③促进 Ad 能神经末梢和肾上腺髓质嗜铬细胞释放递质而间接发挥拟肾上腺素作用；④阻止过敏介质释放。麻黄水提物和乙醇提取物能抑制过敏介质 5－HT、组胺、白三烯（LT）的释放；⑤抑制抗体的产生。

3. 利尿 麻黄的多种成分均具有利尿作用，以 D－伪麻黄碱作用最显著。麻黄生物碱静脉注射给药的利尿作用明显，而口服用药作用较弱。给麻醉犬、兔静脉注射一定量的 D－伪麻黄碱，均可见尿量明显增加。利尿的机制是扩张肾血管，使肾血流量增加，也与阻碍肾小管对钠离子的重吸收有关。麻黄提取物能明显降低肾衰竭大鼠血清中尿素氮、肌酐的浓度。

4. 解热、抗炎 麻黄挥发油对实验性发热动物有解热作用，对正常小鼠体温有降低作用，以松油醇作用更为明显。麻黄水提物、醇提物能明显抑制炎症反应，降低毛细血管通透性，抑制肉芽组织形成等。麻黄碱的抗炎作用与其抑制花生四烯酸的释放和代谢有关。伪麻黄碱的抗炎作用最强，甲基麻黄碱、麻黄碱次之。

5. 抗菌、抗病毒 麻黄煎剂和麻黄挥发油体外试验证明，其对金黄色葡萄球菌、甲型和乙型溶血性链球菌、肺炎双球菌、流感嗜血杆菌、炭疽芽孢杆菌、白喉棒状杆菌、铜绿假单胞菌、痢疾志贺菌、伤寒沙门菌、大肠埃希菌及奈瑟菌有不同程度的抗菌作用。麻黄挥发油体外对流感病毒（亚甲型）具有强大抑制作用，并对感染甲型流感病毒 PR$_8$ 株的小鼠有一定疗效。麻黄抗菌、抗病毒作用是其发散表邪的药理学依据。

6. 镇咳、祛痰 麻黄水提物和麻黄碱对 SO_2 和机械刺激所致小鼠、豚鼠咳嗽反应均有抑制作用，其镇咳强度约为可待因的 1/20，复方效果更佳。麻黄 L - α - 萜品烯醇也是镇咳的有效成分之一。酚红法实验发现，给小鼠灌胃麻黄挥发油，有一定的祛痰作用，能促进气管排泌酚红。

7. 抗过敏 麻黄碱能抑制过敏介质（组胺、LT）的释放。麻黄水提物、醇提物能使溶血素明显减少，呈现抗补体作用。麻黄的抗过敏作用为其治疗过敏性疾哮喘、荨麻疹等提供了可靠的实验依据。

8. 强心、升压 麻黄碱有拟肾上腺素能神经作用，能直接和间接兴奋肾上腺素能神经受体，兴奋心肌 $β_1$ 受体，呈现对心脏的正性肌力作用、正性频率作用及增加心排出量；能兴奋血管平滑肌 $α_1$ 受体，使皮肤黏膜血管和内脏血管收缩；能使骨骼肌血管、冠状血管和脑血管扩张，总外周阻力有所增加，血压升高，且收缩压比舒张压升高明显，脉压加大。其升压作用特点为作用缓慢、温和、持久，短时间反复应用易产生快速耐受性。

9. 中枢兴奋 麻黄对中枢神经系统有兴奋作用，其有效成分是麻黄碱。治疗剂量的麻黄碱既能兴奋大脑皮质和皮质下中枢，引起精神兴奋、失眠等症状，亦能兴奋中脑、延髓呼吸中枢和血管运动中枢。

【现代应用】

1. 感冒 以麻黄为主的复方制剂常用于治疗感冒、流行性感冒等辨证属于风寒型者。临床处方可辨证选择配伍桂枝、杏仁、干姜、防风、陈皮、半夏、细辛、荆芥等，或选用麻黄汤、大青龙汤。

2. 呼吸道疾病 麻黄复方治疗支气管哮喘、喘息性支气管炎、肺炎，气管炎，亦可用于治疗过敏性鼻炎。

3. 肾炎水肿 用麻黄治小儿肾炎初期（风水型），可降低复发率。临床处方可辨证选择配伍白术、茯苓、泽泻、猪苓、桂枝、玉米须等，或用麻黄连翘赤小豆汤、越婢汤。

4. 低血压症 麻黄碱皮下或肌内注射可预防硬膜外和脊椎麻醉引起的低血压。临床处方可辨证选择配伍熟附子、干姜、细辛、吴茱萸、肉桂、桂枝，或用麻黄附子细辛汤，或配合四逆汤、参附汤等使用。

5. 缓慢型心律失常 麻黄附子细辛汤加味治疗缓慢型心律失常效果良好。临床处方可辨证选择配伍熟附子、干姜、细辛、肉桂、桂枝，或者配合四逆汤、参附汤等使用。

6. 偏头痛 麻黄附子细辛汤治疗风寒侵袭、脉络瘀阻所致偏头痛效果较好。临床处方可辨证选择配伍川芎、细辛、乌头、白芷、当归、天仙子、延胡索、夏天无、三七、天麻等。

7. 黏膜水肿 0.5% ~1% 麻黄碱溶液滴鼻，可治疗鼻黏膜充血肿胀引起的鼻塞。麻黄碱也可用于缓解荨麻疹和血管神经性水肿等过敏反应的皮肤黏膜水肿。

【不良反应】麻黄碱用量过大或长期使用，不良反应有高血压、心律不齐，失眠、神经过敏，震颤，头痛，癫痫发作，心肌梗死，中风和死亡。心脏病、精神病患者和孕妇应避免使用。其所含的麻黄碱在动物实验中可引起小鼠眼球突出、举尾反应和发绀、眼眶内出血等。麻黄碱不得与咖啡因配伍使用。

桂枝
Guizhi

【来源采制】本品为樟科常绿植物肉桂 *Cinnamomum cassia* Presl 的干燥嫩枝。春、夏二季采收，除去叶，晒干，或切片晒干。

【性味归经】味辛、甘，性温。归心、肺、膀胱经。

【功能主治】具有发汗解肌，温通经脉，助阳化气，平冲降气的功能。用于风寒感冒，脘腹冷痛，血寒经闭，关节痹痛，痰饮，水肿，心悸，奔豚。

【主要成分】含挥发油（桂皮油），其中主要成分为桂皮醛、桂皮酸，并含少量乙酸桂皮酯、乙酸苯丙酯。尚含反苷桂皮酸、香豆素、鞣质、黏液质、树脂等。

【药理作用】

1. 促进发汗 桂枝单用发汗作用较弱，常与麻黄配伍，促进汗液分泌。桂皮油能使血管扩张，使血液流向体表，有利于发汗和散热。这与桂枝能温通经络、解除表证的功能亦相符合。桂枝的促进发汗作用与其解热、镇痛、镇静、抗炎、抗菌、抗病毒等综合效应，是其"辛温发汗解表"功能用于治疗临床风寒表证、解除临床症状的药理作用基础。

2. 解热、镇痛 桂枝水煎剂及其有效成分桂皮醛、桂皮酸钠对实验性发热家兔有明显的解热作用，并能使正常小鼠的体温和皮温降低。其解热降温作用与其扩张外周血管、促进发汗散热作用有关。亦有实验发现，桂枝对体温有双向调节作用，对实验性发热和低温动物具有解热和升温作用。桂枝煎剂能提高痛阈值而呈现镇痛作用。

3. 抗炎、抗过敏 桂枝煎剂、总挥发油等对角叉菜胶、蛋清、二甲苯等所致急性炎症有明显的抑制作用，能明显抑制小鼠腹腔毛细血管通透性亢进。桂枝总挥发油尚能抑制小鼠棉球肉芽肿，对柯萨奇病毒诱导的豚鼠多发性肌炎有良好的治疗作用。其抗炎作用的机制与抑制组胺生成、PGE 的合成释放以及清除自由基等有关。其挥发油由呼吸系统排出，对呼吸道炎症有消炎作用。桂枝尚能抑制 IgE 所致肥大细胞脱颗粒，减少过敏介质的释放，并能抑制补体活性；总挥发油对过敏性炎症模型大鼠佐剂性关节炎有抑制作用，表明桂枝有抗过敏作用。

4. 抗菌、抗病毒 桂枝煎剂对金黄色葡萄球菌、伤寒沙门菌、常见致病性皮肤真菌均有较强的抑制作用。醇提物对金黄色葡萄球菌、肺炎链球菌、大肠埃希菌、痢疾志贺菌、变形杆菌、伤寒沙门菌及炭疽芽孢杆菌、霍乱弧菌等有抑制作用。桂皮油及桂皮醛对结核杆菌、变形杆菌有抑制作用。桂枝煎剂对流感病毒亚洲甲型京科 68 - 1 株和孤儿病毒亦有抑制作用。

5. 镇静、抗惊厥 桂枝有明显的镇静、抗惊厥作用。桂枝总挥发油、水提物、桂皮醛可显著抑制小鼠自发活动，增强巴比妥类催眠药的催眠时间，对抗苯丙胺所致中枢神经系统过度兴奋，并能延长小鼠士的宁所致强直性惊厥的潜伏期和推迟死亡时间，减少烟碱引起的强直性惊厥及死亡的发生率，还可抑制小鼠听源性惊厥，而对戊四氮所致的惊厥无效。

6. 扩张血管、抗凝血 桂枝能扩张血管，还能改善微循环，增加冠脉流量和心肌营养性血流量，改善心功能；抑制血小板凝集，抗凝血。这些药理作用是桂枝"温通经脉"功能的基础。

7. 利尿 桂枝有一定的利尿作用，由桂枝等药组成的五苓散可使麻醉犬尿量明显增加，单味应用桂枝的利尿作用较其他药显著。利尿作用也是桂枝"温通膀胱经脉""通阳化气而行水"功能体现之一。

【现代应用】

1. 感冒 可用于治疗感冒、流感等。临床处方可辨证选择配伍羌活、细辛、防风、白芷、藁本、金银花、连翘、鱼腥草、大青叶、板蓝根等，或者选用桂枝汤、麻黄汤等。

2. 风湿性关节炎、类风湿关节炎 用以桂枝为主的复方制剂治疗风湿性关节炎、类风湿关节炎有较好效果。临床处方可辨证选择配伍熟附子、干姜、川芎、独活、羌活、细辛、防风、防己、秦艽等。

3. 心绞痛 临床常用桂枝配伍活血化瘀药、扩张冠状动脉的中药治疗心绞痛。加味桂枝茯苓汤治疗稳定型劳累性心绞痛取得较好疗效。

4. 水肿 以桂枝为主的复方如五苓散、苓桂术甘汤等可用于治疗心性、肾性水肿。临床处方可辨证选择配伍茯苓、白术、猪苓、泽泻、桂枝、玉米须，或者熟附子、干姜、吴茱萸等。

柴胡
Chaihu

【来源采制】本品为伞形科植物柴胡 *Bupleurum chinense* DC. 或狭叶柴胡 *Bupleurum scorzonerifolium* Willd. 的干燥根。按性状不同，分别习称"北柴胡"和"南柴胡"。春、秋二季采挖，除去茎叶和泥沙，干燥。

【性味归经】味辛、苦，性微寒。归肝、胆、肺经。

【功能主治】具有疏散退热，疏肝解郁，升举阳气的功能。用于感冒发热，寒热往来，胸胁胀痛，月经不调，子宫脱垂，脱肛。

【主要成分】其成分主要有柴胡皂苷 a、b、c、d 四种，α－菠菜甾醇，挥发油。挥发油主要含柴胡醇、丁香酚、己酸、γ－十一酸内酯等。

【药理作用】

1. 解热　柴胡是治疗多种发热性疾病的重要中药。中医临床用柴胡治寒热往来的半表半里之热疗效确切，这种热象常见于西医临床的弛张热和间歇热型。柴胡煎剂、注射液、醇浸膏、挥发油以及粗皂苷等制剂，对伤寒、副伤寒疫苗以及大肠埃希菌液、发酵牛奶和酵母液等所引起的动物实验性发热均有明显的解热作用，且能使正常动物的体温降低。解热的主要成分是挥发油、柴胡皂苷和皂苷元 A。总挥发油中的丁香酚、己酸、γ－十一酸内酯和对甲氧基苯乙酮是其解热的主要有效成分。因挥发油具有毒性低、解热效果好等优点，已制成注射液广泛应用于临床，作为退热药使用。柴胡确切的解热作用与其"疏散风热"或"和解退热"的功能相吻合。

2. 抗菌、抗病毒　柴胡对溶血性链球菌、金黄色葡萄球菌、霍乱弧菌、结核杆菌和钩端螺旋体有一定的体外抑制作用；对流感病毒有较强的抑制作用。柴胡尚有抗肝炎病毒、牛痘病毒和抑制 I 型脊髓灰白质炎病毒引起细胞病变的作用。柴胡注射液治疗单纯疱疹病毒性角膜炎及流行性出血热有一定作用。柴胡与黄芩配伍使用后，抗流感病毒和肺炎病毒的作用显著增强。

3. 抗炎　柴胡皂苷有明显的抗炎作用，对正常和去肾上腺的大鼠用角叉菜胶、5－HT、组胺、右旋糖酐、醋酸等致炎剂引起的足跖和踝关节肿胀均有明显的抑制作用。柴胡的抗炎作用和抗菌、抗病毒作用均是其"疏散风热"功能的药理作用基础。

4. 镇静、镇痛、镇咳　柴胡煎剂、总皂苷及柴胡皂苷元对中枢神经系统有明显的抑制作用，能使实验动物的自发活动减少，条件反射抑制，并能延长环己巴比妥诱导的睡眠时间，拮抗咖啡因和去氧麻黄碱对小鼠的中枢兴奋作用。柴胡皂苷能使电击鼠尾痛阈明显提高，并发现其镇痛作用可部分被纳洛酮和阿托品所拮抗。此外，柴胡及柴胡粗皂苷有较强的镇咳作用。

5. 保肝、利胆　柴胡、醋炙柴胡、柴胡醇、柴胡皂苷对多种原因（如 CCl_4、乙醇、伤寒疫苗、卵黄、霉米、D－半乳糖胺等）引起的动物实验性肝功能障碍有一定的治疗作用，能使谷氨酸转氨酶（ALT）和天冬氨酸转氨酶（AST）降低，组织损害减轻，肝功能恢复。柴胡的保肝作用以复方更佳，如逍遥散、小柴胡汤、甘柴合剂等。其保肝机制可能与皂苷对生物膜的直接保护作用有关，也可能与影响肾上腺分泌糖皮质激素有关。柴胡皂苷可使血浆中促肾上腺皮质激素（ACTH）增加，从而促进肾上腺皮质分泌糖皮质激素而减轻肝细胞损害。柴胡水浸剂和煎剂具有明显的利胆作用，能使实验动物的胆汁排出量增加，使胆汁中胆酸、胆色素和胆固醇的浓度降低，并以醋炙柴胡利胆作用最强。

6. 抗消化道溃疡　柴胡粗皂苷对动物应激性、幽门结扎型、醋酸型及组胺所致溃疡等均有防治效果；柴胡多糖对乙醇、吲哚美辛、盐酸－乙醇所致实验性胃黏膜损伤有明显的保护作用。其作用机制可能与柴胡皂苷元抑制类固醇灭活酶有关。柴胡对消化系统的作用与传统"舒肝解郁"功能有关。

7. 调节消化道运动　柴胡粗皂苷能明显增强乙酰胆碱对豚鼠离体小肠和家兔离体肠肌的收缩作用，

但对组胺引起的收缩无影响。而柴胡复方制剂对乙酰胆碱、$BaCl_2$、组胺等引起的肠道平滑肌痉挛有对抗作用。

【现代应用】

1. 上呼吸道感染性发热　用柴胡注射液、柴胡糖浆、柴胡口服液等注射、口服或滴鼻均可获得满意的退热效果。临床处方可以选用柴葛解肌汤、小柴胡汤等治疗上呼吸道感染。

2. 病毒性肝炎　将柴胡注射液加到葡萄糖注射液中，静脉滴注，效果较好。临床处方可用小柴胡汤、大柴胡汤、逍遥散等治疗病毒性肝炎。

3. 高脂血症　柴胡注射液肌内注射，能明显降低 TG。临床处方可辨证选择配伍泽泻、绞股蓝、龙胆、黄芩、茵陈蒿、大黄、虎杖、山楂、牡丹皮等。或加入龙胆泻肝汤、茵陈蒿汤等。

4. 妇科疾病　小柴胡汤用于治疗妇科疾病，如经期发热、头痛、感冒、痛经、妊娠感冒、产后发热、头痛等效果良好。临床处方可辨证选择配伍当归、白芍、白术、红花、熟地黄、香附、黄芪、淫羊藿等，或用逍遥散。

5. 慢性胃炎、胃溃疡　柴胡桂枝汤治疗慢性胃炎、消化性溃疡有效。临床处方可辨证选择配伍牡蛎、白芍、白术、干姜、厚朴、党参、黄芪等，或用小柴胡汤，或用柴平汤。

【不良反应】

柴胡毒性较小，但大剂量口服可出现嗜睡、工作效率降低、腹胀、食欲减退，并出现深睡等中枢抑制现象。柴胡煎剂、柴胡皂苷注射有溶血作用，但口服时此作用不明显。

葛根
Gegen

【来源采制】本品为豆科植物野葛 *Pueraria lobata*（Willd.）Ohwi 的干燥根。习称野葛。秋、冬二季采挖，趁鲜切成厚片或小块；干燥。

【性味归经】味甘、辛，性凉。归脾、胃、肺经。

【功能主治】具有解肌退热，生津止渴，透疹，升阳止泻，通经活络，解酒毒的功能。用于外感发热头痛，项背强痛，口渴，消渴，麻疹不透，热痢，泄泻，眩晕头痛，中风偏瘫，胸痹心痛，酒毒伤中。

【主要成分】其成分主要为黄酮类化合物，有大豆苷、大豆苷元、葛根素等。还含有尿囊素、淀粉等。

【药理作用】

1. 解热　葛根所含黄酮类物质是其解热作用的成分。葛根煎剂、葛根乙醇浸膏、葛根素等对实验性发热模型动物均有解热作用，葛根素作用较突出。葛根解热机制可能与以下环节有关：葛根使皮肤血管扩张，促进血液循环而增加散热；葛根素通过阻断中枢部位的 β 受体而使 cAMP 生成减少，产生解热效应。

2. 抗心肌缺血　葛根总黄酮、葛根素是影响心脏功能的成分。给麻醉犬静脉注射后，可使心率明显减慢，心输出量减少；能使正常和痉挛状态的冠脉扩张，增加冠脉血流量；改善心电图缺血反应。葛根的多种制剂（水煎剂、醇浸膏）均能对抗垂体后叶素引发的动物心肌缺血。葛根素对缺血心肌及缺血再灌注心肌有保护作用，可减少心肌乳酸生成，降低耗氧量和肌酸激酶（CK）释放量，保护心肌超微结构，改善微循环障碍，减少血栓素（TX）A_2 生成。

3. 抗心律失常　葛根乙醇提取物、黄豆苷元灌胃后能明显对抗 $BaCl_2$、乌头碱所致大鼠心律失常，预防氯化钙所致大鼠室颤，降低 CCl_4 所致小鼠室颤发生率，缩短大鼠结扎冠脉后室颤发作时间。葛根素灌胃及静脉注射能明显对抗乌头碱、$BaCl_2$ 所致心律失常，静脉注射后可明显延长心肌动作电位时程及有效不应期。葛根素静脉注射能显著对抗 CCl_4 – Ad 诱发的兔心律失常，提高哇巴因所致豚鼠室性早搏、室性心动过速的阈值，对室颤阈值也有提高作用。葛根抗心律失常机制可能为影响心肌细胞膜对 K^+、Na^+、Ca^{2+} 的通透性，进而降低心肌兴奋性、自律性及传导性，也与 β 受体阻断效应有关。

4. 扩血管、降血压　葛根水煎剂、醇浸膏、葛根总黄酮、葛根素静脉注射后，对外周血管具有一定的扩张作用，葛根总黄酮、葛根素、大豆苷元对高血压模型动物均有一定的降压效果。葛根素、大豆苷元能降低血浆肾素及血管紧张素水平，葛根素尚可减少血浆中的儿茶酚。目前认为葛根降压机制可能在于：β 受体阻断效应、影响血浆儿茶酚胺代谢、改善血管的反应性（顺应性）。

5. 改善血液流变性和抗血栓形成　在体外，葛根素能抑制 ADP 诱导的人及动物血小板聚集。给动物灌服葛根总黄酮能降低全血黏度和血小板黏附率，明显抑制 ADP 诱导的体内血栓形成。

6. 降血糖、降血脂　葛根煎剂有降低血糖的作用。葛根素是葛根降糖的有效成分。用葛根素给四氧嘧啶性高血糖小鼠灌胃，使血糖降低，作用可维持 24 小时，并能改善糖耐量；但对肾上腺素性高血糖小鼠无对抗作用。葛根素对大鼠晶体醛糖还原酶（AR）有抑制作用，对防治糖尿病并发症有积极意义，葛根与相关药物配伍治疗糖尿病效果显著。葛根素注射给药可明显降低血清总胆固醇（TC）。葛根口服液对大鼠饮酒所致血清载脂蛋白（Apo）A_1 降低及 TG 升高有显著对抗作用。

7. 对内脏平滑肌的作用　葛根含有收缩和舒张内脏平滑肌的不同成分。对离体豚鼠回肠，葛根丙酮提取物 PA3、PA4、PA5 及甲醇提取物 PA2、PA4 有松弛作用，而甲醇提取物 PA3、PA5 作用相反。丙酮提取物 PA3、PA5 及甲醇提取物 PM2 对离体大鼠子宫有罂粟碱样松弛作用。葛根去黄酮后的水提物 MIF – 101 对离体小鼠小肠有乙酰胆碱样作用。黄豆苷元对小鼠离体平滑肌有明显解痉作用，可对抗乙酰胆碱所致肠痉挛。

8. 促进记忆　葛根水煎剂、葛根总黄酮、醇提取物灌胃或注射给药，均可对抗动物实验性记忆获得障碍和记忆再现障碍。葛根总黄酮连续灌服，可显著改善 D – 半乳糖所致亚急性衰老小鼠的记忆功能。

9. 抗氧化　葛根总黄酮、葛根素有抗氧化作用，可减少组织（MDA）、脂质过氧化物（LPO）含量，增加 SOD 活性。

10. 雌激素样作用　葛根素和葛根总异黄酮具有雌激素受体部分激动剂的特性，对雌激素低下动物显示弱雌激素活性。葛根素和葛根总异黄酮能明显增加去卵巢大鼠阴道涂片中角化细胞的数量，部分恢复去卵巢大鼠的性周期，使去卵巢大鼠和幼年小鼠子宫重量明显增加，这种作用呈明显的剂量依赖性；对正常成年小鼠的子宫生长无明显影响；在合用雌二醇时，葛根素和葛根总异黄酮均使雌二醇的促子宫生长作用明显减弱。

葛根解热、降糖、降脂以及对内脏平滑肌的作用等是其"解肌退热、除烦止渴"功能的药理作用基础。其抗心肌缺血、扩张血管等对心脑血管系统的作用，则反映活血通脉功能。

【现代应用】

1. 偏头痛　葛根片口服有效。

2. 突发性耳聋　口服葛根片、葛根乙醇提取物片或静脉注射均有较好效果。

3. 冠心病、心绞痛　可静脉滴注或静脉注射葛根素，治疗效果较好。葛根总黄酮肌内注射或葛根素、葛根片、葛根复方制剂口服。

4. 高血压病　葛根片治疗高血压病。

5. 感冒、头痛、发热　常用含葛根的复方，如葛根汤，可明显改善症状。或用桂枝加葛根汤等。

6. 麻疹初起、发热、疹出不透　用升麻葛根汤治疗。

此外，葛根素对糖尿病、脑血栓形成、青光眼、视神经损伤等均有一定的治疗效果。

【不良反应】临床少数患者口服葛根片后有头胀感及皮疹、皮肤瘙痒症状，对症处理即可。减量后可消失。

细辛

Xixin

【来源采制】本品为马兜铃科植物北细辛 *Asarum heterotropoides* Fr. Schmidt var. *mandshuricum* （Maxim.） Kitag.、汉城细辛 *Asarum sieboldii* Miq. var. *seoulense* Nakai 或华细辛 *Asarum sieboldii* Miq. 的干燥根及根茎。前二种习称"辽细辛"。夏季果熟期或初秋采挖，除净地上部分和泥沙，阴干。

【性味归经】味辛，性温。归心、肺、肾经。

【功能主治】具有解表散寒，祛风止痛，通窍，温肺化饮的功能。用于风寒感冒，头痛，牙痛，鼻塞流涕，鼻鼽，鼻渊，风湿痹痛，痰饮喘咳。

【主要成分】全草含挥发油，油中主要成分为甲基丁香油酚和黄樟醚，并含有 α - 蒎烯及 β - 蒎烯。但在北细辛挥发油中还有细辛素、香芹酮及爱草醚等，而华细辛中则含有桉油精及 2 - 甲氧基黄樟醚。

【药理作用】

1. 强心、加快心率、抗心律失常　细辛具有明显的强心作用，细辛醇提液、挥发油及其有效成分去甲乌药碱均能增强心肌的收缩力，使心率加快，增加心排出量。去甲乌药碱是细辛对心血管系统作用的主要活性成分。消旋去甲乌药碱具有 β 受体激动剂样药理效应，可增强心肌的收缩力，使心率加快，可对抗缓慢型心律失常。

2. 抗心脑缺血　细辛挥发油能明显增加豚鼠离体心脏的冠脉流量，静注能对抗兔因垂体后叶素所致的急性心肌缺血，并能增强小鼠对缺氧的耐受力。去甲乌药碱还具有抗心源性休克的作用，其作用强度与 DA 相似。β - 细辛醚能降低高脂血症大鼠脑组织中内皮素（ET）及神经肽 Y（NPY）的含量，升高脑降钙素基因相关肽（CGRP）浓度，舒张血管，改善组织血液供应。β - 细辛醚还能降低血小板的活性，抗血小板的聚集和黏附。

3. 镇静、镇痛、局部麻醉　细辛挥发油有明显的中枢抑制作用，小剂量腹腔注射可使动物安静、自主活动减少，大剂量可使动物睡眠，翻正反射消失，并有明显的抗惊厥作用。细辛挥发油灌胃或腹腔注射对动物物理性或化学性疼痛反应均有显著抑制作用，腹腔注射能明显提高痛阈。细辛 50% 煎剂能阻滞蟾蜍坐骨神经的冲动传导。细辛挥发油在兔角膜反射试验中，具有表面麻醉作用；在豚鼠皮丘试验中，有浸润麻醉效力。50% 细辛酊涂于人舌后 30 秒，舌尖即有辛冷感，1 分钟后有麻木感，以后痛觉完全消失，经 1 小时后始逐渐恢复。

4. 抗炎　细辛挥发油无论灌胃或注射均有明显的抗炎作用，对甲醛、酵母、蛋清、角叉菜胶等多种致炎剂所引起的炎症反应均有明显的抑制作用。细辛挥发油能降低炎症组织及渗出液中组胺含量，对正常大鼠及切除肾上腺大鼠均有抗炎作用。去甲乌药碱、细辛水提物亦有较好的抗炎作用。

5. 抗变态反应　细辛的水提物或乙醇提取物均能使速发型变态反应总过敏介质释放量减少，有抗变态反应作用。北细辛所含甲基丁香油酚、去甲乌药碱、N - 异丁基十二碳四烯酰胺，均可明显抑制组胺所致豚鼠离体回肠收缩。细辛煎剂能明显降低豚鼠 T 细胞 a - 醋酸萘酯酶（ANAE）染色阳性 T 细胞的百分率，具有免疫抑制作用。

6. 平喘　细辛挥发油、甲基丁香酚以及去甲乌药碱都能够使支气管平滑肌松弛而解除其痉挛，达到平喘效果。细辛挥发油能缓解组胺、乙酰胆碱引起的离体气管痉挛；甲基丁香油酚对豚鼠离体气管有显著的松弛作用。北细辛醇浸剂对离体肺灌流量先呈短暂的降低，而后持续增加。β - 细辛醚对组胺和乙酰胆碱所致豚鼠离体器官平滑肌的痉挛有明显的缓解作用，且呈现量效作用。对整体哮喘模型，β - 细辛醚能明显延长豚鼠哮喘发作的潜伏时间，减轻症状发作的严重程度。细辛醚也有一定的平喘、祛痰作用。

7. 松弛子宫、胃肠平滑肌 细辛挥发油对兔的离体子宫、肠管，低浓度使张力先增加后下降，振幅增加；高浓度则呈抑制作用。细辛挥发油能缓解组胺、乙酰胆碱以及 $BaCl_2$ 引起的离体回肠痉挛，对大鼠离体子宫呈抑制作用。

8. 抗菌 细辛挥发油对黄曲霉、黑曲霉、腊叶枝霉、白色念珠菌等多种真菌有抗菌作用。抗菌有效成分为挥发油中的黄樟醚，在体外有较强的抗菌作用，是一种广谱且较强的抗菌化学成分。α – 细辛醚抑制呼吸道合胞病毒的增殖。

9. 解热 细辛挥发油有一定的解热作用，且维持的时间较长。细辛挥发油灌服对多种原因如四氢 – β – 萘胺以及伤寒、副伤寒混合疫苗所引起的家兔实验性发热有明显的解热作用，对啤酒酵母所致的大鼠发热也有明显的解热效果；还能降低正常大鼠的体温。

【现代应用】

1. 心绞痛、心律失常 复方细辛气雾剂，于心绞痛发作时喷雾有效。临床处方可辨证选择配伍麻黄、附子、干姜、桂枝、人参、黄芪、当归等，或用麻黄附子细辛汤。

2. 慢性支气管炎 用细辛醚片。临床处方可辨证选择配伍麻黄、附子、干姜、五味子、桔梗、陈皮、半夏、远志等，或用小青龙汤。

3. 口腔炎和局部麻醉 细辛醚与甘油调和外用或用3%细辛挥发油注射液，做浸润麻醉和神经阻滞麻醉，进行五官科和眼科手术，麻醉效果较好。

4. 类风湿关节炎、风湿性关节炎 以细辛配伍其他药物组成复方使用。临床处方可辨证选择配伍附子、干姜、秦艽、独活、肉桂、防风、防己等。

5. 头痛 用10%细辛液穴位注射有效。临床处方可辨证选择配伍川芎、白芷、藁本、防风、荆芥、当归、钩藤等。

6. 牙痛 细辛白芷散（细辛、白芷、冰片）喷雾治疗牙痛。

【不良反应】细辛每日用量超过20g可致唇舌及指（趾）发麻。华细辛煎剂小鼠灌服与静注的 LD_{50} 分别为 12.38g/kg 和 0.78g/kg。细辛挥发油小鼠腹腔注射的 LD_{50} 为 0.55ml/kg。辽细辛油小鼠腹腔注射的 LD_{50} 为 1.02ml/kg。细辛挥发油中的黄樟醚毒性较大，细辛挥发油长期喂食动物，可致肝、肾脂肪变，肾功损害，诱发肝癌。

防风
Fangfeng

【来源采制】本品为伞形科植物防风 *Saposhnikovia divaricata*（Turcz.）Schischk. 的干燥根。春、秋二季采挖未抽花茎植株的根，除去须根和泥沙，晒干。

【性味归经】味辛、甘，性微温。归膀胱、肝、脾经。

【功能主治】具有祛风解表，胜湿止痛，止痉的功能。用于感冒头痛，风湿痹痛，风疹瘙痒，破伤风。

【主要成分】含挥发油，主要为辛醛、β – 没药烯、壬醛、7 – 辛烯 – 4 – 醇等，此外，还含有聚乙炔类、多糖类、色酮、香豆素类化合物等。

【药理作用】

1. 解热 防风煎剂或醇浸剂给人工发热家兔灌胃，可呈现中等强度的解热作用，煎剂的作用较浸剂强，能持续2.5小时以上。煎剂腹腔注射能使菌苗致热家兔体温明显降低。醇提物使致热大鼠体温明显降低，可持续4小时之久。防风的解热作用和抑菌、抗病毒、抗炎、镇痛、镇静作用是临床缓解风寒表证恶寒、发热、头痛、身痛、头身困重临床症状的药理作用基础。

2. 抑菌、抗病毒 体外抑菌试验中，防风鲜汁及防风水煎剂对金黄色葡萄球菌、乙型溶血性链球菌、肺炎双球菌及产黄青霉菌、杂色曲霉菌等均有一定的抑制作用；防风煎液对流感病毒 A_3 有一定的抑制作用；防风粗提水提物有抗哥伦比亚 Sk 病毒的作用。

3. 抗炎、镇痛 防风煎剂和醇浸剂能抑制大鼠蛋清足肿与巴豆油致小鼠耳郭肿胀，也能降低小鼠腹腔毛细血管的通透性。小鼠醋酸扭体法、热板法、鼠尾温浴法都表明防风的镇痛作用显著。防风醇浸液、防风挥发油能明显提高电刺激鼠尾痛阈。防风抗炎、镇痛的药理作用是其胜湿止痛，治风寒湿痹肢节疼痛，筋脉挛急的药理作用基础。

4. 镇静、抗惊厥 防风水煎剂可使入睡小鼠数量明显增加、小鼠自发活动明显减少，并与阈下催眠剂量戊巴比妥钠有协同作用。防风可延长戊四氮或士的宁所致小鼠惊厥发生的潜伏期，延长其生存时间，但对电惊厥无抵抗作用。防风"祛风止痉"，用于治疗破伤风。其止痉的功能与其镇静、抗惊厥作用有关。

5. 调节免疫功能 防风煎剂能明显提高正常小鼠腹腔巨噬细胞的吞噬功能，明显提高机体非特异性免疫功能。防风多糖可明显增强小鼠网状内皮系统吞噬功能。防风煎剂能抑制2,4-二硝基氯苯所致豚鼠迟发性变态反应，使致敏豚鼠离体气管、回肠平滑肌过敏性收缩明显减弱。

此外，防风还有抗凝血、抗肿瘤、耐缺氧、抗氧化、抑制平滑肌等作用。

【现代应用】

1. 感冒 普通感冒、流行性感冒发生时，辨证属于风寒表证者，都可以选用防风配伍其他辛温解表药治疗，如配伍荆芥、羌活、细辛、藁本、白芷、苍术、川芎等。临床处方以荆防败毒散、防风通圣丸等为主。防风、黄芪、白术组成的玉屏风散，能明显降低感冒发病率。

2. 过敏性皮肤病 防风与相关药物配伍可治疗荨麻疹、湿疹、风疹、脂溢性皮炎、暑热疮等。临床处方可辨证选择配伍羌活、细辛、秦艽、黄芪、白术、黄芩、青蒿、牡丹皮、紫草、龙胆等，亦可选用防风通圣散。

3. 头痛 用防风通圣丸治疗偏头痛、顽固性头痛获得良效。临床处方可辨证选择配伍羌活、细辛、防风、钩藤、天麻、川芎、藁本、白芷等。

4. 风湿性关节炎 用防风、牛膝、桂枝制成的复方防风注射液进行穴位注射治疗关节痛取得较好疗效。临床处方可辨证选择配伍独活、羌活、细辛、川芎、干姜、熟附子、肉桂、桂枝等，或用独活寄生汤。

5. 破伤风 因其具有镇静、抗惊厥作用，可用于治疗破伤风。

💗 **药爱生命**

陈克恢的突出贡献之一是首先发现了麻黄素的药理作用，为推动交感胺类化合物的化学合成奠定了基础，并为从天然产物中寻找、开发新药起了典范作用。他还发明了解救急性氰化合物中毒的方法，并被一直沿用。

1923 年，陈克恢通过动物实验研究麻黄碱的药理作用，他用 1~5mg 麻黄碱通过静脉注射到狗、猫等动物身上，发现麻黄碱可使颈动脉压长时间升高，心肌收缩力增强，血管收缩，支气管舒张；同时它还能使离体子宫加速收缩，使中枢神经产生兴奋作用。最终他将实验结果发表，宣告麻黄碱有拟交感神经作用。也就是说，麻黄碱具有肾上腺素样作用，可以应用到多种疾病的治疗当中。如今，麻黄碱是所有中药衍生单体中应用最广、应用时间最长的化合物，还被列入 WHO 基本药物目录。

练一练

解表药的药理作用不包括（　　）

A. 抗病原微生物　　　B. 解热　　　C. 发汗

D. 抗应激　　　E. 抗炎

答案解析

麻黄汤

Mahuang Tang

【方剂组成】麻黄汤出自张仲景的《伤寒论》。由麻黄9g、桂枝6g、杏仁6g、炙甘草3g组成。

【功能主治】具有发汗解表，宣肺平喘的功能。主治外感风寒表实证。症见恶寒发热，头身酸痛，无汗而喘，舌苔薄白，脉浮紧。

【与功能主治相对应的主要药理作用】

实验研究表明，麻黄汤具有解热、镇咳、祛痰、扩张支气管以及抗菌、抗病毒、抗炎和促进汗腺分泌的作用。

1. 解热　麻黄汤对发热动物有明显的解热作用。使用灭活细菌悬液造成大鼠发热模型，观察灌服麻黄汤对大鼠的解热作用与配伍之间的关系。动物体温反应指数结果显示，麻黄汤具有解热作用，主要药物为麻黄和桂枝，甘草能增强麻黄和桂枝的作用，杏仁对麻黄、桂枝的作用无促进作用。

2. 发汗　麻黄汤中的麻黄有较强的发汗作用，其水提物可使大鼠脚底部水分发散，此作用在一定范围内呈量效关系。又有研究表明，给予麻黄的大鼠足跖汗腺上皮细胞内水泡数目有所增加，麻黄加桂枝时可使汗腺上皮细胞水泡明显扩大，数目也显著增加，提示麻黄联合桂枝时发汗作用明显增强。

3. 抗病毒　用呼吸道合胞病毒（RSV）培养过程中的噬菌体噬斑数作为指标，观察麻黄汤对RSV增殖的抑制作用。结果证实，麻黄汤有抗RSV的作用。

4. 抗炎　实验表明，麻黄汤有显著的抗炎作用。麻黄的甲醇提取物能抑制炎症早期的毛细血管通透性亢进及水肿，并抑制肉芽组织形成。

5. 镇咳、祛痰、平喘　实验证明，麻黄汤可显著延长氨雾刺激所致小鼠咳嗽的潜伏期，减少咳嗽次数；显著促进小鼠支气管对酚红的排泌；显著抑制蟾蜍口腔黏膜纤毛的运动。这提示本方有显著的镇咳祛痰作用。在小鼠肺支气管灌流实验中，本方可使灌注时间缩短，并能对抗乙酰胆碱所致灌流时间延长，表明本方能显著扩张支气管，并能对抗乙酰胆碱所致支气管收缩。

【现代应用】本方适用于急性上呼吸道感染，流行性感冒，急性支气管炎，支气管哮喘，肺炎等属风寒表实证者。

1. 急性上呼吸道感染　临床表现发热、流涕、咳嗽等上呼吸道症状。可用本方加减治疗。

2. 急性支气管炎　临床表现为发热、咳嗽、呼吸音粗糙及少许干湿性啰音。用本方有效。

3. 哮喘　哮喘是由多种细胞和细胞组分参与的气道慢性炎症导致的气道高反应性。用本方有明显平喘效果。

此外，近年来还有报道称，麻黄汤及其加减方用于脑瘤术后水肿、前列腺炎、风湿性关节炎或类风湿关节炎等疾病的治疗。

【不良反应】麻黄汤发汗作用较强，寒性感冒但有汗者，热性感冒、寒性感冒但体质虚弱者，产妇、失血患者等均不宜使用。误用可能会因为出汗太多，导致虚脱。

九味羌活汤

Jiuweiqianghuo Tang

【方剂组成】九味羌活汤出自《此事难知》卷上引张洁古方。由羌活 9g、防风 9g、苍术 9g、细辛 3g、川芎 6g、白芷 6g、生地黄 6g、黄芩 6g、甘草 6g 组成。

【功能主治】具有发汗祛湿，兼清里热的功能。主治外感风寒湿邪，内有蕴热证。症见恶寒发热，肌表无汗，头痛项强，肢体酸楚疼痛，口苦微渴，舌苔白或微黄，脉浮或浮紧。

【与功能主治相对应的主要药理作用】九味羌活汤具有明显的促进、调节免疫功能的作用，具有抗病原微生物、解热、镇痛、抗炎、抗氧化、抗过敏作用以及增强和改善心功能、改善血液流变性的作用。

1. 抗病原微生物　体外试验证明，君药羌活所含挥发油对痢疾志贺菌、布鲁氏菌、大肠埃希菌、金黄色葡萄球菌、铜绿假单胞菌、伤寒沙门菌等均有不同程度的抑制作用；羌活水煎剂对变形杆菌、枯草芽孢杆菌、蜡样芽孢杆菌、金黄色葡萄球菌有一定的抑制作用。用九味羌活汤对营养肉汤培养基中的细菌进行细菌抑制实验，证明其对金黄色葡萄球菌、普通变形杆菌、表皮葡萄球菌、大肠埃希菌、福氏志贺菌、微球菌、铜绿假单胞菌、沙门菌都有抑制作用。

2. 解热、镇痛、抗炎　九味羌活汤对 2,4 - 二硝基酚致大鼠和家兔发热模型，可以有效抑制动物体温的升高；对巴豆油、醋酸致炎的小鼠炎症模型，能明显抑制巴豆油所致小鼠耳的炎症肿胀度；对醋酸扭体法与热板法实验中的小鼠疼痛模型用药，能对抗醋酸所致小鼠疼痛扭体次数增加。以上结果表明九味羌活汤有解热、镇痛、抗炎的作用。

3. 免疫调节作用　九味羌活汤能明显促进自身抗体的产生，加速机体对内毒素的清除作用。君药羌活水提物能明显促进佐剂性关节炎模型大鼠全血白细胞吞噬能力，提高外周血淋巴细胞转化率、红细胞 C3b 受体花环及免疫复合物 IC 花环的百分率，从而增强机体免疫能力。臣药防风水提物则能提高小鼠巨噬细胞吞噬的百分率和吞噬指数，并能明显提高小鼠脾脏指数。

【现代应用】本方常用于普通感冒、流行性感冒、风湿性关节炎等证属风寒湿者。

1. 急性上呼吸道感染　包括咽、喉、扁桃体、鼻腔、中耳等处皮肤、黏膜受病原微生物感染后发生的局部炎症，临床表现为发热、流涕、咳嗽等上呼吸道症状。用本方退热快，有良好效果。

2. 急性肌炎　临床上以肌肉酸痛及压痛为主要表现。可用本方加减治疗。

3. 风湿性关节炎　临床上，关节游走疼痛为主要表现，用本方有效。

银翘散

Yinqiao San

【方剂组成】银翘散出自《温病条辨》。由连翘 10g、银花 10g、桔梗 6g、薄荷 6g、淡竹叶 4g、生甘草 5g、荆芥穗 4g、淡豆豉 5g、牛蒡子 6g、芦根 10g 组成。

【功能主治】具有辛凉透表，清热解毒的功能。主治温病初起表热证。症见发热，微恶风寒，无汗或有汗不畅，头痛口渴，咳嗽咽痛，舌尖红，苔薄白或薄黄，脉浮数。

【与功能主治相对应的主要药理作用】银翘散有抗菌、抗病毒、解热、抗炎、抗过敏、镇痛的作用。

1. 抗菌、抗病毒 银翘散在体内外对革兰阳性菌和革兰阴性菌都有广泛的抑制作用，并有明显的抗病毒作用。银翘散可提高动物的抗感染力，文献统计显示，银翘散在治疗上呼吸道感染、肺炎、扁桃腺炎与腮腺炎、流行性出血热方面疗效显著，总有效率明显优于单纯使用西药。

2. 解热、镇痛 许多动物实验表明，银翘散对不同致热剂所引起的家兔发热均有明显的解热作用，并能明显抑制三联疫苗所致大鼠体温升高。银翘散还有明显的镇痛作用。

3. 抗炎、抗过敏 银翘散具有很强的抗炎与抗过敏作用，能增强炎灶巨噬细胞对异物的吞噬能力，对多型变态反应均有明显的抗过敏作用。其抗过敏活性主要是通过抗组胺作用来实现。银翘散能显著抑制致炎剂二甲苯引起的小鼠皮肤毛细血管通透性增高，并呈显著的量效相关性。银翘散对小鼠耳郭肿胀、大鼠足趾肿胀均有抑制作用，可明显地抑制巴豆油致小鼠耳部炎性水肿。

4. 对免疫功能的影响 君药金银花能提高炎性细胞及外周血白细胞的吞噬功能，增加血清溶菌酶活性，从而提高机体非特异性免疫功能。臣药牛蒡子可增强机体免疫功能，使淋巴细胞转化率显著提高，可明显增加抗体生成细胞的形成，增强巨噬细胞的吞噬功能。

【现代应用】本方常用于治疗感冒、流行性感冒、麻疹、急性支气管炎、肺炎、流行性腮腺炎、急性咽炎、急性扁桃体炎、乙型脑炎初起而见风热表证者。

1. 风热感冒 症见微恶风寒，发热，自汗，头痛，口渴或不渴而咳，脉浮数，舌苔白，属风热型者，均可用本方治疗，一般一剂后热度降低，2~4天可痊愈。

2. 流感 临床主要表现为发热、怕冷、头痛、咽痛、四肢肌肉酸痛等症状。可用本方加减治疗。

3. 流行性腮腺炎 临床上常以双腮肿大、发热为主要症状，可并发睾丸炎、脑炎。用本方治疗有较好效果。

4. 乙脑 临床主要表现为持续发热、惊厥、意识障碍。可用本方加减治疗。

5. 麻疹 麻疹初期用本方治疗不仅退热快，且能使透疹过程顺利，其他症状缓解消失也较快。

6. 小儿肺炎 用本方加减治疗小儿肺炎有效。本方对屡用抗生素治疗效果不佳的肺炎有一定疗效。

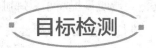

目标检测

答案解析

一、名词解释题

1. 辛温解表药

2. 辛凉解表药

二、简答题

1. 解表药解除表证的药理作用基础是什么？

2. 解表药发汗作用的机制是什么？

3. 解表药常用药物与方剂有哪些？

4. 麻黄有哪些药理作用？

5. 柴胡解热作用的主要成分是什么？哪种成分被制成注射剂广泛应用于临床？

6. 简述葛根对心脑血管系统的药理作用。

7. 细辛有哪些药理作用？

（陈　文）

书网融合……

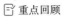 重点回顾　　　　微课　　　　习题

第六章　清热药

PPT

知识目标：

1. 掌握　与清热药功能有关的药理作用；掌握黄芩、黄连、青蒿、牛黄等的主要药理作用。

2. 熟悉　金银花、板蓝根等常用中药及黄连解毒汤、白虎汤等复方的主要药理作用。

3. 了解　清热药常用药物的主要成分、现代应用及不良反应。

技能目标：

能正确使用清热药防病治病。

素质目标：

提高自主分析问题的能力，培养沟通协作的意识和能力。

导学情景

情景描述： 李某，女，5岁，1周前无明显诱因出现咳嗽，为阵发性连声咳，有痰不易咳出，2天前出现发热，体温最高39.8℃，家长自行给患儿服用布洛芬混悬液2天后，患儿仍高热不退，带到医院儿科就诊，现体温39.2℃，咳嗽，喘促，舌红少津，苔黄腻，脉数。

情景分析： 肺炎支原体是儿童社区获得性肺炎的常见病原菌之一。患儿为幼儿园学生，根据临床症状，初步诊断患儿为支原体肺炎，还应对患儿进行肺炎支原体检测以便确诊。

讨论： 从中医学的角度看，李某患什么疾病？为哪种证型？应该使用哪种药物治疗？

学前导语： 中医学无支原体肺炎的病名，根据临床表现为高热、咳嗽、舌红少津，苔黄，脉数，可诊断为肺炎喘嗽，毒热炽盛证。可以选用以黄芩、黄连、黄柏、栀子等以清热药为主的方剂进行治疗。清热药不仅具有解热作用，还有抗病原微生物、抗毒素、抗炎、影响免疫功能等作用，在急性感染性疾病的治疗中具有非常确切的疗效。

第一节　概　述

凡能清泄里热，用于治疗里热证的中药，称清热药。清热药性属寒凉，多入肺、胃、心、肝、大肠经，具有清热泻火、清热凉血、清热解毒、清热燥湿和清虚热等功效。里热证是由于外感风、寒、暑、湿、燥、火六淫邪气，入里化热，或因内伤情志或饮食，郁久化热所致的一类症候群，如温热病高热烦渴，湿热泻痢，温毒发斑，痈肿疮毒及阴虚发热等。临床表现为发热，不恶寒而恶热，口渴饮冷，心烦口苦，面红目赤，甚至神昏谵语，发狂，小便短赤，大便秘结，舌红苔黄，脉数等。里热证由于发病原因不一，热邪兼夹其他邪气不同，病情发展阶段不同，以及患者体质差异等，病情变化较为复杂，临床上根据虚实不同可分为实热证和虚热证两类。其中，实热证又可进一步分为气分热、血分热、湿热、暑热、热毒疮疡等类型。虚热证可因外感病入里化热伤阴而致，由于具体脏腑部位不同，临床上亦可分为心阴虚、肝阴虚、肺阴虚、肾阴虚等，分而治之。

从现代医学角度看，里热证是一个很广泛的临床症候群，它不仅包括现代医学的体温升高，也包括体温虽正常但患者具有上述热证症状者。里热证常见于现代医学的急性感染性疾病以及非感染性疾病，如某些肿瘤、白血病、心血管疾病、变态反应性疾病及内分泌代谢性疾病，凡以发热不恶寒、口渴、口苦、尿黄、舌红、苔黄、脉数为基本症状，均属于里热证范畴。其中，气分热与感染性疾病急性期临床表现相似；血分热的典型症状有斑疹、出血，多见于感染性疾病伴有凝血功能紊乱的衰竭期；湿热证多见于一些慢性感染性疾病及真菌感染性疾病，如肝炎、胆囊炎、真菌性皮肤病及阴道炎等；热毒证多见于感染性疾病所引起的高热及伴随的各种病理变化，包括各种毒血症、菌血症，多种化脓性感染，部分病毒感染等。虚热证则见于西医学中急性传染病后期体质虚弱或慢性消耗性疾病如结核等。

清热药针对里热证的不同类型，并根据药物的功能、主治的特点，可分为清热泻火药、清热凉血药、清热解毒药、清热燥湿药和清虚热药五类。

【与功能主治相对应的主要药理作用】清热药的药理研究十分广泛，涉及抗病原微生物、抗毒素、解热、抗炎、调节免疫、抗肿瘤等作用。此外，部分清热药还有抗血小板聚集、抗心肌缺血、抗心律失常、降血压、降血糖等药理作用。抗病原微生物、抗毒素、解热、抗炎、调节免疫、抗肿瘤等作用是清热药清泄里热的药理作用基础。

1. 抗病原微生物　病原微生物可视为外邪，是引起各种感染性疾病的主要因素。大多数清热药对细菌、病毒等都有不同程度的抑制或杀灭作用，其中以清热解毒药、清热燥湿药作用最为明显。

（1）**抗细菌**　清热药抗菌谱广，体外试验证实，黄芩、黄连、金银花、大青叶、板蓝根、鱼腥草等对多种革兰阳性菌如金黄色葡萄球菌、溶血性链球菌、肺炎链球菌、白喉棒状杆菌等均有不同程度的抑制作用，对革兰阴性菌如大肠埃希菌、痢疾志贺菌、铜绿假单胞菌等亦有抑制作用。

（2）**抗真菌**　黄芩、黄连、鱼腥草、苦参等在体外试验中对多种致病性皮肤或指甲真菌，如堇色毛癣菌、絮状表皮癣菌、犬小孢子菌、许兰毛癣菌、白色念珠菌、奥杜盎小孢子菌及腹股沟表皮癣菌均有不同程度的抑制作用。清热药的抗菌机制目前尚不清楚，可能涉及多个环节，包括：破坏菌体结构；影响细菌细胞膜的通透性；抑制核酸、蛋白质合成；影响叶酸代谢等。目前所知的抗菌有效成分有小檗碱（黄连、黄柏）、黄芩苷（黄芩）、绿原酸和异绿原酸（金银花）、癸酰乙醛（鱼腥草）、穿心莲内酯、原白头翁素等。

（3）**抗病毒**　临床实践和体外试验均显示清热药具有抗病毒作用，黄芩、黄连、苦参、板蓝根、大青叶、金银花、鱼腥草等均具有较强及较肯定的抗病毒活性，对流感病毒、腺病毒、乙型脑炎病毒、腮腺炎病毒、脊髓灰质炎病毒、单纯疱疹病毒、乙肝病毒抗原等有明显的灭活或一定的抑制作用。清热药抗病毒机制一般认为与以下几个方面有关：直接杀灭病毒；抑制和阻滞病毒在体内的复制；延缓病毒所引起的细胞病变；增强机体免疫功能等。

此外，鸦胆子、白头翁有抗阿米巴原虫作用；青蒿、鸦胆子有抗疟原虫作用。

？ 想一想

最低抑菌浓度和最低杀菌浓度是衡量抗菌药物抗菌强度的重要指标。那么，我们能不能仅以体外抗菌作用强度来衡量清热药的抗感染价值呢？

答案解析

2. 抗毒素　虽然大多数清热药在体内难以达到有效抑菌浓度，但在临床上仍有抗感染效果，与其减轻细菌的毒力及对组织的损害，提高对毒素的耐受力密不可分。如黄连、金银花、大青叶、板蓝根等能够直接中和、降解内毒素或破坏其正常结构，同时抑制内毒素诱导的炎症介质的合成与过度释放，有效控制病情，降低死亡率。小檗碱能延长霍乱弧菌毒素所致腹泻潜伏期，减轻腹泻程度，拮抗毒素对机体的损害，显示抗外毒素作用。射干等通过抗透明质酸酶，阻止细菌毒素在结缔组织中扩散，降低细菌毒力。黄芩、知母、牡丹皮、黄连等能抑制凝固酶的形成，有利于细菌在体内被消灭。

3. 解热　里热证多伴有发热，多数清热药及其复方具有解热作用。如黄芩、黄连、金银花、连翘、大青叶、板蓝根、青蒿、栀子、知母、安宫牛黄丸、紫雪丹等均有显著的解热作用，能使实验性发热动物体温显著降低。清热药的解热作用与其能够中和、降解内毒素和抑制内热源的产生等有关。需要注意的是，本类药物对发热患者的降温作用与解表药不同，退热多不伴有明显出汗。

4. 抗炎　急性炎症是热证的主要表现之一，也是感染性疾病的重要病理过程。多数清热药对实验性炎症不同阶段有抑制作用。如黄连、黄芩、苦参等对急、慢性炎症均有抑制作用。黄连及所含的小檗碱对多种实验性炎症早期渗出、水肿和晚期肉芽增生都有明显的抑制作用。苦参素对多种致炎剂诱发的动物炎症有抗炎作用，肌内注射疗效与氢化可的松相似，能明显对抗巴豆油、大鼠角叉菜胶和小鼠冰醋酸诱发的渗出性炎症。其抗炎机制可能与兴奋垂体－肾上腺皮质系统、抑制炎症反应以及抑制各种炎症介质的合成和释放有关。

5. 调节免疫　清热药对免疫功能的影响较为复杂。一方面，多数清热药能够提高机体的免疫功能，增强机体的抗病能力，如金银花、蒲公英、鱼腥草、穿心莲、山豆根、板蓝根等能促进非特异性免疫；金银花、蒲公英、黄芩、大青叶、板蓝根能促进细胞免疫及抗体生成，影响特异性免疫功能；山豆根、板蓝根能升高白细胞数；金银花、大青叶、鱼腥草能提高白细胞对异物的吞噬能力；蒲公英、大青叶等能促进单核巨噬细胞系统的吞噬功能。另一方面，清热药又能抑制多种类型的变态反应，如黄芩、苦参能抑制肥大细胞脱颗粒，抑制过敏介质的释放；苦参、穿心莲抑制迟发型超敏反应。

6. 抗肿瘤　热毒是促使肿瘤发展和病情恶化的重要因素，清热解毒是中医治疗恶性肿瘤的重要原则之一。目前治疗肿瘤的中药中，清热药所占比例最大。动物实验表明，多数清热解毒药如青黛、苦参、紫草等对多种实验性肿瘤有抑制作用。临床观察也发现，许多清热药有较强的抗癌活性，并可控制肿瘤和周围的炎症水肿，减轻症状、控制疾病发展。

除此之外，一些清热药还兼有镇静、抗惊厥、止血、抗凝血、降压等其他药理作用。

✎ 练一练

下列不属于清热药的主要药理作用的是（　　　）
A. 发汗　　　　　　B. 抗菌　　　　　　C. 抗毒素
D. 解热　　　　　　E. 抗炎

答案解析

👁 看一看

2019 年 12 月以来，新型冠状病毒（2019 – nCoV）所致的新型冠状病毒肺炎（简称新冠肺炎）已成为全球性公共卫生问题。该病主要经呼吸道飞沫、接触传播，临床以发热、干咳、乏力等为主要表现，少数患者伴有鼻塞、流涕、咽痛、肌痛和腹泻等症状。重症患者可出现呼吸困难和（或）低氧血症，严重者可快速发展为急性呼吸窘迫综合征和多脏器功能衰竭。对于新冠肺炎的预防、治疗和调护，中医、中药的作用举足轻重，尤其是具有抗病原微生物、抗毒素、抗炎、解热等作用的清热药在新冠肺炎的治疗中占有重要地位。如在新冠肺炎的常规治疗中，连花清瘟胶囊用于轻型、普通型引起的发热、咳嗽、乏力等，其主要成分中就有连翘、金银花、石膏、板蓝根、鱼腥草等多味清热药。我们应进一步加强对清热药的现代研究，使其在抗击各类疾病中发挥更大的作用。

【常用药物与方剂】清热药常用药物有金银花、大青叶、板蓝根、鱼腥草、穿心莲、黄连、黄芩、苦参、龙胆草、知母、栀子、赤芍、山豆根、丹皮、鸭跖草、蒲公英、玄参等。常用复方有白虎汤、柴葛解肌汤、黄连解毒汤、安宫牛黄丸、银翘散、青蒿鳖甲汤等。常用药物与方剂主要药理作用见表 6－1。

表 6－1　清热药常用药物与方剂主要药理作用简表

类别	药物	传统功效药理作用	清热解毒抗病原体	清热解毒抗毒素	清热泻火抗炎	清热泻火解热	祛邪扶正调节免疫	清热燥湿抗肿瘤
清热泻火药	知母	+			+	+		+
	石膏					+	+	
	栀子	+			+	+		
	牛黄	+			+	+		
	白虎汤	+			+	+	+	
	柴葛解肌汤	+			+			
清热燥湿药	黄芩	+	+		+	+	+	+
	黄连	+	+		+	+	+	+
	黄柏	+		+	+	+		
	苦参	+			+	+	+	
	龙胆草	+			+		+	
	黄连解毒汤	+		+		+		
清热凉血药	牡丹皮	+			+	+	+	
	赤芍	+					+	+
	紫草	+			+	+	+	+
	生地黄	+						+
	羚羊角	+			+	+		
	安宫牛黄丸	+				+		+
清热解毒药	金银花	+	+		+	+	+	+
	连翘	+	+		+			
	大青叶	+			+	+		
	板蓝根	+	+					
	鱼腥草	+	+		+		+	
	穿心莲	+	+		+		+	+
	山豆根	+			+			+
	青黛	+			+			+
	蒲公英	+		+			+	
	野菊花	+		+	+		+	
	银翘散	+		+	+	+		
清虚热药	青蒿	+			+	+	+	+
	地骨皮	+					+	+
	胡黄连	+						
	秦艽				+	+		
	青蒿鳖甲汤	+			+	+		

第二节 常用药物

黄芩 e微课

Huangqin

【来源采制】本品为唇形科植物黄芩 *Scutellaria baicalensis* Georgi 的干燥根。春、秋二季采挖，除去须根和泥沙，晒后撞去粗皮，晒干。

【性味归经】味苦，性寒。归肺、胆、脾、大肠、小肠经。

【功能主治】具有清热燥湿，泻火解毒，止血，安胎的功能。用于湿温，暑湿，胸闷呕恶，湿热痞满，泻痢，黄疸，肺热咳嗽，高热烦渴，血热吐衄，痈肿疮毒，胎动不安。

【主要成分】主要含黄酮类成分，已分离出 40 多种黄酮，主要有黄芩苷、黄芩素、汉黄芩苷、汉黄芩素、千层纸素 A 等。

【药理作用】

1. 抗病原微生物 黄芩对常见致病菌具有广谱的抗菌作用。体外试验表明，黄芩煎剂对多种革兰阳性菌及革兰阴性菌如金黄色葡萄球菌、溶血性链球菌、肺炎链球菌、白喉棒状杆菌、大肠埃希菌、痢疾志贺菌、铜绿假单胞菌、伤寒沙门菌等均有不同程度的抑制作用，其中，对金黄色葡萄球菌和铜绿假单胞菌的作用较强。黄芩的水溶性成分对多种致病性皮肤或指甲真菌，如絮状表皮癣菌、堇色毛癣菌、白色念珠菌、犬小孢子菌等亦有一定的抑制作用。其抑菌成分主要是黄芩素与黄芩苷。黄芩还能降解内毒素，对抗细菌内毒素对细胞膜结构的损伤，降低内毒素引起的动物死亡的发生率。黄芩煎剂、水浸出液对甲型流感病毒有体外抑制作用，对体内感染流感病毒的小鼠亦有治疗效果，可减轻小鼠肺部病变和延长存活时间。黄芩对乙型肝炎病毒、柯萨奇病毒、艾滋病病毒亦有显著的体外抑制作用，并发现其可抑制 HBV – DNA 的合成。

2. 抗炎 黄芩及其黄酮类成分对急、慢性炎症均有不同程度的抑制作用。水提液、水煎醇沉液对大鼠酵母性足肿胀有明显抑制作用。甲醇提取物、黄芩素、黄芩苷、汉黄芩素均能抑制醋酸诱导的毛细血管通透性增加，减轻合成多胺诱导的大鼠急性足跖水肿，抑制佐剂性关节炎大鼠骨质退行性变的继发损害。抗炎作用机制与抗组胺释放及抗花生四烯酸（AA）代谢有关。黄芩苷和黄芩素能抑制 AA 代谢途径中环氧酶和脂氧酶的活性，从而抑制 PG 和 LT 的生成。

3. 抗过敏 黄芩抗过敏反应作用显著。黄芩苷、黄芩素对豚鼠离体气管过敏性收缩及卵蛋白致整体动物过敏性气喘均有缓解作用；对豚鼠被动性皮肤过敏反应、组胺皮肤反应亦有抑制作用。其抗过敏机制与稳定肥大细胞膜、抑制过敏性介质释放有关，对平滑肌本身也有直接松弛作用。黄芩苷、黄芩苷锌络合物是抗变态反应的主要成分。

4. 解热 黄芩煎剂、黄芩水煎醇沉液、黄芩苷等对 2,4 – 二硝基酚，伤寒、副伤寒甲、乙菌苗，酵母等引起的多种实验性发热动物模型有明显的退热作用。解热作用机制与抑制环氧合酶（COX）活性，使 PGs 合成减少有关。

5. 利胆、保肝 黄芩煎剂、乙醇提取物及黄芩素、黄芩苷可促进家兔或犬胆汁分泌，可拮抗胆总管结扎所致兔血胆红素升高。黄芩、黄芩苷对 CCl_4、半乳糖胺、对乙酰氨基酚等所致实验性肝损伤有保护作用，可使肝糖原含量增加、转氨酶降低。

6. 降血压 黄芩多种制剂、多种途径给药对高血压动物模型均有降压效果。其降压机制与直接扩张外周血管有关，也有认为是抑制血管运动中枢所致。

7. 抗氧化 黄芩是很有前途的临床抗氧化剂，对心、肝、肺、晶状体等均显示抗氧自由基作用。

如黄芩苷、黄芩素、汉黄芩苷、汉黄芩素等对肝组织过氧化脂质有显著的抑制作用。此外，黄芩苷锌对超氧自由基还有明显清除作用。

8. 降血脂 黄芩的主要有效成分黄酮类化合物能使实验性高脂血症大鼠血清、肝脏的 TC、TG、游离脂肪酸、游离胆固醇的水平选择性降低，表现明显的降血脂作用。其降血脂的有效成分包括黄芩素、黄芩苷、汉黄芩素、黄芩新素Ⅱ等。

9. 抗肿瘤 黄芩在体内、体外均显示广泛的抗肿瘤活性。其抗肿瘤的主要活性成分有黄芩素、黄芩苷和汉黄芩素。抗肿瘤作用机制主要有调节花生四烯酸代谢、抑制肿瘤细胞增殖、诱导细胞凋亡、抑制新生血管生成等。

此外，黄芩还具有一定的抗血小板聚集、抗心肌缺血、神经细胞保护等作用。

【现代应用】

1. 呼吸道感染 黄芩广泛用于普通感冒、流行性感冒、急性扁桃体炎、支气管炎等上呼吸道感染的治疗。双黄连注射液治疗小儿肺炎，复方黄芩注射液治疗老年人肺部感染等，均取得较好疗效。

2. 肠炎、细菌性痢疾 葛根芩连汤、黄芩汤等可用于急性肠炎、流行性腹泻、急性细菌性痢疾。

3. 病毒性肝炎 黄芩苷肌内注射或静脉滴注可治疗病毒性肝炎，临床疗效好。

4. 胆道感染 胆囊炎、胆道蛔虫、胆结石等所致胆道感染。

5. 过敏 过敏性哮喘、过敏性鼻炎、过敏性紫癜等，均可以用黄芩临床辨证配伍青蒿、紫草、秦艽等，或者加入玉屏风散使用。

6. 创伤、局部感染、烧烫伤、丹毒 用复方黄芩液治疗创伤、局部感染、烫伤等。或者配伍黄连、黄柏、龙胆、苦参等，或采用黄连解毒汤内服外洗。

【不良反应】口服黄芩水煎剂不良反应少，黄芩苷或黄芩注射液给药，少数人会出现胃部不适、腹泻等。也有报道双黄连注射液、银黄注射液可引起过敏性休克。

黄连

Huanglian

【来源采制】本品为毛茛科植物黄连 *Coptis chinensis* Franch.、三角叶黄连 *Coptis deltoidea* C. Y. Cheng et Hsiao 或云连 *Coptis teeta* Wall. 的干燥根茎。以上三种分别习称"味连""雅连""云连"。秋季采挖，除去须根和泥沙，干燥，撞去残留须根。

【性味归经】味苦，性寒。归心、脾、胃、肝、胆、大肠经。

【功能主治】具有清热燥湿，泻火解毒的功能。用于湿热痞满，呕吐吞酸，泻痢，黄疸，高热神昏，心火亢盛，心烦不寐，心悸不宁，血热吐衄，目赤，牙痛，消渴，痈肿疔疮；外治湿疹，湿疮，耳道流脓。酒黄连善清上焦火热，用于目赤，口疮。姜黄连清胃和胃止呕，用于寒热互结，湿热中阻，痞满呕吐。萸黄连舒肝和胃止呕，用于肝胃不和，呕吐吞酸。

【主要成分】主要成分为小檗碱，含量为 7%～9%；其次为黄连碱、巴马亭（掌叶防己碱）、药根碱、木兰花碱等。

【药理作用】

1. 抗病原微生物

（1）抗菌作用 黄连抗菌谱广，对葡萄球菌、链球菌、肺炎链球菌、霍乱弧菌、炭疽芽孢杆菌、痢疾志贺菌等均有较强的抗菌作用；对枯草芽孢杆菌、肺炎杆菌、结核杆菌、百日咳鲍特菌、白喉棒状杆菌、鼠疫耶尔森菌、布鲁氏菌也有抗菌作用；对大肠埃希菌、变形杆菌、伤寒沙门菌作用较弱。主要有效成分为小檗碱、黄连碱、药根碱以及巴马亭，小檗碱的抗病原体作用与黄连大体一致。

（2）抗真菌作用 黄连煎剂及水浸液对堇色毛癣菌、絮状表皮癣菌、白色念珠菌、星形诺卡菌等

14 种皮肤真菌有抑制作用，巴马亭、药根碱等对卡尔酵母菌、白色念珠菌等有显著抗菌作用。黄连的抗菌强度与浓度和配伍有关，小檗碱低浓度抑菌而高浓度杀菌。黄连或小檗碱单用时，金黄色葡萄球菌、溶血性链球菌和福氏痢疾志贺菌极易产生抗药性，甚至被细菌利用。小檗碱和其他清热药（如黄连解毒汤）或与抗生素伍用，其抗菌作用可成倍增加，且不易产生耐药性。小檗碱与青霉素、链霉素、金霉素、异烟肼、对氨基水杨酸无交叉耐药性。黄连的抗菌机制可能是：破坏细菌结构；影响细菌糖代谢；抑制细菌 DNA 复制和干扰细菌蛋白质的合成。

另外，黄连及小檗碱对体内外阿米巴原虫、阴道滴虫、沙眼衣原体、热带利什曼原虫、钩端螺旋体等均有抑制作用。

（3）抗病毒作用 黄连制剂或小檗碱对各型流感病毒、柯萨奇病毒、风疹病毒、单纯疱疹病毒、脊髓灰质炎病毒Ⅲ等均有抑制作用。

2. 抗毒素 黄连和小檗碱能对抗多种细菌毒素而改善毒血症。黄连对细菌内毒素所致大鼠死亡有保护作用，在低于抑菌浓度时就能抑制细菌凝固酶的形成，使毒力降低，有利于吞噬细胞的吞噬，从而减轻对组织的损害作用。小檗碱能对抗霍乱弧菌和大肠埃希菌所致肠分泌亢进、腹泻和死亡，并能对抗霍乱毒素引起肠绒毛顶端水肿。

3. 解热 黄连是清热泻火之要药。黄连、小檗碱均有解热作用，对牛奶致热家兔和酵母悬液致热大鼠都有明显解热效果，其解热作用可能是通过抑制中枢发热介质的生成和释放而产生的。

4. 抗炎 黄连及小檗碱都有抗炎作用，对多种实验性炎症早期渗出、水肿和晚期肉芽增生都有明显的抑制作用。其抗炎机制可能与刺激促皮质激素释放和影响炎症过程的某些环节有关。

5. 增强免疫功能 黄连和小檗碱在体内外均能增强白细胞和网状内皮系统的吞噬功能，从而提高机体的防御功能，是一种细胞免疫促进剂。

6. 对心血管系统的作用

（1）抗心律失常 小檗碱和药根碱有抗心律失常作用。静注硫酸小檗碱能防治 $CaCl_2$、乌头碱、$BaCl_2$、Ad、电刺激以及冠脉结扎所致动物室性心律失常，并有明显的量效关系。临床也证实，小檗碱对多种原因引起的室性及室上性心律失常均有较好疗效，表明小檗碱具有广谱抗心律失常作用。抗心律失常的机制可能与降低心肌细胞自律性、延长心肌细胞动作电位时程（APD）及有效不应期（ERP）、消除折返冲动、拮抗 Ad 等有关。

（2）降压 小檗碱有明显降压作用。动物静脉注射或口服小檗碱均可引起血压下降，以舒张压降低更为明显，且其降压作用与剂量呈正相关，重复给药无快速耐受性。降压机制主要是竞争性阻断血管平滑肌上 α_1 受体，使外周血管阻力降低所致。小檗碱还可通过抗炎、抑制血管平滑肌增殖等途径抗动脉粥样硬化。

（3）正性肌力 小檗碱在一定剂量范围内对多种动物的离体及在体心脏均显示正性肌力作用。临床也证实，小檗碱口服或静脉滴注可使严重心力衰竭患者的心肌收缩力加强。作用机制与促进心肌细胞外 Ca^{2+} 内流，导致心肌细胞内 Ca^{2+} 增加有关。黄连对心率的影响则以负性频率为主。

（4）抗心肌缺血 小檗碱有抗心肌缺血作用，能增加离体猫心冠脉流量，减轻心肌缺血性损伤，改善梗死后衰竭的心室功能。小檗碱和四氢小檗碱能使家兔及大鼠结扎冠脉所致的实验性心肌梗死的范围和程度显著减轻。其抗心肌缺血的作用机制与降低心肌耗氧量有关。

7. 对消化系统的影响

（1）抗腹泻 黄连为治痢要药，其治痢效果除与其具有的抗菌作用有关外，还与其具有的抗腹泻作用有关。整体实验表明，灌服小檗碱可显著对抗蓖麻油、番泻叶等所致小鼠腹泻。另外，小檗碱因具有抗细菌毒素作用，能对抗霍乱弧菌毒素和大肠埃希菌毒素所致的严重腹泻。

（2）抗溃疡 黄连及小檗碱均具有抗实验性胃溃疡作用，对盐酸－乙醇所致大鼠胃黏膜损伤、水浸应激性胃溃疡及幽门结扎型胃溃疡均呈明显抑制作用。抑制胃酸分泌和抗幽门螺杆菌可能是其抗溃疡作用机制。

8. 降血糖 黄连煎剂及小檗碱均能降低正常小鼠血糖，呈量效关系；能对抗葡萄糖、Ad、四氧嘧啶引起的血糖升高；亦可降低自发性糖尿病 KK 小鼠的血糖，并改善葡萄糖耐量。黄连的降糖作用可能是通过抑制肝脏的糖原异生或促进外周组织对葡萄糖的利用实现的。降血糖作用是其治消渴病的药理作用基础。

9. 抗肿瘤 小檗碱及其部分衍生物有抗癌活性。小檗碱具有拓扑异构酶毒性，可使细胞内拓扑异构酶变为导致 DNA 链断裂的损伤物质。小檗碱对人鼻咽癌细胞 HNE_1、恶性畸胎瘤细胞 NT_2/D_1、大鼠 9L 脑肿瘤细胞、人白血病细胞、艾氏腹水癌、淋巴瘤 NK/LY 细胞均有一定的抑制和杀灭作用；对 S180 肉瘤有剂量依赖性直接抑制效果。小檗碱的一些类似物或衍生物也有不同程度的抗癌活性，如 9－去甲基小檗碱及其醋酸酯、苯甲酸酯以及小檗碱的硫代磷酰胺衍生物均具较强的抗癌活性。黄连中的其他生物碱，如巴马亭、药根碱、尖刺碱等，能强烈抑制小鼠腹水癌细胞对氧的摄取。黄连和替加氟、环磷酰胺、5－氟尿嘧啶（5－FU）、顺铂、长春碱伍用，可抑制这些抗癌药物耐药性的增加。

此外，黄连还具有一定的抗血小板聚集、抗脑缺血损伤、镇静催眠等作用。

【现代应用】

1. 肠道感染 黄连各种制剂、复方对急性细菌性痢疾、急性胃肠炎均有较好的疗效。

2. 呼吸道感染 用黄连粉、小檗碱雾化剂治疗大叶性肺炎、支气管肺炎、肺脓肿、急慢性支气管炎、白喉、百日咳均有疗效。

3. 细菌性感染 黄连广泛用于各种细菌性感染性疾病的治疗，对急性、慢性均有较好效果。①五官科感染：黄连浸液、煎剂、酒剂可内服或局部应用于结膜炎、角膜炎、沙眼、急性化脓性中耳炎、慢性中耳炎、弥散性外耳道炎、急慢性扁桃体炎、黏膜溃疡等。②外科感染：黄连复方对于皮肤化脓性感染如痈疖脓肿、淋巴结炎以及乳腺炎可口服或局部外敷治疗，如芩连解毒汤、如意金黄散等。③妇科炎症如阴道炎、附件炎、宫颈柱状上皮异位等均可用黄连复方治疗。④其他感染：肾盂肾炎、败血症、钩端螺旋体病、猩红热、麻风病等。

4. 心律失常 小檗碱口服治疗室性期前收缩及房性期前收缩，心动过速性心肌病，与美西律疗效相似，具有不良反应发生率低、副作用小的优点。

5. 糖尿病 黄连配伍黄芩、知母、石膏、甘草组成黄连石膏汤，配人参、天花粉、泽泻制为黄连降糖散，治疗糖尿病均有良效。

6. 胃炎、胃溃疡 黄连食醋白糖山楂饮治疗萎缩性胃炎，小檗碱口服治疗胃十二指肠溃疡，效果较好。

7. 血小板聚集 临床应用小檗碱治疗高血小板聚集患者，疗效好，副作用小。

8. 烧、烫伤 黄连素可用于治疗各种烧伤、烫伤。临床处方可用黄连辨证选择配伍黄柏、黄芩、紫草等，或用黄连解毒汤、三黄泻心汤，内服外洗。

【不良反应】口服黄连水煎剂不良反应少。口服小檗碱少数患者会出现上腹部不适、恶心、呕吐、腹泻等胃肠道症状，偶见血红蛋白和血细胞减少、溶血性贫血。小檗碱静脉滴注可引起急性心源性脑缺血综合征，严重时致死亡。而双黄连注射液静脉滴注可引起变态反应，轻者表现为药疹、皮炎、血小板减少，重者表现为过敏性休克。

金银花

Jinyinhua

【来源采制】本品为忍冬科植物忍冬 *Lonicera japonica* Thunb. 的干燥花蕾或带初开的花。夏初花开放前采收，干燥。

【性味归经】味甘，性寒。归肺、心、胃经。

【功能主治】具有清热解毒，疏散风热的功能。用于痈肿疔疮，喉痹，丹毒，热毒血痢，风热感冒，温病发热。

【主要成分】金银花主要化学成分为绿原酸类化合物，即绿原酸和异绿原酸。还有大量的黄酮类化合物，如木犀草素、忍冬苷及挥发油等。

【药理作用】

1. 抗菌 金银花为作用较强的广谱抗菌药物，对多种致病菌有较强的抗菌作用，如抗金黄色葡萄球菌、乙型溶血性链球菌、肺炎链球菌、痢疾志贺菌、伤寒沙门菌、副伤寒沙门菌、霍乱弧菌、铜绿假单胞菌、脑膜炎奈瑟菌等。金银花的主要抗菌有效成分为绿原酸和异绿原酸。

2. 抗病毒 金银花有明显的抗病毒作用，能抑制流感病毒、孤儿病毒、单纯疱疹病毒、柯萨奇病毒、艾滋病病毒（HIV）等，延缓细胞病变。其作用机制与直接灭活、阻止病毒吸附和抑制生物合成等有关。

3. 抗内毒素 细菌释放的内毒素入血可引起全身毒血症状，出现发热、头痛、白细胞增多等。金银花对内毒素引起的发热有解热作用，并加速内毒素从血中清除，是其治疗"里热证"的药理作用基础。

4. 抗炎、解热 金银花对急、慢性炎症均有明显的抑制作用，对鸡蛋清、角叉菜胶、二甲苯所致足跖肿胀和巴豆油性肉芽囊肿有不同程度的抑制作用，既能减少局部炎性渗出，也能抑制炎症增生。此外，金银花还有不同程度的退热作用。

5. 增强免疫功能 金银花能显著促进白细胞的吞噬功能，提高腹腔巨噬细胞的吞噬百分率和吞噬指数，促进炎性细胞消散，提高淋巴细胞活性，显著增加 IL-2 的产生。

6. 保肝、利胆 黄褐毛忍冬总皂苷中的 α-常春藤皂苷和无患子皂苷 B 的混合物以及三萜皂苷等对实验性肝损伤均有保护作用，能显著对抗 CCl_4、对乙酰氨基酚及 D-半乳糖胺等所致肝损伤，降低血清 ALT 及肝脏 TG 的含量，减轻肝脏病理损伤的严重程度，使肝脏点状坏死总数及坏死出现率明显降低。金银花所含多种绿原酸类还具有显著的利胆作用，可促进胆汁分泌。

7. 降血脂 金银花能显著减少肠内胆固醇吸收，降低血浆中 TC 的含量及动脉粥样硬化指数，提高高密度脂蛋白胆固醇（HDL-C）含量。

此外，金银花还具有一定的降血糖、抗氧化、止血、抗肿瘤、终止妊娠等作用。

【现代应用】

1. 急性感染性疾病 金银花抗菌、抗病毒范围广泛，素有"天然抗生素"的美称，可以广泛用于各种急性感染性疾病的治疗。①上呼吸道感染：感冒、急性咽喉炎、肺炎临床处方常用著名经典方银翘散。②急性传染病：流行性感冒、流行性脑脊髓膜炎、流行性乙型脑炎、腮腺炎等，临床处方可用银翘散、银翘白虎汤。③肠道感染：细菌性痢疾、肠炎、阑尾炎、婴幼儿腹泻，临床处方可用银翘散、五味消毒饮。④皮肤化脓性感染：各种疔毒及痈疮疖肿、颌面部化脓炎症等，临床处方可用银翘散、五味消毒饮。⑤五官科感染性疾病：结膜炎、角膜炎、角膜溃疡、舌炎、鼻窦炎等，临床处方可用银翘散。⑥其他感染性疾病：如阑尾炎穿孔、局限性腹膜炎、胆道或伤口感染、泌尿系感染、风湿性关节炎、乳腺炎等，亦可用银翘散、五味消毒饮。

2. 皮肤病 金银花用于面部湿疹、急性湿疹、接触性皮炎、荨麻疹等，均有较好疗效。临床处方可用银翘散、五味消毒饮，或用金银花配伍黄芩、龙胆、苦参等，内服外洗。

3. 妇科疾病 用金银花浸膏涂搽，治疗宫颈柱状上皮异位，或制成外阴洗剂，用于淋菌性、霉菌性、滴虫性、老年性阴道炎及瘙痒症等。临床处方可辨证选择配伍连翘、蒲公英、野菊花、紫花地丁等，亦可用银翘散、五味消毒饮，内服外洗。

【不良反应】金银花不良反应较少，但有报道金银花注射液和银黄注射液可致过敏反应。金银花提取物有一定的溶血作用。

大青叶与板蓝根
Daqingye yu Banlangen

【来源采制】大青叶为十字花科植物菘蓝 *Isatis indigotica* Fort. 的干燥叶。夏、秋二季分 2～3 次采收，除去杂质，晒干。板蓝根为菘蓝的干燥根，秋季采挖，除去泥沙，晒干。

【性味归经】味苦，性寒。归心、胃经。

【功能主治】大青叶具有清热解毒，凉血消斑的功能。用于温病高热，神昏，发斑发疹，痄腮，喉痹，丹毒，痈肿。板蓝根具有清热解毒，凉血利咽的功能。用于瘟疫时毒，发热咽痛，温毒发斑，痄腮、烂喉丹痧，大头瘟疫，丹毒，痈肿。

【主要成分】大青叶的主要化学成分有菘蓝苷、靛蓝、靛玉红、色胺酮以及挥发油等。板蓝根主要含靛苷、靛蓝、靛玉红、菘蓝苷 B，另含 β-谷甾醇、腺苷、多种氨基酸等。

【药理作用】

1. 抗病原微生物

（1）抗菌 大青叶与板蓝根具有广谱抗菌作用。板蓝根煎剂、丙酮提取物以及 CCl_4、乙酸乙酯、正丁醇等提取物和注射液对各种革兰阳性菌和革兰阴性菌均有抑制作用。体外试验对金黄色葡萄球菌、溶血性链球菌、肺炎链球菌、脑膜炎奈瑟菌、铜绿假单胞菌、白喉棒状杆菌、大肠埃希菌等常见致病菌均有不同程度的抑制作用，其对金黄色葡萄球菌耐药菌株仍有效。板蓝根对多种致病性皮肤真菌也有抑制作用，还能抗细菌内毒素。

（2）抗病毒 大青叶与板蓝根抗病毒作用确切，在体内、体外试验中对乙型脑炎病毒、腮腺炎病毒、流感病毒及乙型肝炎表面抗原（HBsAg）均有一定的抑制作用。板蓝根注射液对肾综合征出血热病毒（HFRSV）在体外有杀灭作用；还能对抗流感病毒、腺病毒对人胚肾原代单层上皮细胞的损伤作用。初步认为，靛蓝、靛玉红是其抗菌、抗病毒的有效成分。

2. 抗炎、解热 大青叶煎剂和板蓝根注射液对二甲苯等致炎剂所致炎症反应有明显抑制作用；对实验性发热家兔也有明显解热作用，且降温快，毒性小。

3. 增强免疫 板蓝根多糖对特异性和非特异性免疫功能均有一定的促进作用，腹腔注射可使正常小鼠脾脏重量增加，并可使氢化可的松所致脾脏萎缩恢复正常水平；可明显增强小鼠抗体形成细胞的功能，并提高小鼠静脉注射碳粒廓清速率。

4. 抑制血小板聚集 大青叶与板蓝根所含的尿苷、次黄嘌呤、尿嘧啶、水杨酸等均对 ADP 诱导的家兔血小板聚集有显著的抑制活性。板蓝根能清热解毒凉血，用于热毒发斑、丹毒等热毒炽热之症，与其能抑制血小板聚集存在一定关系。

5. 抗白血病 大青叶与板蓝根所含成分靛玉红有显著的抗白血病作用，可以治疗慢性粒细胞白血病。其在体外试验中对白血病细胞有强大的直接杀伤作用，死亡细胞表面皱缩、破碎并完全丧失原有细胞形态；体内实验时，仅皮下注射有一定的杀伤作用，可使实体瘤缩小。

6. 保肝　大青叶与板蓝根具有显著的保肝作用，靛蓝混悬液灌胃对 CCl_4 引起的动物肝损伤有明显保护作用。

此外，板蓝根还有抗氧化、降血脂等作用。

【现代应用】

1. 呼吸道感染　板蓝根冲剂、注射液、煎剂或配伍贯众、甘草等，广泛用于流行性感冒、腮腺炎、急性支气管炎、急性扁桃体炎等呼吸道感染尤其是病毒性感染性疾病的防治。

2. 急性传染性肝炎　板蓝根为治疗急性肝炎的常用药物，其煎剂、糖浆剂、冲剂、注射液均有效，对乙型肝炎、慢性迁延性肝炎也有一定疗效；用于小儿黄疸型传染性肝炎、急性黄疸型肝炎、乙肝病毒表面抗原携带者、病毒性肝炎流行期间的防治。

3. 其他病毒性感染　板蓝根治疗和预防流行性乙脑、病毒性皮肤病（带状疱疹、玫瑰糠疹、扁平疣、单纯疱疹、水痘等）、眼科疾病（单纯疱疹病毒性眼病、沙眼等）。

【不良反应】大青叶和板蓝根口服不良反应少，偶可引起恶心、呕吐、食欲不振等消化道症状。板蓝根注射液可引起过敏反应，如皮疹、头晕、呼吸急促等。严重时有过敏性休克和肾损伤。

青蒿
Qinghao

【来源采制】本品为菊科植物黄花蒿 *Artemisia annua* L. 的干燥地上部分。秋季花盛开时采割，除去老茎，阴干。

【性味归经】味苦、辛，性寒。归肝、胆经。

【功能主治】具有清虚热，除骨蒸，解暑热，截疟，退黄的功能。用于湿邪伤阴，夜热早凉，阴虚发热，骨蒸劳热，暑邪发热，疟疾寒热，湿热黄疸。

【主要成分】青蒿中化学成分主要为四类：挥发油、倍半萜、黄酮和香豆素。倍半萜类化合物是青蒿抗疟有效部位，从中可以分离出多种倍半萜内酯，如青蒿素，青蒿甲、乙、丙、丁、戊素，青蒿酸、青蒿酸甲酯、青蒿醇等。

【药理作用】

1. 抗疟原虫　青蒿素是青蒿中的主要抗疟成分，对各种疟疾均有效，具有高效、速效、低毒、安全等特点。青蒿素对疟原虫配子体有杀灭作用，其强度和剂量与配子体成熟度相关。青蒿素类药能快速杀灭疟原虫早期配子体，并能抑制各期配子体，对未成熟配子体可中断其发育。青蒿素选择性杀灭红内期疟原虫的机制主要是作用于疟原虫的膜系结构，影响表膜－线粒体的功能，阻断疟原虫的营养供应。此外，青蒿素的衍生物蒿甲醚、青蒿酯钠也具有良好的抗疟作用。

❤ **药爱生命**

2015 年 10 月 5 日，诺贝尔生理学或医学奖在瑞典卡罗琳思卡医学院揭晓，我国科学家屠呦呦成为首位获得此类奖项的中国人。屠呦呦最突出的贡献是带领科研组创制了具有国际影响的新型抗疟药——青蒿素和双氢青蒿素。疟疾是世界上最凶险的传染病之一，由生活中常见的蚊子传播，全世界每年约有 2 亿人感染。屠呦呦发现的青蒿素对疟原虫有 100% 的抑制作用，可以有效降低疟疾患者的死亡率，成功挽救了数百万人的生命，其中大部分是生活在全球最贫困地区的儿童。英国广播将她与爱迪生、图灵等并称为"20 世纪最伟大的科学家"。

2. 抗血吸虫　青蒿素的衍生物蒿甲醚和青蒿琥酯具有抗血吸虫作用。蒿甲醚能选择性地攻击童虫，阻止虫卵沉积。青蒿素还能杀灭进入宿主体内的幼虫，对疫水接触者具有保护作用，用于感染日本血吸虫尾蚴后的早期治疗，可降低血吸虫感染率和感染程度，并可预防血吸虫病的发生。青蒿素抗血吸虫的作用机制是影响虫体的糖代谢。青蒿素预防血吸虫病具有高效、安全、方便等特点，是目前较理想的防治药物。此外，双氢青蒿素等还具有抗卡氏肺孢子虫、弓形虫的作用。

3. 抗病原微生物 青蒿水煎剂对金黄色葡萄球菌、炭疽芽孢杆菌、白喉棒状杆菌、痢疾志贺菌、铜绿假单胞菌、结核分枝杆菌、大肠埃希菌等均有一定的抑制作用。青蒿酯钠对铁锈色小孢子癣菌、絮状表皮癣菌有抑菌作用。青蒿挥发油也可抑制多种皮肤癣菌。青蒿素可抑制流感病毒、汉坦病毒。青蒿中的谷甾醇和豆甾醇也有抗病毒效果。

4. 调节免疫 青蒿素用于皮质激素引起的免疫功能低下的动物，可增高淋巴细胞转化率，使升高的 cAMP 降低，促进机体细胞免疫。青蒿琥酯可促进抑制性 T 细胞（Ts）增殖，抑制辅助性 T 细胞（Th）增殖，阻止 IL 和各种炎症介质的释放，具有免疫调节作用和抗过敏作用。

5. 解热、镇痛、抗炎 青蒿多种提取物都有显著的解热作用，能使实验性发热动物的体温下降。其中，青蒿水提物的解热作用最为突出，可使正常动物体温下降。在花前期采收的青蒿，解热作用更强。青蒿水提物能明显抑制化学刺激法和热刺激法引起的疼痛反应。青蒿水提物对实验性小鼠耳肿胀有明显的抑制作用。

6. 抗组织纤维化 青蒿素对实验性硅沉着病（矽肺）有预防和治疗作用，能显著降低肺重、肺胶原和肺组织矽。用青蒿素乳膏局部治疗增生性瘢痕，可使瘢痕厚度、硬度明显降低，皮肤色泽好转。青蒿素抗纤维化作用与其抑制成纤维细胞增殖、降低胶原合成、抗组胺、促胶原分解有关。

此外，青蒿素还有抗心律失常、抗肿瘤、祛痰、镇咳、平喘等作用。

【现代应用】

1. 疟疾 青蒿素及其衍生物用于治疗间日疟、恶性疟、脑型疟疾等，已经成为全球最权威的抗疟疾药品。

2. 高热 青蒿水煎剂或注射液对各种发热均有一定疗效。

3. 皮肤病 单独用青蒿琥酯治疗皮肤病，对湿疹、多形红斑、夏令水疱病、寻常型银屑病、皮肤炎等有效。可用青蒿配伍栀子、黄柏、蒲公英、金银花等外洗。

4. 组织纤维增生 青蒿素乳膏局部治疗增生性瘢痕。

5. 系统性红斑狼疮 青蒿琥酯对系统性红斑狼疮有一定的治疗作用，其在改善临床症状、体征，降低病情评分、改善实验指标，以及减少激素用量、降低并发症等方面均有明显优势。临床可联用芩丹片与青蒿琥酯治疗系统性红斑狼疮。

6. 预防日本血吸虫病 青蒿琥酯用于预防日本血吸虫病。

【不良反应】青蒿毒性低，其浸膏片口服偶可引起恶心、呕吐、腹痛、腹泻等症状。青蒿注射液偶可引起过敏反应。青蒿琥酯能抑制骨髓造血功能。青蒿酯钠还有明显的胚胎毒性。

栀子
Zhizi

【来源采制】本品为茜草科植物栀子 *Gardenia jasminoides* Ellis 的干燥成熟果实。9~11 月果实成熟呈红黄色时采收，除去果梗和杂质，蒸至上气或置沸水中略烫，取出，干燥。

【性味归经】味苦，性寒。归心、肺、三焦经。

【功能主治】具有泻火除烦、清热利湿、凉血解毒的功能；外用消肿止痛。用于热病心烦，湿热黄疸，淋证涩痛，血热吐衄，目赤肿痛，火毒疮疡；外治扭挫伤痛。

【主要成分】主要成分为苷类，如栀子苷、去羟栀子苷（京尼平苷）和京尼平苷水解产物以及山栀苷等。此外，还含有 β-谷甾醇、藏红花苷、栀子素、藏红花酸、熊果酸等。

【药理作用】

1. **抗病原微生物** 栀子对金黄色葡萄球菌、溶血性链球菌、卡他球菌、淋病奈瑟菌、脑膜炎奈瑟菌等有不同程度的抑制作用。水煎液对多种致病性皮肤真菌，如毛癣菌、黄癣菌、小芽孢癣菌等有抑制作用。栀子提取物在体外能抑制柯萨奇病毒 B3、甲型流感病毒等，对乙型肝炎病毒 – DNA 聚合酶（HBV – DNAP）也有抑制作用。

2. **解热** 栀子生品或炮制品的醇提物对酵母所致发热大鼠有明显解热作用，以生品作用更强。栀子醇提液腹腔注射可使正常小鼠、大鼠的体温显著下降，且作用持久。其中，熊果酸是降低体温的有效成分之一。

3. **抗炎** 栀子水提物对二甲苯所致小鼠耳肿胀、醋酸所致小鼠腹腔毛细血管通透性增高、甲醛及角叉菜胶所致大鼠足跖肿胀、大鼠棉球肉芽组织增生等均有明显抑制作用。京尼平苷是其抗炎的主要物质基础。

4. **镇静、镇痛** 栀子醇提物腹腔注射或灌胃均能减少小鼠自发活动，延长环己烯巴比妥钠诱导的睡眠时间，表明其有镇静作用。熊果酸是其镇静作用的有效成分。栀子醇提物及京尼平苷能抑制醋酸诱发的小鼠扭体反应，显示其有镇痛作用。

5. **保肝、利胆** 栀子具有显著的保肝作用，对 CCl_4 所致小鼠急性肝损伤及 D – 半乳糖胺所致大鼠急性重型肝炎有明显保护作用，可降低死亡率；对 α – 萘异硫氰酸酯所致大鼠急性黄疸模型，可使血清胆红素、ALT 和 AST 均明显降低；对 α – 萘异硫氰酸酯引起的肝组织灶性坏死、胆管周围炎和片状坏死等病理变化有明显保护作用。栀子醇提物和藏红花苷、藏红花酸、栀子苷、栀子素、京尼平苷在不同给药途径时均可促进胆汁分泌，具有显著的利胆作用。栀子苷、京尼平苷是其保肝利胆的物质基础。

此外，栀子还有抗胰腺炎、调节胃肠运动、降血压等作用。

【现代应用】

1. **急性感染性发热** 细菌、病毒感染等急性感染高热，可用栀子辨证配伍柴胡、葛根、大黄、知母等，或用清瘟败毒饮、防风通圣散、凉膈散，或用黄连解毒汤。

2. **急性黄疸型肝炎** 以栀子为主的复方制剂，如栀子配伍大黄、茵陈组成著名的茵陈蒿汤，或配黄柏、泽泻等药组成的栀子柏皮汤，治疗急性病毒性肝炎导致的高胆红素血症均有显著疗效。

3. **急性胆囊炎、急性胰腺炎** 临床处方可辨证选择配伍柴胡、大黄、黄芩等，或用龙胆泻肝汤、当归龙荟丸。

4. **急性盆腔炎** 可用栀子配伍黄连、黄柏、黄芩等治疗，或用龙胆泻肝汤，或用黄连解毒汤。

【不良反应】栀子服用过量可发生毒性反应，常见头昏心悸、腹痛、恶心、呕吐、小便量多、全身乏力、冷汗、头目眩晕不能直立，甚则昏迷等。

鱼腥草

Yuxingcao

【来源采制】本品为三白草科植物蕺菜 *Houttuynia cordata* Thunb. 的新鲜全草或干燥地上部分。鲜品全年均可采割。干品夏季茎叶茂盛花穗多时采割，除去杂质，晒干。

【性味归经】味辛，性微寒。归肺经。

【功能主治】具有清热解毒，消痈排脓，利尿通淋的功能。用于肺痈吐脓，痰热喘咳，热痢，热淋，痈肿疮毒。

【主要成分】含挥发油 0.1% 左右，另含槲皮苷、异槲皮苷等。挥发油含抗菌成分鱼腥草素（癸酰乙醛）、甲基正壬酮、月桂烯、月桂醛及大量钾盐等。

【药理作用】

1. 抗病原微生物

（1）抗菌、抗内毒素　鱼腥草对多种革兰阳性菌及革兰阴性菌均有明显的抑制作用，以金黄色葡萄球菌及其耐青霉素菌株、肺炎链球菌、溶血性链球菌最为敏感，对卡他球菌、伤寒沙门菌、大肠埃希菌和结核分枝杆菌等有一定的抑制作用。癸酰乙醛对钩端螺旋体及多种皮肤致病性真菌亦有效。鱼腥草注射液在体外还有直接的抗内毒素作用。鱼腥草抗菌有效成分为挥发油中的癸酰乙醛，其性质不稳定，加热后作用减弱，故鱼腥草鲜品抗菌作用优于干品。人工合成癸酰乙醛亚硫酸氢钠加成物，称鱼腥草素，性质稳定并保持了原有的抗菌活性。

（2）抗病毒　鱼腥草煎剂、醇提物、注射液及合成鱼腥草素的衍生物等对孤儿病毒、流感病毒、艾滋病病毒、单纯疱疹病毒等多种病毒有抑制作用。鱼腥草还有抗乙型肝炎抗原和抑制乙肝病毒的作用。

2. 抗炎　鱼腥草煎剂能明显抑制大鼠甲醛性足跖肿胀，使浆液分泌减少，促进组织再生和愈合。鱼腥草素、槲皮素、槲皮苷及异槲皮苷能显著抑制巴豆油、二甲苯所致小鼠耳肿胀或皮肤毛细血管通透性亢进，对醋酸所致腹腔毛细血管染料渗出也有显著的抑制作用。其抗炎机制与抑制 COX、影响花生四烯酸的代谢有关。

3. 抗过敏　鱼腥草挥发油具有显著的抗过敏作用。对卵清蛋白、组胺、乙酰胆碱（ACh）等所致豚鼠离体回肠的过敏性收缩有明显的拮抗作用，也能明显拮抗喷雾卵清蛋白所致豚鼠过敏性哮喘的发生。

4. 增强免疫　鱼腥草能明显促进白细胞和巨噬细胞的吞噬功能，提高血清备解素水平。合成鱼腥草素也有提高慢性气管炎患者白细胞吞噬金黄色葡萄球菌的能力和提高血清备解素的水平。这一作用对感染性疾病的治疗有重要意义。

5. 抗肿瘤　鱼腥草可通过提高巨噬细胞的吞噬能力而发挥抗肿瘤作用，也可直接部分抑制艾氏腹水癌细胞的有丝分裂。

【现代应用】

1. 呼吸道感染　鱼腥草注射液、复方鱼腥草片等可用于治疗呼吸道感染，如肺脓肿、小儿肺炎、大叶性肺炎、迁延性肺炎、急慢性支气管炎等。

2. 发热　鱼腥草注射液静脉滴注治疗急性发热、小儿上呼吸道感染发热、腮腺炎发热等有良好疗效。

3. 宫颈柱状上皮异位　鱼腥草素、冰片和椰油脂基质制成栓剂外用，治子宫颈轻、中度糜烂有效，亦用于盆腔炎、附件炎。

4. 皮肤病　鱼腥草蒸馏液局部外敷，治单纯性疱疹、脓皮病、疖痈和创口感染，尤以治单纯性疱疹为佳，对红皮病、银屑病亦有效。

5. 术后感染　鱼腥草注射液或鱼腥草加黄连素能防治胃次全切除术或其他外科术后感染，疗效显著而无毒副作用，并对静脉炎等有效。

【不良反应】鱼腥草注射液可引起过敏反应、输液反应、呼吸系统损伤以及血液系统、呼吸系统、消化系统、皮肤等的严重不良反应。

苦参
Kushen

【来源采制】本品为豆科植物苦参 *Sophora flavescens* Ait. 的干燥根。春、秋二季采挖，除去根头和小支根，洗净，干燥，或趁鲜切片，干燥。

【性味归经】味苦，性寒。归心、肝、胃、大肠、膀胱经。

【功能主治】具有清热燥湿，杀虫，利尿的功能。用于热痢，便血，黄疸尿闭，赤白带下，阴肿阴痒，湿疹，湿疮，皮肤瘙痒，疥癣麻风；外治滴虫性阴道炎。

【主要成分】主要成分为生物碱与黄酮类。已分离出 20 余种生物碱，合称苦参总碱。主要为苦参碱、氧化苦参碱、异苦参碱、槐果碱、槐胺碱、异槐果碱、槐定碱、槐醇碱等。还含有异苦参酮、苦参醇、新苦参醇等黄酮类化合物，以及游离氨基酸、脂肪酸、蔗糖等。

【药理作用】

1. 抗病原微生物

（1）抗菌 苦参水煎液对金黄色葡萄球菌、乙型溶血性链球菌、痢疾志贺菌、大肠埃希菌、变形杆菌、结核分枝杆菌等均有一定抑制作用，对絮状毛癣菌、黄癣菌、红色表皮癣菌等常见的皮肤致病性真菌也有不同程度的抑制作用。

（2）抗病毒 苦参提取物抗 HBeAg 有较好效果，与 ALT 的恢复正常呈平行关系。苦参碱、氧化苦参碱有直接抗乙肝病毒、抑制 HBV 及 HCV 增殖的作用，对柯萨奇 B 组病毒的作用也较强。干扰素是机体对抗病毒感染最重要的淋巴因子，具有广谱抗病毒及免疫调节作用，苦参生物碱可诱导人白细胞产生 α 干扰素，是其抗病毒感染的主要因素。

2. 抗炎 苦参碱对多种致炎剂（巴豆油、角叉菜胶和冰醋酸等）诱发的急性渗出性炎症有显著的对抗作用。苦参碱的抗炎机制可能与其抑制环核苷酸磷酸二酯酶的活性从而阻止肥大细胞释放组胺、稳定溶酶体膜减少炎性细胞因子的释放等有关。

3. 免疫抑制 苦参碱的免疫抑制作用最强。氧化苦参碱对 I 型超敏反应、反向皮肤超敏反应（II 型）、阿瑟氏反应 Arthus（III 型）及绵羊红细胞（SRBC）诱导的迟发型超敏反应（IV 型）均有显著的抑制作用。氧化苦参碱显著降低肥大细胞膜流动性、加强膜稳定性是其抑制肥大细胞组胺释放的重要原因。

4. 抗肿瘤 苦参、苦参总碱、苦参碱、氧化苦参碱、苦参煎剂等均有明显的抗肿瘤活性，对恶性葡萄胎、绒毛膜癌、子宫癌、S180 肉瘤、艾氏腹水瘤等均有不同程度的抑制作用。其作用机制是多方面的：①选择性杀伤肿瘤细胞；②抑制肿瘤细胞增殖，其作用有时间和剂量依赖性；③促进肿瘤细胞良性分化；④诱导肿瘤细胞的凋亡，为一种有效的端粒酶活性抑制剂；⑤抑制黏附因子的表达，减轻内皮细胞的通透性，减轻肿瘤转移；⑥抑制肿瘤血管形成，可减少肿瘤细胞转移。苦参抗肿瘤的特点是毒性低，对骨髓和机体免疫功能没有抑制作用。

5. 保肝 苦参碱能降低化学性和免疫性肝损伤动物血清 ALT 和 AST 水平，减轻肝细胞脂肪变性和炎症反应；对 CCl_4 诱导的实验性肝纤维化，苦参碱能减轻肝细胞变性、坏死及纤维组织的形成。

6. 对心血管系统的作用

（1）抗心律失常 苦参注射液、苦参总碱、苦参碱、氧化苦参碱、苦参总黄酮等多种成分对乌头碱、哇巴因、$BaCl_2$、Ad 等诱发的动物实验性心律失常均有对抗作用。苦参碱等生物碱对心脏具有负性频率、负性传导和延长有效不应期的作用，是其抗心律失常作用的药理作用基础。又因苦参生物碱还具有正性肌力作用，通过影响心肌细胞膜 L 型钙通道，促进钙内流，可用于慢性心力衰竭合并心律失常，有较好的疗效。

（2）抗心肌缺血　苦参总碱能扩张冠状动脉，减轻垂体后叶素引起的急性心肌缺血，增加冠状动脉血流量，抑制 S－T 段下降和 T 波低平等心电图缺血变化。苦参还能扩张外周血管，降低外周阻力，从而减轻心脏负荷，降低心肌耗氧。氧化苦参碱有降低心率的作用，可使心肌舒张期供血时间延长，因此可明显改善心脏泵血功能。

此外，苦参尚有一定的解热、镇痛、镇静、平喘、升高白细胞、抗寄生虫等作用。

【现代应用】

1. 心律失常　苦参总碱肌内注射治疗有效。临床处方可辨证选择配伍山豆根、北豆根、黄连、葛根等。

2. 肿瘤　以苦参碱为主要成分的抗癌新药可用于治疗呼吸系统及消化系统肿瘤，尤其适用于肿瘤晚期不能耐受化疗的恶性肿瘤患者。

3. 肝炎　氧化苦参碱对慢性乙型肝炎轻－中度病例有较好的疗效，而且其安全性良好。不同制剂苦参碱可能使 HBcIgM、HBV－DNA、HBeAg 转阴。

4. 急慢性肠炎　各种复方苦参制剂可用于治疗滴虫性肠炎、慢性结肠炎、急性肠胃炎、细菌性痢疾等。

5. 感染性疾病　苦参注射液肌内注射治疗急性扁桃体炎、急性结膜炎、急性乳腺炎、牙周炎、外科感染和疖肿、肾盂肾炎、急性气管炎、急性淋巴结炎等。

6. 寄生虫病　苦参粉与等量葡萄糖、硼酸粉及枯矾粉混合，阴道局部外用治疗滴虫性阴道炎。苦参碱制成阴道栓剂，治疗真菌性及滴虫性阴道炎也有良效。50% 苦参煎剂保留灌肠治疗肠蛔虫、鞭毛虫病。

7. 皮肤病　苦参片、苦参总碱、苦参注射液用于治疗急慢性湿疹、荨麻疹、接触性皮炎、药物性剥脱性皮炎等。

【不良反应】苦参内服量过大会造成中毒，对中枢神经系统先兴奋后麻痹。症状可见头昏、头痛、烦躁、肢体麻木、呼吸急促、心率加快，继而见流涎、步伐不稳、痉挛、呼吸缓慢，最终因呼吸衰竭而死亡。

知母
Zhimu

【来源采制】本品为百合科植物知母 Anemarrhena asphodeloides Bge. 的干燥根茎。春、秋二季采挖，除去须根和泥沙，晒干，习称"毛知母"；或除去外皮，晒干。

【性味归经】味苦、甘，性寒。归肺、胃、肾经。

【功能主治】具有清热泻火，滋阴润燥的功能。用于外感热病，高热烦渴，肺热燥咳，骨蒸潮热，内热消渴，肠燥便秘。

【主要成分】根茎主含皂苷及其苷元。如知母皂苷 A－Ⅰ、A－Ⅱ、A－Ⅲ、A－Ⅳ、B－Ⅰ 和 B－Ⅱ，菝葜皂苷元。另含芒果苷、异芒果苷等。

【药理作用】

1. 抗病原微生物　知母煎剂对金黄色葡萄球菌、肺炎链球菌、痢疾志贺菌、伤寒沙门菌、副伤寒沙门菌、大肠埃希菌、结核分枝杆菌等有不同程度的抑制作用。对常见致病性皮肤真菌也有一定的抑制效果。

2. 解热、抗炎　知母浸膏皮下注射，能防止和治疗大肠埃希菌所致的高热，其解热作用慢而持久。知母解热的作用机制可能涉及多个环节：抑制细胞膜 Na^+，K^+－ATP 酶，使产热减少；抑制单胺氧化酶（MAO）活性，减少 5 - HT 代谢，影响体温调节中枢；抑制 COX，减少 PG 的合成。解热的有效成分为知母皂苷和菝葜皂苷元。知母还有抗炎作用，对角叉菜胶性足跖肿胀及棉球肉芽肿均有显著抑制作用。

3. 降血糖　知母水提物能降低正常兔的血糖水平，对四氧嘧啶糖尿病兔的作用更为明显。知母多糖灌胃，可使正常小鼠血糖及肝糖原含量明显降低，并可使四氧嘧啶高血糖小鼠血糖降低，腹腔注射也有明显效果。

4. 减轻激素副作用　知母单味或加生地、甘草煎液灌服，均能使受地塞米松抑制的大鼠血浆皮质醇浓度升高，使之接近正常血浓度，并可防止肾上腺萎缩。给兔灌服知母水煎剂，亦有同样作用。临床亦发现，生地知母甘草汤与激素同服时，能减少激素的副作用。

5. 抑制交感神经 β 受体功能　知母及其皂苷元可使阴虚证患者心率减慢，血清、肾上腺和脑内多巴胺 β - 羟化酶活性降低，使 NA 合成和释放减少；使阴虚模型动物脑、肾中 β 受体功能下降，血中 cAMP 含量减少，从而导致交感 - 肾上腺髓质系统功能降低。知母为滋阴泻火的要药，其药理作用基础可能与调节交感神经 β 受体功能有密切关系。

6. 改善学习记忆　知母皂苷元能提高东莨菪碱、亚硝酸钠、乙醇所致记忆障碍小鼠的学习记忆功能；改善多种痴呆动物模型的学习记忆功能，上调痴呆动物模型脑内 M 受体密度，升高脑组织脑源性神经生长因子（BDNF）的水平，保护胆碱能神经元，从而改善其学习记忆能力。

此外，知母还有抗氧化、抗肿瘤、抑制血小板聚集、降血脂、降血压等作用。

【现代应用】

1. 慢性消耗性疾病　恶性肿瘤、结核病、甲亢、术后等体质衰弱，身体消瘦，伴潮热、汗出、舌红少苔，属于阴虚证患者。知母及复方可缓解化疗、放疗、手术副作用，提高疗效，增强体质。

2. 肺结核潮热　单用知母或者用二母丸。临床处方可辨证选配百部、黄连、黄柏等，也可选用知柏地黄丸。

3. 糖尿病　以知母为重要组成的著名经典方剂——知柏地黄丸、人参白虎汤对糖尿病均有较好的疗效。

4. 感染性发热　以知母为重要组成的著名清热泻火方——白虎汤，常用于流行性乙型脑炎、流行性出血热、肺部感染以及其他多种感染性疾病发热的治疗。

【不良反应】知母易发生胃肠道反应，如食欲减退、恶心、呕吐等。

牛黄

Niuhuang

【来源采制】本品为牛科动物牛 *Bos taurus domesticus* Gmelin 的干燥胆结石，称天然牛黄。宰牛时，如发现有牛黄，即滤去胆汁，将牛黄取出，除去外部薄膜，阴干。人工牛黄则由牛胆粉、胆酸、猪去氧胆酸、牛磺酸、胆红素、胆固醇、微量元素等加工制成。

【性味归经】味甘，性凉。归心、肝经。

【功能主治】具有清心，豁痰，开窍，凉肝，息风，解毒的功能。用于热病神昏，中风痰迷，惊痫抽搐，癫痫发狂，咽喉肿痛，口舌生疮，痈肿疔疮。人工牛黄有清热解毒，化痰定惊的功能。用于痰热谵狂，神昏不语，小儿急惊风，咽喉肿痛，口舌生疮，痈肿疔疮。

【主要成分】天然牛黄和人工牛黄的主要成分有胆汁酸（包括胆酸、去氧胆酸）、胆红素、牛磺酸及 19 种氨基酸，并含胆固醇、麦角固醇、卵磷脂及铜、铁、锌、镁等金属盐。

【药理作用】

1. 抗病原微生物

（1）抗菌　牛黄所含的胆汁酸盐对肺炎链球菌、溶血性链球菌、结核分枝杆菌有抑制作用。牛胆汁能显著抑制百日咳鲍特菌的生长。人工牛黄对金黄色葡萄球菌有抑制作用。

（2）抗病毒　体外试验中，牛黄能直接灭活流行性乙型脑炎病毒，人工牛黄、去氧胆酸钠、胆酸与胆红素都有一定的保护效果。牛黄对乙脑病毒的灭活是在毒血症阶段，不在脑内繁殖阶段，故对脑内感染的乙脑病毒无效。

2. 解热　牛黄有解热作用，可明显降低酵母、2,4-二硝基酚引起的大鼠发热，腹腔注射牛黄可使正常大鼠体温下降，其解热的主要有效成分为牛磺酸。

3. 抗炎　牛黄、培育牛黄、人工合成牛黄以及牛黄的成分胆酸、去氧胆酸和牛磺酸对多种致炎剂引起的炎症反应有明显抑制作用，这是牛黄治疗感染性疾病的药理作用基础之一。

4. 镇静、抗惊厥　人工培育牛黄、人工牛黄、牛胆酸、胆酸钙均有不同程度的镇静效果，可显著减少小鼠自发活动，增强水合氯醛、吗啡及巴比妥类的镇静作用，对抗咖啡因、樟脑等引起的中枢兴奋作用。牛黄和牛磺酸可对抗多种致惊剂的惊厥作用，能明显延长小鼠由士的宁引起惊厥的潜伏期。牛黄的镇静、抗惊厥作用是其"凉血热、息肝风"功能的药理作用基础。

5. 降压　牛黄、牛磺酸水溶液可降低自发性或肾性高血压大鼠的血压，并延缓高血压发展，作用显著而持久。胆酸钙、去氧胆酸、胆红素以及牛磺酸等成分均有不同程度的降压作用，其降压机制可能与扩张血管、抗肾上腺素作用或中枢抑制性降压有关。

6. 强心　天然牛黄具有显著性强心作用，能明显增强离体蛙心、豚鼠心脏及猫心乳头肌的心肌收缩力，同时使心率增加。牛磺酸可能是强心的主要有效成分。

7. 抗心律失常　天然牛黄具有调节心脏节律的作用，能防治多种实验性心律失常，并能增强多种抗心律失常药的作用，主要成分是牛磺酸。牛磺酸能稳定细胞膜，对心肌 Ca^{2+} 内流有双向调节作用。

此外，牛黄还有抗凝血、祛痰、镇咳、平喘、保肝、利胆等药理作用。

【现代应用】

1. 高热惊痫　临床可用传统中成药安宫牛黄丸、紫雪丹、牛黄清心丸等治疗支气管肺炎、上呼吸道感染、流行性脑脊髓膜炎、流行性乙型脑炎等所致小儿高热、惊厥，疗效显著。

2. 急性呼吸道感染　对于流行性感冒等上呼吸道感染、急性肺炎、支气管炎伴发热及局部炎症的疾病，常用牛黄配制的成药如牛黄清心丸、牛黄上清丸等治疗。

3. 高血压　牛黄、安宫降压丸、牛黄降压丸在心脑血管疾病中应用广泛，有降低血压的效果。

4. 其他　含牛黄的六神丸、片仔癀胶囊用于急性咽炎、扁桃体炎、病毒性肝炎。牛黄醒脑注射液用于新生儿和婴儿呼吸暂停、抢救农药中毒。

【不良反应】个别人服用牛黄解毒丸（片）后发生皮肤过敏反应甚至过敏性休克。

牡丹皮
Mudanpi

【来源采制】本品为毛茛科植物牡丹 *Paeonia suffruticosa* Andr. 的干燥根皮。秋季采挖根部，除去细根和泥沙，剥取根皮，晒干；或刮去粗皮，除去木心，晒干。前者习称"连丹皮"，后者习称"刮丹皮"。

【性味归经】味苦、辛，性微寒。归心、肝、肾经。

【功能主治】具有清热凉血，活血化瘀的功能。用于热入营血，温毒发斑，吐血衄血，夜热早凉，无汗骨蒸，经闭痛经，跌扑伤痛，痈肿疮毒。

【主要成分】 主要成分为牡丹酚、牡丹酚苷、牡丹酚原苷、牡丹酚新苷、芍药苷等。

【药理作用】

1. 抗菌 牡丹皮煎剂在体外对金黄色葡萄球菌、溶血性链球菌和肺炎链球菌、痢疾志贺菌、伤寒沙门菌、副伤寒沙门菌、大肠埃希菌、变形杆菌、铜绿假单胞菌、百日咳鲍特菌、枯草芽孢杆菌、霍乱弧菌等有不同程度的抑制作用。对铁锈色小孢子菌等多种皮肤真菌也有一定的抑制作用。牡丹酚是抗菌的有效成分之一。

2. 解热、镇痛 牡丹酚或其水溶性衍生物牡丹酚磺酸钠腹腔注射可使正常小鼠体温下降，对霍乱、伤寒、副伤寒三联菌苗引起的发热有解热作用。牡丹酚有镇痛作用，能提高热板刺激和压尾的痛阈值，减少醋酸所致的扭体反应次数。

3. 抗炎 牡丹酚对二甲苯、角叉菜胶、甲醛、鸡蛋清、组胺、5 – HT 等多种致炎剂引起的实验性动物炎症有显著的抑制作用，能减少炎性渗出，还可抑制佐剂型关节炎。

4. 抗过敏 牡丹皮水煎液及牡丹酚均有抗变态反应作用，能抑制绵羊红细胞引起的小鼠迟发型超敏反应和二硝基氟苯（DNFB）引起的小鼠耳郭接触性皮炎；对大鼠反向皮肤过敏反应（RCA），牡丹酚亦有明显的抑制作用。

5. 增强免疫功能 牡丹皮能增强非特异性免疫功能。牡丹皮的甲醇提取物、牡丹酚灌胃能显著增强小鼠网状内皮系统的吞噬功能，腹腔渗出液中细胞数明显增加。牡丹皮的正丁醇提取物或从其中分离出的单萜苷，也能增强体外培养巨噬细胞的吞噬能力。

此外，牡丹皮还有镇静、抗惊厥、抗癫痫、降压、抗血栓形成、抗动脉粥样硬化、抗心律失常等作用。

【现代应用】

1. 高热惊厥 用于治疗支气管肺炎、上呼吸道感染等所致小儿高热、惊厥，临床可用牡丹皮配伍牛黄、熊胆、生地黄等，如犀角地黄汤、清瘟败毒饮。

2. 原发性血小板减少性紫癜 重用丹皮（30g），与生地黄、玄参、赤芍配伍，如犀角地黄汤。或临床辨证选择配伍活血、补血中药组成复方使用，如配当归、熟地黄、黄芪等，或加入四物汤使用。

3. 疼痛 牡丹酚注射液肌内注射或穴位注射治疗术后疼痛、肌肉痛、神经痛、关节痛、痛经及风寒痹痛等有一定疗效。

4. 过敏性鼻炎 牡丹皮水煎液滴鼻。临床处方可辨证选择配伍大蓟、小蓟、白芷、辛夷等，或加入玉屏风散使用以预防发作。

5. 湿疹类皮肤病、皮肤瘙痒症 对湿疹样皮炎、神经性皮炎、慢性湿疹、皮肤瘙痒症、皮肤淀粉样病变等有一定疗效，临床处方可辨证选择配伍防风、紫草、青蒿等内服外洗。

【不良反应】 毒性较低。动物实验中，不同剂量对肝肾功能均无明显影响，各脏器无异常病理改变，大剂量组胃黏膜出现水肿，但无溃疡发生。

穿心莲
Chuanxinlian

【来源采制】 本品为爵床科植物穿心莲 *Andrographis paniculata* （Burm. f. ）Nees 的干燥地上部分。秋初茎叶茂盛时采割，晒干。

【性味归经】 味苦，性寒。归心、肺、大肠、膀胱经。

【功能主治】 具有清热解毒，凉血，消肿的功能。用于感冒发热，咽喉肿痛，口舌生疮，顿咳劳嗽，泄泻痢疾，热淋涩痛，痈肿疮疡，蛇虫咬伤。

【主要成分】 主要化学成分为二萜内酯类化合物，有穿心莲内酯（乙素）、去氧穿心莲内酯（甲素）、新穿心莲内酯（丙素）等；另含有黄酮类化合物。

【药理作用】

1. 抗病原微生物　穿心莲水煎液在体外试验中，对金黄色葡萄球菌、铜绿假单胞菌、大肠埃希菌、淋病奈瑟菌等均有抑制作用，但作用弱。根据体外试验和临床疗效观察比较发现，穿心莲内酯在体外对痢疾志贺菌、金黄色葡萄球菌等的作用弱，但临床用于痢疾和呼吸道感染效果明显；而穿心莲黄酮类成分在体外有较强的抗痢疾志贺菌活性，临床疗效却不佳。可见，穿心莲并不仅仅是通过直接作用于病原体来抗感染的，所以不能仅靠体外抗菌活性来衡量其抗感染作用。

2. 抗炎　穿心莲甲素、乙素、丙素等对多种致炎物（二甲苯、巴豆油等）引起的急性渗出性炎症均有显著的抑制作用，可以降低毛细血管的通透性，但对肉芽组织增生无明显影响，以穿心莲丁素的抗炎作用最强。

3. 对免疫功能的影响　肌内注射含穿心莲内酯及黄酮类化合物的穿心莲注射液，能显著增强小鼠腹腔巨噬细胞及外周血中性粒细胞吞噬金黄色葡萄球菌和白色念珠菌的能力，并提高外周血溶菌酶活性，可见穿心莲能增强机体的非特异性免疫。但是，灌胃给穿心莲内酯却使小鼠胸腺萎缩，网状内皮系统的功能受到抑制，显示免疫抑制作用。这说明，不同给药途径对穿心莲药理作用的影响较大。

4. 解热　穿心莲甲素、乙素、丙素等对伤寒沙门菌或副伤寒沙门菌引起的家兔发热有显著解热作用，对 2，4 - 二硝基酚引起的大鼠发热也有明显解热作用。其中，以穿心莲丁素的解热作用最强。

此外，穿心莲还有保肝、利胆、抗肿瘤、抗血小板聚集、抗心肌缺血等药理作用。

【现代应用】

1. 肠道感染　临床常用穿心莲内酯片、穿心莲乙素片、穿心莲甲素注射液等治疗急性肠炎和急性细菌性痢疾，疗效显著。

2. 呼吸道感染　穿心莲内酯片、穿心莲苷片、穿心莲甲素注射液等多种制剂是治疗上呼吸道感染的常用药，对急性扁桃体炎和咽炎也有较好疗效。穿琥宁注射液（主要成分为脱水穿心莲内酯琥珀酸半酯）对病毒性肺炎等疗效显著。

3. 皮肤病　穿心莲内酯注射液对湿疹、顽固性荨麻疹、神经性皮炎、带状疱疹等均有效。

【不良反应】 口服制剂的不良反应主要为胃部不适、食欲不振等消化道症状，大剂量会使血清 ALT 升高，停药后恢复正常。注射液偶可引起过敏反应甚至过敏性休克，应慎重使用。

地骨皮
Digupi

【来源采制】 本品为茄科植物枸杞 *Lycium chinense* Mill. 或宁夏枸杞 *Lycium barbarum* L. 的干燥根皮。春初和秋后采挖根部，洗净，剥取根皮，晒干。

【性味归经】 味甘，性寒。归肺、肝、肾经。

【功能主治】 具有凉血除蒸，清肺降火的功能。用于阴虚潮热，骨蒸盗汗，肺热咳嗽，咯血，衄血，内热消渴。

【主要成分】 根皮含甜菜碱、枸杞酰胺、β - 谷甾醇，柳杉酚、蜂蜜酸、亚油酸和桂皮酸。

【药理作用】

1. 抗病原微生物　地骨皮煎剂对金黄色葡萄球菌、伤寒沙门菌、甲型副伤寒沙门菌与福氏痢疾志贺菌有较强的抑制作用。对流感亚洲甲型京科 68 - 1 株所致细胞病变也有抑制作用。

2. 解热 地骨皮煎剂及乙醇提取物、水提取物、乙醚残渣水提物对实验性发热家兔有退热作用。对结核病引起的低热，有解热作用。

3. 降血糖 口服地骨皮煎剂可使正常家兔血糖下降，其短时间内先使血糖升高，然后持久降低，可维持 7~8 小时。地骨皮对小鼠葡萄糖性及肾上腺素性高血糖有降低作用，对糖尿病模型鼠胰岛 β 细胞形态结构的损害有一定减轻作用。

4. 降压 地骨皮煎剂对麻醉和正常动物均有降压作用，并伴有心率减慢、呼吸加快现象，其降压作用与中枢神经有关，可能为阻断交感神经末梢而直接舒张血管。提取的成分地骨皮甲素、枸杞素亦有降压作用。

5. 降血脂 地骨皮浸膏能使家兔血清 TC 含量下降，但对 TG 含量影响不大，甜菜碱可抑制脂肪肝。

6. 调节免疫功能 地骨皮煎剂可抑制正常小鼠脾细胞产生 IL-2，对环磷酰胺所致小鼠脾细胞 IL-2 降低有显著增强作用，对硫唑嘌呤所致 IL-2 异常增高有抑制作用。

此外，地骨皮还有镇静、兴奋子宫等作用。

【现代应用】

1. 糖尿病 地骨皮文火水煎液代茶饮。临床处方可辨证选择配伍知母、葛根、人参、黄芪、黄连等，或加入知柏地黄丸，或加入玉女煎、人参白虎汤。

2. 高血压 单味煎液服。临床处方可辨证选择配伍银杏叶、罗布麻叶、牡丹皮、夏枯草、决明子等，或加入天麻钩藤饮，或加入当归补血汤。

3. 肺结核 用于肺结核低热、肺热咳嗽。临床处方可辨证选择配伍百部、知母、白果、黄连等，或加入知柏地黄丸，或加入黄连解毒汤。

【不良反应】地骨皮毒性较小，大剂量煎剂口服后，可能出现恶心、呕吐、四肢无力、头晕、心悸等。

黄连解毒汤
Huanglian Jiedu Tang

【方剂组成】本方出自《肘后备急方》，名见《外台秘要》引崔氏方，由黄连 9g、黄芩 6g、黄柏 6g、栀子 9g 组成。

【功能主治】泻火解毒，清化湿热。用于三焦火毒证，症见壮热烦躁，口燥咽干，错语不眠；或热病吐血、衄血，或热甚发斑，或身热下利，或湿热黄疸，或外科痈疡等，小便黄赤，舌红苔黄，脉数有力。

【与功能主治相对应的主要药理作用】

1. 抗病原微生物 动物实验表明，黄连解毒汤对金黄色葡萄球菌所致小鼠感染有保护作用，能降低小鼠死亡率。体外抗菌试验也发现，黄连解毒汤对金黄色葡萄球菌、表皮葡萄球菌、痢疾志贺菌等多种细菌有抑制作用，方中各药在抗菌作用上有协同作用。

2. 抗内毒素 黄连解毒汤对细菌内毒素有明显的对抗作用，可降低金黄色葡萄球菌溶血素、凝血酶的效价，还可使内毒素血症时肾、脑等重要器官的营养血流量增加，降低死亡率。降低 IL-6、肿瘤坏死因子（TNF）的水平可能是其抗内毒素的重要机制。

3. 解热 黄连解毒汤具有明显的解热作用。临床上运用黄连解毒汤治疗各种发热性疾病如中风后发热、关节炎等均有较好疗效。实验研究也表明，黄连解毒汤对内毒素所致家兔发热、酵母所致大鼠发热以及伤寒、副伤寒菌苗所致小鼠体温升高等均有显著解热效果，其解热作用缓慢持久。

4. 抗炎 黄连解毒汤有明显的抗炎作用，对二甲苯所致小鼠耳肿胀，角叉菜胶性、卵清蛋白性、甲醛性大鼠足跖肿胀及醋酸所致小鼠腹腔毛细血管增加均有抑制作用。

5. 抗脑缺血损伤 黄连解毒汤能明显延长双侧颈总动脉结扎小鼠的存活时间，提高小鼠在常压密闭状态下对氧的利用能力以抗脑缺血缺氧。黄连解毒汤对脑缺血小鼠脑组织有较强的抗氧化作用，能显著降低脑缺血小鼠大脑皮质及海马组织中的 MDA 含量；提高脑缺血小鼠大脑皮质及海马组织中 SOD、GSH – Px 及过氧化氢酶（CAT）的活力。

此外，黄连解毒汤还具有明显的抗血栓形成、抗黏膜损伤、抗胃溃疡、降血压、降血糖、镇静等作用。

【现代应用】

1. 感染性疾病 黄连解毒汤对上呼吸道感染的治疗作用非常肯定，可治疗上呼吸道感染，预防患者在放疗、化疗中的感染；对外科感染性疾病、金黄色葡萄球菌感染合并脓毒血症以及肾病腹水并发性腹膜炎也均有作用。临床所用多为传统汤剂、胶囊剂。

2. 脑血管病及脑血管后遗症 黄连解毒汤治疗脑血管病具有良好效果，可改善患者脑损伤恢复期头昏、失眠、烦躁等症状。

3. 其他 黄连解毒汤加味可用于顽固性湿疹、宫颈柱状上皮异位、带状疱疹及高血压等。

白虎汤
Baihu Tang

【方剂组成】 本方出自《伤寒论》，由知母 18g、石膏 50g、甘草 6g、粳米 9g 组成。

【功能主治】 清热泻火。用于外寒入里化热或温邪入气分所致的大热、大汗、大渴、脉洪大等实热证。

【与功能主治相对应的主要药理作用】

1. 解热作用 临床报道，白虎汤治疗大叶性肺炎引起的壮热不解及小儿外感发热、风湿热等疗效较好。动物实验也表明，白虎汤腹腔注射对内毒素所致发热家兔有显著解热作用。白虎汤的解热作用与石膏所含钙密切相关，钙离子有很强的抑制产热中枢的作用，能抑制出汗和烦渴感，解除高热患者的大热、大汗和大渴。而肠道对石膏所含钙吸收的多少是影响其解热作用强弱的重要因素。石膏退热作用快但短暂，与知母合用可使体温下降快而持久。

2. 抗病原微生物 白虎汤煎剂对金黄色葡萄球菌、溶血性链球菌、肺炎链球菌等有一定抑制作用，还能显著降低流行性乙型脑炎病毒皮下感染小鼠的死亡率。

3. 增强免疫功能 白虎汤水煎醇沉制成的注射液能增强腹腔巨噬细胞的吞噬功能，显著提高吞噬率和吞噬指数，提高血清溶菌酶含量，促进淋巴细胞转化，提高再次免疫抗体滴度。

此外，白虎汤还有降血糖、降血脂等作用。

【现代应用】

1. 急性感染性疾病 本方常用于抑制感染性疾病，如流行性乙型脑炎、流行性出血热、细菌性或病毒性肺炎等属里热炽盛者，可降低病死率，减少后遗症。

2. 糖尿病 白虎汤常用于消渴病的治疗，消渴病相当于西医的糖尿病。

目标检测

一、名词解释题

1. 清热药

2. 里热证

二、简答题

1. 清热药的清热作用与该类药物的哪些药理作用有关？

2. 黄芩的主要药理作用有哪些？黄芩的主要有效成分是什么？

3. 黄连和小檗碱的抗菌谱有哪些？其抗菌机制是什么？

4. 哪些实验证明牛黄有镇静和抗惊厥作用？

5. 试述青蒿的药理作用和现代应用。

（贾彦敏）

书网融合……

📄 重点回顾

ℯ 微课

📱 习题

第七章　泻下药

PPT

学习目标

知识目标：

1. **掌握**　与泻下药功能有关的药理作用；大黄、芒硝、番泻叶、芫花等的主要药理作用。

2. **熟悉**　火麻仁、芦荟等常用中药及大承气汤等复方的主要药理作用。

3. **了解**　泻下药常用药物的主要成分、现代应用及不良反应。

技能目标：

能正确使用泻下药防病治病。

素质目标：

提高自主分析问题的能力，培养沟通协作的意识和能力。

📖 **导学情景**

情景描述：李某，女，50岁，曾患胆结石、胆囊炎和扩张性心肌病，因病痛缠身，活动量少，近日不思饮食，腹胀痛，七天未大便，发热（38℃），汗出，面色潮红，烦躁不安，手足躁扰，口干，舌红苔黄，脉洪实，血压正常，心电图异常，西医诊为急性肠梗阻，住院保守治疗，疗效不佳，邀中医诊治。中医开方处以大黄15g、芒硝30g、枳实15g、厚朴15g、生甘草5g，水煎分3次服。次日早晨，患者大便如羊屎，约有半痰盂，腹痛大减，体温正常，上述诸症均减，患者能安静入睡，2天后能进饮食，5天后出院。

情景分析：患者西医学诊断为急性肠梗阻，为临床常见急腹症之一，其症状痞、满、燥、实俱备，属中医里实证之范畴，故以大承气汤服之，疗效显著。

讨论：里实证的证候有哪些？大承气汤的功效主治是什么？

学前导语：大承气汤为中医著名的泻下方剂，中药药理学研究表明，大承气汤具有调节肠运动、抗病原微生物、抗炎等药理作用，对急腹症、神经内科疾病、术后胃肠恢复等均具有良好疗效。

第一节　概　述

凡能引起腹泻，或润滑大肠、促使排便的药物称为泻下药。本类药物多味苦、咸，性寒，归胃、大肠经；其主要功效为泻下通便、消除积滞、通腑泻热、祛除水饮，主要适用于大便秘结、肠道积滞、实热内积及水饮内停等里实证。根据泻下程度不同，泻下药可以分为攻下药、润下药和峻下逐水药。

里实证指的是由于肠胃实热内结，或痰饮、瘀血、食滞、虫积，或水饮内停所致的证候，症见壮热烦渴、大便秘结、腹胀痛拒按、烦躁甚至神昏谵语、苔黄、脉实等。从西医学角度看，这些证候多见于急性胰腺炎、急性胆囊炎、急性阑尾炎、急性单纯性肠梗阻、粘连性肠梗阻等多种急腹症，也见于某些急性传染性疾病，以及胸膜炎、腹膜炎、肝硬化腹水等胸腹积水。这些疾病往往伴随阻塞、炎症、病原微生物感染及积水，而泻下药可以通过泻下、利尿、抗病原微生物、抗炎、抗肿瘤等作用来治疗上述病证。本类药物以泻下作用为主，但与西药的泻下药不尽相同，其作用与临床应用比较广泛。

【与功能主治相对应的主要药理作用】

1. 泻下　泻下药及其复方均能使肠蠕动增加，均具有程度不同的泻下作用。根据其作用特点，可分为刺激性泻药、容积性泻药及润滑性泻药。

（1）刺激性泻药　本类药物大多含有某种刺激性成分，推动肠内容物运行而排便，大黄、番泻叶、芦荟等药物的致泻成分均为结合型蒽醌，口服抵达大肠后在细菌酶的作用下水解为苷元，刺激大肠黏膜下神经丛，使肠管蠕动增加而排便。牵牛子所含牵牛子苷、巴豆所含巴豆油以及芫花中的芫花酯均能强烈刺激肠黏膜，产生剧烈的泻下作用，以上均为刺激性泻药。

（2）容积性泻药　芒硝的主要成分为硫酸钠，口服后在肠腔内不能被吸收，发挥高渗作用，使肠腔保留大量水分，肠容积增大，刺激肠壁，促进肠蠕动而泻下，为容积性泻药。

（3）润滑性泻药　火麻仁、郁李仁等含有大量的脂肪油，使肠道润滑，粪便软化，同时脂肪油在碱性肠液中能分解产生脂肪酸，可对肠壁产生温和的刺激而具有润肠通便作用，为润滑性泻药。

2. 利尿　芫花、大戟、商陆、牵牛子、大黄等均有不同程度的利尿作用。芫花煎剂给大鼠灌胃可明显促进大鼠的水钠排泄，增加其尿量。大戟可对实验性腹水大鼠产生明显的利尿作用。大黄所含蒽醌类成分有轻度利尿作用。

3. 抗病原微生物　大黄、芦荟所含大黄酸、大黄素、芦荟大黄素等对多种细菌、某些致病真菌、病毒具有抑制作用。商陆、番泻叶的煎剂以及芫花的水、醇提取物等对肺炎链球菌、流感嗜血杆菌、痢疾志贺菌及某些皮肤真菌分别有不同程度的抑制作用。

4. 抗炎　大黄、商陆具有明显的抗炎作用，能抑制炎症早期水肿及后期肉芽组织的增生。大黄的抗炎机制主要与抑制花生四烯酸代谢有关，大黄素可通过抑制 NF－κB 信号活化，抑制多种黏附因子的表达来发挥抗炎作用。商陆皂苷是通过兴奋垂体－肾上腺皮质系统来发挥抗炎作用。芒硝、芦荟也有一定的抗炎作用。

5. 抗肿瘤　大黄、芫花、商陆、芦荟、甘遂、大戟均具有抗肿瘤作用。大黄酸、大黄素及芦荟大黄素能抑制小鼠黑色素瘤、乳腺癌和艾氏腹水癌，其抗癌机制可能与抑制肿瘤细胞代谢以及影响其RNA、DNA 和蛋白质合成有关。甘遂中的二萜类、三萜类化合物亦具有抗肿瘤作用。

✎ **练一练**

下列不属于泻下药的主要药理作用的是（　）

A. 泻下　　　　　　　B. 抗菌　　　　　　　C. 抗肿瘤

D. 解热　　　　　　　E. 抗炎

答案解析

【常用药物与方剂】泻下药常用药物有大黄、芒硝、番泻叶、芦荟 、芫花、商陆、大戟、甘遂、牵牛子、火麻仁、郁李仁等。常用复方有大承气汤等。常用药物与方剂的主要药理作用见表7-1。

表7-1 泻下药常用药物与方剂主要药理作用简表

类别	药物	传统功效	泻下通便	排除水饮	消积导滞	清热利湿	攻逐瘀血
		药理作用	泻下	利尿	抗病原体	抗炎	抗肿瘤
攻下药	大黄		+	+	+	+	+
	芒硝		+				
	番泻叶		+		+		
	芦荟		+		+		+
	大承气汤		+		+	+	
润下药	火麻仁		+				
	郁李仁		+				
	五仁丸		+				
峻下逐水药	甘遂		+				+
	芫花		+	+			+
	商陆		+	+	+	+	+
	大戟		+	+			+
	牵牛子		+	+			

第二节 常用药物

大黄 e 微课

Dahuang

【来源采制】本品为蓼科植物掌叶大黄 *Rheum palmatum* L. 、唐古特大黄 *Rheum tanguticum* Maxim. ex Balf. 或药用大黄 *Rheum officinale* Baill. 的干燥根和根茎。秋末茎叶枯萎或次春发芽前采挖，除去细根，刮去外皮，切瓣或段，绳穿成串干燥或直接干燥。

【性味归经】味苦，性寒。归脾、胃、大肠、肝、心包经。

【功能主治】具有泻下攻积，清热泻火，凉血解毒，逐瘀通经、利湿退黄的功能。用于实热积滞便秘，血热吐衄，目赤咽肿，痈肿疔疮，肠痈腹痛，瘀血经闭，产后瘀阻，跌打损伤，湿热痢疾，黄疸尿赤，淋证，水肿；外治烧烫伤。

【主要成分】主含蒽醌类、蒽酮类以及鞣质类成分。大黄总蒽醌含量为1.14%~5.19%，分为游离型和结合型。少部分为游离型蒽醌（苷元），如大黄素、大黄酸、大黄酚、芦荟大黄素、大黄素甲醚等；大部分为结合型蒽醌（苷），由游离型蒽醌与葡萄糖结合而成，如大黄素葡萄糖苷、大黄酸葡萄糖苷、大黄酚葡萄糖苷等。蒽酮类包括大黄二蒽酮A、B、C，掌叶二蒽酮A、B、C和番泻苷A、B、C、D、E、F等。鞣质类主要包括没食子酸、D-儿茶素和大黄四聚素等。此外，还含有多糖、有机酸、黄酮类以及二苯乙烯类等。

【药理作用】

1. 泻下 大黄有明显的泻下作用，口服后一般6~10小时排出稀便。泻下的主要成分为结合型蒽醌和蒽酮类，以大黄酸苷和番泻苷A为主，其中以番泻苷A作用最强。大黄泻下作用的部位在大肠，能明显兴奋结肠电活动，但对小肠几乎无影响，故不影响小肠对营养物质的吸收。目前认为大黄的泻下机制与以下因素有关：①口服后，大黄中的结合型蒽醌大部分未经小肠吸收而进入大肠，被肠内细菌的酶水解为游离型大黄酸蒽酮和大黄酸，刺激肠黏膜和肠壁肌层内神经丛，促进结肠蠕动而产生刺激性致泻作用；②大黄酸蒽酮能抑制肠平滑肌细胞细胞膜上的 Na^+、K^+-ATP 酶，阻碍 Na^+ 转运，引起肠内渗透压升高，保留水分，使肠腔容积增大，从而促进肠蠕动，产生容积性致泻作用；③大黄酸蒽酮、大黄素具有胆碱样作用，可兴奋平滑肌上的 M 受体，加快肠蠕动；④大黄素也可刺激肠壁组织中的 5-HT 细胞，使 5-HT 分泌增加，促进肠道的收缩和肠液的分泌，导致泻下；⑤与调节结肠水通道蛋白（AQPs）表达有关。

此外，大黄的泻下作用与其煎煮时间及炮制方法相关。生大黄含结合型蒽醌较多，泻下作用强。大黄经炮制和久煎后，所含结合型蒽醌（苷）易水解成游离型蒽醌（苷元），后者在小肠内易被破坏，故泻下作用减弱；同时，久煎后，大黄含有的鞣质大量溶出，鞣质为大黄止泻的主要成分，对肠蠕动有抑制作用。如煎煮时间过长或经炒炭后，其中的蒽醌类被破坏而鞣质保留，此时大黄只具有止泻作用。

? 想一想

大黄泻下的主要成分有哪些？大黄泻下的机制包括哪些？

答案解析

2. 保肝、利胆　大黄对 CCl_4 所致大鼠肝损伤有明显的保护作用，可使血清 ALT 下降，减轻肝细胞的肿胀、变性和坏死。大黄可改善肝内微循环，恢复组织细胞的正常代谢和血液供应，促进肝细胞再生，并通过泻下作用使滞留在肠道内的病原菌毒素以及肠源性有毒物质加速排出，减轻毒素损害。大黄素可显著减轻肝组织纤维化程度，减少肝组织胶原蛋白含量，减轻肝细胞损伤。大黄素对胆汁淤积性肝炎有保护作用，其作用机制可能与上调肝脏中与胆汁酸代谢相关的转运蛋白 P-糖蛋白（P-gp）的表达以减少胆汁酸及其他有毒化合物在肝脏中的蓄积有关。大黄煎剂对乙型肝炎表面抗原（HBsAg）有明显抑制作用，并可激发人体产生干扰素，提高抗乙肝病毒能力。

大黄煎剂及大黄水提物、醇提物均能明显增加实验动物的胆汁分泌，增加胆红素和胆汁酸含量。同时，大黄能舒张奥狄括约肌，并收缩胆囊，从而促进胆汁排出。此外，大黄还能疏通肝内毛细胆管，加强胆管舒缩功能，缓解胆小管内胆汁的淤积。大黄的保肝利胆作用是其"除湿热、利湿退黄"功能的药理作用基础之一。

3. 抗胰腺炎　急性胰腺炎是多种病因导致的胰酶在胰腺内被激活后引起胰腺组织自身消化、水肿、出血甚至坏死的炎症反应。大黄是临床上治疗急性胰腺炎的常用药物，疗效迅速可靠。大黄及其成分，如大黄素、芦荟大黄素、大黄酸、糖蛋白、没食子酸等，对多种胰酶，如胰腺激肽释放酶、胰蛋白酶、胰脂肪酶、胰淀粉酶等均有抑制作用，从而减弱胰酶对胰腺细胞自身的消化作用。动物实验表明，大黄能促进急性胰腺炎模型动物病理损伤的修复，并防止 D-乙硫氨酸、糜蛋白酶、乙醇诱发的急性水肿型或出血坏死型胰腺炎的发生发展。

4. 抗病原微生物　大黄对多种细菌、致病真菌及病毒均具有抑制作用。大黄具有广谱抗菌作用，对厌氧菌、葡萄球菌、链球菌和淋球菌最敏感，其次是痢疾志贺菌、白喉棒状杆菌、伤寒沙门菌、炭疽芽孢杆菌。大黄主要的抑菌成分是游离型蒽醌，其中，芦荟大黄素、大黄素、大黄酸的抗菌活性较强。大黄的抗菌机制主要是抑制细菌核酸和蛋白质的生物合成以及抑制细菌生物氧化酶系。大黄在体外对部分致病真菌，如同心性毛癣菌、铁锈色小孢子菌、堇色毛癣菌等，均具有较高的敏感性。大黄在体外对流感病毒、单纯疱疹病毒、乙肝病毒、柯萨奇病毒等均有不同程度的抑制作用。大黄能促进病毒诱生干扰素，提高干扰素水平，间接发挥抗病毒作用。

5. 抗炎　大黄对多种实验性炎症模型均具有显著的抗炎作用。大黄煎剂能明显抑制巴豆油所致小鼠耳肿胀以及蛋清、甲醛所致大鼠足肿胀和大鼠棉球肉芽肿，对炎症早期的渗出、水肿和后期结缔组织的增生均有显著的抑制作用。并且，大黄对于切除双侧肾上腺的大鼠仍有抗炎作用，说明其抗炎作用可能与垂体-肾上腺皮质系统无关。目前认为大黄的抗炎机制主要与抑制花生四烯酸代谢有关，大黄可抑制 COX 的活性，使 PGE 合成减少，并能抑制 LTB_4 的合成。此外，大黄素还能通过抑制 NF-κB 信号活化，抑制多种黏附因子的表达来发挥抗炎作用。

6. 止血 大黄能缩短出血时间，止血作用确切、见效快，止血的主要成分是 D-儿茶素、没食子酸。目前认为，其止血作用机制主要与以下几点相关：①增加血小板和纤维蛋白原含量，缩短凝血时间；②增加血小板表面活性，促进血小板黏附和聚集；③降低抗凝血酶-Ⅲ（AT-Ⅲ）的活性，从而增强凝血酶活力，加速血液凝固；④收缩局部损伤血管，降低血管通透性等。没食子酸还能增加 α_2-巨球蛋白的含量，降低纤溶酶含量或抑制其活性，从而抑制纤维蛋白溶解而止血。大黄炭止血效果好。大黄的止血作用是其"泻火凉血"功能的药理作用基础。

7. 改善血液流变性 大黄能改善血液流变性，降低血细胞比容、血沉、血黏度等指标，并能扩张血管，改善微循环，对于危重患者发生多器官功能衰竭（MODS）具有预防和保护作用。大黄能抑制细胞膜 Na^+，K^+-ATP 酶的活性，提高血浆渗透压，并通过渗透效应促使组织内水分向血管内转移，使血液稀释，解除微循环障碍。该作用为大黄"活血、逐瘀通经"功能主治的药理作用基础。

8. 抗肿瘤 大黄蒽醌衍生物、大黄酸、大黄素和芦荟大黄素对黑色素瘤、乳腺癌、艾氏腹水癌均有抑制作用，大黄 D-儿茶素能抑制淋巴肉瘤的生长。大黄可影响癌细胞代谢的多个环节，能抑制瘤细胞的呼吸及氨基酸、糖代谢的过程，并能降低肿瘤细胞的 DNA、RNA 和蛋白质的生物合成，从而抑制肿瘤细胞的增殖，但对宿主正常细胞无明显影响。大黄还能显著提高小鼠细胞免疫功能，促进淋巴细胞增殖和 IL-2 的合成，起到间接抗癌作用。大黄的抗肿瘤作用与其"破癥瘕积聚"的功能主治相一致。

9. 利尿、改善肾功能 大黄的多种成分如大黄素、大黄酸、芦荟大黄素均具有明显的利尿作用，能竞争性抑制肾髓质的 Na^+，K^+-ATP 酶活性，促进 Na^+、K^+ 以及水分的排出。大黄能显著降低氮质血症、慢性肾衰竭患者及动物模型血中尿素氮及肌酐的含量，改善肾功能，延缓疾病发展。其作用机制可能有以下几方面：泻下作用使肠内氨基酸吸收减少；血中必需氨基酸增高使蛋白质合成增加；抑制体蛋白分解从而减少尿素氮来源；促进尿素和肌酐排泄；抑制肾代偿性肥大，缓解高代谢状态。利尿及改善肾功能的作用是大黄"除湿"功能的微观依据。

10. 其他

（1）解热 大黄水煎液可明显降低肺炎双球菌感染发热家兔的肛温，并显著降低第三脑室灌流液中 PGE 的含量。大黄对内毒素所致家兔发热也有明显的抑制作用，并可影响其血浆中 cAMP 和 cGMP 的含量及比值。大黄解热作用机制与减少中枢致热介质 PGE 和 cAMP、抑制细胞膜上 Na^+，K^+-ATP 酶活性及机体氧化磷酸化过程、减少 ATP 生成和产热、降低能量代谢水平等有关。

（2）抗溃疡 大黄具有抗消化性溃疡作用，能够明显缩小应激性胃溃疡大鼠、幽门结扎型胃溃疡大鼠的溃疡面积、出血面积，减少出血灶数量，并降低胃液分泌量，降低胃液游离酸度及胃蛋白酶活性。大黄水煎液对乙醇诱导的胃黏膜损伤模型大鼠具有明显的胃黏膜保护作用，其机制可能与提高胃黏膜保护因子 PGE_2 的含量有关。此外，大黄素、芦荟大黄素、大黄酚、大黄酸等对幽门螺杆菌均有抑制作用，这是大黄抗溃疡病的另一个机制。

（3）降血脂 大黄能明显降低高脂血症动物模型血清和肝脏中 TC、TG、低密度脂蛋白（LDL）、极低密度脂蛋白（VLDL）和 LPO 的含量，此作用可能与大黄泻下通便而影响肠道对胆固醇的吸收有关。

【现代应用】

1. 便秘 口服生大黄煎剂或大黄流浸膏、大黄通便冲剂可排出软便。或用开水浸泡或取汁顿服或灌肠，用于缓解便秘或清洁肠道。以大黄为主的复方制剂（大承气汤、小承气汤、温脾汤）常用于治疗便秘。

2. 急腹症 对某些急腹症属实热积滞者，如急性肠梗阻、急性胆囊炎、急性阑尾炎、急性胰腺炎等，以大黄为主药，适当配伍清热解毒、活血化瘀药物，可取得良好效果，并免除患者手术治疗之痛苦。

3. 急性黄疸型肝炎、重症肝炎、肝性脑病 用生大黄煎汤顿服或保留灌肠，或口服精制大黄片或用50%大黄注射液，或用大柴胡汤、茵陈蒿汤治疗黄疸型肝炎、重症肝炎、肝性脑病等。

4. 急性肠炎、菌痢 大黄醇提片治疗急性肠炎、菌痢，效果良好，且使用方便、副作用小、价格低廉。

5. 出血 对胃溃疡、胃癌、肝硬化所致上消化道出血、急性出血性坏死性肠炎等，可用单味大黄粉或生大黄粉加0.8% NE溶液，疗效满意。对支气管扩张咯血，可用大黄醇提片止血。对鼻衄、痔疮等出血，局部使用生大黄粉有效。大黄还用于大量肺出血、蛛网膜下腔出血、产后出血、便血、血崩等。

6. 急性呼吸道感染 急性肺炎、急性扁桃体炎、口腔炎、咽喉炎，临床处方可辨证选择配伍黄芩、黄连、金银花、连翘、葛根、柴胡，可用黄连解毒汤，或用三黄泻心汤、凉膈散。

7. 急慢性肾衰竭 大黄制剂口服、静脉滴注或灌肠等治疗肾衰竭可改善肾功能。口服大黄人参浸出液治疗急性肾衰有较好效果。大黄水煎液保留灌肠治疗慢性肾衰竭者疗效较佳。长期口服小剂量大黄制剂，或以大黄为主的复方制剂保留灌肠，能有效延缓慢性肾衰的发展。

8. 高脂血症、肥胖病 大黄粉、糖浆、浸膏片、冲剂及醇提片用于降脂，或治疗肥胖症。

9. 烧伤 大黄醇浸液喷涂，对于Ⅰ～Ⅲ度烧伤有良好的抗感染、减少渗出、促进愈合的作用。

此外，大黄尚可用于治疗复发性口疮、急性淋病、眼科疾病、骨伤疾病以及多器官功能衰竭综合征等。

【不良反应】 大黄毒性低，但生、鲜大黄过量使用可引起恶心、呕吐、腹痛、头昏、小便黄染等。大黄蒽醌类成分具有肝毒性，长期服用蒽醌类泻药可致水盐代谢紊乱和肠功能紊乱，并造成"泻剂结肠"。大黄所含鞣质有收敛止泻作用，停药后可引起继发性便秘。妊娠期、月经期、哺乳期慎用。研究显示，蒽醌类成分具有遗传毒性、致癌及致突变作用，需引起重视。

芒硝
Mangxiao

【来源采制】 本品为硫酸盐类矿物芒硝族芒硝，经加工精制而成的结晶体。主含含水硫酸钠（$Na_2SO_4 \cdot 10H_2O$）。为白色粉末。

【性味归经】 味咸、苦，性寒。归胃、大肠经。

【功能主治】 具有泻下通便，润燥软坚，清火消肿的功能。用于实热积滞，大便燥结，腹满胀痛；外治咽喉肿痛，口舌生疮，牙龈肿痛，目赤，痈肿，丹毒。

【主要成分】 主含含水硫酸钠（$Na_2SO_4 \cdot 10H_2O$），为白色粉末。芒硝经风化干燥制得的无水硫酸钠，称玄明粉。

【药理作用】

1. 泻下 芒硝口服后，产生大量硫酸根离子，不易被肠壁吸收，使肠腔内渗透压明显增高，抑制肠内水分的吸收，致使肠液积留肠腔，肠内容积扩大，刺激肠壁引起肠蠕动增强而产生泻下作用。芒硝的泻下作用与饮水量有关，饮水量多则泻下作用出现快，一般于服药后 4~6 小时排出稀便。芒硝对大肠、小肠均有作用，由于小肠蠕动加快，肠内容积物急速通过小肠，会影响营养物的吸收。

2. 利胆 芒硝少量多次口服，可刺激小肠壶腹部，反射性地引起胆囊收缩，胆道括约肌松弛，促进胆汁排出。

3. 抗炎 芒硝外用能清热消肿，可用于治疗咽喉肿痛、口疮、疮疡等，与其抗炎作用有关。用 10%~25% 芒硝溶液外敷可加快淋巴循环，增强单核吞噬细胞的吞噬功能从而产生抗炎作用。

4. 利尿 4.3% 硫酸钠无菌溶液静脉注射，有利尿作用。

5. 抗肿瘤 芒硝可使致癌剂的促癌和诱癌率明显下降，其抗肿瘤的机制可能与以下方面有关：酸化肠道内环境；减少脱氧胆酸（DCA）含量；抑制肠上皮细胞 DNA 合成，减少 S 期细胞数量，降低细胞对致癌物质的敏感性等。

【现代应用】

1. 便秘、术后腹胀、腹痛 芒硝配伍大黄组成的复方制剂（大承气汤、小承气汤）常用于治疗便秘、术后腹胀或腹痛，效果显著。

2. 清洁肠道 结肠镜检查当日空腹服用芒硝胶囊，可清洁肠道。

3. 治疗多种炎性疾病 芒硝局部外用，可用于多种炎性疾病。玄明粉吹喉或滴眼，可治疗口腔炎、咽炎、扁桃体炎；芒硝水调外敷，可治疗多种外科感染，如急性乳腺炎、乳痈、丹毒、蜂窝织炎、疔肿未成肤者，还可用于血栓性浅静脉炎、血栓闭塞性脉管炎、鸡眼、冻疮，坐浴可治疗痔疮。

4. 利尿 用 4.3% 硫酸钠无菌溶液静脉滴注，可作为利尿剂治疗无尿症和尿毒症。

【不良反应】口服高浓度芒硝，可产生胃不适感、影响胃排空。水肿患者慎用。孕妇慎用，不宜与硫黄、三棱同用。

番泻叶
Fanxieye

【来源采制】本品为豆科植物狭叶番泻 Cassia angustifolia Vahl 或尖叶番泻 Cassia acutifolia Delile 的干燥小叶。

【性味归经】味甘、苦，性寒。归大肠经。

【功能主治】具有泻热行滞，通便，利水的功能。用于热结积滞，便秘腹痛，水肿胀满。

【主要成分】主要含蒽醌衍生物及二蒽酮类衍生物，主要成分为番泻叶苷 A、B、C、D、E、F，大黄酸葡萄糖苷、芦荟大黄素葡萄糖苷以及大黄酸、芦荟大黄素等。此外，尚含有黄酮类，如山奈素及番泻叶山奈苷等。

【药理作用】

1. 泻下 番泻叶泻下的主要成分为番泻苷 A、B。番泻苷在胃肠道内吸收很少，到达大肠后，在肠道菌酶的作用下，逐步分解转变成大黄酸蒽酮、大黄酸等泻下活性物质，这些活性产物可使肠道对水、电解质的吸收明显减少，增加肠腔的分泌，使肠腔容积增大，同时可引起结肠强烈蠕动，增加蠕动的频率、抑制非推进性收缩、加速肠道内容物的运输及大肠的排空。少量番泻苷吸收后，在肝中分解，分解产物经血行至大肠下部，通过兴奋骨盆神经节以收缩大肠，也可产生泻下作用。番泻叶的泻下作用及刺激性较含蒽醌类的其他泻药更强，故用于急性便秘更适合。

2. 抗菌 番泻叶对多种细菌，如大肠埃希菌、痢疾志贺菌、变形杆菌、甲型链球菌以及白色念珠菌等均具有抑制作用。

3. 止血 番泻叶粉口服后，可增加上消化道出血患者体内的血小板数量和纤维蛋白原含量，能缩短凝血时间、血浆复钙时间，缩短凝血活酶时间与血块收缩时间，有助于止血。30% 番泻叶水浸液在胃镜直视下喷洒于胃黏膜出血病灶，能即刻止血。番泻叶中的番泻苷具有显著的止血作用。

4. 其他 番泻叶中某些羟基蒽醌类成分具有一定的解痉作用，能使胆管等松弛。番泻叶有箭毒样作用，能在运动神经末梢和骨骼接头处阻断乙酰胆碱与 N_2 受体结合，引起肌肉松弛。

【现代应用】

1. 便秘 可用于治疗老年性及顽固性便秘、药物性便秘，对损伤后腹胀、便秘疗效较好。单用即可。

2. 腹部术后恢复 番泻叶浸剂灌肠可用于腹部手术的恢复，改善手术后胃肠迷走神经紊乱造成的肠蠕动减慢，消除消化运动功能障碍，恢复胃肠功能。用番泻叶开水冲服，可预防术后腹胀。

3. 急性胃及十二指肠出血 番泻叶粉口服对胃溃疡、十二指肠溃疡、胃癌等疾病引起的急性出血有效。

4. 治疗急性胰腺炎 以番泻叶开水泡服，治疗急性胰腺炎有效。对重症患者除口服外，可用番泻叶保留灌肠。

5. 腹部 X 线摄片、纤维结肠镜检和手术前清洁肠道 番泻叶泡水口服可替代灌肠清洁肠道。

【不良反应】 大量服用番泻叶能引起腹痛、恶心、呕吐等胃肠道反应和血压下降、四肢湿冷等循环系统症状，或者颜面部麻木、三叉神经区痛觉减退等神经系统中毒反应，以及低血钾。长期用药可致成瘾性，停药后可出现焦虑不安，全身疼痛，失眠，瞳孔放大，面热潮红，厌食，体温上升，呼吸加快，收缩压升高，体重下降等戒断症状。完全性肠梗阻、节段性回肠炎、溃疡性结肠炎、阑尾炎、原因不明的腹痛，10 岁以下儿童，孕妇及哺乳期妇女均应慎用或禁用。

👁**看一看**

便秘的防治

便秘主要是指排便次数减少、粪便量减少、粪便干结、排便费力等，是一种常见病、多发病，危害较大。目前治疗便秘的手段主要有药物治疗、调整生活方式、生物反馈治疗及手术治疗等。药物是主要治疗手段，常用药物包括聚乙二醇、乳果糖、开塞露、莫沙必利等西药，以及大黄、番泻叶、芦荟等泻下药的产品，如九制大黄丸、芦荟软胶囊、麻仁丸等。

调整生活方式对便秘的防治具有重要意义。要养成良好的排便习惯，定时如厕，集中注意力；注意调整饮食结构，保证每日充足的水分摄入，多进食蔬菜水果等富含纤维素的食物；加强体育锻炼，如慢跑、散步等可促进胃肠蠕动及排便，避免久坐、不动等不良习惯；适当进行腹部热敷按摩，改善胃肠道功能。

芫花
Yuanhua

【来源采制】 本品为瑞香科植物芫花 *Daphne genkwa* Sieb. et Zucc. 的干燥花蕾。春季花未开放时采收，除去杂质，干燥。

【性味归经】 味苦、辛，性温；有毒。归肺、脾、肾经。

【功能主治】 具有泻水逐饮的功能。外用杀虫疗疮。用于水肿胀满，胸腹积水，痰饮积聚，气逆咳喘，二便不利；外治疥癣秃疮，痈肿，冻疮。

【主要成分】 含二萜原酸酯类、黄酮类、香豆素类以及挥发油。二萜原酸酯类主要有芫花萜甲、乙、丙、丁、戊以及芫花烯等，黄酮类主要有芫花素、3 - 羟基芫花素、芹菜素、木犀草素；香豆素类主要有伞形花酯、西瑞香素、瑞香苷等；挥发油主要含棕榈酸、油酸、亚油酸、苯甲醛等。

【药理作用】

1. 泻下 生芫花与醋制芫花的煎剂、水浸剂或醇浸剂在小剂量时，均对兔和鼠离体肠均具有兴奋作用，可使肠蠕动增加而致泻；增加剂量则呈现抑制作用。小剂量的芫花醇浸液（1g/kg～3g/kg）对兔和犬有轻度导泻作用，大剂量的芫花煎剂（10g/kg～20g/kg）灌胃可引起40%～80%动物出现腹泻。

2. 利尿 动物实验表明，50%芫花煎剂灌胃或注射均具有利尿作用，且呈剂量依赖性，排尿的同时排钠率也明显增加。健康人口服芫花和家兔灌胃芫花后，均有显著利尿作用。芫花制品的利尿强度依次为：醋炙芫花 > 生芫花 > 高压蒸芫花 > 清蒸芫花 > 醋煮芫花。给麻醉犬静脉注射50%的芫花煎剂，可使尿量增加一倍以上，约维持20分钟；给大鼠腹腔注射3%氯化钠溶液制备腹水模型，灌胃10g/kg的芫花煎剂或醇浸剂，均有利尿作用。

3. 镇咳、祛痰 实验表明，醋制芫花与苯制芫花的醇、水提取液以及羟基芫花素可抑制氨水刺激引起的小鼠咳嗽，并可增加小鼠呼吸道酚红排泌量，具有镇咳、祛痰作用。其作用机制可能与减轻炎症、降低痰液黏滞度有关。

4. 抗白血病 瑞香科植物中的二萜原酸酯类大多都具有抗白血病活性。芫花中的芫花烯和芫花萜是其抗白血病的有效成分，低剂量的芫花烯即有显著的抗白血病活性。二者抗白血病的主要机制是抑制 DNA 聚合酶和嘌呤合成。

5. 镇痛、镇静、抗惊厥 芫花乙醇提取物腹腔注射可明显提高小鼠的痛阈值，减少小鼠疼痛扭体次数，显著减少电击所致尖叫动物数。其镇痛作用可被阿片受体特异性阻断剂纳洛酮所阻断，故认为其镇痛作用与兴奋阿片受体有关。芫花还能对抗士的宁和咖啡因所致小鼠惊厥，并能明显增强硫喷妥钠的麻醉作用。

6. 致流产 《本草纲目》记载，芫花有"催生去胎"之功效。芫花萜、芫花素可致多种妊娠动物流产，子宫内局部用药的作用强于静脉给药，胎盘主要病变为炎症和蜕膜细胞变性坏死。芫花可引起离体子宫产生明显收缩，收缩幅度增加，频率加快，节律增强，对宫体的兴奋作用强于宫颈。目前认为其致流产作用的主要机制是药物刺激子宫内膜产生炎症，使溶酶体破坏，释放大量磷脂酶 A，促使子宫蜕膜合成和释放 PG，兴奋子宫平滑肌产生收缩作用。同时，由于芫花损害胎盘组织，绒毛膜促性腺激素、雌激素水平均降低，也有利于子宫收缩。

【现代应用】

1. 终止妊娠 芫花根的乙醇浸出液和芫花萜制剂可用于中、晚期引产，芫花萜制剂还可代替人工流产用于抗早孕。

2. 支气管哮喘 芫花可治疗慢性支气管炎寒湿偏重者，疗效较好。

3. 杀虫疗疮 芫花外敷可杀虫疗癣，治疗秃疮、痈毒。芫花与红花的乙醇浸液外敷，可防治冻疮。

4. 腹水 配伍大戟、甘遂、大枣，如十枣汤；也可辨证选择配伍茯苓、白术、猪苓、泽泻、半边莲等。

5. 胸腔积液（渗出性胸膜炎） 有气喘上逆、呼吸困难、便秘、少尿、胸胁作痛、脉弦滑者，宜用芫花，适用于平素体质较好的青壮年患者。

【不良反应】芫花刺激性较强，口服后其不良反应主要有两类：一是神经系统症状，如头痛、头晕、耳鸣与四肢疼痛等；二是消化系统症状，如口干、胃部的烧灼感、恶心、呕吐与腹泻等。芫花萜用于中期引产时，少数病例出现发热、寒战或宫腔撕裂，宫颈发育差者宜慎用，不宜与甘草同用。体质虚弱，或有严重心脏病、溃疡病、消化道出血者及孕妇禁服。

火麻仁

Huomaren

【来源采制】 本品为桑科植物大麻 *Cannabis sativa* L. 的干燥成熟果实。秋季果实成熟时采收，除去杂质，晒干。

【性味归经】 味甘，性平。归脾、胃、大肠经。

【功能主治】 具有润肠通便的功能。用于血虚津亏，肠燥便秘。

【主要成分】 主含脂肪酸及其酯类、木脂素酰胺类、甾体类、大麻酚类、生物碱类、黄酮及其苷类、蛋白质、维生素及微量元素等。

【药理作用】

1. 泻下 火麻仁含有大量脂肪油，可润滑肠道，同时脂肪油在碱性肠液中可分解产生脂肪酸，对肠壁具有温和刺激作用，使肠蠕动增加，从而发挥润肠缓泻作用，为润滑性泻药。实验证明，25% 麻仁丸水剂对离体家兔肠管有兴奋作用，可引起肠管蠕动幅度增大、频率规律性加快。

2. 降压 向麻醉猫十二指肠内注入火麻仁乳剂，可使血压缓慢降低，而心率和呼吸未见明显变化。大鼠灌胃火麻仁，可使血压显著降低。麻醉犬股静脉注射火麻仁醇提物后，出现持久的降血压作用，且降压持续时间呈剂量依赖性。阿托品可对抗火麻仁醇提物的降血压作用。火麻仁中的大麻素可能为降血压的有效成分，降压作用可能与其抑制乙酰胆碱酯酶（AChE），使支配血管的胆碱能神经释放的 ACh 水解减少有关。

3. 降血脂 火麻仁可显著降低高脂血症大鼠血清 TC 水平。火麻仁油能明显降低大鼠血清 TC、TG、LDL 和 LPO 含量，升高 HDL 含量，并可减轻动脉壁内膜细胞及平滑肌细胞的病变程度，延缓和抑制动脉粥样硬化斑块的形成。

4. 镇静、抗惊厥和改善睡眠 火麻仁提取物腹腔注射可增强环己巴比妥钠的催眠作用并延长入睡时间，能抑制电刺激足底引起的小鼠激怒行为。同时，火麻仁提取物大麻酚和四氢大麻酚脑室给药可显著改善睡眠紊乱。

5. 改善学习和记忆功能 火麻仁提取物能有效地改善东莨菪碱、亚硝酸钠、乙醇、D-半乳糖引起的学习和记忆功能障碍，其机制与激活钙调节神经磷酸酶有关。火麻仁中的大麻素还可激活大麻素受体 1，强化情感学习可塑性和记忆形成。另外，大麻素能提高大脑的 ACh 水平和降低其更新率，进而抑制老年痴呆的过程。

此外，火麻仁还具有抗溃疡、利胆、抗氧化、抗疲劳和调节免疫、抗肿瘤等作用。

【现代应用】

1. 便秘 以火麻仁为主的复方（如麻子仁丸、润肠丸）常用于习惯性便秘、痔疮便秘以及老年体虚、产后血虚所致的肠燥便秘。

2. 术后胃肠功能减弱 以麻子仁汤加减用于胃溃疡、十二指肠溃疡、胃肿瘤、溃疡穿孔、剖腹产及子宫肌瘤等腹部手术后的胃肠功能恢复，疗效显著。

3. 高血压 麻子仁丸加味治疗高血压有一定疗效。可加入银杏叶、罗布麻叶、牡丹皮、白芍、钩藤、地龙、葛根等。

4. 皮炎 火麻仁油对神经性皮炎有较好的疗效，特别是对反复发作、长期外用皮质类固醇激素无效者治疗效果明显。

5. 咽炎 火麻仁水煎剂可治疗慢性咽炎。

【不良反应】 含有毒蕈碱和胆碱，大量服用（60～120g）可致中毒，症见恶心、呕吐、腹泻等消化系统症状，以及四肢麻木、烦躁不安、精神错乱、手舞足蹈、血压下降、昏睡以至昏迷、抽风等神经系统症状。

芦荟
Luhui

【来源采制】本品为百合科植物库拉索芦荟 *Aloe barbadensis* Miller、好望角芦荟 *Aloe ferox* Miller 或其他同属近缘植物叶的汁液浓缩干燥物。前者习称"老芦荟"，后者习称"新芦荟"。

【性味归经】味苦，性寒。归肝、胃、大肠经。

【功能主治】具有泻下通便，清肝泻火，杀虫疗疳的功能。用于热结便秘，惊痫抽搐，小儿疳积；外治癣疮。

【主要成分】芦荟叶的渗出液主含蒽醌类成分如芦荟大黄素苷、异芦荟大黄素苷、芦荟苷等，以及多种氨基酸如天冬氨酸、L-色氨酸等，多种有机酸如苹果酸、柠檬酸等，多种微量元素以及挥发油。

【药理作用】

1. 泻下 芦荟具有导泻作用，犬、猫口服后可致泻，能增加便秘小鼠的排便量，并增强肠蠕动，减少肠壁吸收水分。芦荟可明显促进大肠炭末推进运动，而对小肠无影响，提示其泻下的主要作用部位在大肠。芦荟泻下的成分为芦荟苷、芦荟大黄素等蒽醌类衍生物，此类成分可被肠内细菌代谢生成芦荟大黄素蒽酮，刺激肠蠕动并刺激黏液分泌、增加肠腔水分，发挥刺激性泻下作用。

2. 抗菌 芦荟提取物能有效抑制细菌生长，且能耐受高温短时的热处理。芦荟水浸液对腹股沟表皮癣菌、红色表皮癣菌等皮肤真菌均具有不同程度的抑制作用。芦荟大黄素对金黄色葡萄球菌、大肠埃希菌、福氏志贺菌、常见厌氧菌等均具有抑制作用，对厌氧菌中的脆弱类杆菌的抑制效果最强。

3. 抗炎、促进伤口愈合 局部外用或口服芦荟具有抗炎作用，可能是芦荟中的固醇类物质抑制花生四烯酸代谢途径而发挥作用。芦荟素、芦荟素 A 可抑制巴豆油或角叉菜胶所致的动物实验性炎症，作用与提高细胞膜和细胞骨架的稳定活性有关。芦荟凝胶对多种原因诱导的炎症均具有不同程度的抑制作用，其作用机制与其抑制 PG 的合成或增加淋巴细胞的渗透性有关。芦荟凝胶含有生长因子，能加速伤口的愈合。芦荟水浸物（10% 溶液）对人工结膜水肿的兔，可缩短治愈天数；对人工创伤的鼠背，也有轻度促进愈合的作用。芦荟多糖类制剂，可修复皮肤或其他组织创伤以及烧伤。将芦荟提取物做成油膏，对小鼠局部照射 X 线有轻度的保护作用。

4. 促进免疫与抗肿瘤 芦荟含免疫刺激物质，能增强小鼠对单核细胞增多性李斯特菌感染的抵抗能力。芦荟多糖类能增强小鼠淋巴细胞转化功能，并可提高腹腔巨噬细胞的增殖和吞噬功能，提高免疫力。芦荟醇提物、芦荟苦素在体内可抑制 S180 肉瘤和艾氏腹水癌、黑色素瘤以及肝实体瘤的生长，并延长肝癌腹水型小鼠的生存时间。

5. 延缓衰老 芦荟多糖有很好的延缓衰老作用。芦荟多糖可显著提高 D-半乳糖所致衰老模型小鼠 SOD、CAT 及 GSH-Px 的活力，降低血浆、脑匀浆及肝匀浆的 LPO 水平；显著拮抗衰老模型小鼠胸腺、脾脏及脑组织的萎缩，使胸腺皮质厚度增加、皮质细胞数增加，脾小结增大及淋巴细胞数增加。

【现代应用】

1. 便秘 复方芦荟胶囊可治疗便秘，效果良好。

2. 治疗皮肤疾病 普通化妆品中加入芦荟天然叶汁，可改善痤疮症状。还可用于治疗雀斑、黄褐斑、放疗后皮肤损伤以及轻度的撞伤、挫伤、冻伤、皮肤皲裂、疣子等。

3. 止血 芦荟外用可治疗拔牙、鼻衄、外伤出血、软组织损伤、肛裂、痔疮及下肢溃疡等引起的出血。

【不良反应】人食用芦荟类产品过多，会出现腹痛、腹泻、呕吐、肾炎、结肠黑变、泻素依赖等不良反应，临床观察到便秘患者长期服用芦荟或蒽醌类泻药，结肠黏膜色素沉积，导致结肠黏膜黑变病，因此芦荟不宜长期服用。

甘遂

Gansui

【来源采制】本品为大戟科植物甘遂 *Euphorbia kansui* T. N. Liou ex T. P. Wang 的干燥块根。春季开花前或秋末茎叶枯萎后采挖，撞去外皮，晒干。

【性味归经】味苦，性寒；有毒。归肺、肾、大肠经。

【功能主治】具有泻水逐饮，消肿散结的功能。用于水肿胀满，胸腹积水，痰饮积聚，气逆咳喘，二便不利，风痰癫痫，痈肿疮毒。

【主要成分】主含二萜类和三萜类化合物。二萜类主要为巨大戟二萜醇型，包括甘遂萜酯 A、B、C、D、E 和甘遂大戟萜酯 A、B、C、D；三萜类主要包括 γ－大戟醇、α－大戟甾醇、β－大戟甾醇、甘遂醇。此外，尚含有甾体化合物、异东莨菪素、棕榈酸、草酸、鞣质、树脂等。

【药理作用】

1. 泻下　甘遂属刺激性泻下，能刺激肠管，促进肠蠕动，产生泻下作用。60% 甘遂醇提取物对家兔的离体回肠平滑肌张力有兴奋作用，表现为肠道蠕动大幅度增加，强度增强。甘遂醇浸膏对小鼠有明显的泻下作用，可刺激肠黏膜，引起炎性充血和肠蠕动增加，导致峻烈泻下。

2. 抗肿瘤　甘遂中的二萜类化合物和三萜类化合物都具有抗肿瘤作用。甘遂提取物可抑制人类 HepG2 细胞、人上皮样肝癌 BEL－7402 细胞的生长，抑制小鼠 Hep、S180 瘤细胞的生长。现认为，甘遂提取物可能是通过破坏肿瘤细胞的细胞膜和线粒体来发挥抗肿瘤作用的。甘遂大戟萜酯 A 和大戟萜酯 B 可显著对抗 P388 淋巴细胞白血病。

3. 抗病毒　近年的研究表明，甘遂提取物对肺炎、肝炎以及流感病毒等具有显著的抑制作用。研究发现，甘遂醇提取物中的 4 种二萜类化合物对鸡新城疫病毒及亚甲型流感病毒有明显的抑制作用，其抗病毒活性可能是通过刺激淋巴细胞的增殖、增强杀伤病毒感染细胞的能力来实现的。另外，从甘遂中得到的巨大戟二萜醇型二萜酯类化合物对人类免疫缺陷病毒（HIV）也有很强的抑制作用。

4. 抗生育　甘遂注射液具有抗生育、引产的作用。甘遂能引起胎盘蜕膜组织及绒毛充血、出血、变性、坏死，胎儿各脏器充血、出血，对胎儿循环系统有损害；甘遂可提高母体血浆及羊水中的 PG 水平，诱发子宫收缩而流产。甘遂及其复方制剂对小鼠均有终止中期妊娠的作用，甘遂中起引产作用的有效成分为四环三萜类的大戟二烯醇。

【现代应用】

1. 水肿、胸水、腹水　由于甘遂作用峻猛，多于正气未衰时使用。配伍大戟、芫花、大枣，如十枣汤。

2. 尿毒症　甘遂通过导泻清除毒素，消除水肿、改善体内环境，可改善氮质血症及肾功能。

3. 疮痈肿毒　可用甘遂末水调外敷患处治疗疮痈肿毒，消肿散结。

4. 妊娠中期引产　50% 甘遂注射液羊膜腔内一次注射，引产成功率高。

【不良反应】甘遂毒副作用大，中毒后可出现恶心、呕吐、腹痛、腹泻、水样大便、里急后重，同时产生头痛、头晕、心悸、血压下降、脉搏细而弱、紫绀、谵语、体温下降、脱水、昏迷、痉挛、呼吸困难、瞳孔散大，最后可由于呼吸、循环衰竭而死亡。外用中毒者主要为皮肤黏膜刺激症状，可引起接触性皮炎和肌无力，严重者可造成肢体乏力、呼吸困难、恶心呕吐、头晕等症状。

大承气汤
Dachengqi Tang

【方剂组成】大承气汤出自《伤寒论》，为泻下剂，寒下。本方由大黄12g、厚朴24g、枳实12g、芒硝9g组成。

【功能主治】具有峻下热结的功能。主治阳明腑实证，大便不通，频转矢气，脘腹痞满，腹痛拒按，甚或潮热谵语，手足汗出，舌苔黄燥起刺，或焦黑燥裂，脉沉实；或热结旁流，下利清水；或里热实证之热厥、痉病或发狂等。

【与功能主治相对应的主要药理作用】

1. 调节肠运动　大承气汤具有显著的泻下作用，其泻下作用明显强于单用泻下药或单用行气药的作用，泻下机制为抑制肠道对葡萄糖和Na^+的吸收，增大肠腔渗透压，增加肠道容积，继而刺激肠壁，增强反射性肠蠕动。大承气汤对离体肠管有兴奋作用，此作用不被阿托品、六烃甲胺及丁基卡因所阻断。大承气汤对豚鼠离体回肠有兴奋作用，小剂量时随剂量加大而加强，大剂量时随剂量加大而减弱。大承气汤可促进肠管蠕动，增强肠张力，使血管活性肠肽（VIP）、P物质（SP）、胃动素（MTL）的释放增加，生长抑素（SS）水平也升高，使消化道处于新的动态平衡，有利于胃肠功能的恢复。目前认为，大承气汤增强肠蠕动的作用可能是直接作用于肠壁所致，其机制与引起结肠平滑肌细胞膜去极化，增加慢波电位发放，增加峰电位值，从而直接增加肠平滑肌电兴奋性有关。

结肠梗阻时，结肠平滑肌Ca^{2+}内流显著增加。大承气汤能明显抑制梗阻结肠平滑肌的Ca^{2+}内流，减轻肠道组织损伤，缓解肠梗阻症状；而对正常结肠平滑肌Ca^{2+}内流无明显影响。

2. 抗病原微生物　大承气汤对多种革兰阳性菌及革兰阴性菌均具有抗菌作用。大承气汤在体内外对金黄色葡萄球菌均有抑制或杀灭作用，并能控制或治疗由该菌引起的肠脓肿和肠粘连；对大肠埃希菌和变形杆菌亦有显著抑制作用，可使感染大肠埃希菌或变形杆菌动物的死亡率和菌血症发生率明显降低。体外试验表明，该方对哈夫尼亚菌、乙型副伤寒沙门菌、伤寒沙门菌、亚利桑那杆菌、福氏志贺菌、爱德华菌、雷极普罗菲登斯菌、肠炎沙门菌等均呈抑制效应，而对沙雷菌无抑制作用；对于厌氧菌属，尤其是大肠中占绝对优势的脆弱拟杆菌属具有强大的抗菌作用。

3. 抗内毒素　大承气汤对产生内毒素的肠道常见革兰阴性杆菌呈抑制效应，对内毒素有直接灭活作用。大承气汤能降低内毒素所致发热家兔的体温，并降低升高的白细胞数。对于静脉注射内毒素的家兔，大承气汤能降低其血浆和肝组织的LPO含量、升高肝组织和红细胞内SOD的活性，从而明显拮抗内毒素所致的自由基损害，保护肝线粒体，从而减轻内毒素对机体的损害。以酶联免疫吸附和放射免疫方法，检测腹内感染患者的血浆内毒素、TNF、PGE_2水平，结果显示，大承气汤治疗组的TNF检出率与含量明显降低，PGE_2的含量亦明显降低，说明大承气汤对于由内毒素介导的免疫细胞因子具有抑制作用。大承气汤对肠源性内毒素血症模型大鼠的心、肝、肺、肾的生化功能呈保护效应。将^{125}I标记的内毒素LPS（$^{125}I-LPS$）给大鼠灌胃，可观察到大承气汤能明显抑制腹膜炎大鼠肠源性内毒素移位，并可增加LPS的粪便排出量，提示可能是大承气汤的泻下作用可以直接排除肠道内毒素。另有研究表明，肠源性内毒素血症模型大鼠肝、肠黏膜组织中的一氧化氮合酶（NOS）活性明显升高，大承气汤可以显著抑内毒素血症时重要器官组织中NOS活性的升高，这可能是大承气汤防治中毒性休克及多脏器衰竭的重要生化机制之一。

4. 抗炎　大承气汤能降低毛细血管通透性；减少炎性渗出，抑制炎症的扩散。采用$^{125}I-$白蛋白（ALB）放射活性方法测定小鼠腹部血管通透性，结果显示，经尾静脉注入$^{125}I-ALB$后，大承气汤可降低腹部血管通透性，抑制其从血液循环渗出，减少其进入腹腔的量。大承气汤能够减少犬急性坏死性胰腺炎症反应时的腹水量和胰腺重量，提高红细胞免疫黏附功能。对于酵母多糖A诱导的小鼠全身炎症反应综合征（SIRS）模型，大承气汤可有效抑制内毒素的转移，有效减少 TNF-α、IL-6 等炎性细胞因子的产生。

5. 对实验性肺水肿及多脏器损伤的影响 大承气汤具有改善肺水肿、促进肺泡上皮增生特别是Ⅱ型上皮增生、保护多脏器功能、促进损伤修复的作用。其治疗作用可能与其促进水肿液的吸收、促进肺泡Ⅱ型上皮增生与修复、改善肺泡通气与血流灌注比值、保护多脏器以及保护内环境等多种作用有关。

【现代应用】

1. 急腹症 以大承气汤为基础方可治疗急腹症属实热积滞者，如急性胰腺炎、急性肠梗阻、急性阑尾炎等，可适当配伍清热解毒药或活血化瘀药。

2. 神经内科疾病 大承气汤加减常用于治疗神经内科疾病，如急性脑血管病、中枢神经感染性疾病、中枢性脑病、感染性精神障碍、癫狂症等属热结腑实者，或痰热腑实，或痰热上扰清窍。

3. 小儿肺炎 大承气汤加杏仁、桔梗、连翘等治疗小儿肺炎，用本方釜底抽薪以通腑泻热，疗效较好。

4. 术后胃肠恢复 大承气汤加味治疗术后肠胃功能低下、术后肠胀气、排空障碍及外科急腹症术后，效果显著。

此外，大承气汤加减还可以用于胃结石、肾绞痛、尿毒症、中风、严重创伤呼吸窘迫综合征等。

【不良反应】 大承气汤为峻下剂，用量过大可引起较重的腹痛、腹泻。凡气虚阴亏、燥结不甚，以及年老、体弱等应慎用；孕妇忌用；虚寒患者不宜使用。注意中病即止，以免损耗正气。

♥ **药爱生命**

急腹症是以急性腹痛为主要表现的腹腔脏器疾病的总称，具有起病急、病情重、病因复杂等特点，常见于急性阑尾炎、急性胆囊炎、胆道蛔虫病、急性肠梗阻、急性胰腺炎等。本病属中医学"腹痛""结胸""蛔厥""肠痈""寒疝"等范畴。中医在治疗急腹症方面经验丰富，疗效显著。

攻下法为中医治疗急腹症的主法，分为寒下、温下、峻下、润下。因急腹症大多为实证，且热证较为常见，寒下法应用较多。大黄、芒硝为寒下法的代表药物。大黄不仅有泻下作用，还具有清热解毒、化瘀等作用，并有较强的抗菌、抗炎功能，因此，大黄是治疗急性腹腔炎性疾患最常用的主药。芒硝除泻下及清热泻火的作用外，更有利胆作用，能增加管道分泌，促进管道蠕动，松弛括约肌，因此，芒硝又是胆石症的常用药物。大黄、芒硝及其组方大承气汤等，对多种急腹症均具有良好的效果，可快速缓解患者症状，使之"次日症减、数日即愈"，并免除患者手术治疗之痛苦。传统观念认为，中医药治病起效慢，中药只适用于慢病，而大黄等泻下药对急腹症的迅速起效打破了人们对中药的偏见，证明了只要辨证用药准确，对于急性病，中医药同样神奇而高效。

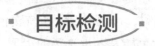

目标检测

答案解析

一、名词解释题

1. 泻下药

2. 里实证

3. 泻剂结肠

二、简答题

1. 简述大黄止血的主要成分和作用机制。

2. 简述大黄治疗急性胰腺炎的药理作用基础。

3. 简述大黄的现代应用。

4. 简述番泻叶泻下的主要成分及作用机制。

5. 简述芫花的药理作用。

6. 简述火麻仁的现代应用。

7. 简述大承气汤的药理作用及现代应用。

（马腾茂）

书网融合……

　重点回顾　　　　　微课　　　　　习题

PPT

第八章 祛风湿药

学习目标

知识目标：

1. 掌握 与祛风湿药功效有关的药理作用；秦艽、独活、五加皮、防己等的主要药理作用。

2. 熟悉 常用祛风湿药物的主要成分、现代应用及不良反应。

3. 了解 雷公藤、青风藤等常用中药及独活寄生汤的主要药理作用。

技能目标：

能正确使用祛风湿药防病治病，并避免或减少不良反应的发生。

素质目标：

树立以人为本、关爱生命的意识。

📖 **导学情景**

情景描述：霍某，女，49岁，久居潮湿，经常咽痛，致关节痛3年。2年前去医院诊治，诊断为类风湿关节炎，当时经服中药治疗好转。去年复发，全身关节痛，颈部及膝关节尤重，遇冷或着凉水加重。X线平片显示颈椎增生。经多方治疗效果不佳，且致便秘，遂来求治。刻下除见上症外，又见咽痛，遇热或食辛辣加重，饮食正常，尿不黄，绝经4年。查指、趾小关节略膨大变形，膝、踝关节膨大不明显，均不红不肿。舌尖红，少苔，脉弦细数。

情景分析：类风湿关节炎是一种以侵蚀性、对称性多关节炎为主要临床表现的慢性、全身性自身免疫性疾病。其可依靠症状体征、病程以及血清类风湿因子阳性确诊。

讨论：从中医学的角度看，霍某所患什么病证？其中医治疗方药中，应该使用哪类药材？

学前导语：中医学无"类风湿关节炎"这一病名，根据该患者临床表现及四诊检查，可诊断为风湿痹阻证。可以选用秦艽、防风、防己等以祛风湿药为主的方剂来治疗。祛风湿药具有抗炎、镇痛、抑制免疫等药理作用，在风湿热、风湿性关节炎、类风湿关节炎、骨性关节炎等疾病的治疗中疗效确切。

第一节 概　述 📱微课

凡以祛除筋骨间风湿邪气，解除痹痛为主要功效，主要用于治疗风湿痹阻证的药物，称祛风湿药。本类药物性味多辛温香燥，主归肝、肾经，临床主要用于风湿痹阻证。风湿痹阻证是因风、寒、湿三邪相合，阻滞经脉、筋骨、肌肉、关节，气血不通而致肢体关节疼痛、麻木、肿胀或屈伸不利。该证多见于现代医学骨与骨关节病，以及软组织疾病、结缔组织疾病、自身免疫性疾病、神经系统疾病等，如风湿热、风湿性关节炎、类风湿关节炎、骨性关节炎、强直性脊柱炎、系统性红斑狼疮、雷诺现象与雷诺病、血管炎、特发性炎症性肌病、系统性硬化症、坐骨神经炎、肋间神经炎、肩周炎等。

祛风湿药具有祛风除湿、散寒通络、强筋壮骨、清热、化瘀等传统功效，适宜于风湿痹阻证所表现的骨、关节、韧带、滑囊、筋膜等的疼痛，关节肿胀、变形、运动障碍、麻木不仁、腰膝酸痛、下肢痿弱等症。

【与功能主治相关的主要药理作用】

1. 抗炎 常用祛风湿药对多种实验性急、慢性炎症模型均有不同程度的抑制作用。主要有效成分有雷公藤总苷、雷公藤内酯、秦艽碱甲、粉防己碱等。雷公藤内酯、雷公藤甲素可明显抑制红细胞细胞膜破裂，雷公藤红素抑制细胞释放 PGE_2，均与其抗炎作用有关。雷公藤、秦艽、独活、五加皮、防己、豨莶草、臭梧桐的多种制剂和有效成分可显著抑制角叉菜胶、鸡蛋清、甲醛所致大鼠急性足肿胀和二甲苯所致小鼠急性耳郭肿胀，也可抑制醋酸、组胺所致大鼠、小鼠毛细血管通透性增加，从而使炎性渗出减少。雷公藤、五加皮等可显著抑制大鼠炎性棉球肉芽的增生。雷公藤、秦艽和五加皮及其有效成分的抗炎作用与兴奋垂体 - 肾上腺皮质系统功能有关，在产生抗炎作用的同时，尿中 17 - 羟皮质类固醇含量升高。秦艽碱甲的抗炎作用在切除垂体或用麻醉药抑制中枢后消失，这表明秦艽碱甲可能通过兴奋下丘脑 - 垂体，使促肾上腺皮质激素分泌增多，从而增强肾上腺皮质功能，使肾上腺皮质激素合成、释放增加而产生抗炎作用。粉防己碱可直接作用于肾上腺，产生促皮质激素样作用。粉防己碱可抑制炎症白细胞中磷脂酶 A2 的活性，从而减少炎症介质的产生和释放。雷公藤、五加皮、防己对佐剂性关节炎也有明显的抑制作用。

？ 想一想

秦艽碱甲的抗炎作用在切除垂体或用麻醉药抑制中枢后消失，为什么就表明秦艽碱甲可能通过兴奋下丘脑 - 垂体，使肾上腺皮质激素合成、释放增加来产生抗炎作用？

答案解析

2. 镇痛 川乌、青风藤、独活、秦艽、五加皮、防己有不同程度的镇痛作用，可提高动物热刺激、电刺激、化学刺激所致疼痛的痛阈，也可减少醋酸所致小鼠扭体的次数。青风藤碱和乌头碱的镇痛部位在中枢神经系统，可能与调节去甲肾上腺素能系统或阿片能系统有关。

3. 抑制免疫功能 雷公藤、五加皮、独活、豨莶草、青风藤对机体免疫功能有明显抑制作用。雷公藤的成分雷公藤总苷、雷公藤甲素、雷公藤红素、雷公藤内酯等，对非特异性免疫功能以及特异性免疫功能均有明显抑制作用。雷公藤甲素能抑制 NK 细胞活性，并能抑制抗体形成细胞的产生。雷公藤总苷可部分抑制非同种移植时的抗宿主反应。雷公藤使类风湿关节炎患者血清中 IgG、IgA 和 IgM 的水平明显下降。粉防己碱能显著抑制植物血凝素、刀豆蛋白 A 等诱导的人外周血淋巴细胞转化，也能抑制抗体形成，其免疫抑制作用可能与钙通道阻滞有关。

综上所述，祛风湿药治疗风湿痹阻证与其抗炎、镇痛、抑制免疫功能等药理作用有关。主要物质基础有雷公藤总苷、雷公藤内酯、秦艽碱甲、青风藤碱、粉防己碱、乌头碱等。

👁 看一看

中药指纹图谱

中药指纹图谱是指某些中药材或中药制剂经适当处理后，采用一定的分析手段，得到的能够标示其化学特征的色谱图或光谱图。中药指纹图谱是一种综合的、可量化的鉴定手段，它是建立在中药化学成分系统研究的基础上，主要用于评价中药材以及中药制剂半成品质量的真实性、优良性和稳定性。中药指纹图谱的研究和建立，对于提高中药质量、促进中药现代化具有重要意义。

【常用药物与方剂】 祛风湿药常用药物有秦艽、独活、五加皮、防己、雷公藤、青风藤、豨莶草、羌活、防风、藁本等。常用复方有羌活胜湿汤、独活寄生汤等。常用药物与方剂主要药理作用见表8-1。

表8-1 祛风湿药常用药物与方剂主要药理作用简表

药物	传统功效	祛风湿	止痹痛	祛风除湿	清热
	药理作用	抗炎	镇痛	免疫功能	抗菌
雷公藤		+	+	+	+
青风藤		+	+		
防己		+		+	
独活		+	+	+	
五加皮		+			
秦艽		+	+	+	+
豨莶草		+		+	
羌活		+	+		
防风		+	+	+	
藁本		+	+	+	
羌活胜湿汤		+	+	+	
独活寄生汤		+	+	+	+

第二节 常用药物

秦艽
Qinjiao

【来源采制】本品为龙胆科植物秦艽 Gentiana macrophylla Pall.、麻花秦艽 G. straminea Maxim.、粗茎秦艽 G. crassicaulis Duthie ex Burk. 或小秦艽 G. dahurica Fisch. 的干燥根，主产于陕西、甘肃、内蒙古、四川等地。春、秋二季采挖，除去泥沙；秦艽和麻花艽晒软，堆置"发汗"至表面呈红黄色或灰黄色时，摊开晒干，或不经"发汗"直接晒干；小秦艽趁鲜时搓去黑皮，晒干，去芦头，切片用。

【性味归经】味苦、辛，性平。归胃、肝、胆经。

【功能主治】具有祛风湿，清湿热，止痹痛，退虚热的功能，用于风湿痹痛，中风半身不遂，筋脉拘挛，骨节酸痛，湿热黄疸，骨蒸潮热，小儿疳积发热。

【主要成分】秦艽的主要功效成分为生物碱，如秦艽碱甲、秦艽碱乙，以及挥发油等。

【药理作用】

1. 抗炎 秦艽有明显的抗炎作用，秦艽碱甲能兴奋下丘脑-垂体轴，使促肾上腺皮质激素分泌增多，增强肾上腺皮质功能，是其抗炎的药理作用基础。

2. 镇痛、镇静、解热 秦艽碱甲有镇痛、镇静、退热作用。

3. 抗过敏 秦艽碱甲有抗组胺、降低毛细血管通透性的作用。

4. 抗菌 秦艽乙醇浸液对痢疾志贺菌、伤寒沙门菌、肺炎链球菌、副伤寒沙门菌、霍乱弥菌、炭疽芽孢杆菌等有抑制作用。

5. 其他作用 秦艽碱甲有降低血压、减慢心率的作用，其降压作用可能与直接抑制心脏有关。秦艽碱甲有升高血糖的作用。此外，秦艽还有利尿等作用。

【现代应用】

1. 风湿性关节炎或类风湿关节炎 秦艽总碱肌内注射。

2. 流行性脑脊髓膜炎 秦艽注射液肌内注射。

3. 肩关节周围炎 秦艽复方醇制剂每日连续服用。

4. 小儿急性黄疸型传染性肝炎 以秦艽为主药，随症加减应用。

【不良反应】秦艽碱甲口服后可出现恶心、呕吐等胃肠道反应，偶见一过性心悸反应。

独活
Duhuo

【来源采制】本品为伞形科植物重齿毛当归 *Angelica pubescens* Maxim. f. *biscrrata* Shan etYuan 的干燥根，主产于四川、湖北、安徽等地。春初苗刚发芽或秋末茎叶枯萎时采挖，除去须根和泥沙，烘至半干，堆置 2~3 天，发软后再烘至全干。

【性味归经】味辛、苦，性微温。归肝、膀胱经。

【功能主治】具有祛风除湿，通痹止痛的功能。用于风寒湿痹，腰膝疼痛，少阴伏风头痛，风寒挟湿头痛。

【主要成分】独活的主要功效成分为香豆素类，如甲氧基欧芹酚、佛手柑内酯、欧芹酚甲醚、花椒毒素、异欧前胡素、挥发油、枞油烯等。

【药理作用】

1. 抗炎 独活有抗炎作用，甲氧基欧芹酚的抗炎作用较强。

2. 镇痛、镇静 甲氧基欧芹酚、独活煎剂具有类似于非甾体类抗炎药的镇痛作用。独活流浸膏、独活煎剂能明显抑制中枢神经，发挥安神与镇静作用。

3. 抗血栓形成 独活有抗血栓形成的作用，独活醇提物、水浸物能抑制血小板聚集。甲氧基欧芹酚对血小板聚集有抑制作用。

4. 对心血管系统的影响 独活粗制剂静脉注射有降压作用，但持续时间短。切断双侧迷走神经，不影响其降压效果，但可被阿托品部分或完全阻断。此外，甲氧基欧芹酚有拮抗钙通道的作用，此作用与血压、心率有关。独活煎剂对离体蛙心有抑制作用，并随剂量的加大而加强，最终可使心脏停止收缩。独活成分 γ - 氨基丁酸可对抗多种实验性心律失常。

5. 其他作用 佛手柑内酯、花椒毒素、异欧前胡素等对家兔离体回肠具有明显的解痉作用。独活还有抗菌、抗溃疡、抗肿瘤等作用。

【现代应用】

1. 风湿性关节炎或类风湿关节炎 多与其他药物配伍应用。

2. 软组织损伤 独活挥发油制成注射液及其擦剂可治疗软组织损伤。

此外，独活配合长波紫外线用于治疗银屑病。以独活为主的独活寄生汤还可治疗过敏性哮喘、鼻炎、婴儿湿疹等。

【不良反应】有头晕、头痛、恶心等不良反应。独活中的香豆素类化合物为"光活性物质"，进入机体后，受日光照射，可使受照射部位发生红肿、色素增加、表皮增厚现象。

防己
Fangji

【来源采制】本品为防己科植物粉防己 *Stephania tetrandra* S. Moore 的干燥根。秋季采挖，洗净，除去粗皮，晒至半干，切段，个大者再纵切，干燥。

【性味归经】味苦，性寒。归膀胱、肺经。

【功能主治】具有祛风止痛，利水消肿的功能。用于风湿痹痛，水肿脚气，小便不利，湿疹疮毒。

【主要成分】防己含十余种生物碱，含量在 2.5% 以上，有粉防己碱（汉防己甲素，tetrandrine）、防己诺林碱（汉防己乙素，demethyltetrandrine）、汉防己丙素、轮环藤酚碱（cyclanoline）等。此外，防己尚含有黄酮、苷、酚类、有机酸类等。

【药理作用】

1. 免疫抑制和抗过敏　粉防己碱对细胞免疫和体液免疫均有抑制作用，能显著抑制植物血凝素、刀豆蛋白 A 等诱导的人外周血淋巴细胞增殖和转化，也能抑制抗体的生成。粉防己碱家兔皮下注射能明显降低蛋清所致过敏性休克的发生率，减轻病理损伤。对慢反应物质（SRS－A）引起的豚鼠离体气管条的收缩以及组胺、乙酰胆碱引起的豚鼠喘息反应均有明显的抑制作用，并能抑制天花粉等诱导的大鼠肥大细胞脱颗粒，阻止肥大细胞释放组胺。粉防己碱的免疫抑制作用和抗过敏作用与钙通道的阻滞有关。

2. 抗炎　粉防己碱、防己诺林碱皮下注射能明显减轻大鼠甲醛性关节肿胀和家兔耳郭烧伤所致炎性水肿。静脉注射粉防己碱可使大鼠背部气囊角叉菜胶性炎症血管通透性降低，中性粒细胞的游出和 6－葡萄糖醛酸酶释放显著减少。体外试验证明，粉防己碱能抑制中性粒细胞的黏附、游走、趋化、吞噬功能。粉防己碱直接作用于肾上腺，使肾上腺皮质功能增强而发挥抗炎作用。粉防己碱可通过抑制炎症白细胞磷脂酶 A2（PLA2）的活性，减少炎症介质（PG、LT）、血小板活化因子、氧自由基等的产生和释放。粉防己碱降低炎症白细胞 PLA2 活性的作用与其拮抗钙和钙调素有关。

3. 镇痛　热板法证明，防己水煎剂有镇痛作用，与川乌合用可使作用持续时间延长。汉防己总碱及粉防己碱、汉防己乙素、汉防己丙素均有镇痛作用，总碱的作用最强，为吗啡的 13%，粉防己碱的作用强于乙素、丙素。

4、对心血管系统的作用　①抑制心脏：粉防己碱在多种动物实验中均可引起心肌收缩力下降，左心室内压最大变化速率也下降，可明显降低心肌收缩性能和泵血功能，减慢心率，作用与维拉帕米相似。②抗心律失常：粉防己碱能对抗乌头碱、哇巴因、CCl₄ 等所致动物心律失常，对窦房传导功能和自律性有抑制作用。粉防己碱的负性肌力作用与抗心律失常作用是抑制心肌细胞外钙内流和细胞内钙释放所致。③降压：粉防己碱对麻醉猫、家兔灌胃和注射给药均有显著降压作用，其降压作用主要是通过扩张血管实现，为选择性阻滞慢通道钙内流所致。④抗心肌缺血：粉防己碱扩张冠状动脉，增加冠脉血流量，可对抗垂体后叶素引起的大鼠冠脉痉挛，使冠状动脉结扎犬的心脏损伤程度减轻，损伤范围减小，使梗塞区心肌释放入血的 CK 显著减少，表现出明显的抗心肌缺血作用。其扩张冠脉的作用为对血管的直接作用。

5. 抗肝纤维化　粉防己碱对 CCl₄ 诱导的大鼠肝纤维化有良好的防治作用，可显著改善肝功能，减轻肝脏病理性损伤，治疗组大鼠血清转氨酶活性降低，血清前胶原、血清及肝透明质酸酶含量降低，肝内胶原沉积减少。粉防己碱防治肝纤维化的机制在于抑制储脂细胞的增殖及转化，减少胶原在肝组织中的沉积。

6. 防治矽肺　粉防己碱可使大鼠矽肺模型肺内阳性物明显减少，肺泡间隔蛋白多糖荧光强度减弱，矽结节内胶原纤维以及蛋白多糖松解断裂，矽结节中心填充物减少。矽肺组织胶原积聚是石英粉尘引起胶原基因表达增强所致，粉防己碱可直接或间接抑制胶原基因的转录，从而减少病变组织中胶原蛋白的合成。

7. 抗肿瘤　粉防己碱在体外试验中对部分癌细胞 DNA、RNA 合成有很强的直接抑制作用，对人体肝癌细胞的抑制作用具有剂量依赖性，并可增强其他抗癌药的作用，明显提高柔红霉素及高三尖杉酯碱对耐药白血病细胞的细胞毒作用。

8. 其他　此外，粉防己碱还具有肌松、抗菌、抗阿米巴原虫等作用。

【现代应用】

1. 高血压病 粉防己碱口服治疗高血压患者 38 例，3 周后血压稳定在较低水平，显效率为 63.2%。

2. 心绞痛 粉防己碱静脉注射治疗心绞痛 20 例患者，心肌耗氧指数明显改善，对劳累型心绞痛效果最好。

3. 矽肺 粉防己碱口服给药治疗 18 例煤矽肺患者，每周服 6 天，第 1、2 疗程各为半年，第 3、4 疗程分别为 3 个月和 2 个月，可见患者胸痛症状明显好转，肺结节和大块纤维融合影部分均缩小。

4. 神经性疼痛 粉防己碱对腰骶神经根炎、椎间盘合并骶神经根炎、三叉神经痛等均有疗效。

5. 慢性肝病及肝纤维化 口服粉防己碱治疗 73 例肝纤维化患者，肝脏中Ⅰ型、Ⅲ型胶原纤维明显减轻，总有效率为 62.6%。

【不良反应】粉防己碱静脉注射可引起注射部位疼痛，大剂量时出现血红蛋白尿、头晕、恶心、呼吸窘迫。连续服用 7~8 个月，个别患者出现指甲、面部、口腔黏膜、下肢紫褐色斑。可出现肝功能异常、食欲下降等症状。

五加皮
Wujiapi

【来源采制】本品为五加科植物细柱五加 *Acanthopanax gracilistylus* W. W. Smith 的干燥根皮，主产于湖北、河南、安徽等地，夏、秋季采挖根部，洗净，剥取根皮，晒干。

【性味归经】味辛、苦，性温。归肝、肾经。

【功能主治】具有祛风除湿，补益肝肾，强筋壮骨，利水消肿的功能。用于风湿痹病，筋骨痿软，小儿行迟，体虚乏力，水肿，脚气。

【主要成分】五加皮的主要化学成分为 4 - 甲氧基水杨醛，紫丁香苷，无梗五加苷 A、B、C、D，以及维生素 A、维生素 B 和多糖等。

【药理作用】

1. 抗炎 细柱五加皮水煎醇沉液、正丁醇提取物能明显抑制炎症反应，连续给药能明显抑制肉芽组织增生。目前认为，五加皮的抗炎作用主要通过减少炎症介质的释放及抑制其致炎作用来实现。

2. 对免疫功能的影响 细柱五加皮水煎醇沉液对免疫功能有抑制作用；五加皮总皂苷和多糖则有提高机体免疫功能的作用。

3. 镇静、镇痛 细柱五加皮醇浸膏对阈下戊巴比妥钠产生协同作用，使睡眠时间明显延长。其正丁醇提取物及短梗五加醇提物均能提高痛阈，具有明显的镇痛作用。

4. 抗镉致突变作用及抗应激作用 镉是重金属诱导剂，对生殖细胞有强的致突变作用。五加皮水提物可抑制镉引起的生殖突变。细柱五加总皂苷可明显延长小鼠游泳时间、热应激存活时间和常压耐缺氧时间。

此外，五加皮还具有促进核酸合成、降血糖、抗溃疡、抗肿瘤的作用以及性激素样作用。

练一练

下列不属于五加皮的主要药理作用的是 （　　　）

A. 抗炎　　　　　　　B. 抗癌　　　　　　　C. 抗毒素

D. 镇痛　　　　　　　E. 抗免疫

答案解析

【现代应用】

1. 风湿性关节炎、类风湿关节炎和强直性脊柱炎 可单用五加皮泡酒服用，亦可用五加皮散。

2. 关节痛 五加皮、马钱子、威灵仙、透骨草等外敷患处使用，如宣痹止痛膏。

3. 小儿行迟 五加皮、木瓜、牛膝同用，共奏补肝肾、强筋骨之功，有较好的疗效。

4. 水肿 五加皮饮具有消肿作用。

【不良反应】五加皮品种较多，临床不良反应差别较大，细柱五加大剂量可出现中枢抑制，下肢软弱无力。北五加有一定毒性，中毒可致严重心律失常，并引起中毒性视神经炎及多发性神经炎。

雷公藤
Leigongteng

【来源采制】本品为卫矛科植物雷公藤 *Tripterygium wilfordii* Hook. f. 的干燥根，主产于浙江、江苏、安徽、福建等地。秋季采根，多去皮切段后晒干，生用。

【性味归经】味苦、辛，性寒，有大毒。归肝、肾经。

【功能主治】具有祛风湿，活血通络，消肿止痛，杀虫解毒的功能。外用治风湿性关节炎，皮肤发痒，杀蛆虫、孑孓，灭钉螺，毒鼠。

【主要成分】主要功效成分有生物碱类、二萜类、三萜类、倍半萜类及多糖。生物碱类有雷公藤定碱、雷公藤灵碱、雷公藤晋碱、雷公藤春碱等。二萜类有雷公藤甲素、雷公藤乙素、雷公藤丙素等。三萜类有雷公藤内酯甲、雷公藤红素等。

【药理作用】

1. 免疫抑制 雷公藤及其多种成分均有明显的抑制免疫功能的作用。①抑制细胞免疫：雷公藤水煎剂皮下注射，对刀豆蛋白 A 诱导的 T 细胞增殖反应有明显的抑制作用，且可明显降低小鼠脾细胞产生 IL−2 的水平，说明辅助性 T 细胞的功能受到影响。雷公藤多苷可通过上调 Treg 细胞百分比，抑制自身反应性 T 细胞的活化、增殖。②抑制体液免疫：雷公藤可直接抑制 B 淋巴细胞产生抗体。雷公藤内酯可明显抑制抗体的产生和分泌，并通过抑制 T 细胞活化，抑制 T 细胞、B 细胞增殖，提高血清总补体含量，抑制小鼠 IgG 的形成。雷公藤红素腹腔注射可明显减轻小鼠胸腺重量，降低脾脏空斑形成细胞数，同时能提高血清补体 C3 的含量。雷公藤多苷治疗类风湿关节炎，患者血清 IgM、IgA、IgG 含量均下降，补体 C3 含量增高，γ−球蛋白含量明显下降，表明对体液免疫有明显抑制作用。③抑制非特异性免疫：雷公藤总苷、雷公藤红素及雷公藤单体（雷公藤氯内酯醇）均可引起幼龄鼠胸腺萎缩，雷公藤总苷长期给药还可使成年鼠胸腺萎缩。雷公藤春碱能显著降低小鼠碳粒廓清速率，对网状内皮系统的吞噬功能有抑制作用。

2. 抗炎 雷公藤内酯对巴豆油诱发的小鼠耳部肿胀、醋酸所致小鼠腹腔毛细血管通透性增高均有抑制作用，并能明显抑制红细胞膜破裂，揭示本药对炎症早期血管通透性增高、渗出、水肿有明显的抑制作用。雷公藤内酯的抗炎作用机制与兴奋下丘脑−垂体−肾上腺皮质轴有关。雷公藤多苷可治疗卵清蛋白诱发的致敏豚鼠哮喘发作，使豚鼠支气管−肺泡灌流液炎性细胞总数及其分类计数明显减少，表明雷公藤多苷有明显的抗炎作用。

3. 抗菌 雷公藤对金黄色葡萄球菌有明显的抑制作用，对革兰阴性菌亦有抑制效果，对真菌尤其是皮肤白色念珠菌感染的效果较好。有关实验证明，雷公藤主要抑制革兰阳性球菌、杆菌及抗酸分枝杆菌，其主要抑菌成分是雷公藤红素。

4. 抗肿瘤 雷公藤甲素、乙素有明显的抗肿瘤作用。雷公藤甲素可抑制人离体鼻咽癌 KB 细胞，还能抑制乳癌和胃癌细胞系集落的形成。雷公藤内酯、雷公藤羟内酯的抗肿瘤作用机制之一是其能抑制癌细胞的 RNA 及蛋白质的合成，并选择性地使磷酸果糖激酶上的巯基失活，抑制肝糖原合成，使 RNA 聚合酶失活，干扰 DNA 复制。雷公藤甲素可以使肿瘤细胞对 TNF - α 诱导的细胞凋亡敏感，诱导肿瘤细胞凋亡；能抑制 TNF - α 诱导的 NF - κB 活化，加强 TNF - α 对肿瘤的毒性。

5. 抗生育　雷公藤对雄性生殖系统和雌性生殖系统均有影响，临床研究也表明雷公藤具有明显的抗生育作用。雄性成年大鼠灌服雷公藤多苷 10mg/kg，8 周后全部失去生育能力，其机制是选择性地作用于睾丸生精细胞，抑制精子的变形与成熟。雷公藤氯内酯醇具有更强的抗生育活性，大鼠口服可致附睾尾精子活率和密度明显下降而不育。精子活力主要受 Ca^{2+} 等的调控，雷公藤氯内酯醇选择性抑制附睾中精子对 Ca^{2+} 摄取内流，导致精子膜内外 Ca^{2+} 梯度浓度失去动态平衡，这可能是雷公藤氯内酯醇抑制精子活力的重要机制之一。临床观察发现，雷公藤总苷片可使育龄女性患者月经减少甚至闭经，阴道细胞不同程度萎缩，可致性周期不规则、子宫重量减轻。

6. 其他作用　雷公藤水煎液、醇浸液及醚提取物能杀虫、蝇、蛆、蚕及鼠。雷公藤有解除血液聚集性、降低血液黏滞性及凝固性的作用，并能改善微循环及减低外周血液阻力。从雷公藤中分离得抗艾滋病病毒的活性成分——萨拉子酸，它能抑制 H9 淋巴细胞中的 HIV - 1 复制（IC_{50} 为 53 μmol/L，ED_{50} 为 10 μmol/L）和 HIV - 1 重组逆转录酶协同的逆转录活性。

【现代应用】

1. 类风湿关节炎（RA）、强直性脊柱炎（AS）　雷公藤是治疗 RA 和 AS 公认的有效药物。雷公藤多苷片、雷公藤酊治疗 RA 和 AS。雷公藤糖浆治疗 AS 的 140 例中，显效缓解率为 89.29%，与布洛芬相比疗效较优。

2. 结缔组织病　贝赫切特综合征、红斑狼疮、硬皮病、多发性肌炎、血管炎等。

3. 肾小球肾炎及肾病综合征　雷公藤生药治疗各型肾小球肾炎的总有效率为 62.5%~73.5%，总苷的总有效率为 85%~97.6%，以对原发性肾小球肾炎的疗效最佳（缓解率为 92.8%）。用雷公藤多苷治疗肾病综合征 36 例，多数病例于 2~3 个月内恢复正常。

4. 白内障、葡萄膜炎　雷公藤多苷片治疗白内障囊外摘除术后 65 例，疗效优于泼尼松对照组。葡萄膜炎 22 例患者的 27 眼在激素治疗和减量维持的全程加服雷公藤多苷片，总有效率为 99.9%。

5. 银屑病、神经性皮炎、湿疹　雷公藤酒浸剂治疗银屑病，总有效率为 83.6%。雷公藤总碱治疗泛发性神经皮炎，总有效率为 86.7%。雷公藤多苷片治疗小儿泛发性湿疹 30 例，有效率为 93.3%。

【不良反应】雷公藤对机体多个器官和系统均呈现毒副作用。胃肠道刺激反应最为常见，如恶心呕吐、食欲不振、腹痛、腹胀、腹泻，过量可致呕血、便血。少数患者出现肾功能损害，肌酐清除率下降，可逆性血清 ALT 升高，严重中毒可发生急性肾衰而死亡。长期服用可致育龄女性月经紊乱，孕妇不宜服用。雷公藤可引起男性不育，停药后可恢复；可致白细胞下降、粒细胞减少甚至骨髓抑制；对心血管系统可引起心悸、胸闷、气短、室性早搏或心律失常，严重中毒时血压急剧下降，甚至出现心源性休克而死亡；可出现皮肤色素沉着、口腔溃疡、痤疮、皮肤瘙痒等，多数停药后可消失。

❤ **药爱生命**

2004 年至 2011 年，国家药品不良反应监测中心病例报告数据库中有关雷公藤制剂病例报告情况如下：涉及雷公藤多苷片的病例报告 633 例，其中严重者 53 例（占 8.4%），主要表现为药物性肝炎、肾功能不全、粒细胞减少、白细胞减少、血小板减少、闭经、精子数量减少、心律失常等；严重病例平均用药时间为 40 天。涉及雷公藤片病例报告 201 例，其中严重者 19 例（占 9.5%），主要表现为药物性肝炎、肝肾功能异常、肾功能衰竭、胃出血、白细胞减少、血小板减少、闭经等；严重病例平均用药时间为32天。涉及雷公藤双层片病例报告5例，其中严重者1例，表现为骨髓抑制。其他含雷公藤中成药制剂，可能由于上市时间短、销售量及使用量较少等因素，目前虽尚未收到不良反应病例报告，但由于其成分相似，其安全性问题也应重视。

独活寄生汤
Duhuo Jisheng Tang

【方剂组成】本方出自《备急千金要方》，由独活、桑寄生、杜仲、牛膝、细辛、秦艽、茯苓、肉桂心、防风、川芎、人参、甘草、当归、芍药、干地黄组成。

【功能主治】具有祛风湿，止痹痛，补肝肾，益气血等功能。主要用于治疗肝肾两亏，气血不足，风寒湿邪外侵，腰膝冷痛，酸重无力，屈伸不利，或麻木偏枯，冷痹日久不愈。

【与功能主治相对应的主要药理作用】

1. 抗炎、镇痛 镇痛作用极其显著，抗炎作用强。

2. 扩张微血管 本方能够明显增加毛细血管管径，增加毛细血管开放数，对抗Ad引起的毛细血管闭合。

【现代应用】慢性关节炎、腰肌劳损、骨质增生症、风湿性坐骨神经痛。

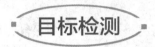

答案解析

简答题

1. 祛风湿药与功能相关的主要药理作用有哪些？
2. 秦艽的主要药理作用有哪些？
3. 秦艽抗炎的作用机制是什么？
4. 秦艽的现代应用有哪些？
5. 独活的主要功效成分为哪一类？其进入人体后受日光照射引发的不良反应有何表现？
6. 独活的现代应用主要有哪些？
7. 防己的主要成分是哪一类？
8. 粉防己碱有哪些药理作用？
9. 五加皮的主要药理作用有哪些？
10. 五加皮在现代用于治疗哪些疾病？

（薛　强）

书网融合……

重点回顾　　　微课　　　习题

第九章 芳香化湿药

PPT

导学情景

情景描述：孙某，男，30岁，5天前开始发热，每日午后体温达39℃以上，曾在外院肌注青霉素3天无效。刻下38.7℃，咽色淡红，双侧扁桃体不大，巩膜无黄染，血常规 WBC 5.7×10^9/L，胸透正常。诊见发热微恶风寒，汗出不多，头晕头痛甚，心中烦闷，周身困重，腰酸腰痛，纳食不香，二便尚调，舌质红，苔黄腻，脉滑数。

情景分析：中暑是在暑热天气、湿度大及无风环境中，病人因体温调节中枢功能障碍、汗腺功能衰竭和水、电解质丧失过多而出现相关临床表现的疾病。炎热夏季，遇有高热伴昏迷者首先考虑中暑。

讨论：从中医学的角度分析，孙某患什么病证？其中医治疗方药中，应该使用哪类药材？

学前导语：根据临床表现发热微恶风寒，汗出不多，头晕头痛甚，心中烦闷，周身困重，腰酸腰痛，纳食不香，二便尚调，舌质红，苔黄腻，脉滑数，可诊断为湿浊困脾证的暑湿病。可选用厚朴、苍术、广藿香、砂仁、白豆蔻等芳香化湿药为主的方剂进行治疗。芳香化湿药具有抗菌、抗病毒、调节胃肠运动、促进消化液分泌、抗溃疡和保肝等药理作用，在湿浊困脾证的治疗中具有确切疗效。

第一节 概 述 e微课

凡以祛除脾胃湿浊，促进中焦运化，主要用于治疗湿浊困脾证的药物，称芳香化湿药。芳香化湿药味苦而辛，性温香燥，主归脾、胃、大肠或膀胱经，临床主要用于湿浊困脾证。湿浊困脾证，常以头身困重、胸脘痞满、纳呆、呕吐、泄泻等为主要症状。该证症状多见于现代医学的消化系统疾病，如急慢性胃肠炎、肝炎、胃肠型感冒、胃肠神经官能症、消化不良、胃肠过敏、溃疡病、胃下垂以及痢疾、霍乱等。

芳香化湿药具有燥湿化浊、运化脾胃的功能。主要用于治疗湿浊困脾证头身困重、胸闷脘痞、恶心呕吐、纳呆、大便溏垢或腹泻、口甘多涎、舌苔白厚腻等，也可用于治疗湿温病、暑湿病如霍乱、瘟疫、瘴疟、中暑等所致上述症状者。

【与功能主治相关的主要药理作用】

1. 抗菌 芳香化湿药具有不同程度的抗菌作用。厚朴酚、苍术提取物、广藿香酮对金黄色葡萄球菌、溶血性链球菌、肺炎链球菌、百日咳鲍特菌、大肠埃希菌、枯草芽孢杆菌、变形杆菌、痢疾志贺菌、铜绿假单胞菌等具有抑制或杀灭作用。其中，尤以厚朴抗菌力强，抗菌谱广。苍术对黄曲霉菌及其他致病性真菌，藿香的乙醚浸出液及乙醇浸出液对白色念珠菌、许兰黄癣菌、趾间及足跖毛癣菌等多种致病性真菌有抑制作用。藿香正气散对金黄色葡萄球菌，甲、乙型副伤寒沙门菌，痢疾志贺菌，变形杆菌等均有明显的抑制作用。

2. 抗病毒 厚朴、苍术、广藿香、砂仁、白豆蔻对腮腺炎病毒、流感病毒等有抑制作用。

3. 调节胃肠运动 化湿药均含有挥发油，有刺激或调整胃肠运动功能的作用。厚朴、苍术、砂仁等对乙酰胆碱、$BaCl_2$ 等引起的动物离体肠肌痉挛有解痉作用。砂仁有促进肠管推进运动的作用。佩兰、白豆蔻能提高肠道紧张度。本类药物对胃肠运动的不同影响，与机体的机能状态有关，如苍术煎剂既能对抗乙酰胆碱所致小肠痉挛，又能对抗 Ad 所致平滑肌抑制。此外，药物作用与剂量也有一定关系，如厚朴煎剂对小鼠和豚鼠离体肠管，在小剂量下表现为兴奋，而大剂量则为抑制。藿香正气散在低浓度时对家兔离体小肠运动有双向调节作用，如对肠段基础活动较强的多表现为抑制，对肠段基础活动较弱的多表现为兴奋。

4. 促进消化液分泌 厚朴、广藿香、白豆蔻、草豆蔻、草果等均含有挥发油，通过刺激嗅觉、味觉感受器，或温和地刺激局部黏膜，反射性地增加消化腺分泌，增强胃肠道吸收功能。

5. 抗溃疡 苍术、厚朴、砂仁等化湿药具有较强的抗溃疡作用，其主要作用环节包括两方面。一方面，其具有保护胃黏膜的作用：从苍术中提取的氨基己糖具有促进胃黏膜修复的作用，关苍术提取物还能增加氨基己糖在胃液和黏膜中的含量；砂仁能促进胃黏膜细胞释放 PG，保护胃黏膜免遭许多外源性因素的损伤。另一方面，其能抑制胃酸分泌：厚朴酚能明显对抗四肽胃泌素及氨甲酰胆碱所致胃酸分泌增多；茅苍术所含 β-桉叶醇具有抗 H_2 受体作用，能抑制胃酸分泌，并能对抗糖皮质激素对胃酸分泌的刺激作用。

6. 保肝 厚朴酚、苍术及 β-桉叶醇、茅术酮、苍术酮等对病毒性肝炎、肝脏中毒模型、肝纤维化及肝硬化具有降低血清 ALT、提高血浆 SOD 活性、降低 LPO 含量、促进肝脏蛋白质合成等作用。

综上所述，芳香化湿药治疗湿浊困脾证与其抗菌、抗病毒、调节胃肠运动、促进消化液分泌、抗溃疡和保肝等药理作用有关。主要物质基础有厚朴酚、广藿香酮、挥发油等。

？ 想一想

现代研究表明，中药材呈现功效，与其功效成分具有的药理作用相关。目前，在治疗疾病过程中，可否将方药中药材的主要功效成分按其处方比例组方使用呢？

答案解析

【常用药物与方剂】 芳香化湿药常用药物有厚朴、苍术、广藿香、砂仁、白豆蔻等。常用复方有藿香正气散等。常用药物与方剂主要药理作用见表 9-1。

表9-1　芳香化湿药常用药物与方剂主要药理作用简表

药物	传统功效	燥湿化浊	燥湿化浊	化湿醒脾	化湿醒脾	化湿健胃
	药理作用	抗菌	抗病毒	调节胃肠运动	促进消化液分泌	抗溃疡
厚朴		+	+	+	+	+
苍术		+	+	+		+
广藿香		+	+	+	+	
砂仁			+	+		+
白豆蔻			+	+	+	
佩兰		+	+	+		
藿香正气散		+	+	+		+
平胃散		+	+	+	+	+

第二节　常用药物

苍术

Cangzhu

【来源采制】本品为菊科植物茅苍术 *Atractylodes lancea*（Thunb.）DC. 或北苍术 *A. chinensis*（DC.）Koidz. 的干燥根茎。前者主产于江苏、湖北、河南等地，以产于江苏茅山一带者质量最佳。后者主产于内蒙古、山西、辽宁等地。春、秋二季采挖，除去泥沙，晒干，撞去须根。

【性味归经】味辛、苦，性温。归脾、胃、肝经。

【功能主治】具有燥湿健脾、祛风散寒、明目的功能。用于湿阻中焦，脘腹胀满，泄泻，水肿，脚气痿躄，风湿痹痛，风寒感冒，夜盲，眼目昏涩。

【主要成分】南苍术根茎挥发油含量约5%~9%，北苍术根茎含挥发油1.5%。挥发油的主要成分为苍术醇（atractylol）、β-桉叶醇（β-eudesmol）和茅术醇（hinesol）的混合物。此外，还含有苍术酮（atractylone）、苍术素（atractylodin）等。

👁 看一看

科技引领未来——微透析-液相色谱/质谱联用技术在中药活性成分筛选中的应用

微透析技术是以膜透析原理为基础的微量生物活体动态连续取样技术。液相色谱/质谱联用技术，是以液相色谱作为分离系统，质谱为检测系统，使样品在质谱部分经流动相分离，被离子化后，经质谱的质量分析器将离子碎片按质量数分开，经检测器得到质谱图，再通过数据库比对，鉴定物质类型，同时实现成分的分离和鉴定。

微透析-液相色谱/质谱联用技术通过比较有无生物靶分子加入时溶液中处于游离状态的中药小分子浓度的变化，来推断其与靶分子之间的结合浓度，并同时对与靶分子结合的中药成分进行结构表征，实现中药活性成分的筛选及结构表征。

【药理作用】

1. 调节胃肠运动　苍术对于胃肠道运动功能有双向调节作用。苍术煎剂、苍术醇提物能明显缓解乙酰胆碱所致家兔离体小肠痉挛，而对 Ad 所致小肠运动抑制则有一定的对抗作用。苍术醇提物还能对抗乙酰胆碱、$BaCl_2$ 所致大鼠离体胃平滑肌痉挛，而对正常大鼠胃平滑肌则有轻度兴奋作用。苍术丙酮提取物、β-桉叶醇及苍术醇对氨甲酰胆碱、Ca^{2+}及电刺激所致大鼠在体小肠收缩加强，均有明显的对抗作用。β-桉叶醇可使脾虚模型小鼠胃肠运动趋于正常，而对新斯的明负荷小鼠引起的胃肠运动加快有明显的拮抗作用。苍术丙酮提取物对小鼠炭末推进运动有明显的促进作用。苍术煎剂对番泻叶所致"脾虚泄泻"模型大鼠的小肠推进运动亢进有明显的对抗作用。

2. **抗溃疡** 苍术有较强的抗溃疡作用，其水溶液部分与挥发油部分作用相当。苍术能显著抑制溃疡动物的胃液量、总酸度、总消化能力及胃黏膜损害，对大鼠实验性胃溃疡有预防作用。苍术抗溃疡的作用机制主要有两个方面。①抑制胃酸分泌：北苍术挥发油中的苍术醇能抑制甾体激素的释放，减轻甾体激素对胃酸分泌的刺激，茅苍术所含β-桉叶醇有抗 H_2 受体作用，能抑制胃酸分泌，并对抗皮质激素对胃酸分泌的刺激作用。②增强胃黏膜保护作用：北苍术可使胃黏膜组织血流量增加，从苍术中提取的氨基己糖具有促进胃黏膜修复的作用，关苍术还能明显增加氨基己糖在胃液和黏膜中的含量，从而增强胃黏膜保护作用。

3. **保肝** 苍术及β-桉叶醇、茅术酮、苍术酮对 CCl_4 及 D-氨基半乳糖胺所致小鼠肝脏中毒具有一定的保肝作用，对过氧化物诱导的 DNA 损伤及大鼠肝细胞毒性有抑制作用。苍术煎剂对小鼠肝脏蛋白质合成有明显的促进作用。

4. **抗炎** 关苍术乙酸乙酯提取物具有抑制急、慢性及免疫性炎症的作用，能明显地抑制二甲苯和巴豆油所致小鼠耳肿胀、角叉菜胶所致大鼠足肿胀、小鼠棉球肉芽肿增生及福氏完全佐剂所致大鼠关节炎。苍术挥发油可降低毛细血管通透性，增强小鼠单核巨噬细胞系统的吞噬功能，减少炎症部位的 PGE 含量，增加小鼠血清中 SOD 的含量。

5. **抗菌、消毒** 苍术浸膏对小孢子菌、铁锈色小孢子菌、粉小孢子菌等多种真菌都有不同程度的抑制作用。苍术提取物具有消除耐药福氏痢疾志贺菌 R 质粒的作用，能降低细菌耐药性的产生。苍术烟熏法对空气中的自然菌有显著的杀灭作用，除菌率达 93% 以上。苍术消毒剂对金黄色葡萄球菌、枯草芽孢杆菌黑色变种芽孢具有良好杀灭效果和稳定性。苍术酒精浸泡消毒法的消毒效果优于福尔马林、过氧乙酸、戊二醛均优于空气消毒法。

6. **对血糖的影响** 苍术煎剂灌胃给药或醇浸剂皮下给药，可使正常家兔血糖水平升高，但对四氧嘧啶性糖尿病家兔则有降血糖作用。苍术水提物灌胃可使链脲佐菌素诱发的大鼠高血糖水平降低。有研究认为，苍术的有效成分和腺嘌呤核苷酸在同一线粒体上起竞争性抑制作用，从而抑制细胞内的氧化磷酸化作用，干扰能量的转移过程。

7. **中枢抑制** 茅苍术、北苍术、β-桉叶醇、茅术醇对小鼠有镇静作用，能抑制小鼠自发活动。茅苍术提取物和挥发油，在小剂量下使脊髓反射亢进，较大剂量则呈抑制作用，终致呼吸麻痹而死。茅苍术和北苍术的提取物能增强巴比妥的睡眠作用，其药理活性成分主要是β-桉叶醇和茅术醇。另外，β-桉叶醇能够通过降低重复性刺激引起的乙酰胆碱的再生释放，对抗新斯的明诱导的神经肌肉障碍，可以通过阻断烟碱型受体，增强琥珀酰胆碱诱导的神经肌肉麻醉阻断作用，这种作用在糖尿病患者中更明显。

8. **扩血管、降血压、抗心律失常** 苍术对蟾蜍心脏有轻度抑制作用，对蟾蜍后肢血管有轻度扩张作用。苍术浸膏小剂量静脉注射可使家兔血压轻度上升，大剂量则使血压下降。关苍术的乙醇提取物对乌头碱引起的室性心律失常、$BaCl_2$ 所致大鼠心律失常、哇巴因引起的大鼠心律失常均有保护作用。苍术的抗心律失常作用可能与降低心肌细胞的自律性、延长不应期、保护心肌细胞膜上 Na^+，K^+-ATP 酶的功能等多种因素有关。

9. **其他** ①促进骨骼钙化：苍术含有与钙磷吸收有关的维生素 D，其挥发油具有促进骨骼钙化的作用。北苍术挥发油对患佝偻病的白洛克雏鸡，能在一定程度上改善其症状。②抗缺氧：苍术丙酮提取物能明显延长氰化钾所致缺氧模型小鼠的存活时间。苍术抗缺氧的主要活性成分为 β - 桉叶醇。③抗肿瘤：苍术挥发油、茅术醇、β - 桉叶醇在体外对食管癌细胞有抑制作用，其中，茅术醇作用较强。

【现代应用】

1. 感冒　对流行性感冒、胃肠型感冒、普通感冒，均可用苍术辨证选择配伍藿香、厚朴、茯苓、香薷、陈皮、砂仁、防风等药物进行治疗，也可选用藿香正气散。

2. 小儿腹泻及脾胃失调症　用苍术、胡黄连粉外敷患儿脐部神阙穴，对小儿腹泻有较好疗效。苍术可治疗慢性溃疡性结肠炎等脾胃失调症。

3. 佝偻病　苍术挥发油微囊、苍术糖浆治疗儿童佝偻病有较好疗效。

4. 夜盲症　苍术是中医治疗夜盲症的要药。中医治疗夜盲症时，常将苍术与猪肝和羊肝相配伍。动物肝脏含大量维生素 A。而苍术治疗夜盲症的有效成分和治疗机制尚不清楚。

5. 皮肤病　苍术挥发油注射液肌注可治疗皮肤瘙痒症、多形性渗出性红斑、急慢性荨麻疹等皮肤病。

6. 室内空气消毒　苍术烟熏可使空气中菌落计数显著减少，空气消毒效果优于乳酸消毒，而与甲醛烟熏效果相似。在居住环境中点燃苍术艾叶消毒香，对水痘、腮腺炎、猩红热、感冒和气管炎等有一定的预防和治疗效果。

广藿香
Guanghuoxiang

【来源采制】本品为伞形科植物广藿香 *Pogostemon cablin* (Blanco) Benth. 的干燥地上部分。主产于广东，枝叶茂盛时采割，日晒夜闷，反复至干。

【性味归经】味辛，性微温。归脾、胃、肺经。

【功能主治】具有芳香化浊，和中止呕，发表解暑的功能。用于湿浊中阻，脘痞呕吐，暑湿表证，湿温初起，发热倦怠，胸闷不舒，寒湿闭暑，腹痛吐泻，鼻渊头痛。

【主要成分】广藿香主要含挥发油，约1.5%，油中主要成分为广藿香醇和广藿香酮。另外，尚含苯甲醛、丁香油酚、桂皮醛、广藿香吡啶等。

【药理作用】

1. 促进胃液分泌　本品所含挥发油能刺激胃黏膜，促进胃液分泌，增强消化能力。

2. 抗病原微生物　藿香水煎液对钩端螺旋体有抑制作用，在高浓度下有杀灭钩端螺旋体的作用。体外试验中，藿香的水煎液、乙醚浸出液及乙醇浸出液对许兰黄癣菌、趾间及足跖毛癣菌等多种致病性真菌有抑制作用。醚浸出液或醇浸出液比煎液的抗菌力强。藿香中的黄酮类物质有抗病毒作用。

【现代应用】藿香可用于治疗急性胃肠炎。藿香煎汤漱口可治疗口臭。

厚朴
Houpo

【来源采制】本品为木兰科植物厚朴 *Magnolia officinalis* Rehd. et Wils. 或凹叶厚朴 *Magnolia officinalis* Rehd. et Wils. Var. *biloba* Rehd. et Wils. 的干燥干皮、根皮及枝皮。四川、湖北所产质量最佳。4~6月剥取，根皮和枝皮直接阴干；干皮置沸水中微煮后，堆置阴湿处，"发汗"至内表面变紫褐色或棕褐色时，蒸软，取出，卷成筒状，干燥。

【性味归经】味苦、辛，性温。归脾、胃、肺、大肠经。

【功能主治】具有燥湿消痰，下气除满的功能。用于湿滞伤中，脘痞吐泻，食积气滞，腹胀便秘，痰饮喘咳。

【主要成分】厚朴的主要功效成分为挥发油、木脂素类及生物碱类等。含挥发油约1%，主要为β-桉叶醇（machilol）；木脂素类成分主要有厚朴醇（magnolol）和厚朴酚（honokiol）、四氢厚朴酚（tetrahydromagnolol）及异厚朴酚（isomagnolol）；生物碱类成分主要为木兰箭毒碱（magonocurarine）。此外，尚含有鞣质及微量烟酸。

【药理作用】

1. 调节胃肠运动　厚朴酚能抑制组胺所致十二指肠痉挛。厚朴煎剂对家兔、小鼠及豚鼠离体肠管的活动，在低剂量下为兴奋作用，高剂量则转为抑制。厚朴乙醇提取物能够明显对抗番泻叶性小鼠腹泻。

2. 抗溃疡　厚朴酚对应激性溃疡有抑制作用，其机制与保护胃黏膜损伤、降低胃酸分泌有关。100%生品厚朴煎剂、100%姜制厚朴煎剂可抗大鼠幽门结扎型及应激性溃疡。厚朴姜制后，抗胃溃疡作用增强。厚朴乙醇提取物对大鼠盐酸-乙醇所致溃疡有显著抑制作用。厚朴酚还能明显对抗应激或静脉注射胃泌素、氨甲酰胆碱所致的胃酸分泌增多。厚朴的抗溃疡作用主要与其抑制胃酸分泌有关。

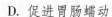 练一练

厚朴的抗溃疡作用主要与其（　　）有关

A. 抗幽门螺杆菌　　　B. 保护胃黏膜　　　C. 抑制胃酸分泌

D. 促进胃肠蠕动　　　E. 抗炎

答案解析

3. 促进消化液分泌　厚朴所含挥发油，通过刺激嗅觉、味觉感受器，或温和地刺激局部黏膜，能反射性地增加消化腺分泌。

4. 保肝　厚朴对小鼠实验性病毒性肝炎有一定的保护作用，可减轻细胞变性、坏死等实质性病理损害。所含厚朴酚为抗肝炎病毒的有效成分。厚朴酚对急性实验性肝损伤，具有降血清ALT的作用。厚朴酚能对抗免疫性肝纤维化损伤，能明显防止肝纤维化及肝硬化的形成，并能提高免疫性肝纤维化大鼠血浆SOD活性，降低血浆LPO含量。

5. 抗病原微生物　厚朴煎剂有广谱抗菌作用，其有效成分为厚朴酚、和厚朴酚，对金黄色葡萄球菌、溶血性链球菌、痢疾志贺菌、乳酸杆菌、白喉棒状杆菌、枯草芽孢杆菌及常见致病性皮肤真菌均有抑制作用；在豚鼠体内有一定的抗炭疽芽孢杆菌的作用。厚朴的酚性成分、乙醚及甲醇提取物，对牙病中致龋齿的变形链球菌有十分显著的抗菌作用。

6. 镇痛、抗炎　厚朴对大鼠腹腔巨噬细胞合成LTB_4及5-羟基二十碳四烯酸均有明显的抑制作用。厚朴乙醇提取物灌胃明显延长热痛刺激引起的小鼠甩尾反应的潜伏期，明显减少乙酸引起的小鼠扭体反应的次数和抑制腹腔毛细血管通透性升高，并明显抑制二甲苯引起的小鼠耳肿及角叉菜胶所致小鼠足跖肿胀，具有明显的抗炎、镇痛作用。

7. 中枢抑制　厚朴酚与异厚朴酚有显著的中枢抑制作用。厚朴乙醚浸膏提取物按$0.5 \sim 1g/kg$腹腔注射时可以抑制小鼠的自发活动，并能对抗甲基苯丙胺或阿朴吗啡所致的中枢兴奋作用。厚朴乙醚提取物可使脑内5-HT及其代谢产物含量增加，但对儿茶酚胺含量无明显影响。厚朴酚与异厚朴酚具有特殊而持久的中枢性肌肉松弛作用，木兰箭毒碱能够麻痹运动神经末梢，引起全身运动麻痹现象。

8. 降血压、松弛血管平滑肌　低于肌松剂量的厚朴碱注射给药有明显的降低血压的作用，这一作用不能被抗组胺药异丙嗪所对抗，表明并非组胺释放所致。厚朴提取物中的活性成分厚朴酚、和厚朴酚能对抗K^+、Ca^{2+}、NE等所引起的大鼠主动脉收缩，此作用可能与钙通道阻滞作用有关。

9. 平喘　和厚朴酚浓度低于$100 \mu mol/L$时，PDE活性急剧降低；浓度在$100 \sim 200 \mu mol/L$时，对酶活性的抑制作用减弱。Ca^{2+}浓度增加，和厚朴酚抑制PDE的IC_{50}也增加。和厚朴酚在Ca^{2+}存在的条

件下，与 Ca^{2+} 结合，从而对抗其对靶酶——PDE 的激活。这可能是厚朴用于平喘的现代药理机制之一。

10. 抗血栓形成　10g/kg 厚朴明显延长大鼠体内血栓形成时间，其抑制作用与抑制 TXA_2 的合成及细胞内的 Ca^{2+} 流动有关。

11. 其他　厚朴提取物尚有抗过敏、抗肿瘤的作用。

【现代应用】

1. 消化系统疾病　胃肠痛、急性胰腺炎、食道神经官能症、胃肠神经官能症、慢性咽炎及癔症、溃疡病。

2. 术中鼓肠及术后腹胀　厚朴可明显地促进手术后患者胃肠道功能的恢复。

3. 结肠炎　厚朴治疗慢性溃疡性结肠炎有效。

4. 细菌性痢疾　厚朴粉或制成注射剂治疗菌痢有效。

5. 龋齿　厚朴酚凝胶、厚朴牙膏有预防龋齿发生的作用。

【不良反应】厚朴中的木兰箭毒碱有毒，厚朴大剂量可致呼吸肌麻痹而死亡。

❤ **药爱生命**

为加强药品的上市后监管，规范药品不良反应报告和监测，及时、有效控制药品风险，保障公众用药安全，依据《中华人民共和国药品管理法》等有关法律法规制定的《药品不良反应报告和监测管理办法》于 2010 年 12 月 13 日经卫生部部务会议审议通过，自 2011 年 7 月 1 日起施行至今。

在 2020 年《药品不良反应/事件报告表》中，化学药品占 83.0%，中药占 13.4%，生物制品占 1.1%，无法分类者占 2.5%。因此，中药不良反应也是需要关注和避免的。

藿香正气散
Huoxiang Zhengqi San

藿香正气散出自《太平惠民和剂局方》，由藿香、大腹皮、白芷、紫苏、茯苓、半夏、白术、陈皮、厚朴、桔梗、甘草组成。具有解表化湿，理气和中功效。主要用于治疗外感风寒，内伤饮食，憎寒壮热，头痛呕逆，胸膈满闷，咳嗽气喘；以及伤冷伤湿，疟疾中暑，霍乱吐泻。

【药理作用】

1. 解痉作用　藿香正气散对家兔离体十二指肠有明显的抑制作用，并能对抗拟胆碱药所诱导的肠痉挛；其效果与阿托品相似。本方可通过阻断 M 受体而产生解痉作用。藿香正气散在低浓度时对家兔离体小肠运动有双向调节作用，如肠段基础活动较强，多表现为抑制作用，基础活动较弱，多表现为兴奋作用，通过双向调节作用，改善胃肠功能减轻或消除脘腹满闷、呕吐腹泻等症状。

2. 增加胃肠道吸收功能　藿香正气散能明显提高腹泻模型小鼠对葡萄糖和水分的吸收，使动物在止泻后又可恢复胃肠道的吸收功能。

3. 镇痛作用　藿香正气散对醋酸刺激性疼痛反应（扭体法）及热板法致痛均有镇痛作用。

4. 抗病原微生物　藿香正气散对金黄色葡萄球菌、藤黄八叠球菌、甲型和乙型副伤寒沙门菌、痢疾志贺菌、变形杆菌等均有明显的抑制作用。此外，藿香正气散还具有镇痛和增强细胞免疫的作用。

【临床应用】可用于治疗夏季感冒（胃肠型）、急性胃肠炎、结肠炎。也可用于治疗夏季皮炎、荨麻疹、湿疹等皮肤病。

【不良反应】

1. 过敏反应可致过敏性休克和皮疹等。

2. 偶见心动过速及上消化道出血。

答案解析

目标检测

简答题

1. 芳香化湿药的主要药理作用有哪些？

2. 苍术的对于胃肠道运动功能有双向调节作用的原因是什么？

3. 苍术的主要药理作用有哪些？

4. 苍术的临床应用有哪些？

5. 广藿香的药理作用有哪些？

6. 广藿香的临床应用包括哪些？

7. 厚朴的主要功效成分有哪些？

8. 厚朴的药理作用有哪些？

9. 厚朴的临床应用有哪些？

10. 厚朴促进消化液分泌的机制是什么？

（薛　强）

书网融合……

重点回顾　　　　　微课　　　　　习题

第十章　利水渗湿药 e 微课

PPT

知识目标：

1. 掌握　与利水渗湿药功能有关的药理作用；茯苓、泽泻、茵陈等的主要药理作用。

2. 熟悉　车前子、半边莲、玉米须、金钱草、木通、萹蓄等常用中药及八正散等复方的主要药理作用。

3. 了解　利水渗湿药常用药物的主要成分、现代应用及不良反应。

技能目标：

能正确使用利水渗湿药防病治病。

素质目标：

提高自主分析问题的能力，培养沟通协作的意识和能力。

📖 导学情景

情景描述：李某，男，50 岁，于 1 周前无明显诱因出现颜面及双下肢水肿，无头晕头痛，无恶心呕吐，无心慌胸闷，无腹痛腹胀。在当地卫生室给予输液治疗，疗效不显。起病以来，精神体力欠佳，食欲睡眠差，二便尚可，体重无变化。既往有前列腺增生病史 3 年，有青霉素过敏史。

情景分析：水肿是指人体组织间隙有过多的液体积聚使组织肿胀。水肿可分为全身性与局部性。当液体在体内组织间隙呈弥漫性分布时，呈全身性水肿（常为凹陷性）；液体积聚在局部组织间隙时，呈局部水肿。水肿原因待查。

讨论：从中医学的角度看，李某患什么疾病？为哪种证型？应该使用哪种药物治疗？

学前导语：颜面及双下肢水肿可以选用以茯苓、猪苓等利水渗湿药为主的方剂来进行治疗。利水渗湿药不仅具有利尿作用，还有抗菌、抗肾炎、利胆、保肝等作用，在水肿的治疗中具有非常确切的疗效。

第一节　概　述

凡能通利水道，渗除水湿，使水湿从小便而去，广泛用于各种水湿内停证的药物，称利水渗湿药。利水渗湿药多入肾、膀胱经，性味平淡，具有渗利水湿、消除水肿的功能。其主要用于治疗各种水湿内停的证候，如水肿、淋证、癃闭、黄疸、鼓胀、痰饮、湿疮、带下，临床表现为面浮肢肿、小便不利、淋沥涩痛，胸胁支满、身目黄染、心悸、舌苔白滑或黄腻，脉弦滑或滑数等症；也可用于治疗风湿痹证、脾胃湿浊证。水湿内停证涉及西医临床众多病种，如泌尿系统疾病肾小球肾炎、肾病综合征、肾衰竭、泌尿系统感染或结石，也包括各种心血管疾病造成的心力衰竭、心源性水肿，消化系统的肝炎、胆囊炎、胆结石，以及各种病因所致的胸水、腹水、面目浮肿、肢体水肿、妇科炎症、皮肤感染等。

本类中药以增加小便排出量、抗肾炎为主要药理作用，兼有抗泌尿道常见病原菌感染以及保肝、利胆作用。

【与功能主治相对应的主要药理作用】

1. 利尿 茯苓、猪苓、泽泻、半边莲、玉米须、车前子、木通、萹蓄、瞿麦、金钱草、茵陈等均具有不同程度的利尿作用。其中，猪苓、泽泻的利尿作用较强。利水渗湿药的利尿作用机制，不同的药物不尽相同，如猪苓、泽泻抑制肾小管对钠离子的重吸收；茯苓素抗醛固酮；泽泻增加心钠素（ANP）的含量等。

? 想一想

水肿的临床表现与水肿的分布范围、严重程度以及受累的组织或器官有关。那么，水肿的临床表现有哪些呢？

答案解析

2. 抗菌 本类药物中的多数药物具有一定的抗病原微生物作用，如茵陈、金钱草、木通、萹蓄、半边莲、猪苓等具有抗菌作用；车前子、地肤子、茵陈、萹蓄、木通抗真菌。

3. 抗肾炎 泽泻、车前子、茯苓、猪苓、五苓散、柴苓汤、真武汤等具有消除水肿、蛋白尿和抗炎、调节免疫等多种作用。近年来，柴苓汤广泛用于肾炎、肾硬化的治疗，能减轻肾炎患者血白蛋白含量、尿素氮（BUN）、IL-2受体、补体C3、尿蛋白定量、1小时尿红细胞排泄率、血清肌酐、钾和钠的变化，可对抗激素副作用，减少尿畸形红细胞数，提高红细胞免疫功能，降低TNF水平和血IL-6、尿IL-6水平，可改善慢性肾炎临床症状，改善肾功能。

4. 利胆、保肝 本类药物中，茵陈、金钱草、半边莲、玉米须等具有明显的利胆作用，茯苓、猪苓、泽泻、茵陈、垂盆草等有保肝作用。

👁 看一看

湿邪

湿邪在中医里有两种。①外湿：气候潮湿、涉水淋雨、居处潮湿所致。长夏湿气最盛，故多湿病。②内湿：疾病病理变化的产物，多由过食生冷或嗜酒成癖，以致脾阳失运，湿自内生；缺乏运动，气血流通缓慢，阳气升发不利，同样加重内湿。

【常用药物与方剂】利水渗湿药常用药物有茯苓、猪苓、泽泻、车前子、半边莲、玉米须、金钱草、茵陈、木通、萹蓄、瞿麦、五苓散、八正散、茵陈蒿汤等。利水渗湿药常见药物与方剂的主要药理作用见表10-1。

表10-1 利水渗湿药常用药物与方剂主要药理作用简表

类别	药物	传统功效 药理作用	利水湿 利尿	清利湿热 抗菌	利湿退黄 利胆	清利肝胆湿热 保肝	利尿通淋 抗肾炎
利水消肿药	茯苓		+			+	+
	猪苓		+	+		+	+
	泽泻		+				+
	半边莲		+	+	+		
	玉米须		+		+	+	
	五苓散		+	+		+	+

续表

类别	药物	传统功效	利水湿	清利湿热	利湿退黄	清利肝胆湿热	利尿通淋
		药理作用	利尿	抗菌	利胆	保肝	抗肾炎
利水通淋药	车前子		+	+			+
	木通		+	+		+	
	萹蓄		+	+			
	瞿麦		+				
	八正散		+	+	+	+	+
利湿退黄药	金钱草		+	+	+		
	茵陈		+	+	+	+	+
	垂盆草			+		+	+
	虎杖		+	+		+	+
	茵陈蒿汤		+	+	+	+	+

第二节　常用药物

茯苓

Fuling

【来源采制】本品为多孔菌科真菌茯苓 *Poria cocos*（Schw.）Wolf 的干燥菌核。多于 7～9 月采挖，挖出后除去泥沙，堆置"发汗"后，摊开晾至表面干燥，再"发汗"，反复数次至现皱纹、内部水分大部散失后，阴干，称"茯苓个"；或将鲜茯苓按不同部位切制，阴干，分别称为"茯苓块"和"茯苓片"。主产于安徽、湖北等地。

【性味归经】味甘、淡，性平。归心、肺、脾、肾经。

【功能主治】具有利水渗湿，健脾，宁心的功能。用于水肿尿少，痰饮眩悸，脾虚食少，便溏泄泻，心神不安，惊悸失眠。

【主要成分】主要含有 β - 茯苓聚糖，约占干重的 93%。另含茯苓多糖、茯苓酸、茯苓素、组氨酸、胆碱、腺嘌呤、麦角固醇及无机成分钾、钠、镁、磷等。近年来，从茯苓中分离得到三萜类化合物成分。

【药理作用】

1. 利尿　茯苓具有利尿作用，可用于治疗肾源性水肿和心源性水肿患者，有较好的疗效。但其利尿作用受动物种属、状态、给药途径等因素影响。用茯苓醇浸液给家兔腹腔注射 5 天，尿量明显增加，而茯苓煎剂灌胃则无利尿作用。茯苓对健康人的利尿作用不明显，但对肾性和心性水肿患者的利尿作用显著。茯苓素是茯苓利尿作用的有效成分，一方面可与肾小管细胞膜的醛固酮受体结合，拮抗醛固酮活性，提高尿中 Na^+/K^+ 比值；另一方面能通过增强细胞膜上的钠泵 $Na^+,K^+ - ATP$ 酶的活性和激活总 ATP 酶，促进机体水盐代谢，起到利尿作用。

2. 调节免疫　茯苓多糖具有显著增强机体免疫功能的作用，对于特异性和非特异性免疫都有促进效果。茯苓素和茯苓三萜化合物对免疫功能具有调节作用。在对机体非特异性免疫功能方面，能增加免疫器官胸腺、脾脏、淋巴结的重量；增强正常腹腔巨噬细胞的吞噬功能，并能对抗免疫抑制剂对巨噬细胞吞噬功能的抑制作用；对抗 ^{60}Co 照射引起的小鼠外周血白细胞的减少；增加非特异性脂酶染色（ANAE）阳性淋巴细胞数。在对机体特异性免疫功能方面，可使玫瑰花结形成率及植物血凝素（PHA）诱发的淋巴细胞转化率升高；使小鼠脾脏抗体分泌细胞数（PFC）明显增多。其作用机制可能与诱导产生 IL - 2 有关。茯苓素、茯苓三萜化合物在低剂量时有明显的免疫增强作用，但高剂量时则表现为抑制作用。茯苓素能增强小鼠腹腔巨噬细胞的吞噬作用，提高机体的非特异性免疫功能；但对植物血凝素、大肠埃希菌内毒素和刀豆蛋白 A 诱导的淋巴细胞转化以及小鼠血清抗体和脾细胞抗体产生能力均有显著的抑制作用。茯苓素对 IL - 2 的产生呈剂量依赖性的抑制作用。茯苓对免疫系统的调节作用可认为是其"益气扶正"的药理作用基础。

3. 松弛胃肠平滑肌 茯苓能对抗顺氨氯铂兴奋胃肠平滑肌的作用，使胃肠平滑肌运动频率降低、强度减弱，有止吐作用。茯苓浸剂对兔离体肠管有直接松弛作用，使肠肌收缩振幅减小，张力下降。

4. 抗胃溃疡 对幽门结扎所致的溃疡有预防作用，并能降低胃酸含量。单用茯苓或与人参、金银花合用，对实验性溃疡有防治作用，可使胃液酸度降低，其有效成分为麦角固醇。上述作用与茯苓"健脾和中"的功能相关。

5. 保肝 皮下注射茯苓醇可明显减轻大鼠肝硬化，降低肝内胶原含量，增加尿羟脯氨酸排出量，说明茯苓醇具有促进肝脏胶原蛋白降解、促进肝内纤维组织重吸收的作用。新型羧甲基茯苓多糖可减轻 CCl_4 所致小鼠肝损伤及其代谢障碍，降低血清 ALT 活性，加速肝细胞再生，减少肝细胞坏死。茯苓还可降低转氨酶、胆红素及尿素氮含量，使血浆支链氨基酸与芳香族氨基酸的比值恢复正常，防止肝性脑病的发生。保肝作用是茯苓"益气健脾"的功能和临床疗效的药理作用基础。

6. 中枢抑制作用 茯神水煎剂可对抗咖啡因所致的兴奋过度，增强戊巴比妥的麻醉时间。羧甲基茯苓多糖能增强硫喷妥钠对小鼠的中枢抑制作用，使麻醉时间显著延长。上述作用与传统认为茯苓具有安神的功能相吻合。

7. 抗肿瘤 茯苓多糖与茯苓素有显著的抗肿瘤作用，能抑制小鼠实体瘤 S180 生长，延长艾氏腹水癌小鼠的存活时间。茯苓多糖能显著抑制体外培养的小鼠腹水型肉瘤 S180 细胞和人慢性骨髓性白血病 K562 细胞的增殖，能使 Lewis 肺癌和肉瘤 S180 荷瘤小鼠低下的巨噬细胞吞噬功能恢复正常。而茯苓素显著抑制体外培养的小鼠白血病 L1210 细胞的增殖。茯苓多糖抗肿瘤的作用机制包括提高宿主的免疫系统功能及直接的细胞毒作用两个方面。茯苓素抗肿瘤的作用机制可能是：通过抑制肿瘤细胞的核苷转运来抑制肿瘤细胞 DNA 合成，并提高巨噬细胞产生 TNF 的能力，增强杀伤肿瘤细胞的作用。

8. 抗氧化 茯苓合剂具有抗脂质过氧化、提高机体清除超氧自由基和羟自由基的能力以及抗皮肤色素沉着等作用。

练一练

茯苓促进机体免疫功能的有效成分是（ ）

A. 钾盐 B. 茯苓多糖 C. 卵磷脂
D. 茯苓酸 E. 组氨酸

答案解析

【现代应用】

1. 肾源性水肿 对肾源性水肿，临床处方可辨证选择配伍白术、党参、猪苓、山药、泽泻、薏苡仁、附子、肉桂等，或者采用金匮肾气丸、五苓散。

2. 心源性水肿 对心源性水肿，临床处方可辨证选择配伍附子、干姜、肉桂、人参、猪苓、泽泻等，或者采用真武汤。

3. 腹泻 单味茯苓粉可用于治疗轮状病毒感染所致婴幼儿秋冬季腹泻。对临床常见的各种原因所致腹泻，均可使用茯苓治疗，可辨证选择配伍薏苡仁、猪苓、泽泻、白术、山药、五味子、陈皮、半夏等，或者选用五苓散。

4. 肝炎 新型羧甲基茯苓多糖肌内注射，能明显改善慢性肝炎患者的肝功能。临床处方可辨证选择配伍五味子、水飞蓟、垂盆草、茵陈、栀子、柴胡、白术、白芍等，或者选用茵陈五苓散、逍遥散。

5. 肿瘤 新型甲基茯苓多糖静脉注射或肌内注射并配合化疗,可治疗胃癌、肝癌、鼻咽癌,能改善症状。临床处方可辨证选择配伍黄独、白英、龙葵、当归、川芎、莪术、姜黄、冬凌草等,或者加入桃红四物汤。

<h2 style="text-align:center">泽泻
Zexie</h2>

【来源采制】 本品为泽泻科植物东方泽泻 *Alisma orientale*（Sam.） Juzep. 或泽泻 *Alisma plantago - aquatica* Linn. 的干燥块茎。冬季茎叶开始枯萎时采挖,洗净,干燥,除去须根和粗皮。主产于黑龙江、吉林、辽宁等地。

【性味归经】 味甘、淡,性寒。归肾、膀胱经。

【功能主治】 具有利水渗湿,泄热,化浊降脂的功能。用于小便不利,水肿胀满,泄泻尿少,痰饮眩晕,热淋涩痛,高脂血症。

【主要成分】 主要含四环三萜及倍半萜氧化物。四环三萜类包括:泽泻醇 A、泽泻醇 A 乙酸酯、泽泻醇 B、泽泻醇 B 乙酸酯、泽泻醇 C 及其乙酸酯;少量倍半萜类氧化物包括:泽泻醇和泽泻醇氧化物。此外,尚含有糖醛、胆碱、乳糖六磷酸酯和肌醇六磷酸酯钠盐。还含有挥发油、植物甾醇、生物碱、苷类、黄酮、天门冬素、胆碱、卵磷脂、氨基酸、糖类、多种脂肪酸及多种微量元素。

【药理作用】

1. 降低血脂、抗动脉硬化 泽泻有降低高脂血症动物的血清 TC、TG 的作用。泽泻提取物、醇浸膏及醇浸剂等可抑制实验性家兔动脉粥样硬化,血管内膜斑的生成和减轻病变的程度,缩小病变范围。泽泻能使主动脉内各种脂质减少,特别是胆固醇显著减少,从而导致主动脉斑块减轻。泽泻的脂溶性部分腹腔注射,对口服棉籽油所引起的高脂血症大鼠,能使其血浆脂质澄清化,对实验性高胆固醇血症有明确的降胆固醇和抗动脉粥样硬化的作用。其有效成分为泽泻醇 A 及泽泻醇 A、B、C 的醋酸酯,尤以泽泻醇 A 醋酸酯作用最强。泽泻抗动脉粥样硬化的机制与降低血脂、调整动脉壁内微量元素含量、调节 PGI_2/TXA_2 的动态平衡、降低 LPO 含量、降低动脉壁内钙异常升高、改善血液流变性有关。

2. 抗脂肪肝 泽泻分别经甲醇、苯和丙酮提取的组分对各种原因引起的动物脂肪肝均有良好效应,对低蛋白饮食、乙基硫氨酸所致脂肪肝均有不同程度的抑制作用。用含泽泻的脂肪性饲料喂养,可使大鼠的肝脂肪蓄积受到抑制,并能改善肝功能。泽泻所含胆碱、卵磷脂、氨基酸及苯和丙酮提取的组分均具有抗脂肪肝作用,对 CCl_4 引起的急性肝损伤有保护作用,使肝脂肪量降低,抑制血浆和肝中磷脂质的下降并改善胆的色素排泄功能。泽泻可使实验性高脂动物模型肝内 TC、胆固醇酯、TG 及总酯含量明显降低。其作用机制可能为影响与胆固醇代谢有关的酶及抑制肝内 TG 合成。

3. 减肥 泽泻水煎剂能使谷氨酸钠（MSG）诱发的肥胖大鼠 Lee's 指数明显降低,生殖器官（子宫及睾丸）周围脂肪蓄积减少,血清 TG 含量明显降低,并使肥胖大鼠体重有所减轻,而对正常大鼠体重、身长及 Lee 指数无明显影响。

4. 利尿 泽泻对人和动物均有显著的利尿作用,能使尿中钠、氯、钾及尿素的排泄增加。兔口服泽泻水煎液,尿量增加 18.5%,泽泻流浸膏腹腔注射可使尿量增加 24%。给予健康成人临床剂量的泽泻水煎剂口服,可使尿量增加 63%,排钠量增加 34%。其利尿机制可能与螺内酯相似,直接作用于肾小管的集合管,抑制 K^+ 及酸的排泄,同时抑制 K^+ 的再吸收而起利尿作用。另有实验显示,100% 泽泻煎剂每只 0.5ml 给小鼠灌胃可明显升高血浆心钠素（ANF）的含量,提示其利尿作用与 ANF 有关。泽泻提取物还具有剂量依赖性抑制肾脏 Na^+,K^+ – ATP 酶活性的作用。冬季产泽泻的利尿效力最强,春泽泻效力稍差。生泽泻、酒炙泽泻均有一定的利尿作用,而盐泽泻则无。

5. 抗肾结石 泽泻水提液能明显抑制乙二醇与活性维生素 D_3 诱导的大鼠实验性肾结石的形成。其作用机制为降低肾钙含量,减少肾小管内草酸钙结晶形成。

6. 抗炎 泽泻具有抑制急慢性炎症反应的作用。泽泻煎剂可显著减轻二甲苯所致小鼠耳郭肿胀,可明显抑制大鼠棉球肉芽肿增生,对胸腺、肾上腺重量及肾上腺中维生素 C 含量无显著影响,提示抗炎机制是直接作用。

7. 降低血糖 泽泻可使正常小鼠血糖降低,使四氧嘧啶诱发的糖尿病小鼠的血糖水平明显降低。

8. 对心血管的影响 泽泻醇提取物能引起兔血压迅速下降,对离体兔主动脉有松弛作用,能显著增加离体兔心的冠脉流量,对心率无影响,对心肌收缩力呈轻度抑制作用。

【现代应用】

1. 高脂血症 泽泻浸膏片对 Ⅱ$_a$、Ⅱ$_b$、Ⅳ和Ⅴ型高脂蛋白血症均有疗效。临床处方可辨证选择配伍山楂、茵陈蒿、大黄、虎杖、姜黄、绞股蓝,或者制首乌、灵芝、山茱萸、玉米须,或加入茵陈五苓散、茵陈蒿汤、六味地黄汤中使用。

2. 脂肪肝 可用泽泻配伍生首乌、草决明、丹参等组成降脂益肝汤。临床处方可辨证选择配伍柴胡、白芍、茵陈蒿、大黄、虎杖、姜黄、绞股蓝、川芎、当归、牡丹皮、红花等,或者加入茵陈蒿汤、茵陈五苓散、桃红四物汤使用。

3. 单纯性肥胖 泽泻配伍番泻叶、山楂、草决明等组成轻身饮Ⅱ号。临床处方可辨证选择配伍决明子、茵陈蒿、大黄、虎杖、姜黄、绞股蓝使用。

4. 肾性水肿 泽泻用于治急慢性肾炎的尿少、浮肿,也用于治疗肝硬化腹水、脑水肿等。临床处方可辨证选择配伍茯苓、车前子、猪苓、白术、桂枝、玉米须,或用五苓散。

5. 泌尿系统疾病 泽泻广泛应用于泌尿系统结石、感染、肾盂肾炎、肾小球肾炎。临床处方可辨证选择配伍茯苓、车前子、猪苓、萹蓄、瞿麦、木通、金钱草、海金沙、鸡内金、石韦、大黄、黄柏、苍术、栀子等,或加入八正散、二妙散、栀子柏皮汤等方使用。

6. 耳源性眩晕 以泽泻汤(泽泻、白术)治疗有效。临床处方可辨证选择配伍茯苓、天麻、半夏、苏叶等。

茵陈

Yinchen

【来源采制】 本品为菊科植物滨蒿 *Artemisia scoparia* Waldst. et Kit. 或茵陈蒿 *Artemisia capillaris* Thunb. 的干燥地上部分。春季幼苗高 6～10cm 时采收或秋季花蕾长成至花初开时采割,除去杂质和老茎,晒干。春季采收的习称"绵茵陈",秋季采割的称"花茵陈"。主产于陕西、山西、山东等地。

【性味归经】 味苦、辛,性微寒。归脾、胃、肝、胆经。

【功能主治】 具有清利湿热,利胆退黄的功能。用于黄疸尿少,湿温暑湿,湿疮瘙痒。

【主要成分】 滨蒿和茵陈蒿含香豆素、黄酮、色原酮、有机酸、烯炔、三萜、甾体和醛酮类等多种化学成分,均含有大量挥发油。挥发油类如茵陈二炔、茵陈二炔酮、β-蒎烯等。香豆素成分有茵陈素(6,7-二甲氧基香豆素)。黄酮类有蓟黄素、茵陈黄酮。还有香豆酸以及茵陈香豆酸 A、茵陈香豆酸 B、绿原酸、槲皮黄素、异鼠李黄素等。

【药理作用】

1. 利胆 本品水煎剂、水浸剂、去挥发油水浸剂、挥发油、醇提取物等对正常大鼠或 CCl$_4$ 所致肝损伤大鼠均具有明显的利胆作用,可增加胆汁分泌和排泄。茵陈中多种成分,如茵陈香豆酸(A、B)、茵陈素(6,7-二甲氧基香豆素)、茵陈色原酮、茵陈黄酮、茵陈二炔、茵陈炔内酯、绿原酸、咖啡酸及对羟基苯乙酮等,均有不同程度的增加胆汁流量,同时扩张胆管、收缩胆囊使胆汁排泄加速的作用。对羟基苯乙酮还能增加胆汁中胆酸、胆固醇等成分的分泌量。茵陈能够诱导提高肝 UDP-葡萄糖醛酸转移酶的活性,促进胆红素代谢。

2. 保肝 茵陈煎剂对 CCl_4 所致动物实验性肝损伤有保护作用，能减轻肝细胞肿胀、气球样变、脂肪变及坏死的程度，降低血清转氨酶活性。茵陈色原酮、茵陈黄酮和 6,7 – 二甲氧基香豆素成分有抗 CCl_4 和半乳糖胺诱发的大鼠肝细胞毒性的作用。茵陈素、茵陈多肽具有显著的抗药物肝损伤的作用，且强于茵陈蒿汤。茵陈的保肝作用机制与下列因素有关：①增加肝脏微粒体中的 P450 含量，诱导肝药酶；②抑制 β – 葡萄糖醛酸苷酶活性，减少葡萄糖醛酸的分解，增强肝脏的解毒功能；③保护肝细胞膜完整性和促进肝细胞再生；④抑制脂质过氧化反应。

3. 利尿、保护肾脏 茵陈及其成分绿原酸、咖啡酸、茵陈素均有不同程度的利尿作用。茵陈素能拮抗顺铂引起的家兔原代培养肾小管上皮细胞内游离 Ca^{2+} 超载，减轻 Ca^{2+} 超载对细胞的损伤；还可显著提高被顺铂抑制的家兔原代肾小管细胞中乳酸脱氢酶（LDH）、碱性磷酸酶（ALP）和 N – 乙酰 – β – 氨基葡萄糖苷酶的活力，使肾小管上皮细胞溶酶体免受损伤。

4. 解热、镇痛、抗炎 茵陈水煎剂和醇提物对伤寒混合菌苗所致家兔体温升高均有明显的解热作用，茵陈醇提物的解热作用起效快、作用强。茵陈素对鲜啤酒酵母菌和 2,4 – 二硝基苯酚致热大鼠和伤寒混合菌苗致热家兔均有解热作用，其作用与复方安乃近和氨基比林无明显差异。茵陈素在小鼠醋酸扭体法、热板法致痛试验以及角叉菜胶引起的大鼠足肿胀试验中均显示抑制作用。

5. 抗病原微生物 茵陈对多种病原微生物有抑制作用，如在体外对金黄色葡萄球菌、痢疾志贺菌、溶血性链球菌、肺炎双球菌、白喉棒状杆菌、结核杆菌、大肠埃希菌、伤寒沙门菌、铜绿假单胞菌、枯草芽孢杆菌以及病原性丝状体、黄曲霉菌、杂色曲霉菌、流感病毒等均有不同程度的抑制作用。茵陈水提物溶液能有效抑制巨细胞病毒在细胞内的繁殖。其主要抑菌活性成分有茵陈炔酮、对羟基苯乙酮和挥发油成分等。

6. 抗肿瘤 茵陈水煎剂能抑制致癌剂黄曲霉素 B1 的致突变作用，对亚硝酸钠和 N – 甲基苄胺的诱癌作用亦有阻断作用。茵陈色原酮对培养的 L – 929 和 KB 细胞具有较强的细胞毒活性，在体内能抑制小鼠 Meth A 肿瘤生长。茵陈色原酮和蓟黄素具有抑制 Hela 细胞和 Ehrlich 腹水癌细胞增殖的作用。茵陈素在体外对人肺癌细胞增殖具抑制作用，通过抑制 DNA 合成，将细胞阻滞于 G_0/G_1 期。

7. 其他作用 ①平喘：茵陈素可直接舒张离体豚鼠气管平滑肌，对应用组胺和乙酰胆碱引喘法制作的豚鼠哮喘模型有平喘作用。②改善心脑血管功能：茵陈素还具有降血脂、抗动脉粥样硬化、降压、抗心绞痛及改善脑血流等作用。③抗缺氧：腹腔注射茵陈素能提高减压、常压、化学药物所致组织缺氧鼠的存活率或存活时间。

【现代应用】

1. 胆石症、胆道蛔虫病 茵陈蒿汤水煎剂可扩张胆管，缓解疼痛。或配伍乌梅、五味子、山楂、酸枣仁、白芍、柴胡等安蛔止痛。或配伍金钱草、海金沙、鸡内金、柴胡、大黄、栀子、延胡索等利胆排石。或选用茵陈胆道汤，或用茵陈蒿汤。

2. 肝炎 肝炎患者应用茵栀黄口服液或注射液有退黄疸和降低转氨酶的作用。临床处方可根据辨证为湿热证、脾湿证、寒湿证分别选择配伍栀子、大黄、柴胡等，或茯苓、白术、白芍、五味子、水飞蓟、垂盆草、当归等，或熟附子、干姜等，方如茵陈蒿汤、茵陈五苓散，或茵陈四逆汤。

3. 高胆固醇血症 每日用茵陈 15g 煎汤代茶饮。临床处方可辨证选择配伍泽泻、山楂、银杏叶、制首乌、大黄、姜黄、虎杖等，或用茵陈蒿汤。

【不良反应】 茵陈超量可出现头晕、恶心、腹胀及灼热感等不良反应。茵陈二炔酮小鼠灌胃给药的 LD_{50} 为 6.98mg/kg。茵陈素小鼠灌胃给药的 LD_{50} 为 497mg/kg，死亡前有阵发性惊厥。对羟基苯乙酮小鼠腹腔注射的 LD_{50} 为 0.5g/kg，口服 LD_{50} 为 2.2g/kg。

猪苓

Zhuling

【来源采制】本品为多孔菌科真菌猪苓 *Polyporus umbellatus*（Pers.）Fries 的干燥菌核。春、秋二季采挖，除去泥沙，干燥。主产于河北、山西等地。

【性味归经】味甘、淡，性平。归肾、膀胱经。

【功能主治】具有利水渗湿的功能。用于小便不利，水肿，泄泻，淋浊，带下。

【主要成分】主要成分为猪苓多糖（猪苓葡聚糖）、麦角固醇、蛋白质及钾盐等。

【药理作用】

1. 利尿　《本经》谓猪苓"利水道"。本品具有明显的利尿作用。健康人服猪苓 8g 的煎剂，6 小时尿量及尿中氯化物均显著增加。动物灌服或注射猪苓煎剂亦有利尿作用，其利尿机制主要是抑制肾小管对电解质和水的重吸收。猪苓汤（猪苓、茯苓、泽泻）对大量水负荷条件下的大鼠有利尿作用，而在少量水负荷条件下则利尿不明显，故认为其利尿作用可能在水滞留状态下才出现。慢性肾功能不全大鼠服用猪苓汤后可使生命延长，并促进 Na^+、K^+、Cl^- 的排泄。

2. 对免疫功能的影响　猪苓提取物能增强网状内皮系统的吞噬功能，猪苓多糖能显著提高荷瘤小鼠及化疗小鼠腹腔巨噬细胞的吞噬活力，当猪苓多糖与抗原同时作用于免疫系统时，可增强 B 细胞对抗原的刺激反应，使抗体形成细胞数目增多，是一种非 T 细胞促有丝分裂素。猪苓多糖对正常人及早期宫颈癌患者均能促进淋巴细胞转化。

3. 抗肿瘤　猪苓多糖对小鼠 S180 细胞、Lewis 肺癌有显著的抑制作用。猪苓、猪苓汤对小鼠艾氏腹水癌有抑制作用，生存期显著延长。对大鼠膀胱癌亦有抑制作用。猪苓抑癌的机制是抑制瘤细胞 DNA 合成及提高瘤细胞内 cAMP 含量，从而抑制肿瘤细胞的生长；此外，与猪苓增强机体免疫功能亦有关系。

4. 保肝　猪苓多糖能减轻 CCl_4、D－氨基半乳糖（D－Galn）引起的动物组织损伤，促进其恢复和再生，能使血清 ALT 活性下降。猪苓多糖可促使豚鼠和熊、猴的乙肝表面抗体产生，使正常小鼠和肝损伤小鼠腹腔巨噬细胞释放 H_2O_2 的能力明显增加，提高细胞免疫功能。

【现代应用】

1. 肿瘤　用猪苓多糖口服或肌注配合化疗、放疗治疗肺癌、肝癌、鼻咽癌、急性白血病等，可以改善症状，使病灶缩小，减少化疗药物的毒性反应。

2. 病毒性肝炎　用猪苓多糖治疗慢性病毒性肝炎有较好疗效，能改善症状，降低血清 ALT 活性并抑制病毒复制，使 HBeAg 阴转。

3. 银屑病　猪苓注射液肌注治疗银屑病，疗效明显。

五苓散

Wuling San

【方剂组成】五苓散出自《伤寒论》；本方由茯苓 9g、泽泻 15g、猪苓 9g、桂枝 6g、白术（炒）9g 组成。

【功能主治】具有温阳化气，利湿行水的功能。用于阳不化气，水湿内停所致的水肿，症见小便不利，水肿腹胀，呕逆泄泻，渴不思饮。

【药理作用】

1. 利尿　实验证明，五苓散对多种动物及水肿患者均有利尿作用。用五苓散 50% 醇提物给大鼠连续灌胃 5 天，呈现利尿作用。给予输尿管瘘清醒大鼠静脉注射五苓散煎剂，也可使尿量明显增加，并可增加尿中 Na^+、K^+、Cl^- 的排出量。五苓散对健康人仅有轻微的利尿作用，而对患者的利尿作用非常显著。五苓散可使烧灼肾皮质致实验性肾功能不全大鼠的尿量增加，并促进 Na^+、K^+、Cl^-、Mg^{2+} 等电解质的排泄。研究表明，五苓散的利尿作用与方中各药剂量有关。实验证明，将五苓散按《伤寒论》原方剂量注入人工尿闭的动物模型体内，利尿作用很强；用均等量，则利尿作用减低；颠倒药量，则利尿作用更减低。另外，全方的利尿作用较方中任一单味药的作用均强。《医宗金鉴》指出，五苓散"用桂枝之辛温，宣通阳气、蒸化三焦以行水"。从拆方研究结果看，组方伍用以桂枝作用最明显，是利尿作用的重要药物，这与本方温阳利水的理论是一致的。

五苓散的利尿作用机制可能是抑制肾小管的重吸收功能，促进 Na^+ 与水的排出。也有研究表明，五苓散能增加大鼠心房肌细胞中的心房尿钠肽（atrial natiuretic peptide，ANP）颗粒数，在机体水肿时，血液中的 ANP 释放增加，促进 Na^+ 和水的排出。

2. 对水、电解质代谢的影响 五苓散是用于治疗以汗出、烦闷欲饮、小便不利为辩证要点的方剂，这些证候与机体在失水等病理情况下出现的既有脱水、又有体内水和电解质分布异常的综合征相似。失水可引起血液渗透压升高，使丘脑下部渗透压感受器兴奋，同时促进抗利尿激素（ADH）分泌，使尿量减少。研究表明，五苓散作用于渗透压感受器，使渗透压的调节点作用恢复正常并减少 ADH 分泌。另外，肾脏中的 PG 可在肾集合管阻碍 ADH 的作用。在手术后，由于醛固酮和 ADH 分泌增加，机体发生低钠血症，服用五苓散可使低钠血症减轻，持续时间缩短，同时，尿中 PGF_{1a} 排出量增多。因此，初步认为五苓散调整水、电解质的作用机制与 PGF_{1a} 在肾脏中的抗 ADH 作用有关。实验中，给大鼠服用 10 倍于常用量的五苓散，连续 30 天，可使肾血流量增加，尿量增多，主要脏器含水量分布正常，尿中 Na^+、K^+ 排出增多，而对全身水的分布、细胞内液及细胞外液基本无影响，提示本方有调节失水后机体水盐平衡的作用。

3. 对乙醇代谢的影响 五苓散对乙醇代谢有明显影响。

（1）**防治急性与慢性乙醇中毒** 实验表明，小鼠长期灌服乙醇出现中毒症状，如水代谢异常、浮肿、脂肪沉积、血细胞比容低下、白细胞减少以及平均红细胞容积减少等，但若同时服用五苓散则可预防中毒的发生。

（2）**改善脂肪代谢、抗脂肪肝形成** 五苓散可使喂饲乙醇加高脂饲料小鼠肝脏中升高的 LPO、TC、TG 水平明显下降。此作用是由于五苓散可增加乙醇的排除与氧化速度，从而抑制乙醇所致脂肪肝形成。

（3）**防止乙醇性肝损害** 实验发现，乙醇加高脂饲料服用后，肝、肾、脑中谷胱甘肽（GSH）和氧化型谷胱甘肽（GSSG）的水平均下降，与 GSH 代谢有关的酶如葡萄糖 – 6 – 磷酸脱氢酶（G – 6 – PD）、6 – 磷酸葡萄糖酸脱氢酶（G – 6 – PGD）的活性亦下降。五苓散可使降低的 GSH 和 GSSG 水平升高，有关酶的活性亦明显升高。GSH 在体内氧化还原反应系统中具氧化作用，是体内解毒机制的重要物质，其耗竭可导致脂质过氧化，造成细胞损害和溶解。五苓散可改善高脂食物和乙醇所致肝 GSH 代谢障碍，对乙醇引起的 GSH 耗竭有预防作用，从而降低乙醇性肝损害。给予五苓散还可使乙醇中毒动物降低了的醇脱氢酶和醛脱氢酶活性得以增高，以促进乙醇氧化，加快消除，防止肝损害。

【现代应用】

1. 急、慢性肾炎 本方单独服用或随证加减治疗急、慢性肾炎有效。

2. 尿潴留 五苓散对多种原因所致急性尿潴留疗效显著，产后及手术后尿潴留服用本方 1~3 剂后即能自解小便。前列腺肥大引起的尿潴留用本方加菖蒲根，或重用桂枝并加入车前草。

3. 胸水、腹水、脑积水、心包积液、睾丸鞘膜积液以及关节腔积液等 有报道称，用五苓散加商陆、党参、赤芍治疗胸水，加大腹皮、牛膝、前仁治疗脑积水。

4. 急性胃肠炎 《伤寒论》指出："霍乱头痛发热，身疼痛热多欲饮水者，五苓散主之"。五苓散对急性胃肠炎吐泻有效。对于吐泻兼有脱水者，本方尤为适宜。寒湿泄泻以本方加附子、干姜。此外，对其他各种原因引起的呕吐如妊娠呕吐、新生儿呕吐、梅尼埃病呕吐，均用本方加减治疗。

5. 慢性乙醇中毒 五苓散对慢性乙醇中毒性肝损伤有治疗效果，饮酒前后服用本方可预防宿醉。

❤ 药爱生命

湿邪的性质和致病特征：湿为重浊之邪，属阴，其性黏腻、停滞、弥漫，伤人多隐缓不觉，易导致多种病变。①湿为阴邪，易损伤阳气，阻遏气机。②湿性重浊："重"，即沉重、重着，指湿邪致病，出现以沉重感为特征的临床表现，如头身困重、四肢酸楚沉重等。③湿性黏滞："黏"，即黏腻；"滞"，即停滞。湿邪致病，其黏腻停滞的特性主要表现在两个方面：一是症状的黏滞性。多表现为黏滞而不爽，如分泌物和排泄物多滞涩不畅，痢疾的大便排泄不爽，淋证的小便滞涩不畅，以及舌苔厚滑黏腻和口黏口甘等，皆为湿邪为病的常见症状。二是病程的缠绵性。因湿性黏滞，易阻气机，气不行则湿不化，故起病隐缓，病程较长，反复发作，或缠绵难愈。④湿性趋下，易袭阴位：湿邪为重浊有质之邪，类水属阴而有趋下之势，人体下部亦属阴，同类相求，故湿邪为病，多易伤及人体下部。如水肿、湿疹等病以下肢较为多见。

由于生活水平的提高、工作的忙碌，很多人处于亚健康状态，其中很大一部分人由于长期吹空调、喝冷饮、缺乏运动等不良生活习惯，都有湿证的部分表现。市场上祛湿茶、祛湿膏方的品种也很多，质量参差不齐，难辨真伪，建议在临床辨证的基础上对症用药。

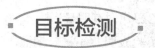

答案解析

简答题

1. 利水渗湿药有哪些药理作用？
2. 茯苓的主要有效成分是什么？主要药理作用有哪些？
3. 五苓散的现代应用有哪些？
4. 茵陈保肝作用的机制主要是什么？
5. 茯苓的抗肝硬化作用的表现是什么？
6. 泽泻的主要化学成分有哪些？
7. 猪苓利尿的作用机制是什么？

（汪盈盈）

书网融合……

📄 重点回顾

🅴 微课

📝 习题

第十一章 温里药

PPT

<table>
<tr><td rowspan="1">学习目标</td><td>

知识目标：

1. 掌握　与温里药功能有关的药理作用；附子、干姜、肉桂的主要药理作用。

2. 熟悉　吴茱萸、丁香等常用中药及四逆汤、吴茱萸汤等复方的主要药理作用。

3. 了解　温里药常用药物的主要成分、现代应用及不良反应。

技能目标：

能正确使用温里药防病治病。

素质目标：

提高理论联系实践的能力，培养科学严谨的工作态度。

</td></tr>
</table>

导学情景

情景描述：张某，男，56岁，患者夜间胃脘隐痛，饮用生冷油腻食物后，症状加重。食欲不振，腹胀，偶有恶心、呕吐。舌胖大、边有齿痕、苔薄白而腻，脉沉细。胃镜检查示：慢性浅表性胃炎，Hp(－)。

情景分析：慢性浅表性胃炎是慢性胃炎中最多见的一种类型。幽门螺杆菌（Hp）感染、自身免疫功能异常、精神压力过大等均可诱发该病。70%～90%的慢性浅表性胃炎患者体内有Hp感染。慢性浅表胃炎缺乏典型的临床表现，所以就医要进行胃镜检查和Hp检查。

讨论：从中医学的角度看，张某患什么疾病？为哪种证型？应该使用哪种药物治疗？

学前导语：中医学无慢性浅表性胃炎的病名，根据临床表现，可诊断为胃阳虚导致的胃脘痛。根据病情变化，可以选用以四逆汤加减方进行治疗。

第一节　概　述

凡以温里祛寒，主要用于治疗里寒证的药物，称温里药，又称祛寒药。温里药味多辛，性属温热，多入脾、胃、肝、肾经，能温中散寒，具有温中助阳、散寒止痛和健运脾胃等功能。主要用于寒邪内盛，心肾阳衰所呈现的各种里寒证候。里寒证常见两方面的病证：一是寒邪内侵，脾胃阳气受损，出现中焦虚寒证，症见食欲不振、脘腹冷痛、呕吐、泄泻等，与现代医学中的急性胃肠炎、胃肠型感冒、胃肠溃疡等消化道疾病相似。二是心肾阳虚，症见腰膝冷痛，畏寒肢冷，小便不利，四肢厥冷，脉微欲绝的"亡阳证"，与现代医学中的心功能不全、休克相似。此外，寒邪侵犯肝脏，症见痛经、闭经、疝气疼痛等，与现代医学中的盆腔炎、疝气相似。寒邪伤于经络，症见手足厥冷、风寒湿痹痛等，多见于现代医学中的风湿性关节炎、类风湿关节炎及神经、肌肉疼痛等。

【与功能主治相对应的主要药理作用】温里药共同的药理作用特点是：具有强心、抗休克、助消化、镇吐、抗炎、镇痛等作用。

1. **对心血管系统的影响**　温里药附子以及代表复方四逆汤、参附汤具有"回阳救逆，温中助阳"的功能，与其所含成分去甲乌药碱以及对心血管系统的影响密切相关。

（1）强心　附子及其不同制剂对蟾蜍、蛙、豚鼠、兔、猪和犬的离体及在体心脏（包括正常和衰竭心脏）等多种动物模型均有强心作用，能增强心肌收缩力，加快心率，增加心输出量，提高心肌耗氧量。去甲乌药碱是附子强心的主要有效成分。此外，吴茱萸中的吴茱萸碱、吴茱萸次碱、消旋去甲乌药碱，干姜中的姜酚和 6 – 姜烯酮等成分亦具有强心作用。

（2）抗心律失常　附子、吴茱萸、干姜等具有抗心律失常的作用。附子临床用于治疗缓慢型心律失常。干姜对室颤、室性早搏、心搏停止等不同类型的心律失常均有治疗作用。去氢吴茱萸碱可延长心肌细胞的动作电位时程，抑制钙超载引发的心律失常。

（3）抗心肌缺血　附子、肉桂、干姜、吴茱萸等能增加冠脉血流量，改善冠脉循环和心肌营养状况，缓解心肌缺血缺氧状态，对垂体后叶素引起的动物实验性急性心肌缺血有一定的保护作用。

（4）扩血管，改善微循环　大部分温里药具有扩张血管、改善微循环的作用。附子可扩张外周血管，肉桂水煎剂对全身血管有扩张作用。丁香酚水溶液能对抗外源性 NE 引起的血管收缩，吴茱萸次碱能松弛血管平滑肌。胡椒、干姜中的辛辣成分亦能扩张血管。

（5）抗休克　附子、干姜、四逆汤等具有抗休克作用，可增强休克动物的心肌收缩力，增加心输出量，延长休克动物的存活时间。温里药抗休克与其强心、扩张血管、增加血流量、改善微循环有关。

练一练

与温里药"助阳气"功效有关的药理作用是（　　　）

A. 镇痛　　　　　　　　B. 抗心律失常　　　　　C. 平喘

D. 抗炎　　　　　　　　E. 强心、扩张血管、增加血流量

答案解析

2. **对消化系统的影响**　大部分温里药具有调节胃肠运动的作用。花椒、丁香、肉桂对胃肠运动具有抑制作用，而干姜、高良姜对胃肠运动具有双向调节作用。吴茱萸、干姜、高良姜、肉桂、附子等对幽门结扎型溃疡、应激性溃疡有明显的抑制作用。干姜醇提物具有抗溃疡作用，其机制可能与增强胃黏膜的防御能力有关。吴茱萸和花椒有保肝作用，胡椒的主要成分胡椒碱在体内和体外对 CCl_4 诱导的肝损伤及肝毒性具有保护作用。肉桂中的桂皮醛，干姜中的姜酚，丁香中的丁香酚等有利胆作用。吴茱萸、干姜、高良姜、附子等可对抗药物性腹泻。吴茱萸、高良姜、附子等有一定的止吐作用。

3. **抗炎、镇痛**　附子、干姜、肉桂、丁香等有不同程度的镇痛作用。附子、丁香、肉桂、花椒、吴茱萸、干姜、高良姜的提取物及有效成分对二甲苯所致小鼠耳郭肿胀和角叉菜胶所致大鼠足跖肿胀，均有明显抑制作用。研究表明，大部分温里药抗炎、镇痛主要是通过抑制花生四烯酸代谢以及促进糖皮质激素释放而实现的。目前所知，其抗炎、镇痛的有效成分主要有乌头总碱（附子）、高良姜素（高良姜）、吴茱萸次碱（吴茱萸）、姜酮类（干姜）、肉桂醛（肉桂）、丁香酚（丁香）、香柑内酯和茵芋碱（花椒）等。

一些温里药还兼有抗氧化、耐缺氧、抗凝血、降血脂、抗肿瘤、抗菌等其他药理作用。

【常用药物与方剂】温里药常用药物有附子、干姜、肉桂、吴茱萸、丁香、胡椒、小茴香等。常用复方有四逆汤、吴茱萸汤等。常用药物与方剂的主要药理作用见表 11 – 1。

表 11 – 1　温里药常用药物与方剂主要药理作用简表

药物	传统功效	补火助阳、温里祛寒、回阳救逆				温中止痛			
	药理作用	强心	扩张血管	抗休克	兴奋交感	健胃	镇吐	抗炎	镇痛
附子		+	+	+	+	+		+	+
干姜		+	+		+	+	+	+	+
肉桂			+		+	+	+	+	+
吴茱萸			+		+	+	+	+	+
丁香						+	+		
胡椒			+						+
小茴香						+	+		
荜澄茄						+	+		+
四逆汤		+	+	+	+				
吴茱萸汤		+	+			+	+		+

第二节　常用药物

附子 🅔 微课

Fuzi

【来源采制】本品为毛茛科植物乌头 *Aconitum carmichaelii* Debx. 的子根的加工品。6 月下旬至 8 月上旬采挖，除去母根、须根及泥沙，习称"泥附子"，加工炮制为盐附子、黑附片、白附片。主要分布于四川、陕西等地。

【性味归经】味辛、甘，性大热；有毒。归心、肾、脾经。

【功能主治】具有回阳救逆，补火助阳，散寒止痛的功能。用于亡阳虚脱，肢冷脉微，心阳不足，胸痹心痛，虚寒吐泻，脘腹冷痛，肾阳虚衰，阳痿宫冷，阴寒水肿，阳虚外感，寒湿痹痛。

【主要成分】附子含有多种生物碱，以剧毒的双酯类生物碱——乌头碱为主。此外，还有强心活性较强的消旋去甲乌药碱、氯化甲基多巴胺、去甲猪毛菜碱等。

【药理作用】

1. 强心　附子及其制剂可使心肌收缩力增强，加快心率，心排出量增加，心肌耗氧量增加。附子的有效成分对多种动物离体、在体、正常和衰竭心脏均具有强心作用，其强心的主要成分有去甲乌药碱、氯化甲基多巴胺、去甲猪毛菜碱。去甲乌药碱是 β 受体部分激动剂，其强心作用与兴奋 β 受体有关。

2. 抗心律失常　附子对心律的影响与其所含的不同成分有关。附子的毒性成分乌头碱，可导致机体心律失常，而附子水煎液可显著改善乌头碱毒性所导致的心律异常。去甲乌药碱能增加离体蛙心、在体兔心和豚鼠衰竭心脏的心肌收缩力，加快心率，具有抗实验性缓慢型心律失常的作用。

3. 抗心肌缺血、缺氧　附子能显著提高小鼠对常压缺氧的耐受能力，延长小鼠在缺氧条件下的存活时间。去甲乌药碱具有扩张冠状动脉和增加心肌营养性血流量的作用。附子注射液静脉注射，能显著对抗垂体后叶素所引起的大鼠急性实验性心肌缺血。

4. 对血管和血压的影响　附子注射液静脉注射后，可使麻醉犬心排出量、冠状动脉血流量、脑血流量及股动脉血流量明显增加，血管阻力降低，血管扩张，具有改善微循环的作用。附子对血压具有双向调节作用，与其所含成分有关。去甲乌药碱是降压的有效成分，具有兴奋 β 受体及阻断 α 受体的双重作用。氯化甲基多巴胺、去甲猪毛菜碱为升压的有效成分，其中，氯化甲基多巴胺为 α 受体激动剂，去甲猪毛菜碱为 α 受体、β 受体激动剂。

5. 抗休克 附子及其复方制剂如参附汤、四逆汤及其注射液对失血性休克、心源性休克、内毒素性休克等动物模型具有治疗作用，可以延长动物存活时间及存活百分率。附子的抗休克作用与其强心、抗缺氧、抗心肌缺血、调节血压、改善微循环等药理作用密切相关。

6. 抗寒冷 附子冷浸液和水煎液均能抑制寒冷引起的鸡和大鼠的体温下降，延长生存时间，降低死亡数。

7. 抗炎、镇痛 乌头总生物碱对二甲苯、蛋清、甲醛致肿等多种炎症模型均有明显的抑制作用。附子的抗炎作用是通过兴奋下丘脑 – 垂体 – 肾上腺轴来发挥抗炎作用。此外，附子本身还具有皮质激素样作用。附子水煎剂和附子水煎醇沉液腹腔注射，经热板法试验，可显著提高小鼠痛阈值。乌头碱是附子镇痛的主要成分。

8. 对消化系统的影响 生附子、乌头碱对大鼠离体回肠有收缩作用，此作用可被阿托品阻断。附子水煎液能显著抑制小鼠水浸应激性溃疡和大鼠盐酸损伤性溃疡的形成。

【现代应用】

1. 休克 附子及其复方制剂四逆汤、参附汤、参附注射液等在临床上可用于治疗各种类型休克。

2. 心力衰竭 以附子为主组成的附子汤、茯苓四逆汤，对于慢性阻塞性肺病等各种慢性心力衰竭有确切、安全的疗效。

3. 缓慢型心律失常 以附子为主的复方制剂麻黄附子细辛汤、芪附汤、回阳救急汤等可用于治疗各种缓慢型心律失常，如病态窦房结综合征、窦性心动过缓、房室传导阻滞等。

4. 风湿性关节炎、类风湿关节炎 麻黄附子细辛汤、加味附子汤、四逆汤等复方制剂可缓解风湿性关节炎及类风湿关节炎的临床症状。

【不良反应】附子有大毒，其毒性主要由双酯型生物碱引起。人口服乌头碱 0.2mg 即可出现中毒症状，口服 3～4mg 即可致死。常见的中毒症状主要集中在神经系统和心血管系统，此外，对生殖系统和消化系统也具有一定的毒性。乌头碱、次乌头碱等双酯型生物碱可诱发心律失常、心动过速、四肢麻木、肌肉僵硬、恶心、呕吐、腹痛、腹泻等不良反应。

? 想一想

附子是"回阳救逆第一品"，但毒性很大，使用不当容易导致中毒。那么，临床上如何降低附子的毒性，保证其临床用药的安全性呢？

答案解析

♥ 药爱生命

附子在我国的应用已有几千年的历史。张景岳称附子为"药中四维"之一，张仲景为善用附子第一人。附子虽有回阳救逆之功，但毒性很大，运用不当，则中毒死亡。历代医学家总结出炮制方法以及配伍方式，从而降低附子的毒性，扩大附子的应用范围，但附子的毒性仍然存在。因此，在使用附子时，要明确向患者交代附子的煎药方式、服药注意事项以及存在的不良反应。一旦出现中毒症状，在停药的同时立即就医。可采用催吐、洗胃来降低体内的毒性成分浓度，也可采用中药治疗的方式。

干姜

Ganjiang

【来源采制】本品为姜科植物姜 *Zingiber officinale* Rosc. 的干燥根茎。冬季采挖，除去须根和泥沙，晒干或低温干燥。趁鲜切片晒干或低温干燥者称为"干姜片"。主要分布于四川、贵州等地，尤以四川犍为的产品最佳。

【性味归经】味辛，性热。归脾、胃、肾、心、肺经。

【功能主治】具有温中散寒，回阳通脉，温肺化饮的功能。用于脘腹冷痛，呕吐泄泻，肢冷脉微，寒饮喘咳。

【主要成分】干姜主要含有挥发油类成分，主要包括姜酮、α-姜黄烯、姜酚、6-姜辣烯酮等。此外，还含有一些非挥发性成分，主要包括棕榈酸、环丁二酸酐等。

【药理作用】

1. 促进消化　干姜所含芳香性挥发油对消化道有轻度刺激作用，可使肠张力、节律及蠕动增强，从而促进胃肠的消化功能。

2. 抗溃疡　干姜醇提取物对应激性溃疡、幽门结扎型胃溃疡均有明显的抑制作用，并能明显降低实验小鼠的溃疡指数，具有良好的抗溃疡活性。干姜石油醚提取物能对抗水浸应激性、吲哚美辛加乙醇性、盐酸性和幽门结扎型胃溃疡的形成，干姜水提物能对抗幽门结扎型溃疡的形成。

3. 镇吐、止泻　姜酮及姜烯酮的混合物是镇吐的有效成分。给犬灌服干姜浸膏能抑制硫酸铜的催吐作用。干姜石油醚提物能对抗蓖麻油引起的腹泻，干姜水提物则能对抗番泻叶引起的腹泻。

4. 保肝、利胆　生姜的辛辣成分姜酚类可对抗 CCl_4 和半乳糖胺所致的肝损伤。生姜的丙酮提取液在十二指肠给药后显示很强的利胆作用，而水提液无效。6-姜酚在给药后可使胆汁分泌显著增加。

5. 抗炎　干姜醚提物和水提物能明显抑制二甲苯所致小鼠耳郭炎症和大鼠角叉菜胶所致足跖肿胀。

6. 强心、升压　姜酚给犬静脉注射，可使心肌收缩力增加。干姜甲醇提取液可使离体豚鼠心房自主运动增强。其强心成分为姜酚和姜烯酮。姜烯酚大鼠静脉注射后，观察到血压在一过性降低后上升、以后又持续下降的三相性作用。

7. 扩张血管、抗血栓　姜烯酚能抑制 NE 对肠系膜静脉的收缩作用。干姜水提物和挥发油均能延迟血栓的形成，具有预防血栓形成及抑制血小板聚集的作用。

8. 抗缺氧　干姜水提物无抗缺氧作用。干姜醚提物则能延长常压密闭缺氧和氰化钾中毒模型小鼠的存活时间，其抗氧化机制可能是通过减慢机体耗氧速度而产生的。柠檬醛是其抗缺氧的主要有效成分之一。

9. 抗氧化　干姜醚提物可抑制家兔脑组织的脂质过氧化产物 MDA 的生成，提高脑组织中 SOD 的活性，减轻自由基过多导致的神经细胞膜的脂质过氧化损伤，减轻脑水肿。

【现代应用】

1. 呕吐　干姜与半夏、人参等配伍，可用于妊娠呕吐、产后呕吐、虚寒呕吐等。

2. 晕动症　干姜粉单用具有显著的抗晕车、晕船作用。

3. 休克　干姜与附子配伍组成的四逆汤对心源性休克具有良好的治疗作用。

4. 呼吸道疾病　干姜与解表药、化痰止咳平喘药等配伍使用，对过敏性哮喘、支气管哮喘、过敏性鼻炎、咳嗽等呼吸道疾病具有良好的治疗效果。

5. 消化系统疾病　单用干姜或由干姜组成的复方理中汤、附子理中汤对胃溃疡、十二指肠溃疡、慢性腹泻等消化系统疾病具有很好的治疗作用。

【不良反应】干姜的毒性较低。小鼠皮下注射干姜甲醇提取物的 LD_{50} 为 33.5g（生药）/kg。小鼠灌胃干姜醚提取物的 LD_{50} 为 16.3ml/kg。小鼠静脉注射干姜乙醇提取物的 LD_{50} 为 2.08g/kg。

肉桂
Rougui

【来源采制】 本品为樟科植物肉桂 Cinnamomum cassia Presl 的干燥树皮。多于秋季剥取，阴干。主要分布于广西、广东等地。

【性味归经】 味辛、甘，性大热。归肾、脾、心、肝经。

【功能主治】 具有补火助阳，引火归元，散寒止痛，温通经脉的功能。用于阳痿宫冷，腰膝冷痛，肾虚作喘，虚阳上浮，眩晕目赤，心腹冷痛，虚寒吐泻，寒疝腹痛，痛经经闭。

【主要成分】 肉桂含挥发油 1%～2%，油中主要成分为桂皮醛，另含少量的苯甲醛、桂皮酸、乙酸苯丙酯等。尚含多糖类、多酚类、黄酮类化合物等。

【药理作用】

1. 对心血管系统的影响 肉桂水煎液、桂皮醛能够扩张外周血管而使血压下降，改善血管末梢血液循环，同时能改善心肌供血。肉桂能明显减少肾上腺增生性高血压模型大鼠的血压和尿醛固酮排出。肉桂水煎液能增加离体兔心灌流量。静注肉桂能增加麻醉犬冠脉和脑血流量，说明肉桂对冠状动脉和脑血管也有扩张作用。

2. 抗氧化 肉桂挥发油中的桂皮醛、桂皮酸等有效成分具有很强的还原性，它们能减少脂质过氧化，提高机体的抗自由基能力。肉桂能显著增加老龄大鼠的抗氧化酶活性和总抗氧化能力，从而起到延缓衰老的作用。

3. 抗溃疡 从肉桂中提取的多种成分均具有抗溃疡的作用，其中，桂皮苷的抗溃疡作用最强。桂皮苷对消炎痛、保泰松、乙醇、5－HT 等所致的胃溃疡以及大鼠应激性溃疡均有抑制作用。肉桂醚提取物能明显抑制小鼠水浸应激性以及盐酸、消炎痛加乙醇所导致的溃疡。肉桂水提物能通过增加胃黏膜血流量，促进胃部血液循环，抑制胃溃疡形成。

4. 抗血栓 肉桂能抑制 ADP 诱导大鼠血小板聚集，在体外有抗凝作用，不影响纤维蛋白溶解活性。肉桂水煎液及甲醇提取液能预防动脉血栓的形成。桂皮醛具有抑制血小板聚集和抗凝血酶的作用。

5. 降血糖、降血脂 肉桂多糖能降低四氧嘧啶所致糖尿病小鼠的血糖水平。肉桂多酚对链脲佐菌素诱导的糖尿病小鼠模型具有降血糖作用。肉桂多酚亦能降低高糖饲喂大鼠或高胆固醇饲喂大鼠体内 TG、TC 以及 LDL－C 的水平。

6. 抗炎 肉桂醚提取物以及水提物对二甲苯所致耳郭肿胀和醋酸所致腹腔毛细血管通透性增加具有抑制作用。肉桂水提取液亦能抑制角叉菜胶所致的大鼠足趾肿胀。

7. 镇咳、祛痰、平喘 肉桂水煎液能明显减少小鼠咳嗽次数，增加小鼠气管内酚红分泌量，延长豚鼠的引喘潜伏期。

8. 抗菌 肉桂在体内和体外对细菌均有抑制作用。肉桂挥发油具有广谱抑菌作用，比如对金黄色葡萄球菌、大肠埃希菌、肺炎克雷伯菌、铜绿假单胞菌、铜绿假单胞菌等细菌以及真菌、酵母菌等均有抑制作用。

【现代应用】

1. 心血管疾病 以肉桂为主的中药复方常用于治疗慢性心力衰竭、冠心病、缓慢性心律失常等心血管疾病，比如保元汤、十全大补汤、桂附地黄丸等。用桂皮醛制成的气雾剂可用于治疗寒证心痛症。

2. 消化系统疾病 肉桂五味散能够有效缓解功能性消化不良的症状。肉桂散配合小儿推拿，可用于治疗小儿脾胃不和、厌食症。

3. 风湿性关节炎、类风湿关节炎 肉桂粉以及桂皮醛可治疗风湿性关节炎及类风湿关节炎。临床常配伍附子、细辛、当归、川芎、熟地黄、牛膝等。

4. 糖尿病 以肉桂为佐药的金匮肾气丸可用于治疗阴阳两虚型 2 型糖尿病患者。

5. 痛经 肉桂粉敷贴神阙穴并配合温针灸，可有效缓解痛经的临床症状。含肉桂的中药复方如痛消饮，可用于防治原发性痛经。临床常与当归、小茴香、独活等相须为用。

【不良反应】肉桂大剂量使用可引起中毒。轻则恶心呕吐、头晕眼花，重则血压下降，运动失调，耳血管扩张，呼吸急促，腹痛腹泻，甚至死亡。为预防中毒，勿过量使用肉桂。

吴茱萸
Wuzhuyu

【来源采制】本品为芸香科植物吴茱萸 *Euodia rutaecarpa*（Juss.）Benth.、石虎 *Euodia rutaecarpa*（Juss.）Benth. var. *officinalis*（Dode）Huang 或疏毛吴茱萸 *Euodia rutaecarpa*（Juss.）Benth. var. *bodinieri*（Dode）Huang 的干燥近成熟果实。8～11 月果实尚未开裂时，剪下果枝，晒干或低温干燥，除去枝、叶、果梗等杂质。主产分布于贵州、广西、湖南等地。

【性味归经】味辛、苦，性热；有小毒。归肝、脾、胃、肾经。

【功能主治】具有散寒止痛，降逆止呕，助阳止泻的功能。用于厥阴头痛，寒疝腹痛，寒湿脚气，经行腹痛，脘腹胀痛，呕吐吞酸，五更泄泻。

【主要成分】吴茱萸含挥发油 0.4% 以上，油中主要成分为吴茱萸烯、罗勒烯、吴茱萸内酯、吴茱萸内酯醇。尚含有吴茱萸碱、吴茱萸次碱、羟基吴茱萸碱、吴茱萸因碱等生物碱。

【药理作用】

1. 强心 吴茱萸碱、吴茱萸次碱可增强豚鼠离体心房的收缩力，增加其收缩频率，具有正性肌力和正性频率的作用。

2. 抗心肌缺血 吴茱萸对缺血心肌再灌注损伤具有保护作用。吴茱萸次碱可以显著降低心肌缺血大鼠的心肌梗死面积，减少心肌的 CK 释放。吴茱萸能促进离体豚鼠缺血心脏的心功能恢复，增加冠脉血流量。

3. 对血管和血压的影响 吴茱萸碱和吴茱萸次碱对 KCl 和 NE 引起的大鼠主动脉血管收缩有显著抑制作用。吴茱萸次碱能抑制血管过敏时血管的收缩，其作用与激活辣椒素受体而促进内源性降钙素基因相关肽（CGRP）释放有关。大鼠静脉注射吴茱萸注射液 2g/kg 有显著升压作用。吴茱萸次碱注射液静脉注射可以抑制苯酚导致的大鼠高血压，升高血浆 CGRP 含量。

4. 抗溃疡 吴茱萸内酯对冷水应激性与幽门结扎型胃溃疡大鼠有抑制作用。吴茱萸多糖提取物可显著降低胃溃疡大鼠胃黏膜损伤程度。吴茱萸次碱能对抗由乙酰水杨酸和应激引起的大鼠胃黏膜损伤。吴茱萸中的喹诺酮生物碱对幽门螺杆菌活性有很强的抑制作用。

5. 止泻 吴茱萸水煎液可显著减少蓖麻油和番泻叶引起的小鼠腹泻次数，但作用产生缓慢。吴茱萸次碱能抑制 2,4 - 二硝基氯苯或乙醇通过灌肠导致的结肠炎小鼠的腹泻次数，降低肠重指数，减轻结肠炎性损伤。

6. 抗血小板聚集 吴茱萸水煎液可延长大鼠血栓形成时间。不同剂量的吴茱萸水煎液均对阈浓度 ADP 和胶原诱导的血小板聚集有明显的抑制作用。吴茱萸次碱腹腔注射，可明显延长肠系膜微静脉血小板血栓形成的潜伏期。

7. 抗炎、镇痛 吴茱萸水煎剂可抑制二甲苯引起的小鼠耳肿胀和大鼠角叉菜胶引起的足跖肿胀。吴茱萸多种制剂及成分均有镇痛作用。吴茱萸次碱可减轻醋酸所致扭体反应的次数。吴茱萸水煎液可以延长醋酸与热板法引起的疼痛刺激反应的潜伏期。

另外，吴茱萸还具有兴奋子宫平滑肌、抗病原微生物、抗过敏、镇静、抗肿瘤及免疫调节的作用。

【现代应用】

1. 高血压　醋调和的吴茱萸粉敷贴涌泉穴，具有降血压作用。

2. 消化系统疾病　吴茱萸单用或联用热敷腹部能够改善胃肠功能，缓解腹胀，帮助消化，可用于胃痛、胃溃疡、肠梗阻等胃肠功能障碍患者。

3. 阿尔茨海默病　吴茱萸碱、去氢吴茱萸碱可用于治疗阿尔茨海默病，有效减缓阿尔茨海默病的发展进程。

4. 痛经　吴茱萸汤加减临床多用于治疗寒湿凝滞型痛经、妇女月经不调。

【不良反应】吴茱萸有小毒，仅限外用，内服须经炮制后使用。吴茱萸具有肝肾毒性，炮制不当或超剂量服用可导致腹痛、腹泻、视力障碍、错觉、脱发、胸闷、头痛、眩晕或皮疹、孕妇易流产等症状。

丁香
Dingxiang

【来源采制】本品为桃金娘科植物丁香 *Eugenia caryophyllata* Thunb. 的干燥花蕾。当花蕾由绿色转红时采摘，晒干。

【性味归经】味辛，性温。归脾、胃、肺、肾经。

【功能主治】具有温中降逆，补肾助阳的功能。用于脾胃虚寒，呃逆呕吐，食少吐泻，心腹冷痛，肾虚阳痿。

【主要成分】丁香花蕾含挥发油 15% ~ 20%，油中主含丁香酚、乙酰丁香烯、β - 丁香烯。药材主产于坦桑尼亚、马来西亚、印度尼西亚等地，在我国主产于广东等地。

【药理作用】

1. 对消化系统的影响　丁香挥发油能刺激胃酸和胃蛋白酶分泌，增加胃酸以及胃蛋白酶的活性，故可助消化。此外，丁香能刺激胃肠蠕动，有芳香健胃、减轻腹胀的作用。丁香煎液及丁香挥发油具有抑制小鼠胃排空的作用。丁香醚提物可抑制小鼠吲哚美辛加乙醇性胃溃疡和大鼠盐酸性胃溃疡的形成，丁香水提物可抑制小鼠水浸应激性溃疡和大鼠盐酸性胃溃疡的形成，但二者对幽门结扎型溃疡无影响。丁香醚提物能显著减少蓖麻油引起的小鼠腹泻的次数，而丁香水提物则能显著减少番泻叶引起的小鼠腹泻的次数。

2. 抗炎　丁香水提物和醚提物均能抑制二甲苯所致小鼠耳肿胀和角叉莱胶性大鼠足跖肿胀，对抗乙酸所致腹腔毛细血管通透性增高，丁香水提物的抗炎作用强于醚提物。丁香酚局部涂擦对苯甲酸、桂皮醛和山梨酸引起的豚鼠耳肿胀亦有抑制作用。丁香主要通过抑制花生四烯酸代谢来发挥其抗炎作用。

3. 抗氧化　丁香水提物、乙醇提取物、乙酸乙酯提取物可提高细胞中 SOD、CAT、GSH - Px 的活性，降低 MDA 含量，具有显著的抗氧化作用。丁香挥发油可抑制小鼠肝细胞的脂质过氧化，清除自由基。

4. 抗菌　丁香所含脂溶性成分和水溶性成分均有较强的抗菌作用。丁香抑菌的主要成分是丁香酚。丁香酚对金黄色葡萄球菌、白色葡萄球菌、变形杆菌、铜绿假单胞菌、痢疾志贺菌、伤寒沙门菌、副伤寒沙门菌等有明显的抗菌作用。此外，丁香酚对羊毛状小孢子菌、申克孢子丝菌、新生隐球菌等多种真菌均具有明显的抑制作用。

5. 解热、镇痛　兔静注小剂量丁香酚可以对抗 IL - 1 引起的发热，其主要通过抑制脑内 PG 合成来产生解热作用。丁香水提物及醚提物可显著延长小鼠痛觉反应潜伏期，减少小鼠因化学刺激引起的扭体反应的次数。

此外，丁香还具有抗血栓、抗肿瘤、降血糖、麻醉等药理作用。

【现代应用】

1. 消化道疾病 丁香可用于脾胃虚寒、呃逆呕吐、食少吐泻、腹痛、腹泻、消化性溃疡等疾病，比如丁香柿蒂汤用于治疗呃逆，复方丁香开胃贴治疗小儿腹泻、预防术后腹胀。

2. 牙龈炎、牙髓炎 丁香挥发油可用于治疗急性牙髓炎，缓解牙痛。丁香酚治疗牙龈炎，效果较好。

3. 口腔溃疡 丁香捣碎，浓煎成药汁，每日含漱，可有效治疗口腔溃疡。

【不良反应】丁香或丁香油服用过量会导致中毒，症状主要表现为呼吸困难、下肢麻痹、胃出血、呕吐、尿失禁、血尿等，严重者可致死。

四逆汤
Sini Tang

【方剂组成】本方出自《伤寒论》，由附子（制）、干姜、炙甘草组成。

【功能主治】具有温中祛寒，回阳救逆的功能。用于阳虚欲脱，冷汗自出，四肢厥逆，下利清谷，脉微欲绝。

【与功能主治相对应的主要药理作用】

1. 强心、升压、抗休克 四逆汤能改善阿霉素诱导的慢性心力衰竭大鼠的心脏功能。四逆汤煎剂能改善失血性休克大鼠的左心室收缩及舒张功能。四逆汤注射液可增加冠脉血流量，具有明显的强心、升压作用。四逆汤对大鼠失血性休克、内毒素性休克，能明显提高其平均动脉压，延长其存活时间及存活率。

2. 抗心肌缺血 四逆汤能够明显改善心肌缺血时氧自由基的代谢，减少脂质过氧化，减少心肌酶的释放，改善缺血心肌的灌流，对实验性大鼠心肌缺血具有保护作用。

3. 抗脑缺血 四逆汤能够明显降低脑缺血大鼠的脑梗死体积，改善其神经功能。其机制与四逆汤能降低缺血大鼠脑含水量、减少 MDA 的产生以及降低神经酰胺的含量有关。

4. 降血脂、抗动脉粥样硬化 四逆汤对高脂饲料导致的动物高脂血症，可以有效降低动物血液中 TC、TG、LDL－C 的水平。四逆汤可以缩小动脉粥样硬化动物的主动脉斑块面积及厚度，显示较好的抗动脉粥样硬化作用，其作用机制与调节脂代谢、抗脂质过氧化等有关。

5. 免疫调节 四逆汤可对抗氢化可的松导致的大鼠机体免疫功能抑制，可使环磷酰胺导致的巨噬细胞吞噬功能下降和血清溶菌酶含量降低恢复至正常水平，显示增强机体免疫功能的作用。

另外，四逆汤还具有抗氧化、降血压、保护肠黏膜等作用。

【现代应用】

1. 休克 四逆汤可用于防治心源性、失血性、脓毒性等各种休克。

2. 腹泻 四逆汤加减黄连可用于治疗小儿泄泻。

3. 血栓闭塞性脉管炎 当归四逆汤加减可用于治疗血栓闭塞性脉管炎。

👁 看一看

四逆汤的组分及药理作用机制分析

四逆汤为《伤寒论》中记载的经典方。方中以附子为君药，干姜为臣药，炙甘草为佐药和使药。方中附子大毒，但附子与干姜、炙甘草配伍组成四逆汤后，毒性降低。附子中的毒性成分主要是乌头碱，干姜的主要成分是姜辣素，可以抑制乌头碱等毒性成分在机体的吸收，并能拮抗乌头碱导致的心脏毒性。而甘草的主要成分是甘草皂苷，其在体内的水解产物葡萄糖醛酸可以和乌头类生物碱络合，从而降低乌头碱的含量，同时，甘草对肝药酶具有诱导作用，可以加快乌头类生物碱在体内的代谢和排泄。

吴茱萸汤
Wuzhuyu Tang

【方剂组成】本方出自《伤寒论》，由吴茱萸 9g、人参 9g、生姜 18g、大枣 4 枚组成。

【功能主治】具有温中补虚，降逆止呕的功能。用于胃中虚寒，食谷欲呕，胸膈满闷，或胃脘痛，吞酸嘈杂；厥阴头痛；呕吐下利，手足逆冷，烦躁欲死。

【与功能主治相对应的主要药理作用】

1. 强心、升压、抗休克 吴茱萸汤能显著增强离体蟾蜍和体内兔心的心肌收缩力，增加心脏排出量，改善休克、心力衰竭。此外，吴茱萸汤能显著升高失血性休克兔的血压，提高其生存率，亦能升高麻醉状态狗和大鼠的血压。

2. 改善偏头痛 吴茱萸胶囊可延长偏头痛小鼠的凝血时间，提高痛阈值，抑制脑内炎性刺激物的升高。吴茱萸汤预防性给药，可有效缓解偏头痛模型大鼠的临床症状。

3. 镇吐、止泻 吴茱萸汤能显著性地提高家鸽的呕吐潜伏期，降低呕吐频率，减轻硫酸铜对家鸽胃黏膜的刺激作用，显示良好的镇吐作用。吴茱萸汤能对抗大黄冷浸液灌胃所致小鼠腹泻。吴茱萸汤能对抗乙酰胆碱、$BaCl_2$ 所引起的胃及十二指肠痉挛。

4. 抗胃溃疡 吴茱萸汤有明显的抗胃溃疡作用，对冷水浸渍法、幽门结扎法、醋酸涂抹法所致大鼠胃溃疡均有改善作用。

另外，吴茱萸汤还具有抗肿瘤、增强机体免疫功能的作用。

【现代应用】

1. 偏头痛 吴茱萸汤对厥阴肝寒型偏头痛疗效显著。

2. 呕吐 吴茱萸汤加减对更年期顽固性呕吐、中风顽固性呕吐、神经性呕吐、化疗药顺铂引起的呕吐等均有效。

3. 消化系统疾病 吴茱萸汤加减可用于治疗慢性浅表性胃炎、胃食管反流、消化性溃疡、功能性消化不良等消化系统疾病。

4. 其他 吴茱萸汤可用于梅尼埃病、神经官能症、痛经及眩晕等。

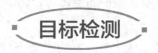

目标检测

答案解析

一、名词解释题

温里药

二、简答题

1. 简述温里药治疗四肢厥逆（冷）的药理作用基础。

2. 简述对里寒证的现代认识。

3. 简述温里药的主要药理作用。

4. 简述附子对血管和血压的影响。

5. 简述附子的不良反应。

6. 简述干姜对消化系统的影响。

7. 简述肉桂的现代应用。

8. 简述吴茱萸的现代应用。

9. 简述吴茱萸的不良反应。

（史瑞瑞）

书网融合……

重点回顾　　　　　　微课　　　　　　习题

第十二章 理气药

PPT

导学情景

情景描述： 李某，女，32 岁，因工作忙碌，生活饮食不规律，经常出现反复发作的上腹饱胀，时有疼痛，嗳气，饭后加重，伴有早饱，偶有烧心，每因情绪不佳时诸症加重。现口苦，咽干，舌边红，苔稍黄，脉弦，曾做过两次胃镜均未见异常。

情景分析： 患者无器质性病变，胃镜检查无异常；餐后易饱胀且中上腹疼痛；反复、间断发作，受情绪影响较大。经诊断为胃和十二指肠功能紊乱引起的消化不良，这类患者常伴有焦虑、抑郁等情绪问题。

讨论： 从中医学的角度看，李某患什么疾病？为哪种证型？应该使用哪种药物治疗？

学前导语： 李某经辨证为肝胃不和型功能性消化不良。应嘱其调节情绪，治宜疏肝和胃，以胸膈痞闷，腹胀纳差为辨证要点，予越鞠丸和柴胡疏肝散加减，重在调理气机。越鞠丸为理气剂，可解六郁。气郁是其他五郁的基础，此方用香附以开气郁。李时珍曾说，香附是气病之总司，李东垣说它能治一切气。同学们，香附为何能发挥这样的作用？与其功效相关的物质基础又是什么？带着这些疑问，让我们开启这一章的学习吧。

第一节　概　述

凡以疏畅气机、调整脏腑功能为主要功效，消除气滞或气逆证的药物，称理气药。理气药味多辛、苦，性温而芳香，多入脾、胃、肝、胆、肺经，具有理气健脾、疏肝解郁、理气宽胸、行气止痛、破气散结等功效。气病范围广，病变复杂，情志失常、饮食失调、寒温不适、劳倦过度等均可导致气病。气的失常主要包括两方面：一是气虚，气的生化不足或耗损过多；二是气机失调，气的某些功能不足及气的运动失常或紊乱，表现为气滞、气逆、气陷、气闭或气脱等病理状态。理气药临床多用于行气与降气两类，属于"八法"中的消法。在行气方面，理气药可用于气滞所致的各种胀、闷、满、痛。如脾胃气滞可致脘腹胀痛、嗳气、呃逆；肝郁气滞常表现为胸闷胁痛、食欲不振，以及乳房胀痛、月经不调；肺气壅滞出现咳喘等。在降气方面，理气药还可用于气逆所致的恶心、呕吐、呃逆、嗳气、喘息等，以肺气、胃气、肝气上逆为多见。

理气药一般均具有调节胃肠运动、调节消化液分泌、利胆、舒张支气管平滑肌、调节子宫平滑肌等药理作用，并认为上述药理作用是本类药理气健脾、疏肝解郁、行气止痛等的药理作用基础。

【与功能主治相对应的主要药理作用】 理气药共同的药理作用特点是：具有调节胃肠运动、调节消化液分泌、利胆、舒张支气管平滑肌、调节子宫平滑肌、调节心血管系统等作用。

1. 对消化系统的影响 主要对胃肠运动有调节作用，可影响消化液的分泌；部分理气药有利胆作用。

（1）调节胃肠运动 对胃肠道表现为双向调节作用，通过兴奋或抑制的双向调节作用，可使紊乱的胃肠运动恢复正常。多数理气药能够兴奋在体胃肠平滑肌，使胃肠平滑肌张力加大，收缩节律加快，收缩幅度增强，是其消胀除满的药理作用基础。例如，枳实、枳壳和木香对大鼠胃排空具有促进作用，可使肠蠕动波加深，蠕动节律加快。然而，对于离体胃肠平滑肌或痉挛状态的胃肠平滑肌，多数理气药则具有舒张或解痉的作用，使胃肠平滑肌张力降低，收缩节律减慢，收缩幅度减小，是其降逆、止呕、止泻、镇痛的药理作用基础。理气药所含对羟福林、N-甲基酪胺、橙皮苷及甲基橙皮苷是其解痉作用的有效成分，作用机制主要为阻断 M 受体，也与兴奋 α 受体和直接抑制胃肠平滑肌痉挛有关。

（2）调节消化液分泌 理气药大多对消化液的分泌呈双向调节作用，如含挥发油的芳香性理气药陈皮、木香等可促进胃液、胰液等消化液的分泌，提高消化酶的活性，具有助消化的作用；部分理气药枳实、陈皮和木香可抑制病理性胃酸分泌过多，其所含甲基橙皮苷能抑制胃酸分泌，具有抗溃疡作用，对实验性胃溃疡模型如幽门结扎型胃溃疡大鼠，可减少胃酸分泌，降低溃疡发病率。

（3）利胆 部分理气药能有效抑制胆固醇结石的发生；枳实、陈皮、青皮等可不同程度促进人和实验动物的胆汁分泌，胆汁流量明显增加；青皮、陈皮可增加胆汁中胆酸盐的含量；沉香可降低胆汁中胆固醇的含量。这些作用可维持机体正常消化功能，防止胆固醇结石。

? 想一想

肝的疏泄功能与胆汁排泄有关。利用理气药的利胆功能，可否治疗胸闷胀满、黄疸等肝郁证？

答案解析

2. 舒张支气管平滑肌 理气药大多具有松弛支气管平滑肌的作用，是其降逆止咳的药理作用基础，其作用的药效物质基础主要为挥发油。例如，陈皮、青皮中含有的挥发油具有祛痰止咳的作用，能对抗组胺引起的支气管痉挛，其作用机制与直接扩张支气管、抑制亢进的迷走神经功能、释放抗过敏介质、兴奋 β 受体有关。

3. 双向调节子宫平滑肌功能 理气药可以调节子宫收缩功能，与动物的种属有一定的关系，对子宫平滑肌有双向调节作用。部分理气药如枳实、枳壳能兴奋子宫平滑肌，而部分理气药能抑制子宫平滑肌，降低其张力，松弛痉挛的子宫平滑肌。此外，香附还具有雌激素样作用。

4. 对心血管系统的影响 理气药注射液对心血管系统具有一定的药理作用，如木香含有的挥发油及内酯成分具有降压作用，可抑制心脏、扩张血管；枳实、枳壳、青皮、陈皮注射给药，可对麻醉动物产生明显、迅速、长效、无后扩张作用的升压效果，可兴奋心脏、收缩血管，其他形式给药则无此作用。其作用机制为药物所含 N-甲基酪胺促进肾上腺素能神经末梢释放 NE，所含对羟福林则可直接兴奋 α 受体。对羟福林、N-甲基酪胺均有兴奋心脏的作用，可使心肌收缩力加强、心输出量增加，改善心脏的泵血功能。

胃食管反流病的中医疗法

胃食管反流病（GERD）是胃内容物反流入食管引起烧心、反酸等症状和（或）并发症的一种疾病。GERD 发病多与抗反流屏障破坏、食管廓清能力降低及食管黏膜屏障损伤等因素相关，西医有药物、手术及内镜干预等治疗手段，但仍难以控制 GERD 的发病及复发。中医虽无"胃食管反流病"，但常根据临床表现将其纳入"吐酸""嘈杂""反胃"等范畴。中医认为，GERD 病位在食管和胃，胃失和降、胃气上逆为基本病机，与脏腑气机失调关系密切。脾胃为全身气机升降枢纽，肝肺有气机"左升右降"的特性，治疗 GERD 应以调节脏腑气机为要。

理气药多为芳香、苦辛、温通之品，有升扬、降泄、走窜的特点，能疏理气机、散结消滞，临证运用陈皮、青皮、木香、枳实、枳壳、川楝子、沉香、檀香、乌药、香附、佛手、香橼、天仙藤、玫瑰花、绿萼梅等理气药治疗 GERD，可随证配伍祛痰化饮药、清热除湿药、活血化瘀药、补中益气药等，发挥降气痰、行气润养、利气除湿、运气活血、益气健脾等功效。理气药可能在一定程度上具有调节胃肠功能的药理作用，部分理气药还有抑菌的药理效果，这可能是理气药改善 GERD 症状的潜在机制之一，值得进一步研究。

【常用药物与方剂】理气药常用药物有枳实、枳壳、陈皮、青皮、香附、木香等。常用复方有枳术丸、四逆散等。常用药物与方剂主要药理作用见表 12 – 1。

表 12 – 1　理气药常用药物与方剂主要药理作用简表

药物	传统功效 消除胀满	降逆止泻	宽中消胀	健胃	祛痰平喘	降泻肺气		
药理作用	兴奋胃肠平滑肌	抑制胃肠平滑肌	利胆	促消化液分泌	祛痰	舒张支气管平滑肌	强心	升压
枳实	+	+	+				+	+
枳壳	+	+	+				+	+
陈皮	+	+	+	+	+	+	+	+
青皮		+	+		+	+	+	+
木香	+	+	+			+		
香附		+	+					
枳术丸	+	+	+					

第二节　常用药物

枳实（枳壳）
Zhishi（Zhiqiao）

【来源采制】本品枳实为芸香科植物酸橙 *Citrus aurantium* L. 及其栽培变种或甜橙 *Citrus sinensis* Osbeck 的干燥幼果，主产于四川、江西、湖南、湖北、江苏，以湖南和江西的为佳。5～6 月收集自落的果实，除去杂质，自中部横切为两半，晒干或低温干燥，较小者直接晒干或低温干燥。枳壳为芸香科植物酸橙 *Citrus aurantium* L. 及其栽培变种的干燥未成熟果实，7 月果皮尚绿时采收，自中部横切为两半，晒干或低温干燥。

【性味归经】味苦、辛、酸，性微寒。归脾、胃经。

【功能主治】枳实具有破气消积，化痰散痞的功能；用于积滞内停，痞满胀满，泻痢后重，大便不通，痰滞气阻，胸痹，结胸，脏器下垂。枳壳具有理气宽中，行滞消胀的功能；用于胸肋气滞，胀满疼痛，食积不化，痰饮内停，脏器下垂。

【主要成分】主要含挥发油、黄酮苷和生物碱类成分。挥发油类中的主要有效成分为 D - 柠檬烯，黄酮苷中含新橙皮苷，新橙皮苷可水解得橙皮苷、柚皮苷、野漆树苷及忍冬苷等。生物碱类中有 N - 甲基酪胺和对羟福林等，但经炮制后，对羟福林、橙皮苷、柚皮苷和挥发油的含量均降低。枳壳中大部分黄酮类和生物碱类的含量比枳实中的低。

【药理作用】

1. 对消化系统的影响

（1）调节胃肠运动　枳实、枳壳对胃肠道呈双向调节作用，与胃肠所处的环境、药物浓度、动物种属等有关，对在体胃肠平滑肌主要呈兴奋作用，主要与兴奋 M 受体有关，也与减少下丘脑内缩胆囊素含量和增加生长抑素含量有关。家兔灌服枳实水煎液，可兴奋胃肠平滑肌；枳实、枳壳增强狗小肠肌电活动可被阿托品阻断，对在体胃肠平滑肌有兴奋作用。枳实、枳壳对离体平滑肌或痉挛状态的平滑肌则呈抑制作用，能拮抗 Ach、$BaCl_2$、5 - HT 及高钾去极化后 Ca^{2+} 对离体肠管的致痉作用。所含挥发油中的柠檬烯可使大鼠肠电活动减少，含有的黄酮苷对大鼠离体平滑肌的收缩呈抑制作用，生物碱类成分对羟福林可抑制兔离体十二指肠及小肠的自发活动。

（2）抗消化性溃疡　枳壳挥发油能减少大鼠胃液分泌量，降低胃蛋白酶活性，从而预防溃疡形成，还对幽门螺杆菌具杀灭作用。

2. 对心血管系统的影响

（1）收缩血管和升高血压　枳实、枳壳注射液可迅速升高血压，持续时间较长，从枳实、枳壳注射液中分离出的有效成分——对羟福林和 N - 甲基酪胺是枳实、枳壳升压的主要物质基础，主要是兴奋 α 受体、提高外周阻力，对细胞外 Ca^{2+} 有一定的依赖性；并可兴奋心脏 β 受体，增强心肌收缩力，增加心输出量，参与升压作用。有效成分对羟福林和 N - 甲基酪胺能收缩胃肠黏膜局部血管，但易被碱性肠液破坏，而传统煎液口服在体内无法达到有效血药浓度，难发挥枳实对心血管的作用，故用于抗休克时需静脉注射给药。

（2）增强心肌收缩力　枳实、枳壳注射液及所含主要成分对羟福林和 N - 甲基酪胺均能兴奋动物离体或在体心脏，增强心肌收缩力，增加输出量，具有强心作用。枳实、枳壳的强心作用与兴奋 β 受体有关，其主要成分对羟福林是 α 受体激动剂，对心脏 β 受体也具有一定的兴奋作用；N - 甲基酪胺可促进内源性儿茶酚胺释放，间接兴奋 α 受体和 β 受体。枳实、枳壳提取液在低浓度下可增大豚鼠心室肌细胞 L 型钙电流，有促进钙通道开放的作用；高浓度则抑制心室肌细胞 L 型钙电流，有抑制钙通道开放的作用。

3. 调节子宫平滑肌　枳实、枳壳对子宫平滑肌呈双向调节作用，对不同种属动物的子宫影响不同。枳实、枳壳的水煎液、酊剂、流浸膏对家兔离体或在体子宫均呈现兴奋作用，表现为收缩力增强、张力增加、收缩频率增加，甚至可出现强直性收缩；对于离体小鼠子宫，则呈现抑制作用。

此外，枳实、枳壳还具有抗氧化、扩张冠状动脉、抗菌、镇痛、降血脂、抗血栓、利尿等药理作用。枳实、枳壳提取物能有效清除羟自由基、超氧阴离子自由基，抑制过氧化；N - 甲基酪胺能降低冠脉阻力，增加冠脉血流量，降低心肌耗氧量，改善心肌代谢；枳实、枳壳的有效成分柠檬烯具有中枢抑制作用；黄酮苷类成分新橙皮苷、柑橘苷具有抗炎作用。

【现代应用】枳实、枳壳常用于胃肠功能紊乱，可制成注射液或应用于复方制剂中，注射液通过静脉给药用于各类休克。

1. 胃下垂、子宫脱垂、脱肛 单用枳实、枳壳水煎服，或配伍补中益气汤有一定的功效。

2. 休克 枳实、枳壳的注射液以及有效成分对羟福林、N-甲基酪胺静脉给药用于治疗感染性休克、过敏性休克、心源性休克、药物性休克等。

3. 胆汁反流性胃炎 枳实通降汤加减，治疗胆汁反流性胃炎。

4. 功能性消化不良 以枳实为主的复方制剂，如枳实消痞丸，常用于治疗功能性消化不良。

【不良反应】多见于枳实、枳壳注射液。

✎ 练一练

下列不属于枳实的主要药理作用的是（　　　）

A. 抗消化溃疡　　　　B. 增强心肌收缩力　　　　C. 调节子宫平滑肌

D. 解热　　　　E. 镇痛

答案解析

陈皮 📱微课
Chenpi

【来源采制】本品为芸香科植物橘 *Citrus reticulata Blanco* 及其栽培变种的干燥成熟果皮。主产于广东、福建、四川、浙江、江西等地。秋末冬初果实成熟时采收果皮，晒干或低温干燥。药材分为"陈皮"和"广陈皮"。

【性味归经】味苦、辛，性温。归肺、脾经。

【功能主治】具有理气健脾，燥湿化痰的功能。用于脘腹胀满，食少吐泻，咳嗽痰多，咳嗽痰多。

【主要成分】陈皮主要含有黄酮类化合物、挥发油类、柠檬苦素类、生物碱类和微量元素。其中，黄酮类为陈皮的一大类生理活性成分，有清除自由基、羟氧化基及抗氧化的能力，主要有黄酮、黄烷酮、橙皮苷、新橙皮苷、柚皮苷等。陈皮的主要生物碱成分是新福林和N-甲基酪胺。

【药理作用】

1. 对消化系统的影响

（1）调节胃肠运动 陈皮对胃肠平滑肌的作用具有双向性，既能抑制胃肠运动，又能兴奋胃肠运动，主要与动物种属和消化道机能状态有关。在体实验中，陈皮水煎剂对阿托品所致肠推进抑制有拮抗作用，可能与M受体有关，有促进小鼠胃排空和肠推进的作用。另一方面，大剂量陈皮对胃肠运动呈现抑制作用。陈皮提取物能抑制动物离体胃肠平滑肌，对兔离体肠管有抑制作用，抑制机制可能为阻断M受体及抑制肠肌收缩；对大鼠离体胃平滑肌条表现为抑制作用，可能与α受体和PG途径有关。不同浓度陈皮水煎剂均能显著抑制家兔离体十二指肠自发活动，降低收缩力。

（2）促进消化液分泌 陈皮挥发油对胃肠道有温和的刺激作用，促进大鼠正常消化液的分泌。陈皮水煎液对离体唾液淀粉酶活性有明显的促进作用。

（3）保肝、利胆 陈皮所含橙皮苷对肝损伤具有保护作用，可降低免疫性肝损伤模型动物血清转氨酶ALT和AST的含量。陈皮挥发油可溶解胆固醇结石，具有利胆、促进胆汁分泌的作用，可治疗原发性胆汁性肝硬化。陈皮苷具有抗肝细胞凋亡和抗肝纤维化等作用，还可拮抗化学性肝损伤。

2. 对心血管系统的影响

（1）强心 陈皮水提物以及有效成分橙皮苷、甲基橙皮苷的注射液均可增强实验动物的心肌收缩力，增加心输出量，增加脉压差及每搏心输出量，并可扩张冠状动脉，增加冠脉流量。

（2）对血管和血压的作用 陈皮有效成分对羟福林是其升压的主要物质，可显著升高动脉收缩压和平均动脉压，血管外周阻力增大。陈皮注射液及陈皮素类成分静脉注射可升高血压，但肌注或胃肠道给药则无升压作用。甲基橙皮苷注射液则直接扩张血管，有降压作用。

3. 祛痰、平喘　陈皮挥发油有刺激性祛痰作用，柠檬烯是其刺激性祛痰作用的基础。陈皮及其有效成分川陈皮素能减少致敏家兔肺组织慢反应物质的释放，可对抗组胺、乙酰胆碱等所致离体支气管痉挛性收缩。

4. 舒张子宫平滑肌　陈皮煎剂、有效成分甲基橙皮苷对离体子宫平滑肌有抑制作用，对乙酰胆碱所致的子宫平滑肌痉挛有拮抗作用。

5. 抗炎　橙皮苷和甲基橙皮苷均能降低毛细血管通透性，防止微血管出血，减少水肿渗出液。橙皮苷可抑制炎性因子表达。

6. 抗氧化　陈皮的主要成分黄酮类化合物，有清除自由基、羟氧化基及抗氧化的能力。陈皮水提液可明显清除氧自由基，降低大鼠离体肝、肾组织匀浆中的过氧化物含量，清除超氧阴离子和羟自由基；橙皮苷对羟自由基也有明显的清除作用。

此外，陈皮还具有抑制血小板聚集、降血脂、抗菌、杀虫、增强免疫、抗癌、抗疲劳、抗细胞损伤等作用，挥发油、黄酮苷和对羟福林是其主要的药效物质基础。

【现代应用】陈皮临床主要用于治疗各种胃炎及结肠炎。

1. 消化不良　常用陈皮酊或橙皮糖浆治疗腹胀。

2. 急慢性胃肠炎　以陈皮为主的复方制剂，如养胃冲剂、平胃散。

3. 呼吸道感染　陈皮或陈皮醇、蛇胆陈皮散、二陈汤等。

4. 急性乳腺炎　陈皮煎液或陈皮加甘草水煎服可消肿止痛。

5. 休克　陈皮提取物对羟福林的注射液静脉滴注用于抢救休克。

【不良反应】少数患者服用陈皮可导致过敏及便血。

♥ **药爱生命**

岭南有俗语："广东有三宝，陈皮、老姜、禾秆草。"新会陈皮是我国中药材道地性特点最为突出的品种之一。2011 年，新会被中国药文化研究会命名为"中国陈皮之乡"和"中国陈皮道地药材产业之乡"。在新会，有这样一打油诗："十年一届基，种果用机肥，拣果考眼力，二三刀开皮；反皮看门路，晒皮趁天气，贮皮需有道，伺理比心机"。新会人对陈皮要求细微，不仅开皮讲究刀法，存皮也有道，一直流传"麻绳串灶尾熏，麻袋装阁楼放""年年晒新皮，旧皮少伺理"等的存皮做法。由此可见，新会陈皮也是药材产区道地性文化传承和保护良好的品种之一，新会人坚守传统炮制方法的工匠精神值得每一个中药人学习。

青皮

Qingpi

【来源采制】本品为芸香科植物橘 *Citrus reticulata* Blanco 及其栽培变种的干燥幼果或未成熟果实的干燥果皮。产地同陈皮。5 ~ 6 月间收集自落的幼果，晒干，习称"个青皮"；7 ~ 8 月间采收未成熟的果实，在果皮上纵剖成四瓣至基部，除去瓤肉，晒干，习称"四花青皮"。

【性味归经】味苦、辛，性温。归肝、胆、胃经。

【功能主治】具有疏肝破气，消积化滞的功能。用于胸胁胀满，疝气疼痛，乳癖，乳痈，食积气滞，脘腹胀满。

【主要成分】本品所含主要成分与陈皮相似，但所含成分的量不同，主要含有挥发油、黄酮苷类等成分，挥发油主要为右旋柠檬烯和枸橼酸，黄酮苷主要含橙皮苷、新橙皮苷、枸橘苷、柚皮苷等。所含对羟福林比陈皮为多，另外含多种氨基酸，如天冬氨酸、谷氨酸、脯氨酸等。

【药理作用】

1. 对消化系统的影响

（1）舒张胃肠平滑肌　青皮对离体或在体胃肠平滑肌的收缩活动均呈现显著的抑制作用，且青皮对于离体胃肠平滑肌的抑制作用要强于陈皮。青皮煎剂对离体兔肠有抑制作用，能对抗毛果芸香碱和 $BaCl_2$ 对肠管的收缩作用，拮抗乙酰胆碱对胃的致痉作用，其作用机制为阻断 M 受体；酚妥拉明预处理可部分阻断青皮对回肠纵行肌的抑制作用，其机制可能为兴奋 α 受体。

（2）促进消化液分泌　青皮的挥发油对消化道有温和的刺激作用，促进消化液的分泌和排除肠内积气，调整胃肠功能。

（3）利胆、保肝　青皮对胆囊平滑肌有舒张作用，青皮注射液可抑制大鼠胆囊的自发性或紧张性收缩，增加胆汁流量，具有保护肝功能的作用。青皮煎剂对化学性及酒精性肝损伤具有类似抗氧化的保肝作用。

2. 舒张子宫平滑肌　青皮煎剂能松弛子宫平滑肌，降低收缩幅度，减慢收缩频率，效应呈浓度依赖性增强，具明显的剂量效应关系。

3. 祛痰、平喘　青皮挥发油具有刺激性祛痰作用，右旋柠檬烯是其祛痰作用的药效物质基础；青皮醇提物可松弛支气管平滑肌，具有平喘的作用。

4. 强心、升压　青皮注射液可增强实验动物的心肌收缩力，增强心肌的兴奋性、增加心输出量；青皮注射液可明显升高血压，维持时间较长，机制可能为兴奋 α 受体，对羟福林为其药效的物质基础。

5. 抗休克　青皮注射液对多种动物失血性、创伤性、输血性、内毒素等所致的休克具有拮抗作用。

此外，青皮还具有抗菌、抗血小板聚集、抗突变、镇痛等作用。

【现代应用】

1. 休克　以青皮注射液静脉滴注，治疗感染性休克、心源性休克、神经源性休克，升压效果显著且稳定。

2. 慢性结肠炎、胆囊炎　以青茵合剂治疗非胆总管胆石症效果显著。

3. 急性乳腺炎　牛蒡青皮汤或立效散随症加减效果显著。

【不良反应】少数患者服用可导致过敏。

木香
Muxiang

【来源采制】本品为菊科植物木香 *Aucklandia lappa* Decne. 的干燥根。主产于云南、广西，称为云木香。秋、冬二季采挖，除去泥沙及须根，切段，大的再纵剖成瓣，干燥后撞去粗皮。

【性味归经】味辛、苦，性温。归脾、胃、大肠、三焦、胆经。

【功能主治】具有行气止痛，健脾消食的功能。用于胸胁、脘腹胀痛，泻痢后重，食积不消，不思饮食。

【主要成分】其主要的药效物质基础为挥发油和木香碱。挥发油的成分为木香烯内酯、单紫杉烯、α－木香烃及β－木香烃、木香内酯、去氢木香内酯、木香醇、水芹烯等。有机酸成分有棕榈酸、天台乌药酸、甘氨酸、瓜氨酸等20种氨基酸，以及胆胺、木香碱等成分。

【药理作用】

1. 对消化系统的影响

（1）调节胃肠作用　木香有促进胃排空和缓解肠痉挛的双向作用。木香水煎剂对正常小鼠胃排空及肠推进均有促进作用，促进胃肠运动的作用与其增加胃动素含量有关，具剂量依赖关系；木香烃内酯、去氢木香内酯能对抗阿托品引起的胃排空减慢作用；木香总生物碱、挥发油能对抗乙酰胆碱、组胺或 $BaCl_2$ 所致的肠痉挛，木香去内酯挥发油与二氢木香内酯可使离体肠运动节奏变慢、收缩不规律，呈较强的抑制作用。研究显示，复方木香注射液对多种动物离体肠管具有抑制作用。

（2）抗消化性溃疡　木香单味药能通过加快胃肠蠕动、促进胃排空，明显拮抗大鼠急性胃黏膜损伤；木香丙酮提取物、乙醇提取物灌胃给药能抑制大鼠胃黏膜急性损伤；木香烃内酯和去氢木香内酯对大鼠胃溃疡有明显的改善作用。

（3）利胆、保肝　木香水煎剂口服可增强空腹时胆囊的收缩，促进胆汁分泌，其有效成分木香烃内酯和去氢木香内酯是其药效的物质基础，与促进下丘脑肠肽缩胆囊素、胃动素的分泌有关。去氢木香内酯对化学性及酒精性肝损伤具有类似抗氧化的保肝作用。

2. 松弛支气管平滑肌　木香对支气管平滑肌具有解痉的作用。木香水提液、醇提液、挥发油及总生物碱能对抗组胺与乙酰胆碱对离体豚鼠气管与支气管的致痉作用，其作用可能与迷走中枢抑制有关。

3. 对心血管系统的影响　木香对心脏有抑制和兴奋的双重作用。低浓度的木香挥发油以及从挥发油中分离出的各种内酯均可不同程度地抑制离体心脏的活动。小剂量的水提液与醇提液能兴奋在体蛙心与犬心，大剂量则有抑制作用，其降压机制可能在于抑制心脏、扩张血管。

此外，木香还具有抗胃肠道肿瘤、抗炎、抗菌、抗血小板聚集、止泻等药理作用。木香醇提物能抑制二甲苯引起的小鼠耳郭肿胀、角叉菜胶引起的大鼠足跖肿胀等炎症；木香挥发油对链球菌、金黄色葡萄球菌或白色葡萄球菌均有抑制作用；木香水溶性成分对兔血小板聚集有抑制作用；研究显示，木香含有五元内酯环的倍半萜类化合物，对人胃癌细胞 MGC-803 具有较强的抑制作用。

【现代应用】

1. 胃肠疾病　木香挥发油对急性肠胃炎、慢性胃炎、小儿消化不良、胃肠神经官能症等所致的胃肠胀气有治疗作用。

2. 支气管哮喘　用木香醇浸膏，并可祛痰、镇痛，可控制症状，防止复发。

3. 痢疾　与黄连配伍制成香连丸，对急性细菌性痢疾疗效显著。

【不良反应】临床未有木香不良反应报道。但有文献报道其毒性作用，木香中的去氢木香内酯、木香醇和榄香醇可能具有肝毒性，木香挥发油对斑马鱼胚胎发育有一定毒性，而且发育期越早，毒性越大。另需注意品种选择错误，青木香的不良反应较多，木香在某些地方亦被称作青木香，误用青木香则会出现较严重的不良反应。

香附
Xiangfu

【来源采制】本品为莎草科植物莎草 *Cyperus rotundus* L. 的干燥根茎。全国大部分地区均产，主产于广东、河南、四川、浙江、山东等地。秋季采挖，燎去毛须，置沸水中略煮或蒸透后晒干，或燎后直接晒干。

【性味归经】味辛、微苦、微甘，性平。归肝、脾、三焦经。

【功能主治】具有疏肝解郁，理气宽中，调经止痛的功能。用于肝郁气滞，胸胁胀满，疝气疼痛，乳房胀痛，脾胃气滞，脘腹痞闷，胀满疼痛，月经不调，闭经痛经。

【主要成分】香附的主要成分为香附烯、香附酮。香附含挥发油 1%，挥发油是其主要的药效学基础，含有香附子烯、香附醇、异香附醇，还含 α-香附酮及 β-香附酮、α-莎草醇及 β-莎草醇、柠檬烯等。此外含生物碱、强心苷、黄酮化合物等。

【药理作用】

1. 雌激素样作用 香附挥发油对去卵巢大鼠有轻度雌激素样作用。香附烯是其雌激素样作用的主要物质基础，香附的这一作用是其治疗月经不调的主要依据之一。

2. 舒张子宫平滑肌 香附对在体或离体的未孕或已孕的子宫平滑肌均呈现抑制作用，使子宫平滑肌收缩力减弱，肌张力降低。香附抑制子宫平滑肌的作用与抑制 PG 的合成和释放有关，α-香附酮能抑制离体子宫的自主活动，香附酮是其抑制子宫平滑肌的主要物质基础。

3. 舒张胃肠、支气管平滑肌 香附挥发油、丙酮提取物可对抗乙酰胆碱、钾离子所致的肠肌痉挛，能使肠平滑肌张力下降，收缩幅度降低；香附挥发油可舒张兔肠平滑肌；α-香附酮对组胺喷雾所致豚鼠支气管平滑肌痉挛有对抗作用，具有钙离子通道阻滞作用。

4. 利胆、保肝 香附水煎液对正常麻醉大鼠十二指肠给药，可显著增加胆汁流量及胆汁中的固体含量，具有较强的利胆作用；对 CCl_4 所致肝损伤大鼠的肝细胞具有保护作用。

5. 镇痛、解热、抗炎 香附醇提物对角叉菜胶和甲醛引起的大鼠足肿胀有明显的抑制作用，给小鼠皮下注射香附醇提物可明显提高痛阈，三萜化合物为其有效物质。香附石油醚提取物、乙酸乙酯提取物、醇提物均具有镇痛作用，α-香附酮是 PG 生物合成抑制剂，是香附抗炎镇痛作用的有效成分之一，香附镇痛、抗炎作用与抑制 PG 合成与释放有关。

此外，香附还具有降压、强心、抑制中枢、抗菌等药理作用。香附水或醇提物对离体或在体动物心脏有强心和减慢心率的作用；香附挥发油静脉注射具有降压作用；醇提物腹腔注射可减少小鼠自发活动，延长戊巴比妥钠所致小鼠睡眠时间；挥发油对金黄色葡萄球菌或某些真菌有抑制作用。

【现代应用】

1. 月经不调、痛经、乳腺增生 单独使用或与活血理气药配伍使用。

2. 胃炎、胃肠绞痛 制香附与高良姜研末内服，对寒气郁结的胃寒疼痛有疗效。

3. 腰疼 生香附研末冲服，治疗寒热虚实各种腰疼。

【不良反应】临床未有香附不良反应报道，未见明显毒副作用。

枳术丸
Zhizhu Wan

【方剂组成】枳术丸出自李东垣《内外伤辨惑论》；本方由枳实（炒）250g、白术500g组成，粉碎成细粉，过筛，混匀。另取荷叶75g，加水适量煎煮。取上述粉末，用煎液泛丸，干燥，即得。

【功能主治】具有健脾消食，行气化湿的功能。用于脾胃虚弱，食少不化，脘腹痞满。

【主要药理作用】

1. 对胃肠平滑肌的作用 枳实、白术单味药及配伍均有促进胃排空和肠推进的作用，且两药配伍后具有协同作用。枳实对胃肠动力有双向调节作用，白术对胃肠动力有促进作用，荷叶对胃肠动力有抑制作用。枳术丸能明显促进在体小鼠消化管的推进性运动，对离体大鼠小肠的运动也有促进作用，但对 $BaCl_2$ 所致离体大鼠肠痉挛有明显的拮抗作用，说明枳术丸对胃肠动力的作用为双向调节。

2. 对消化液的影响 枳术丸能改善脾虚模型小鼠消化功能紊乱导致的脾胃虚弱症状，显著增强大鼠食欲。枳实、白术配伍使用可促进正常大鼠胃肠激素尤其是胃泌素的分泌。

3. 保肝、利胆 本方可明显增强正常小鼠肝糖原并降低血糖，增加大鼠胆汁分泌，防止 CCl_4 引起的肝糖原减少。

此外，本方还可抗实验性胃溃疡，明显提高正常小鼠腹腔巨噬细胞的吞噬能力和耐缺氧能力。

【现代应用】本方常用于各种消化系统的疾病。

1. 腹泻 枳术丸加味治疗腹泻者，以食积为主，虚不甚，病程较短者疗效较为满意。

2. 胃下垂、胃扩张、子宫脱垂、脱肛　以枳术丸重用枳实合升陷汤治疗。

3. 胃肠疾病　枳术丸加减治疗胃下垂、胃肠动力障碍、消化不良、胃食管反流病、消化性溃疡，疗效较好。

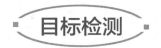

答案解析

一、名词解释题

1. 理气药

2. 气的失常

二、简答题

1. 简述理气药对胃肠运动的影响。

2. 简述理气药对心血管系统的作用。

3. 简述香附调经止痛的药理作用依据。

4. 详述理气药的主要药理作用。

（崔亚迪）

书网融合……

📋 重点回顾　　📱 微课　　📊 习题

第十三章　消食药

PPT

<table>
学习目标
</table>

学习目标

知识目标：

1. 掌握　山楂的药理作用、药效物质基础与现代应用。

2. 熟悉　消食药的主要药理作用；鸡内金、莱菔子的药理作用与现代应用。

3. 了解　保和丸的药理作用与现代应用。

技能目标：

能正确使用消食药防病治病。

素质目标：

提高自主分析问题的能力，培养沟通协作的意识和能力。

导学情景

情景描述：王某，男，45 岁，正月初三傍晚就诊，主诉腹泻，上午共计五六次腹泻，臭秽难闻，且痛剧烈，泻后痛减，其食欲缺乏，嗳腐吞酸，口气热臭。医生按其脉象滑数，望其舌象苔腻，诊断为"伤食泻"。以消食化滞、理气和胃为治则，用保和丸加减治疗，疗效满意。

情景描述：伤食泻一般病发前有过饮过食、食用不洁食物等病史。患者发病时间为春节期间，加上典型腹痛腹泻、口臭等症状，诊断为"伤食泻"。

讨论：从中医学的角度看，"伤食泻"可用哪些药物治疗？

学前导语：伤食泻，是因饮食过多，有伤脾气，遂成泄泻。春节期间，难免酒肉过度摄入，伤及脾胃，见腹痛剧烈、嗳腐吞酸，大便泄泻等症。可以选用大山楂丸、保和丸等消食药进行治疗。消食药具有助消化、促进胃肠运动的作用，在消化不良症的治疗中具有较好的疗效。

第一节　概　述

凡以消食化积为主要功效，主治饮食积滞的药物，称消食药，又称消导药或助消化药。本类药物多味甘，性平或温，归脾、胃经，具有消食化积、健脾开胃、和中导滞的功效，常用中药有山楂、麦芽、谷芽、神曲、莱菔子、鸡内金等。饮食积滞证多因饮食不节、恣食生冷、暴饮食、食积不化所致，或因胃气虚弱，稍有饮食不慎，即停滞难化而成。主要症状为脘腹胀满、不思饮食、嗳气吞酸、恶心呕吐、大便失调。消食药所治病症类似于现代医学的消化系统病变，如胃神经官能症、胃下垂、消化不良、胃肠功能紊乱等。临床应用时，常与健脾药、理气药、温中药相配伍。

【与功能主治相对应的主要药理作用】消食药共同的药理作用特点是：几乎均有助消化、调节胃肠运动等作用。

1. 助消化　消食药通过所含的多种消化酶、维生素产生助消化作用，也能通过促进胃液的分泌提高消化能力。

（1）消化酶　山楂、神曲含有脂肪酶，可促进食物中脂肪的消化，古籍称其善消"肉积"；麦芽、谷芽、神曲、鸡内金均含有淀粉酶，能促进食物中碳水化合物的消化，善消"米面食积"；淀粉酶为蛋白质，遇高温破坏，将麦芽炒黄、炒焦或制成煎剂后助消化作用均可明显降低，故助消化宜生用或微炒。神曲含有胰酶、蛋白酶、蔗糖酶，有利于脂肪、蛋白质、蔗糖的分解；山楂含山楂酸、柠檬酸等多种有机酸，能提高胃蛋白酶活性，促进蛋白质的消化。

（2）维生素 神曲为酵母制剂，还含大量酵母菌、丰富的维生素 B 复合体；麦芽、谷芽含维生素 B_1、B_2、维生素 C、烟酸等；山楂亦含维生素 C。维生素对维持正常消化功能有一定作用，同时 B 族维生素还能促进消化、增进食欲。

（3）促进消化液分泌 有些药物能促进消化液分泌，如鸡内金含有胃激素，其进入血液循环后能促进胃液和胃酸的分泌；山楂也有明显的促胃液分泌作用；麦芽煎服促进胃蛋白酶分泌。

? 想一想

生活中食积停滞发生的部位不同，是否都可以用消食药来治疗？

答案解析

2. 调节胃肠运动 多数消食药以促进胃肠收缩功能为主，并加快肠蠕动。鸡内金能增强胃运动功能，加快胃排空；莱菔子能加强兔回肠的节律性收缩，有利于消除肠道积气积物，消除"脘腹胀满"症状。部分药物能根据肠平滑肌的病理状态，具有双向调节作用。如山楂可增强胃肠蠕动，又能对抗乙酰胆碱、钡离子引起的家兔离体十二指肠痉挛性收缩，表明了其对胃肠活动的双向调节作用。

一些消食药还兼有调血脂、抗凝血、降压等其他药理作用。

👁 看一看

健胃消食片

与吗丁啉、消化酶相比，健胃消食片为"中成药"，由卫生部批准的"药食同源"中药配伍。在该药的成分中，山楂、麦芽为消食导滞药，太子参、山药为健胃益气药，陈皮为理气导滞药。而且，与吗丁啉相比，健胃消食片与消化酶均为"咀嚼片"，方便食用。健胃消食片曾为"国家中药保护品种"，1995 年被列入，2003 年终止保护。1999 年，健胃消食片被列入第一批甲类 OTC 药；2003 年，因其效果确切和安全、副作用小，被列入国家乙类 OTC 药。

【常用药物与方剂】 消食药常用药物有山楂、麦芽、神曲、莱菔子、鸡内金等。常用复方有保和丸、健胃消食片等。常用药物与方剂主要药理作用见表 13 - 1。

表 13 - 1 消食药常用药物与方剂主要药理作用简表

药物	传统功效 消食健胃	消食化滞	消食健胃	消食健胃
药理作用	助消化	调节胃肠运动	维生素作用	促进消化液分泌
山楂	+	+	+	+
神曲	+	+	+	
麦芽	+		+	+
谷芽	+		+	
莱菔子		+	+	
鸡内金	+	+		+
陈皮		+		+
厚朴		+		
保和丸	+	+	+	+

第二节 常用药物

山楂 _{微课}

Shanzha

【来源采制】 本品为蔷薇科植物山里红 *Crataegus pinnatifida* Bge. var. *major* N E Br. 或山楂 *Crataegus pinnatifida* Bge. 的干燥成熟果实。秋季果实成熟时采收，切片，干燥。主产于辽宁、吉林、黑龙江、河北等省区。秋季果实成熟时采收，切片，干燥。生用或炒制用。

【性味归经】 味酸、甘，性微温。归脾、胃、肝经。

【功能主治】 具有消食健胃，行气散瘀，化浊降脂的功能。用于肉食积滞，胃脘胀满，泻痢腹痛，瘀血经闭，产后瘀阻，心腹刺痛，胸痹心痛，疝气疼痛，高脂血症。焦山楂消食导滞作用增强。用于肉食积滞，泻痢不爽。

【主要成分】 主含黄酮类化合物及有机酸。黄酮类化合物主要有金丝桃苷、槲皮素、牡荆素、芦丁等；有机酸主要有柠檬酸、山楂酸、熊果酸、绿原枸橼酸、齐墩果酸等。另外，尚含有维生素 B_2（核黄素）、维生素 C、磷脂等。

【药理作用】

1. 助消化 《本草纲目》记载山楂具有"化饮食，消肉积"之功效。山楂含柠檬酸、熊果酸等多种有机酸，口服后能增加胃液酸度，提高胃蛋白酶活性，促进蛋白质的分解消化；山楂含脂肪酶，可直接消化含脂肪的食物，增强消化功能。此外，维生素 C 等成分能改善食欲。

2. 调节胃肠功能 山楂对胃肠道功能的作用因成分、炮制方法的不同而有所不同。山楂有机酸部位可促进胃肠运动，其机制与激动 M 受体有关。山楂水提物可降低肠易激综合征模型大鼠的血浆胃动素水平，抑制模型大鼠结肠黏膜 5 – HT 和 5 – HT3R 的过度表达，改善肠道敏感度，改善肠道消化功能。不同的炮制品对正常小鼠和阿托品负荷小鼠的胃排空与小肠推进均有作用，以焦山楂效果最好，炒炭山楂作用减弱。炒山楂由于酸味减弱，可缓和对胃的刺激性；焦山楂增加了苦味，偏于消食止泻；山楂炭则味微苦涩，偏于止泻、止血。

3. 对心血管系统的作用

（1）抗心肌缺血、抗脑缺血 山楂对多种实验性心肌缺血模型有保护作用，山楂黄酮能减轻缺血再灌注损伤心肌心电图的 ST 段变化，可缩小实验性心肌梗死范围。山楂在增加冠脉血流量的同时，还能降低心肌耗氧量，提高氧利用率。山楂总黄酮显著降低大鼠局灶性脑缺血损伤后的脑含水量，缩小脑梗死范围；改善小鼠血瘀性脑缺血 – 再灌注损伤模型的血液流变性，预防脑水肿的发生和钙离子超载，改善代谢，起到一定的保护作用等。

（2）抗心律失常 山楂黄酮和皂苷能对抗乌头碱引起的家兔心律失常。其作用类似Ⅲ型抗心律失常药物，即能延长动作电位时程和有效不应期。

（3）强心 山楂提取物对离体和在体蟾蜍心脏有强心作用，作用维持时间较长。山楂中黄酮类化合物具有正性肌力作用，其正性肌力作用的机制可能与抑制磷酸二酯酶有关。

（4）降压 山楂提取物对实验动物有较为明显的持久降压作用。山楂的降压作用与其扩张外周血管有关。

4. 调节血脂 山楂总黄酮表现出显著的降血脂作用，对高脂血症所致大鼠血管功能损伤具有明显的保护作用，山楂对脂质代谢的调节作用是通过抑制肝脏胆固醇合成、升高肝脏 LDL 受体水平，从而促进肝脏对血浆胆固醇摄入而产生的。山楂、野山楂均有降低胆固醇的作用，野山楂效果佳。山楂还有抗实验性动脉硬化的作用，对兔实验性动脉粥样硬化有治疗作用，可使主动脉斑块面积减少，此作用也与降低肝脏胆固醇合成有关。

【现代应用】

1. 消化不良 用于食滞中阻及脾胃虚弱引起的各种病症，尤其适用于肉食积滞。可单用山楂或大山楂丸、保和丸等。

2. 冠心病、心绞痛 山楂总黄酮能减轻心绞痛的临床症状，使心电图好转。

3. 产后瘀滞腹痛 山楂能促进子宫收缩，使子宫内瘀血排出，临床上常使用其复方制剂治疗产后瘀滞腹痛、恶露不尽或痛经、经闭等。

4. 高脂血症、动脉粥样硬化 山楂煎剂、粗粉制剂及山楂制成的食品均可用于治疗高脂血症。

【不良反应】山楂有导致结石的报道。因山楂含多种有机酸、鞣质，可与食物中的重金属、胃酸中的蛋白质发生反应，产生不溶于水的聚合物沉积在胃内，形成硬块即胃结石；空腹多食山楂可导致胃酸过多，或在小肠内形成结石引起肠梗阻。山楂有轻微的促子宫收缩作用，孕妇慎用。

练一练

下列不属于山楂的主要药理作用的是（ ）

A. 助消化　　　　　　B. 抗心肌缺血　　　　　　C. 降压

D. 调血脂　　　　　　E. 抗炎

答案解析

莱菔子
Laifuzi

【来源采制】本品为十字花科植物萝卜 *Raphanus sativus* L. 的干燥成熟种子。全国各地皆产；主产于河北、河南、浙江、黑龙江等地。夏季果实成熟时采割植株，晒干，搓出种子，除去杂质，再晒干。用时捣碎。

【性味归经】味辛、甘，性平。归肺、脾、胃经。

【功能主治】具有消食除胀，降气化痰的功能。用于饮食停滞，脘腹胀痛，大便秘结，积滞泻痢，痰壅喘咳。

【主要成分】含有脂肪油、少量挥发油、芥子碱及芥子碱硫酸氢盐等。另含莱菔子素、维生素类（维生素 C、B_1、B_2、E）等。

【药理作用】

1. 对消化功能的影响 莱菔子可增强家兔胃、十二指肠平滑肌收缩作用，阿托品可阻断其作用，提示其作用可能与兴奋 M 受体有关。莱菔子脂肪油具有明显的促进胃排空和肠推进的作用，并能提高血浆胃动素含量。

2. 祛痰、镇咳、平喘 生品、炒品均有较好的镇咳作用，能明显减少小鼠浓氨水刺激性咳嗽。莱菔子可促进酚红通过呼吸道排泌，在三子养亲汤祛痰实验中，炮制品组显著优于生品组。莱菔子对豚鼠离体气管有松弛作用。

3. 降压 莱菔子水溶性生物碱具有明显的降压作用，并对心血管重构具有逆转作用。莱菔子具有明显的降低体动脉压的作用，也能明显降低肺动脉压，同时明显地降低体血管阻力和肺血管阻力，对心率无影响，其降压的有效成分为芥子碱硫酸氢盐。

4. 抗氧化、降血脂　莱菔子水溶性生物碱能显著提高自发性高血压大鼠（SHR）血清 SOD 活性，降低 MDA 含量，产生抑制脂质过氧化、对抗氧自由基损伤的作用。另能提高 HDL－C 含量，降低 TC、TG、LDL－C 的含量。

5. 抗病原微生物　莱菔子抗菌的有效成分是莱菔子素，其在体外有强烈的抗菌活性，对葡萄球菌和大肠埃希菌的抑制作用尤为显著。莱菔子水浸剂对常见致病性皮肤真菌有不同程度的抑制作用。莱菔子素还对体外培养的人结肠腺癌细胞的生长增殖有抑制作用，诱导结肠癌细胞株 Caco－2 的凋亡，产生抗肿瘤作用。

【现代应用】

1. 便秘、腹胀　生品、炒品可治疗便秘，炒品可用于手术后腹气胀。

2. 排尿功能障碍　莱菔子炒熟可用于治疗术后尿潴留。

3. 高血压　对伴有消化系统、呼吸系统疾病的高血压患者效果好。

4. 高脂血症　莱菔子单味药炒后研末内服，可用于治疗老年性高脂血症。

神曲
Shenqu

【来源采制】本品为面粉或麸皮与杏仁泥、赤小豆粉以及鲜青蒿、苍耳、辣蓼汁按一定比例混匀后经自然发酵的干燥品。全国各地均有生产。生用或炒用。

【性味归经】味甘、辛，性温。归脾、胃经。

【功能主治】具有消食和胃的功能。主治食滞脘腹胀痛，食少纳呆，肠鸣腹泻者。

【主要成分】含酵母菌、酶类、维生素 B 复合体、麦角固醇、挥发油、苷类等。

【药理作用】

1. 助消化、增进食欲　神曲具有 B 族维生素样作用，可增进食欲、维持正常消化功能。

2. 调节肠道菌群　神曲含有多种微生物及有益菌群，可使肠道菌群失调恢复正常。

【现代应用】

1. 各种消化不良症。

2. 菌群失调。

鸡内金
Jineijin

【来源采制】为雉科动物家鸡 *Callus gallus domesticus* Brisson 的干燥沙囊内壁。全国各地均有饲养。杀鸡后，取出鸡肫，立刻剥下内壁，洗净，干燥。生用、炒用或醋制入药。

【性味归经】味甘，性平。归脾、胃、小肠、膀胱经。

【功能主治】具有健胃消食，涩精止遗，通淋化石的功能。用于食积不消，呕吐泻痢，小儿疳积，遗尿，遗精，石淋涩痛，胆胀胁痛。

【主要成分】主要含有胃激素、角蛋白、氨基酸、微量元素、维生素及微量胃蛋白酶、淀粉酶等多种成分。

【药理作用】

1. 助消化　鸡内金经消化吸收进入血液循环，刺激胃腺分泌，使胃液分泌量较正常提高 30% ～ 37%，总酸度增加 25% ～75%，提高胃蛋白酶的活性，助消化。

2. 调节胃肠功能　增强胃运动，使胃的运动期延长、蠕动波增强，胃排空加快。

3. 抗凝血及改变血液流变性　鸡内金有抗凝及改善血液流变性的作用，可减轻动脉粥样硬化程度。

【现代应用】

1. 各种消化不良症。

2. 结石：常用于治疗胆石症和尿路结石。

3. 小儿遗尿：单用鸡内金治疗小儿遗尿效果显著。

【不良反应】《本草纲目》中记载鸡内金无毒，现在临床上应用基本没有副作用，只是在用时应注意用量和用法，药物配伍的时候注意一些禁忌，严格遵从专业医生的指导。

❤ 药爱生命 ————————————————————————————————————

　　山楂，看似平凡的本草，却忠诚守护着中华民族的生生不息，成为人们战胜自然、去病疗疾的力量之源。山楂最初是以食物的身份进入人们生活的，但由于其具有明显的酸涩味道，并不受重视。后来，随着中医药的发展，山楂进入了中药的行列，从最开始仅用于治疗"漆疮"（一种感受漆气而发的皮肤病），到后来用以消食化积、补脾健胃，再到现代应用中对心血管系统有明显的药理作用，山楂的药用研究经历了很长的时间。今天的山楂，已经成为人们生活中的必备药物了。小山楂大用途，平凡的药物肩负着不平凡的使命。山楂药理作用的发展历程告诉我们，只要苦心研究，不断探索，中药的发展将会迎来另一个辉煌时代。

保和丸
Baohe Wan

　　【方剂组成】本方出自《丹溪心法》，由山楂18g、神曲6g、半夏9g、茯苓9g、陈皮6g、连翘6g、莱菔子6g组成。

　　【功能主治】具有消食导滞，和胃的功能。用于食积停滞，脘腹胀满，嗳气吞酸，不思饮食等症状。

　　【与功能主治相对应的主要药理作用】

　　1. 促进消化　本方可提高胃蛋白酶活性，增加胰液分泌量，提高胰蛋白酶的浓度和分泌量，具有促进消化的作用。

　　2. 抗溃疡　本方能减少胃酸分泌量和总酸排出量，故具有较好的抗溃疡、促进受损胃黏膜修复的作用。

　　3. 抗菌　本方对金黄色葡萄球菌、大肠埃希菌、痢疾杆菌、变形杆菌等有抑制作用。

　　4. 调节胃肠功能　本方能抑制小鼠胃排空和家兔十二指肠自发性活动；拮抗乙酰胆碱、$BaCl_2$、组胺所致家兔和豚鼠离体回肠痉挛性收缩；部分解除Ad对肠管的抑制。故本方有较好的解痉止痛及止泻的作用。

　　5. 降血脂　本方能显著减轻高脂饮食诱导的非酒精性脂肪肝大鼠的脂质过氧化反应，明显降低ALT、AST、TC、TG、LDL、MDA水平，使HDL、SOD水平升高，具有防治脂肪肝的作用。

　　此外，保和丸还具有镇吐、镇静、解热、抗心肌缺血等作用。

　　【现代应用】

　　1. 消化不良　主要用于饮食不节、暴饮暴食引起的消化不良、急性胃炎、急性肠炎等；尤其适用于小儿食伤，胃肠功能失调，腹痛泄泻。

　　2. 胃结石　本方与小承气汤合用，对胃结石有一定的疗效。

答案解析

目标检测

一、名词解释题

消食药

二、简答题

1. 消食药的助消化作用有哪些?

2. 山楂对心血管系统有哪些作用?

（陈　珍）

书网融合……

重点回顾

微课

习题

第十四章 止血药

PPT

学习目标

知识目标：
1. **掌握** 三七的药理作用、药效物质基础与现代应用。
2. **熟悉** 蒲黄的药理作用与现代应用；止血药的主要药理作用。
3. **了解** 白及、云南白药的药理作用与现代应用。

技能目标：
能正确使用止血药防病治病。

素质目标：
提高自主分析问题的能力，培养沟通协作的意识和能力。

导学情景

情景描述：木工徐师傅在工作时，不慎被铁钉扎伤左手大拇指，随即出血，疼痛并伴有烧灼感，按压数分钟后仍无法止血，疼痛加剧，工友给予简单清创并以云南白药外敷处理后，去医院就诊。在去医院途中，约 10 分钟后出血停止。

情景分析：外伤和一些疾病都会导致出血。出血在日常生活中十分常见，发生出血时，尽快止血尤为重要。人体具有止血功能，缓慢少量的出血，多可自行止血，不会引起严重后果；出血量大时，可导致出血性休克，故需要立即止血。

讨论：当出血发生时，可用哪些方法止血？中药止血药有哪些？

学前导语：当出血量大时，人们通常会选用按压、包扎或止血药进行治疗。临床上，可以选用白及、蒲黄、槐花、艾叶、地榆等止血药进行治疗，也可以选择云南白药、三七伤药片等止血方剂来治疗。该类药物能缩短出血时间和凝血时间，有抗炎、促进创面愈合的作用，有很好的止血作用。

第一节 概　述

凡以促进血液凝固、制止体内外出血为主要作用，治疗血液不循经脉运行所致的咯血、便血、崩漏及创伤出血等，临床上用于治疗出血证的药物，称止血药。本类药物多入心、肝、脾经，具有止血、清热凉血、化瘀、收敛及温经等功效，主要用于治疗各种原因所致血液不循经脉运行而溢出脉外的出血病症，如咯血、咳血、吐血衄血、便血尿血、崩漏、紫癜及外伤出血等。止血药按其性能可分为凉血止血（如大蓟、小蓟、地榆、槐花）、化瘀止血（如三七、蒲黄、茜草）、收敛止血（如紫珠、仙鹤草、白及）及温经止血（如艾叶、炮姜）四类，常用制剂有云南白药等。

血液中存在着凝血与抗凝血、纤溶与抗纤溶两大动态平衡系统。在病理情况下，由于上述平衡被打破，可发生血管内凝血、血栓、栓塞或出血性疾病。现代医学认为，出血的发生主要与下列因素有关。①血管壁结构或功能异常：如血管的机械损伤、通透性增加、脆性增加等。②凝血过程障碍：如血小板计数减少，血小板黏附、活化、聚集能力下降，凝血因子缺乏或功能减弱等。③纤溶系统功能亢进等。一些急慢性疾病、外伤以及造血系统病变等多种原因均可引起出血。

【与功能主治相对应的主要药理作用】止血药共同的药理作用特点是：几乎均有收缩局部血管、促进凝血因子生成、增强血小板作用、抑制纤维蛋白溶解等作用。

1. 收缩局部血管、降低毛细血管通透性 止血药如三七、大蓟、小蓟等可收缩破损的局部小血管，槐花、白茅根等含有维生素 P 样物质，可改善血管壁功能、降低毛细血管脆性、降低通透性，从而增强毛细血管对损伤的抵抗能力。

2. 促进凝血因子生成 白及可增强血小板第三因子的活性，从而缩短凝血时间；白茅根可促进凝血酶原的生成；三七、蒲黄可增加血中凝血酶的含量；大蓟可促进凝血酶原激活物的生成；小蓟含有凝血酶样活性物质。

3. 增强血小板功能 三七、蒲黄、云南白药等可增加血小板数量，提高血小板的黏附及聚集能力，促进血小板释放活性物质。

4. 抑制纤维蛋白溶解 白及、紫珠、小蓟、艾叶等可通过抑制纤溶酶活性，抑制纤维蛋白溶解。

5. 抗凝血 止血药中的化瘀止血药在止血的同时，往往具有一定的抗凝作用。如三七、蒲黄可抑制血小板聚集；三七可抑制凝血酶诱导的纤维蛋白原向纤维蛋白的转化，并对纤溶系统具有一定的促进作用。

一些止血药还兼有抗炎、抗菌、抗溃疡等其他药理作用。

? 想一想

如何理解三七的"止血而不留瘀"的特点？

答案解析

【常用药物与方剂】止血药常用药物有三七、蒲黄、茜草、大蓟、小蓟、槐花、白及、艾叶等。常用复方有云南白药、槐角丸等。常用药物与方剂主要药理作用见表14-1。

表14-1 止血药常用药物与方剂主要药理作用简表

类别	药物	传统功效	止血		化瘀	清热凉血	收敛	温经
		药理作用	收缩局部血管	促进凝血因子生成	增强血小板功能	抑制纤溶	抑制血小板聚集	抗炎
凉血止血药	大蓟					+		
	小蓟		+		+	+		
	地榆		+					+
	槐花		+				+	+
化瘀止血药	三七		+	+	+	+	+	
	蒲黄			+			+	
	茜草			+			+	
	云南白药		+	+	+		+	
收敛止血药	紫珠		+		+	+		
	白及			+	+	+		
	仙鹤草			+				
	白茅根		+					
温经止血药	艾叶					+		
	炮姜					+		

👁 **看一看** ──────────────────────────────

学会正确选择止血药

我国临床上使用的止血药大概有 20 多种，每一种药的药性不一。那么，我们在使用这些药物时，如何正确选择呢？血热使人体发热发燥，导致人体出血，比如皮肤出现斑块等症状，可以选择凉血止血药；如果为瘀血阻滞、血不归经引起的各种出血症，则选择化瘀止血药；如果患者出现吐血、衄血、咳血、咯血、便血、尿血、崩漏出血及外伤出血等症而内无瘀滞、外无实邪者，可选收敛止血药；而对于阳气不足、统摄无力所致的虚寒出血患者，则选择温经止血药。

──

第二节　常用药物

三七 e微课

Sanqi

【来源采制】为五加科植物三七 *Panax notoginseng*（Burk.）F. H. Chen 的干燥根。主产于云南、广西等省区。秋季花开前采挖，洗净，分开主根、支根及根茎，干燥。

【性味归经】味甘、微苦，性温。归肝、胃经。

【功能主治】具有散瘀止血，消肿定痛的功能。用于咯血，吐血，衄血，便血，崩漏，外伤出血，胸腹刺痛，跌扑肿痛。

【主要成分】主要含有三七皂苷、黄酮苷等。三七皂苷与人参皂苷相似，所含单体包括人参皂苷 Rb_1、Rb_2、Rc、Rd、Re、Rf、Rg_1、Rg_2、Rh 等，其中以 Rb_1 和 Rg_1 为主。三七总皂苷水解所得苷元为人参二醇和人参三醇，但不含齐墩果酸。三七止血的有效成分为三七氨酸。

【药理作用】

1. 对血液及造血系统的影响

（1）止血　三七具有十分显著的止血作用，作用机制可能与其增加血小板计数、增强血小板功能、收缩局部血管、增加血液中凝血酶含量等有关。三七止血作用的活性成分为三七氨酸。由于三七氨酸加热易被破坏，故三七止血宜生用。

（2）抗血栓　三七皂苷中，以 Rg_1 为代表的三醇型皂苷具有一定的抗血栓作用，其作用环节包括抑制血小板聚集、抗凝血酶和促进纤维蛋白溶解等。已有研究结果表明，三七总皂苷可升高血小板内 cAMP 含量，减少 TXA_2 的生成，抑制 Ca^{2+}、5 – HT 等物质的释放，从而抑制血小板聚集。静脉注射皂苷 Rg_1 还可明显抑制弥散性血管内凝血（DIC）动物模型凝血因子的消耗。三七总皂苷可提高内皮细胞分泌组织型纤溶酶原激活物（t – PA）的能力，可使家兔血浆中 t – PA 活性升高，从而产生一定的促纤溶作用。

三七具有促进凝血及抑制血小板聚集、抗血栓形成的双重药理作用，使用后既可达到止血的目的，又可防止血液系统出现高凝状态，减少或预防血栓的过度形成，从而维持全身血液的循环畅通。

（3）促进骨髓造血功能　三七总皂苷可明显促进各类造血细胞的增殖、分化和迁移，促进红细胞、网织红细胞、血红蛋白、白细胞的恢复，可促进环磷酰胺及 $^{60}Co – \gamma$ 射线照射所致小鼠白细胞减少的恢复。人参三醇型皂苷对乙酰苯肼引起的大鼠、小鼠溶血性贫血具有一定的保护作用。

2. 对心血管系统的影响

（1）扩张血管、降血压　三七总皂苷具有扩张血管的作用，可降低多种实验性高血压模型动物的血压。目前已知，三七总皂苷是钙通道阻滞剂，其扩张血管的作用因血管部位不同而有所不同，对大动脉的扩张作用较弱，对肾动脉、肠系膜动脉等小动脉及静脉则作用较强，并可扩张冠状动脉。三七总皂苷中扩张血管的有效成分是 Rg_1、Re、Rb_1，其中，Rb_1 作用强于 Rg_1。

（2）抗心肌缺血　三七总皂苷可通过以下环节产生抗心肌缺血作用。①改善心肌血氧供应：通过扩张冠脉、增加冠脉血流量以及促进侧支循环形成等途径增加心脏血氧供应。②降低心肌耗氧量：三七总皂苷可降低心肌收缩力，减慢心率，降低外周血管阻力，减轻心脏前、后负荷，从而减少心肌耗氧量。③抗氧化作用：三七总皂苷可提高 SOD 的活力，抗脂质过氧化，减少 MDA 的生成，从而减轻氧自由基损伤。④减轻心肌细胞钙超载。

（3）抗脑缺血　三七总皂苷具有钙通道阻滞作用，能减轻脑损伤后神经细胞的钙超载，减轻游离脂肪酸释放和氧自由基的生成，并可增加脑血流量，对缺氧所致血管内皮细胞损伤具有一定的保护作用。

（4）抗心律失常　三七总皂苷、人参二醇型皂苷、人参三醇型皂苷对多种药物诱发的心律失常模型动物均有一定的保护作用。其对心肌电生理特性的影响主要包括：降低自律性，减慢传导，延长动作电位时程（APD）及有效不应期（ERP），消除折返激动等。上述作用可能与慢钙通道阻滞作用有关。

（5）抗动脉粥样硬化、逆转心肌肥厚　三七总皂苷腹腔注射可抑制实验性动脉粥样硬化模型动物动脉内膜斑块的形成，作用机制可能与纠正动脉壁中 PGI_2/TXA_2 之间的失衡、抑制血管平滑肌细胞增殖有关。此外，腹腔注射三七总皂苷对异丙肾上腺素所致大鼠心肌肥厚也有一定的对抗作用。

3. 抗炎　三七总皂苷对急性炎症引起的毛细血管通透性升高、炎性渗出和组织水肿以及炎症后期肉芽组织增生均有一定的抑制作用。抗炎的主要有效成分为人参二醇型皂苷。

4. 镇痛　三七中的人参二醇型皂苷对多种疼痛模型均有一定的镇痛作用。

5. 保肝　三七总皂苷具有抗急性肝损伤作用，可显著降低 CCl_4 所致肝损伤小鼠的血清 AST 含量，减轻肝细胞变性坏死。口服三七粉或腹腔注射三七皂苷 Rg_1、Rb_1 对肝纤维化模型大鼠具有一定的保护作用，该作用可能与促进肝脏蛋白质合成有关。

6. 对免疫系统的作用　三七皂苷一方面可以降低机体发生变态反应时过高的细胞免疫功能，另一方面可以提高淋巴细胞受损后降低的接受抗原信息的能力，使之恢复至正常水平。三七皂苷对刀豆蛋白和脂多糖诱导的小鼠脾细胞增殖具有显著的促进作用。三七皂苷能显著提高卵清蛋白致敏小鼠产生特异性抗体的能力，表现出对体液免疫的促进作用。

7. 抗氧化、延缓衰老　三七皂苷具有延缓衰老的作用，其机制可能与增强清除氧自由基能力、抑制脂质过氧化有关。

此外，三七皂苷还可通过直接杀伤肿瘤细胞、抑制肿瘤细胞生长或转移、诱导肿瘤细胞凋亡、分化等方式发挥抗肿瘤作用。三七对物质代谢也有一定的影响，可自动双向调节血糖水平，降低血中 TC 和血脂的水平，促进蛋白质和核酸代谢。

【现代应用】

1. 多种组织出血　三七内服或静脉注射三七注射液可用于上消化道出血、眼前房出血等的治疗。

2. 冠心病　长期服用三七或含三七皂苷的制剂可治疗冠心病或减轻心绞痛发作。

3. 脑血栓　血栓通注射液（中药三七的块根提取物，有效成分为三七总皂苷）可用于脑血栓的治疗。

4. 慢性肝炎　生三七粉口服或静脉给予参三七注射液可用于慢性肝炎的治疗。

5. 高脂血症　生三七粉口服可明显降低冠心病伴有血脂及胆固醇升高患者的 TG 及 TC 水平。

【不良反应】口服三七粉每次 1～1.58g，一般无明显不良反应，少数患者可出现胃肠道不适及出血倾向。一次口服三七粉10g以上，可引起房室传导阻滞，个别患者可出现过敏性药疹。

练一练

下列不属于三七的主要药理作用的是（　　　）

A. 降血压　　　　　　B. 抗炎　　　　　　C. 抗血栓

D. 调血脂　　　　　　E. 保肝

答案解析

蒲黄
Puhuang

【来源采制】本品为香蒲科植物水烛香蒲 *Typha angustifolia* L. 、东方香蒲 *T. orientalis* Presl 或同属植物的干燥花粉。主产于浙江、江苏、安徽、湖北、山东等地。夏季采收蒲棒上部的黄色雄性花序，晒干后碾轧，筛取细粉，生用或炒用。

【性味归经】味甘、性平。归肝、心包经。

【功能主治】具有止血，化瘀，通淋的功能。用于吐血，衄血，咯血，崩漏，外伤出血，经闭痛经，胸腹刺痛，跌扑肿痛，血淋涩痛。

【主要成分】主要含有黄酮类，如槲皮素、山柰酚、异鼠李素等。

【药理作用】

1. 对血液系统的影响

（1）止血　蒲黄水溶液和提取物可明显增加实验动物的血小板计数，缩短凝血时间。蒲黄烘焙成炭后服用，止血作用较生品为强，黄酮类成分可能是其止血的有效成分。

（2）抑制血小板聚集　蒲黄煎剂及其总黄酮、有机酸、多糖等可明显抑制多种原因诱导的血小板聚集，其中以总黄酮作用最强。

2. 对心血管系统的影响

（1）降血脂、抗动脉粥样硬化　蒲黄具有明显的降血脂作用，其中的不饱和脂肪酸、槲皮素等为降血脂、抗动脉粥样硬化的有效成分。蒲黄的降血脂作用可能是通过抑制胆固醇在肠道的吸收，增加胆固醇的排泄，促进胆酸、内源性胆固醇的排泄和（或）抑制肝中胆固醇的合成等环节而产生。此外，蒲黄对血管内皮细胞具有一定的保护作用，这可能是其抗动脉粥样硬化作用的机制之一。蒲黄降脂的有效成分是槲皮素。

（2）抗心肌缺血　蒲黄中的总黄酮可明显增加麻醉犬的冠脉血流量，并降低心肌耗氧量。蒲黄中的水仙苷能明显增加心肌缺血模型动物的心肌营养性血流量，其机制可能与钙拮抗作用有关。

（3）扩张血管、降血压　蒲黄醇提物注射给药可明显降低麻醉犬外周血管阻力，降低血压，减慢心率，该作用可能与增强副交感神经系统的功能有关。

3. 对子宫平滑肌的作用　蒲黄多种制剂对多种动物的离体及在体子宫均有明显的兴奋作用，随着剂量增大，可使子宫出现痉挛性收缩。对未孕子宫比对已孕子宫的作用更为明显。

【现代应用】

1. 高脂血症。

2. 冠心病。

3. 特发性溃疡性结肠炎。

【不良反应】可收缩子宫，孕妇忌服。

白及

Baiji

【来源采制】本品为兰科植物白及 *Bleilla striata*（Thunb）Reichb. f. 的干燥块茎。主产贵州、四川、湖南、湖北、河南、浙江、陕西等地。夏、秋二季采挖，除去须根，洗净，置沸水中煮或蒸至无白心，晒至半干，除去外皮，晒干。

【性味归经】味苦、甘、涩，性微寒。归肺、肝、胃经。

【功能主治】具有收敛止血，消肿生肌的功能。用于咯血，吐血，外伤出血，疮疡肿毒，皮肤皲裂。

【主要成分】主要为白及胶（白及甘露聚糖）、菲类衍生物、苄类化合物等。

【药理作用】

1. 止血　白及膜剂可自行紧密黏着于手术创面，使出血停止，且组织局部对白及的反应性很小，覆膜后 5 天左右即可被吸收。白及促进凝血的机制可能与抑制纤维蛋白溶解及轻度增强血小板因子的活性有关。

2. 保护胃黏膜　白及煎剂能明显减轻由盐酸引起的胃黏膜损伤，作用机制可能与刺激胃黏膜合成和释放内源性 PG 有关。

【现代应用】

1. 上消化道出血　白及粉、10% 白及胶浆口服也可以用于治疗上消化道出血。

2. 肛裂　白及粉加凡士林配成 50% 软膏，外用可用于治疗早期肛裂。

3. 口腔黏膜病变　白及粉可用于治疗复发性口疮、慢性唇炎、过敏性口腔炎等。

【不良反应】白及水煎后，汤液成胶状，有的患者在服用时会因为其外观而发生恶心、呕吐等不适。

云南白药

Yunnan Baiyao

【方剂组成】本方为国家保密方，其主要成分为三七，其余成分略。

【功能主治】具有化瘀止血，活血止痛，解毒消肿的功能。用于跌打损伤，瘀血肿痛，吐血，咳血，便血，痔血，崩漏下血等。

【与功能主治相对应的主要药理作用】

1. 止血　云南白药外敷、灌服均能明显缩短凝血时间、凝血酶原时间，并可显著对抗抗凝剂肝素、双香豆素所致的凝血酶原时间延长。其促凝血作用与增加血液中的凝血酶原含量、诱导血小板释放 ADP 和 Ca^{2+} 等作用有关。

2. 抗炎　云南白药具有明显的抗炎作用。云南白药总皂苷皮下注射，对大鼠佐剂性关节炎、角叉菜胶致足肿胀以及棉球肉芽肿等均有对抗作用，其抗炎机制可能与抑制组胺和 PG 类等炎症介质的释放、促进肾上腺皮质激素分泌有关。

3. 兴奋子宫　云南白药对未孕、妊娠早期和晚期的动物离体、在体子宫均有一定的兴奋作用，并与麦角新碱及垂体后叶素有协同作用。其作用特点为：小剂量时子宫呈现节律性收缩，大剂量时可致子宫强直性收缩。

此外，云南白药可显著增强巨噬细胞的吞噬能力，增强机体免疫功能。还可改善心肌血氧供应，对心肌缺血具有一定的保护作用。

【现代应用】

1. 各种出血：可用于多种原因引起的出血，如吐血、便血、咳血、痔血，对开放性外伤（擦伤、割伤、贯通伤等）出血和闭合性外伤（冲撞伤）引起的瘀血也有较好的疗效。

2. 外伤：可治疗多种外伤，如刀、枪、跌打损伤、软组织损伤、骨折、术后延期愈合及伤口感染等，可抑制炎症反应，减轻疼痛。

3. 妇科疾病：可用于功能性子宫出血、月经紊乱、月经过多、妇科炎症及子宫肌瘤所致的子宫出血、产后子宫复位不佳等。

4. 皮肤感染、消化性溃疡及糜烂等。

【不良反应】不良反应较少，但若用药剂量过大或患者体质敏感，可出现中毒反应。少数人顿服 2～4g 可出现与乌头碱药物中毒相似的表现，如头晕、头痛、眼花、恶心呕吐、站立不稳、口舌及肢体麻木、心悸等。少数过敏体质者可引起药疹，重者可出现过敏性休克。

💗 **药爱生命**

云南白药是云南著名的中成药，由名贵药材制成，具有化瘀止血、活血止痛、解毒消肿之功效。它由云南民间医生曲焕章于清光绪二十八年（1902 年）研制成功，原名"曲焕章百宝丹"。问世百年多来，云南白药以其独特、神奇的功效被誉为"中华瑰宝，伤科圣药"，也由此成名于世、蜚声海外。

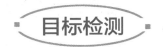 **目标检测**

答案解析

一、名词解释题

1. 止血药

2. 出血

二、简答题

1. 止血药通过哪些环节产生止血作用？
2. 简述云南白药的现代应用。

（陈　珍）

书网融合……

📖 重点回顾

📱 微课

⏱ 习题

第十五章　活血化瘀药

PPT

<table>
<tr><td rowspan="9">学习目标</td><td>

知识目标：

1. **掌握**　活血化瘀药的主要药理作用；丹参、川芎、延胡索、益母草等的主要药理作用。

2. **熟悉**　银杏叶、莪术、水蛭、红花等常用药物及补阳还五汤、血府逐瘀汤、桃红四物汤等复方的主要药理作用。

3. **了解**　桃仁、姜黄的主要药理作用；常用活血化瘀药的现代应用及不良反应。

技能目标：

能正确使用活血化瘀药防病治病。

素质目标：

提高自主分析问题的能力，培养沟通协作的意识和能力。

</td></tr>
</table>

📖 导学情景

情景描述：李某，男，53 岁，2 年前因生气后出现心前区闷痛，持续约 10 分钟，休息后缓解；之后情绪波动时就会出现胸闷、心慌的症状。近 1 周，因生气后胸闷、胸痛、心慌加重。舌质紫暗，苔薄白，脉弦涩。冠脉造影显示：前降支开口狭窄 70%；中段狭窄 90%；回旋支 OM 开口处狭窄 70%。

情景分析：冠状动脉粥样硬化性心脏病（简称冠心病）是一种缺血性心脏病。临床表现主要有五型：隐匿性冠心病；心绞痛；心肌梗死；缺血性心肌病；猝死。由患者的自述以及冠脉造影结果，可以将该患者初步诊断为冠心病（心绞痛）。

讨论：从中医学的角度看，李某患什么疾病？为哪种证型？应该使用哪类方药治疗？

学前导语：冠心病（心绞痛）可以参考中医中的胸痹进行辨证论治。胸痹，指以胸部闷痛甚则胸痛彻背，短气、喘息不得卧为主症的一种病症。由患者症状及舌脉诊可知，其为胸痹中的气滞血瘀证。临床常用血府逐瘀口服液、复方丹参滴丸等活血化瘀方剂以及丹参、川芎、红花等活血化瘀药。活血化瘀药具有改善血液流变性、改善血流动力学、改善微循环、抗血栓等作用，对于冠心病（心绞痛）有确切疗效。

第一节　概　述 ｅ微课

凡以疏通血脉、促进血行、消散瘀血为主要功能，主治血瘀证的药物，称活血化瘀药。活血化瘀药药性较温和，味多辛、苦，多入肝、心经，入血分。辛能散瘀化滞、消散瘀血，温能通行经脉、促进血行，所以本类药物除了可通利血脉、祛瘀通滞、破瘀消癥之外，还有活血调经、通经下乳、通痹散结、疗伤止痛、活血消痈、化瘀止血及祛瘀生新的作用。活血化瘀药按功效可分为活血止痛药、活血调经药、活血疗伤药、破血消癥药四类。血瘀证涉及内、外、妇、儿等科的常见疾病，临床可见疼痛、肿块、瘀斑等症状，内科常见疾病包括冠心病、脑血栓、血栓闭塞性脉管炎等血栓性疾病。如冠心病中的心绞痛和急性心肌梗死具有典型的血瘀症状，大致包含在"真心痛""胸痹""厥心痛"等范畴中。近年来对血瘀的形成原因进行的多学科的综合研究表明，血瘀证与血液循环障碍有着密切的联系，主要表现为以下几个方面。

1. **血液流变性异常** 血瘀证临床表现各异，涉及病种很多，但一般均有血液"浓、黏、凝、聚"的倾向。浓，指血液的浓度增高，表现为血浆渗出，血液浓缩，血细胞比容增加，红细胞聚集性增加，血浆蛋白、血脂含量升高；黏，指血液黏稠，表现为血浆黏度增大，全血和血浆比黏度增加；凝，指血液的凝固性增加，表现为聚集性血小板数量增多，血浆纤维蛋白原增加，凝血加快；聚，指红细胞聚集力增加，表现为血流变慢，切变率降低，红细胞电泳时间延长。红细胞表面负电荷减少，使红细胞彼此靠拢而发生聚集。血液流变性异常主要是微血管内皮细胞损伤和受损伤细胞释放生物活性物质（如组胺、5-HT、缓激肽类等物质）使血管通透性增高，血浆大量渗出，造成血液浓缩，红细胞聚集，黏性升高，血流减慢，使血液流变性发生改变。这些血液流变性变化导致血瘀者血液运行不畅通，易致血栓形成，血管栓塞。

2. **血流动力学异常** 血瘀患者大多出现血流动力学变化，表现为某个器官或部位的循环障碍，血管狭窄或闭塞，血流量降低，如缺血性心脏病患者冠脉循环障碍；血栓闭塞性脉管炎的血瘀患者肢体循环障碍；缺血性脑卒中的血瘀患者脑循环障碍；慢性肝炎的血瘀患者肝循环障碍。有些血瘀患者还表现为心功能异常，如缺血性心脏病、红斑狼疮、视网膜中央动静脉栓塞等的血瘀患者都有心脏射血功能降低、心搏出量减少等异常。

3. **微循环障碍** 中医学早有"久病入络为血瘀"的理论，现代研究表明，血瘀患者一般均有微循环障碍的表现。微循环一般是指微动脉和微静脉之间的微血管血液循环。微循环障碍表现为微血流缓慢和淤滞，甚至发生血管内凝血，微血管变形如管襻扭曲、畸形、顶端扩张等，微血管周围渗血和出血，微血管缩窄或闭塞等。如缺血性心脏病、脉管炎、子宫内膜异位症、慢性肝炎、肝硬化、硬皮病等，都普遍存在微循环障碍，临床表现瘀证的程度也较严重。

除了以上三种基本的病理生理变化外，血瘀同机体免疫功能异常、纤维组织代谢障碍等可能也有一定的关系。

👁**看一看**

血瘀证

中医学认为"瘀"为"积血也"，"瘀证"为"积血之病也"，可见瘀与血液的流通不畅或停滞有关。凡离经之血不能及时排出或消散，停留于体内，或血行不畅，壅遏于经脉之内，或瘀积于脏腑组织器官，均称为瘀血。由瘀血内阻而引起的病变，即为血瘀证。血瘀证主症有面色晦暗、口唇青紫、爪甲色青、舌紫暗、有瘀斑、脉涩或结代等。

导致血瘀证的常见成因包括如下。①寒凝致瘀：寒凝致血液瘀滞或原有瘀血加重。②热邪致瘀：血受热邪熬煎凝聚成瘀。③气滞血瘀：气为血之帅，血为气之母，气行则血行，气滞则血瘀。④气虚血瘀：血液循脉流动主要依赖于气的推动，气虚运血无力导致血瘀。⑤外伤血瘀：各类外伤致恶血在内不去，则凝结成瘀。

【**与功能主治相对应的主要药理作用**】活血化瘀药一般具有改善血液流变性、改善血流动力学、改善微循环、抗血栓的药理作用，而且这些作用是活血化瘀药疏通血脉、促进血行、消散瘀血功效的药理作用基础。此外，部分药物还具有增强子宫收缩、镇痛、抗炎等药理作用。

1. **改善血液流变性** 活血化瘀药及其复方一般能改善血瘀患者血液的浓、黏、凝、聚状态。各种不同原因的血瘀证，经活血化瘀药物治疗后，血液流变性的各项指标好转，表现为可以降低血液黏度、降低红细胞比容、减慢红细胞沉降率、加快红细胞或血小板电泳速度、增强红细胞变形能力等，其中丹参、赤芍、川芎、益母草较为突出。

2. 改善血流动力学 多种活血化瘀药都可以扩张冠状动脉，增加冠脉血流量，扩张外周血管，降低外周阻力，增加器官组织血流量，因此具有改善血流动力学的作用。不同的活血化瘀药对于不同部位的血管具有选择作用。川芎、丹参、延胡索等对冠状动脉的扩张作用最为突出，川芎、丹参、毛冬青、红花、益母草、当归、赤芍、延胡索等能增加冠脉血流量，改善心肌供血供氧。川芎、银杏叶能增加脑血流量。丹参、川芎、桃仁、益母草、水蛭、莪术、延胡索、穿山甲等均有不同程度的降低下肢血管阻力和增加器官血流量的作用。

3. 改善微循环 姜黄、水蛭、川芎、丹参、蒲黄、红花、当归、益母草等具有改善微循环的作用，具体表现在以下几个方面。①改善微血流：改善血液浓、黏、凝、聚倾向，使流动缓慢的血流加速。②改善微血管状态：缓解微血管痉挛，减轻微循环内红细胞的瘀滞和汇集，微血管襻顶瘀血减少或消失，微血管轮廓清楚，形态趋向正常。③降低毛细血管通透性：使毛细血管通透性降低，减少微血管周围渗血。④促进侧支循环的建立：如丹参多酚酸盐在体内可显著增加缺血区心肌内毛细血管密度，促进侧支血管生成，其中丹酚酸B具有促进血管内皮祖细胞内血管内皮生长因子（VEGF）和碱性成纤维细胞生长因子（bFGF）的表达而发挥促血管生成作用。

4. 抗血栓 血栓形成的重要原因是血瘀患者的血液流变性异常，同时，血瘀患者体内纤溶酶活性降低所致血液凝固系统和纤维蛋白溶解的平衡失调也会导致血栓形成。活血化瘀药抗血栓形成的主要环节如下。①抑制血小板活化、聚集和黏附：活血化瘀药可以改善血液流变性，也可以降低血小板的表面活性，从而减少血小板的黏着和聚集能力。如丹酚酸B可以抑制血小板与暴露的内皮下胶原黏附；隐丹参酮可抑制血小板与内皮细胞的黏附；川芎嗪在体外对诱导剂ADP、胶原、凝血酶所致家兔血小板聚集有强烈的抑制作用。另外，多种活血化瘀药能提高血小板内cAMP的含量，或直接抑制COX而减少TXA_2合成，降低TXA_2/PGI_2比值，从而抑制血小板聚集。②延长凝血时间：如丹酚酸B抑制凝血系统的激活，延长凝血时间。③提高纤溶系统活性：丹参总酚酸盐可提高血浆组织纤溶酶原激活物水平，同时降低PAI-1水平而增强机体纤溶能力。

5. 加强子宫收缩 活血化瘀药中的活血调经药能加强子宫的收缩。如益母草流浸膏可以加速产后的子宫恢复，治疗产后子宫出血和复旧不全。红花对各种实验动物如小鼠、豚鼠、兔、猫、狗等的子宫均呈明显的收缩作用，对妊娠子宫尤为明显。临床上，红花及其制剂常用于痛经、闭经、难产、产后恶露不净等妇产科疾患，有"主治胎产百病"之说。

6. 镇痛 中医学认为，疼痛是血瘀的重要症状。活血化瘀药中的活血止痛药如乳香、没药、延胡索等具有较强的镇痛作用。其中，延胡索总碱的镇痛强度约为吗啡的40%，延胡索乙素的左旋体与吗啡相比，具有不产生药物依赖性、不抑制呼吸、不引起便秘等优点。

7. 抗炎 中医学认为，炎症的红、热、肿、痛症状是"血瘀"的表现。活血化瘀药对各种炎症的早期及不同类型的炎症浸润均有明显疗效。抗炎作用的原理可能是由于其降低炎症区毛细血管的通透性，减少了炎性渗出；同时，由于局部组织的血液循环改善，促进了炎性渗出物的吸收。

此外，一些活血化瘀药还具有抗动脉粥样硬化、抑制组织异常增生、调节免疫等药理作用。

【常用药物与方剂】 活血化瘀药常用药物主要有活血止痛药川芎、延胡索、郁金、姜黄、乳香、没药、五灵脂等；活血调经药丹参、红花、桃仁、益母草、泽兰、牛膝、鸡血藤、王不留行等；活血疗伤药苏木、骨碎补、马钱子、血竭等；破血消癥药莪术、水蛭、斑蝥等。常用复方有补阳还五汤、血府逐瘀汤、桃红四物汤等。常用药物与方剂主要药理作用见表15-1。

表 15-1 活血化瘀药常用药物与方剂主要药理作用简表

类别	药物	传统功能 药理作用							
		活血通脉 扩张血管	活血通脉 抗动脉粥样硬化	活血止痛 镇痛	活血化瘀 改善血液流变性	活血化瘀 抗血栓	活血化瘀 改善微循环	活血消癥 抗肿瘤	祛邪安正 调节免疫
活血止痛药	川芎	+	+	+	+	+	+	+	+
	延胡索	+	+	+		+		+	
	郁金	+	+					+	+
	乳香	+		+	+			+	+
	没药	+		+	+				
	五灵脂	+	+	+	+	+		+	
活血调经药	丹参	+	+	+	+	+	+	+	+
	红花	+	+	+		+	+	+	+
	桃仁		+			+	+	+	+
	益母草					+	+		+
活血疗伤药	土鳖虫			+			+	+	+
	血竭	+		+					
破血消癥药	三棱	+	+	+		+		+	+
	莪术			+	+	+		+	+
	水蛭		+			+		+	
活血化瘀复方	补阳还五汤		+		+	+	+		
	血府逐瘀汤		+		+		+		+
	桃红四物汤	+	+	+	+	+	+		+

练一练

中医"血瘀证"的现代认识不包括（　　　）

A. 血流动力学异常　　　B. 微循环障碍　　　C. 免疫功能异常

D. 血液流变性异常　　　E. 红细胞聚集性降低

答案解析

第二节 常用药物

丹参
Danshen

【来源采制】本品为唇形科植物丹参 *Salvia miltiorrhiza* Bge. 的干燥根和根茎。主产于河北、江苏、安徽、四川等地。春、秋二季采挖，除去泥沙，干燥。

【性味归经】味苦，性微寒。归心、肝经。

【功能主治】具有活血祛瘀，通经止痛，清心除烦，凉血消痈的功能。用于胸痹心痛，脘腹胁痛，癥瘕积聚，热痹疼痛，心烦不眠，月经不调，痛经经闭，疮疡肿痛。

【主要成分】丹参的化学成分分为脂溶性和水溶性两大类，还含有黄酮类、三萜类、固醇等其他成分。其中，脂溶性成分有丹参酮 I 、二氢丹参酮 I 、丹参酮 II~A~、丹参酮 II~B~、丹参新酮、去甲丹参酮、丹参新酮 II 、羟基丹参酮等；水溶性（酚酸类）成分有丹参素、丹酚酸 A、丹酚酸 B、紫草酸、原儿茶醛、迷迭香酸等。

【药理作用】

1. 对心脏、脑的作用

（1）改善冠脉循环　研究表明，恒速灌注丹参素能明显扩张冠状动脉，可以明显增加实验性急性心肌梗死的犬和猫以及离体猫、猪的冠状动脉血流量，促进侧支循环，但不增加心室做功和心肌耗氧量。丹参多酚酸盐显著增加缺血区心肌内的毛细血管密度，促进侧支血管生成；丹酚酸 B 通过促进血管内皮祖细胞内 VEGF 和 bFGF 的表达而发挥促血管生成作用。

（2）降血脂、抗动脉粥样硬化　研究显示，掺有丹参的饲料可降低血清 TC 含量，且动脉硬化程度明显减轻。丹参可降低动脉粥样硬化面积，减少主动脉壁胆固醇含量，丹参素可减少细胞内胆固醇合成，这可能与丹参诱导 LDL－C 受体 mRNA 水平升高、抑制内源性胆固醇合成有关。丹酚酸 B 可呈剂量依赖性地抑制泡沫细胞 VEGF 的表达，还能刺激内皮细胞产生基质金属蛋白酶－2（MMP－2），显示丹酚酸 B 对动脉粥样硬化有预防和治疗作用。

（3）抗心、脑缺血　研究认为，造成缺血再灌注损伤的主要原因包括：①氧自由基（OFR）的作用；②钙超载的损伤作用；③中性粒细胞与其他炎症细胞的作用；④血小板激活因子、TNF、MCP 等细胞因子的作用；⑤细胞凋亡等。研究显示，丹参制剂能减轻心、脑缺血再灌注损伤的缺血程度，其改善缺血再灌注损伤的途径主要如下。①抗氧化：丹参酮 II~A~ 可以提高 SOD 的活性，清除 OFR 并抑制脂质过氧化。②抑制钙超载：丹参酮能够减少钙离子内流，防止细胞内钙离子超载。③丹参能够减弱 WBC 的趋化游走，抑制细胞间黏附分子的表达，减少白细胞在缺血区的聚集黏附。④丹参酮能够抑制心、脑组织缺血再灌注后的 MCP－1 表达，减轻单核巨噬细胞向缺血脑损伤区浸润后参与的继发性脑组织损伤或迟发性神经元损伤。⑤通过部分阻断 AngⅡ引起的原癌基因 c－fos、蛋白激酶 C 等的激活对内皮细胞损伤信号的转导，阻止内皮细胞的凋亡。

（4）抗心律失常　丹参发挥抗心律失常的作用可能与清除自由基、减轻钙超载、激活钾通道有关。其中，丹参素能明显抑制硫酸亚铁/抗坏血酸所致外源性自由基性心律失常的发生率，还可缩短心肌细胞 APD，减小 L 型钙内向电流的幅值；丹参酮 II~A~磺酸钠可减轻钙超载，降低心脏兴奋传导速度的不均一性，消除或减少折返激动。

2. 扩张血管　研究表明，丹参的脂溶性和水溶性成分都有扩张血管的作用。脂溶性成分丹参酮 II~A~ 可以缓解 AngⅡ对血管内皮细胞 NO 分泌的抑制作用，促进血管平滑肌舒张；二氢丹参酮可以通过阻断钙离子通道，舒张血管。水溶性成分丹参素可通过 NO/eNOS 非依赖途径增加内皮细胞中 COX－2 的基因表达和 PG 的生成而产生血管舒张作用。

3. 对血液的作用

（1）改善血液流变性　丹参制剂能使血液黏稠度明显降低，红细胞电泳时间、血细胞比容、纤维蛋白原等指标均有不同程度的改善，且酒炙作用较强。丹参素、丹酚酸 B 应为丹参改善血液流变性的活性成分。

（2）抗血栓　丹参水溶性成分丹参素具有明显的抗血栓形成、抗血小板凝集、促进纤溶活性、提高血小板内 cAMP 水平以及抑制 TXA 等 PG 缩血管类物质合成的作用。丹参促进纤溶的作用可能是通过激活纤溶酶原－纤溶酶系统而实现的。丹酚酸对多种因素引起的血小板聚集均有显著的抑制作用，且在抑制血小板聚集的同时，对胶原诱导的血小板释放 5－HT 也有显著的抑制作用。

4. 改善微循环　丹参素可使微循环血流显著加快、微动脉扩张、毛细血管网开放数目增多、血液流态得到改善，表现为血细胞有不同程度的分聚现象，血液流动由粒状或断线状变为正常。如对静注高分子右旋糖酐造成家兔微循环障碍或局部滴注造成小鼠肠系膜障碍，给予丹参素后可明显增加兔眼球结膜毛细血管数并降低兔血浆乳酸含量；且丹参素能扩张收缩状态的肠系膜微动脉，加快血液流速。

5. 保肝及抗肝纤维化　丹参酮ⅡA能明显降低急性肝损伤小鼠的血清 ALT、AST 和肝匀浆 MDA 含量，具有保肝作用。另一方面，丹酚酸 B 和丹参酮ⅡA是丹参抗肝纤维化的活性成分，可以提高胶原酶活性，降低大鼠肝纤维化的胶原蛋白含量，增加尿羟脯氨酸的排泄量。

6. 抗肿瘤　丹参的抗肿瘤作用贯穿肿瘤发生、发展及转移的多个环节。其活性成分是丹参酮类物质。丹参注射液存在直接的细胞毒作用，能杀伤肿瘤细胞且作用强于复方丹参注射液，如丹参酮Ⅰ和丹参酮ⅡA对 P388 淋巴细胞性白血病细胞具有很强的细胞毒性效应。

7. 抗溃疡　丹参水溶液能够对胃部产生一定的积极免疫作用，特别是对治疗胃溃疡有着显著的作用，能够帮助胃溃疡患者修复胃黏膜，降低胃部氢离子的逆扩散，帮助胃部提升防御能力。研究显示，丹参中的丹参素能够快速清除溃疡部分坏死组织，增强细胞的再生能力，具有加快溃疡愈合的效果。

8. 抗菌、抗炎、影响免疫　丹参对革兰阳性菌特别是金黄色葡萄球菌有较强的抑制作用，抗菌成分为总丹参酮，尤以隐丹参酮作用最强。此外，丹参也能够有效减少体内大肠埃希菌、变形杆菌等细菌的繁殖。丹参酮类能显著抑制 IL 基因的表达水平，抑制 IL 的产生和卡巴粒链联的促进剂活性，表明丹参具有一定的抗炎作用。对大鼠的实验发现，丹参能够提升巨噬细胞的活力，如复方丹参片对小白鼠体内部分的抗体有一定的抑制作用，还能对一些不完全抗体有显著的抑制功能，提升体内的免疫功能。

此外，丹参还有镇静、安神、保护肾功能等药理作用的报道。

【现代应用】

1. 缺血性心脏病　以丹参为主的复方制剂如丹参注射液、双丹颗粒、复方丹参滴丸等常用于瘀血痹阻所致的胸痹，即现代医学的冠心病、心绞痛。研究表明，口服丹参制剂对缓解胸闷、心绞痛等症状起效快、作用明显，坚持服用 1 年以上，心电图也可有效改善。

2. 脑血管病　以丹参为主的复方制剂如丹参注射液、通脉颗粒常用于瘀阻脑络所致中风，即现代医学的脑动脉硬化、缺血性中风，对急性闭塞性脑血管疾病也可促进其功能恢复。

3. 颈椎病、高血压　以丹参为主的复方制剂如心可舒胶囊常用于气滞血瘀、瘀阻清窍所致的头痛，即现代医学的颈椎病、原发性高血压。

4. 脑震荡　以丹参为主的复方制剂如脑震宁颗粒常用于瘀血阻络所致的失眠及脑外伤后瘀血所致头痛，即现代医学的脑震荡等疾病。

5. 肝炎　丹参具有疏通毛细血管"瘀阻"的作用，可以改善肝脏血液循环，恢复肝功能。研究表明，丹参制剂适用于慢性肝炎和早期肝硬化，可以减轻症状，促进肝功能和肝脾肿大的恢复。

6. 其他　丹参制剂可以用于各种气滞血瘀所致的月经不调、痛经、产后恶露不下、瘀滞作痛。用于心血不足所致的心悸、失眠，常与酸枣仁、柏子仁配伍。

【不良反应】个别患者会出现胃痛，食欲减少，口咽干燥，恶心呕吐。极少数患者可见过敏反应，表现为过敏性哮喘，全身皮肤瘙痒、皮疹、荨麻疹。还可见月经过多、头晕、ALT 升高等。

💗 药爱生命

2021 年 8 月 6 日，美国临床试验注册中心数据显示，天士力旗下产品复方丹参滴丸（研发代码：T－89）开展了新的一项Ⅲ期临床试验，用于治疗急性高原反应。说到天士力的复方丹参滴丸，想必大家肯定不会陌生。早在 1997 年，复方丹参滴丸就以治疗慢性稳定性心绞痛的药物的身份通过了 FDA 的 IND 申请，经过近二十年的研究，到 2016 年 12 月通过了 FDAⅢ期临床试验，成为全球首例完成 FDAⅢ

期临床试验的复方中药制剂，实现了中药历史性的跨域与突破，首次向世人证实复方中药也可按照国际标准进行临床评价。在完成Ⅲ期临床试验后，复方丹参滴丸需要申报新药获得上市准入，才能进行Ⅳ期临床观察，而药品申报及 FDA 审查、论证的过程，通常需耗时 8~12 年。因此，国产中成药最终能否开创历史，得到美国 FDA 的认可，仍需要时间去验证。但是，瞄准国际市场是中国制药企业多年的一贯追求，同时也是我国推行中医药国际化、现代化发展的要求。在这条道路上，中医药人一直不懈努力着。

川芎
Chuanxiong

【来源采制】本品为伞形科植物川芎 *Ligusticum chuanxiong* Hort. 的干燥根茎。主产于四川彭县（今彭州市，现道地产区有所转移），在云南、贵州、广西、湖北、江西、浙江、江苏、陕西、甘肃、内蒙古、河北等省区均有栽培。夏季当茎上的节盘显著突出，并略带紫色时采挖，除去泥沙，晒后烘干，再去须根。

【性味归经】味辛，性温。归肝、胆、心包经。

【功能主治】具有活血行气，祛风止痛的功能。用于胸痹心痛，胸胁刺痛，跌扑肿痛，月经不调，经闭痛经，癥瘕腹痛，头痛，风湿痹痛。

【主要成分】川芎的化学成分主要包括生物碱、挥发油、酚性成分、内酯类、多糖、苷类等成分。其中，生物碱类有川芎嗪等；挥发油主要有藁本内酯、香桧烯、丁基苯酞等；酚性成分有阿魏酸、大黄酚、原儿茶酸等；内酯类成分主要有洋川芎内酯、丁烯基酞内酯、丁基酞内酯等。

【药理作用】

1. 对心脏的作用

（1）抑制心肌收缩力、加快心率　川芎嗪能够抑制心肌收缩力，并使心率加快，这可能与川芎嗪激活钾通道，导致细胞膜超极化，阻断电压依赖性钙通道，产生降低心肌收缩力的作用有关。川芎嗪加快心率的作用可被普萘洛尔拮抗，说明川芎嗪加快心率的作用可能是通过交感神经间接兴奋心脏 β 受体所致。

（2）抗心肌缺血　心肌缺血发生的本质是心肌供氧和耗氧的不平衡。川芎生物碱、酚性成分可以使麻醉犬冠脉明显扩张，增加冠脉血流量和心肌营养性血流量，使心肌供氧量增加。川芎生物碱也能提高实验动物的耐缺氧能力，降低其心肌耗氧量。因此，川芎有很好的抗心肌缺血作用。同时，川芎提取物、川芎嗪对动物心肌缺血再灌注损伤也有一定的保护作用，可使再灌注室性心律失常的发生率、死亡率降低，窦性心律恢复时间缩短。

（3）保护心肌细胞　川芎嗪对结扎冠脉造成犬实验性心肌梗死有减少梗死范围、减轻病变程度、减少心肌坏死量的作用，电镜观察，川芎嗪对心肌细胞线粒体有一定的保护作用。同时，川芎嗪可阻断外钙内流，也可直接作用于钙库，阻断内钙释放，降低心肌细胞胞浆钙浓度，保护心肌细胞。

2. 抗脑缺血　川芎嗪可使麻醉犬脑血管阻力下降，血流量明显增加。川芎嗪能有效抑制脑缺血时体内血小板的激活，改善循环中的 TXA_2/PGI_2 平衡失调。

3. 扩张血管、降血压　川芎嗪有明显的舒张血管作用，这一作用具有部位差异性，不受 β 受体阻断剂的影响，可能对受体介导的钙释放有一定的选择性抑制作用。川芎嗪可对抗高钾引起的兔基底动脉收缩、$CaCl_2$ 引起的豚鼠盲肠带和兔门静脉条收缩、ET-1 引起的冠状动脉收缩、PGF_{2a} 和高浓度 KCl 预收缩的动脉收缩。川芎嗪还可以扩张脑血管，由于易透过血脑屏障，脑内分布较多。另一方面，川芎浸膏、水浸液、乙醇水浸液、乙醇浸出液和生物碱对犬、猫、兔等麻醉动物静脉注射或肌内注射，都会产生显著而持久的降压作用。水浸液给肾性高血压犬或大鼠灌胃也有明显的降压作用。

4. 抑制血小板聚集、抗血栓　川芎抗血栓的有效成分可能是川芎嗪和阿魏酸。川芎嗪在体外对 ADP、胶原或凝血酶诱导的家兔血小板聚集有强烈的抑制作用，对已聚集的血小板有解聚作用，但对外源性花生四烯酸诱导的血小板聚集无抑制作用。川芎嗪抗血小板的作用机制主要有降低血小板聚集性、减少 TXA_2 合成、增加 cAMP 含量、抑制血小板内容物的释放、尿激酶样作用等。另一方面，阿魏酸也有明显的抑制血小板聚集的作用，作用机制可能与抑制 TXA_2 合成、增强 PGI_2 活性有关。

5. 改善微循环　实验证明，川芎嗪可明显改善家兔球结膜和软脑膜实验性微循环障碍。川芎嗪具有舒张肺微动脉、降低其阻力、促进肺微循环血流的作用，且有较好的剂量依赖关系。家兔静注川芎嗪，还能明显加速肠系膜微循环血流速度，增加微血管开放数目。

6. 降血脂　川芎煎剂和醇提液灌胃、皮下注射给药能明显提高大鼠、小鼠 HDL－C 含量和降低 LDL－C 含量，提示川芎不仅能减少胆固醇在肠道的吸收、加速胆固醇在体内的转化，可能还增加 HDL 对血中胆固醇的转运和 LDL 受体对 LDL－C 的摄取，从而降低冠心病和动脉粥样硬化的危险。

7. 镇静、镇痛　川芎有明显的镇静作用，川芎挥发油对动物大脑皮层有明显的抑制作用，对延髓呼吸中枢、血管运动中枢及脊髓反射中枢，小剂量具有兴奋作用，大剂量则转为抑制。川芎煎剂还可以抑制大鼠、小鼠的自发活动，延长戊巴比妥钠诱导的睡眠时间，对抗咖啡因引起的兴奋作用。川芎嗪灌胃小鼠有明显的镇痛作用。川芎素对慢性坐骨神经压迫损伤神经病理性痛有良好的镇痛作用，其机制可能与上调 GABA 通路中 GABA、GAD 表达和下调 GAT_1 表达相关。

8. 对平滑肌的作用　川芎浸膏少量能抑制离体家兔或豚鼠小肠，大量则可以使小肠收缩完全停止。川芎生物碱、阿魏酸、川芎内酯都有解痉作用，而藁本内酯是解痉的主要成分。另一方面，川芎对妊娠子宫平滑肌有兴奋作用。川芎浸膏小剂量能增强妊娠家兔离体子宫收缩，但大剂量反而使子宫麻痹，收缩停止。

9. 提高免疫功能及造血功能　川芎嗪能增强小鼠单核巨噬细胞的吞噬功能，提高大鼠淋巴细胞转化率和酸性 α－醋酸萘酯酶（ANAE）检测的阳性百分率，也能促进小鼠绵羊红细胞（SRBC）抗体的形成。阿魏酸钠可刺激小鼠造血功能，对再生障碍性贫血所致白细胞、血小板减少有改善作用。

10. 抗肿瘤作用　川芎具有非常好的抗肿瘤作用，可以从抑制肿瘤细胞增殖、诱导肿瘤细胞凋亡、抑制癌基因表达，改善血液高凝状态、抗肿瘤血管生成、改善缺氧微环境、影响肿瘤细胞侵袭、迁移及黏附能力，增强免疫监视和免疫调控、化疗药物增效减毒等方面防治恶性肿瘤的侵袭和转移。

此外，川芎还有抗菌、抗炎、抗辐射、抗氧化、抗抑郁等药理作用的报道。

【现代应用】

1. 缺血性心脏病、脑血管病　以川芎为主的复方制剂如速效救心丸、通脉颗粒等常用于气滞血瘀、心脉痹阻所致的胸痹，即现代医学的冠心病、心绞痛等，可以缓解症状，改善心电图，减少硝酸甘油的用量；上述复方还可以用于痰阻脑络所致的中风，即现代医学的动脉粥样硬化。消栓通络胶囊常用于气虚血瘀所致中风，即现代医学的缺血性中风、脑血管病后遗症。

2. 挫伤及风湿性疾病　以川芎为主的复方制剂如沈阳红药常用于外伤、扭错所致跌打损伤，即现代医学的软组织挫伤；由风湿日久、瘀血阻络所致痹病，即现代医学的风湿性关节炎、类风湿关节炎、痛风等疾病。

3. 头痛　以川芎为主的复方制剂如川芎茶调散常用于感受风邪所致偏头痛、正头痛，即现代医学的神经性头痛、血管性头痛以及感冒、鼻炎等引起的头痛等。

4. 月经不调　川芎常配合养血药当归、赤芍等用于气滞血瘀所致月经不调、痛经、经闭、经少而表现有唇淡、面白、小腹痛者。

5. 肺心病 川芎嗪可用于治疗肺心病，对失代偿慢性肺心病、肺动脉高压症有一定的治疗作用。

【不良反应】川芎可引起过敏反应，表现为皮肤瘙痒、红色小丘疹、胸闷气急等，大剂量引起剧烈头痛。

延胡索
Yanhusuo

【来源采制】本品为罂粟科植物延胡索 *Corydalis yanhusuo* W. T. Wang 的干燥块茎。主产于浙江、江苏、湖北等地。夏初茎叶枯萎时采挖，除去须根，洗净，置沸水中煮或蒸至恰无白心时，取出，晒干。

【性味归经】味辛、苦，性温。归肝、脾经。

【功能主治】具有活血，行气，止痛的功能。用于胸胁、脘腹疼痛，胸痹心痛，经闭痛经，产后瘀阻，跌扑肿痛。

【主要成分】延胡索主要含有 20 种生物碱，分为叔胺碱类和季铵碱类，以延胡索乙素（消旋四氢巴马汀）、甲素（紫堇碱）、丑素和去氢延胡索甲素的活性较强。镇痛作用以乙素的左旋体最强。此外，还含有三萜类、蒽醌类、酚酸类、甾醇及有机酸等非生物碱类成分。

【药理作用】

1. 对中枢神经系统的影响

（1）镇痛 延胡索的多种制剂都有明显的镇痛作用，特别是醇浸膏、醋炙流浸膏、散剂的作用较强，高峰皆在半个小时内出现，维持时间约为 2 小时。延胡索总碱的镇痛效价强度约为吗啡的 40%，其中，延胡索甲素、乙素、丑素为镇痛的有效成分，延胡索乙素的左旋体即左旋四氢巴马汀的镇痛作用最强，丑素次之，甲素较弱。与吗啡等成瘾性镇痛药相比，左旋四氢巴马汀虽然镇痛强度弱，但是不产生药物依赖性、不抑制呼吸、不引起便秘、连续用药停药后不引起戒断症状。另一方面，左旋四氢巴马汀和延胡索丑素对大鼠的镇痛作用可产生耐受性，但是较吗啡慢，与吗啡有交叉耐受现象。目前认为，左旋四氢巴马汀的镇痛作用可能是通过阻断多巴胺 D_1 受体，使脑内纹状体亮氨酸脑啡肽含量增加来发挥作用的。

（2）镇静、催眠、抗焦虑 延胡索及左旋四氢巴马汀对兔、犬、猴具有镇静催眠作用，能明显减低小鼠自发活动和被动活动，同时，延胡索乙素与巴比妥类有协同作用，还能对抗苯丙胺的兴奋作用。左旋四氢巴马汀同时是延胡索催眠作用的活性成分，它所引起的睡眠近似于生理性睡眠，浅而易醒，大剂量无麻醉作用。左旋四氢巴马汀的镇静催眠作用主要与阻滞脑内 DA 受体的功能有关，因而它也具有一定的镇吐和降低体温的作用。高架迷宫实验表明，给予小鼠低剂量延胡索乙素灌胃，能较好地缓解小鼠的焦虑症状，这一作用是通过苯二氮䓬类药物位点——γ-氨基丁酸受体发挥的。

2. 对心脑血管系统的影响

（1）抗心肌缺血 心肌缺血是心肌供氧和耗氧不平衡所致。延胡索总碱注射液可明显扩张冠状动脉，显著增加冠脉流量，增加心肌供氧。同时，延胡索总碱也能降低动脉血压，降低总外周血管阻力，从而降低心脏后负荷，在不明显增加左心室内压的情况下，每搏输出量显著增加，并降低心肌耗氧量，从而改善心肌血氧供需平衡，减少心肌梗死范围。去氢延胡索甲素是延胡索抗心肌缺血的有效成分，在正常和缺氧的情况下，均能显著抑制心肌钙离子浓度的增加，从而起到心肌保护的作用。

（2）抗心律失常 延胡索总碱对乌头碱诱发的大鼠心律失常有明显的治疗作用。延胡索总碱、延胡索乙素可以引起心电图的改变，可能与其拮抗钙离子有一定的关系。

（3）抗脑缺血 延胡索乙素对大鼠脑缺血再灌注损伤有保护作用，可以降低脑组织中的钙离子浓度，减少 LPO 生成，防止 SOD、LDH 活性下降，降低脑组织 MDA 含量。

（4）抑制血小板聚集 延胡索乙素可以抑制 ADP、AA 和胶原诱导的血小板聚集，这一作用呈现剂量依赖性。同时，延胡索乙素静脉给药对大鼠实验性血栓形成有明显的抑制作用，还可以抑制脑血栓形成。

3. 对消化系统的影响

（1）抗溃疡 消化性溃疡的发病机制较为复杂，目前尚未完全阐明，但是已知其发生与致溃疡因素——胃酸、胃蛋白酶、感染幽门螺杆菌密不可分。去氢延胡索甲素能减少大鼠胃液、胃酸的分泌量，降低胃蛋白酶的活性，对大鼠实验性胃溃疡特别是幽门结扎或阿司匹林诱发的胃溃疡，有明显的保护作用。延胡索乙素也能抑制大鼠胃酸的分泌，对饥饿诱发的胃溃疡有一定作用。同时，延胡索醇提物和水提物均能抑制幽门螺杆菌的生长繁殖，对其抗溃疡作用也起到了一定的作用。

（2）保肝 延胡索乙素对 CCl_4 引起的肝损伤也有明显的保护作用。

4. 对内分泌系统的影响 延胡索乙素可促进大鼠垂体释放促肾上腺皮质激素（ACTH），但对低温刺激引起的 ACTH 释放有明显的抑制作用。左旋四氢巴马汀可引起血清 PRL 水平迅速、显著增加，且有剂量依赖性，这可能是通过阻断 DA 受体实现的。

5. 抗肿瘤 延胡索碱、延胡索乙素、小檗碱、黄连碱等具有广泛的抗肿瘤活性。研究发现，延胡索总生物碱对人胃癌、肝癌、肺癌等 10 余种实体瘤细胞系均具有抑制作用，并呈剂量依赖关系，它可影响人肝癌细胞 HepG2 的细胞周期，使其阻滞在 S 期，能显著改变其 miRNA 的表达。

6. 戒毒 研究显示，左旋四氢巴马汀和延胡索甲素能针对吗啡所致大鼠成瘾后的身体和精神依赖起调节作用，且其成分本身不具有精神依赖性。延胡索碱和左旋四氢巴马汀可能通过阻断吗啡诱导的多巴胺 D_2 受体下调和谷氨酸受体上调，对吗啡引起的脑内 DA 和谷氨酸传递变化起拮抗作用，进而可能在防治阿片类药物滥用和成瘾方面具有治疗潜力。

此外，延胡索还有抗抑郁、松弛平滑肌等药理作用的报道。

【现代应用】

1. 缺血性心脏病 以延胡索为主的复方制剂如可达灵片常用于气滞血瘀、痰阻心络所致的胸痹，即现代医学的冠心病、心绞痛等。

2. 各种疼痛 以延胡索为主的复方制剂的镇痛作用较一般的解热镇痛药强，对钝痛的作用优于锐痛，如九气拈痛丸常用于治疗气血瘀滞所致胃痛，即现代医学的急性胃炎、慢性浅表性胃炎、消化性溃疡等；情志不遂、肝失条达所致胁痛，即现代医学的慢性胆囊炎等。妇女痛经丸常用于气血凝滞所致痛经、月经过多等，即现代医学的功能性月经不调。此外，对于神经痛、头痛、脑震荡头痛、分娩痛、产后宫缩痛、手术后疼痛也有较好的缓解作用。

3. 失眠 延胡索及其制剂对于失眠，尤其是疼痛引起的失眠作用较佳，可减少患者的多梦现象，且次日无头昏、乏力、精神不振等后遗效应。

【不良反应】延胡索在常用量时，会导致乏力、恶心、眩晕；大剂量时，会导致呼吸抑制、帕金森综合征等副作用。去氢延胡索甲素可使少数患者出现恶心、腹痛等症状。

益母草
Yimucao

【来源采制】本品为唇形科植物益母草 *Leonurus japonicus* Houtt. 的新鲜或干燥地上部分。主产于江苏、福建、江西、广东、广西、贵州、云南、四川等地。鲜品春季幼苗期至初夏花前期采割；干品夏季茎叶茂盛、花未开或初开时采割，晒干，或切段晒干。

【性味归经】味苦、辛，性微寒。归肝、心、膀胱经。

【功能主治】具有活血调经，利尿消肿，清热解毒的功能。用于月经不调，痛经经闭，恶露不尽，水肿尿少，疮疡肿毒。

【主要成分】益母草主要含生物碱类、黄酮类、芳香族类、脂肪族类物质。生物碱类物质主要有益母草碱、水苏碱、益母草啶、葫芦巴碱、胆碱等。黄酮类主要有蒙花苷、芹菜素等。芳香族类主要有欧前胡素、对羟基苯甲酸乙酯、二十五烷基 3 -（4 - 羟基苯基）丙酸酯、4 - 羟基苯甲醛、香草醛等。脂肪族类主要有益母草叠烯酸酯 A、十八碳 - 5，6 - 二烯酸甲酯、二十一烷酸、花生酸、二十七烷酸、肉豆蔻酸甲酯、亚麻酸、油酸、月桂酸、芸香苷等。

【药理作用】

1. 双向调节子宫 益母草对子宫平滑肌有双向调节作用：对于没有加缩宫素的子宫，益母草水提物大剂量时表现为兴奋子宫平滑肌的作用；对于缩宫素所导致痉挛状态下的子宫，益母草水提物则抑制缩宫素对子宫的兴奋作用，如益母草总生物碱可以明显拮抗缩宫素诱发的多种条件下的子宫平滑肌痉挛，显著抑制 PGE_2 所致小鼠类痛经反应。另一方面，益母草碱对于产后子宫有明显的兴奋作用，可以使子宫收缩频率、幅度及张力增加。研究证明，益母草中的水溶性生物碱部位是子宫兴奋收缩作用的物质基础，非水溶性生物碱部位是缓解痉挛的物质基础。

2. 止血与活血 益母草总碱能显著降低家兔的血液黏度。益母草注射液同时具有止血与活血的作用。止血作用与缩短内源性凝血时间有关，活血作用与延长内外源性凝血时间、抗血小板聚集及纤维蛋白溶解有关。如益母草注射液明显降低大鼠全血黏度、血浆黏度、红细胞沉降率、血浆纤维蛋白原，还可以降低 ADP、胶原诱导的血小板聚集率，显著抑制体外血栓的形成，主要表现为使血栓长度明显缩短，血栓湿重、干重显著减轻。

3. 保护肾脏 益母草碱注射液静脉给药可以显著增加家兔尿量。对于急性肾衰的家犬模型，益母草针剂可以显著降低尿素氮、滤过钠排泄分数、肾血流量，证明益母草对治疗犬缺血性初发型急性肾功能衰竭具有显著效果。

4. 增强免疫系统功能 益母草多糖能在一定程度上提高小鼠腹腔巨噬细胞的廓清能力及吞噬速度，增加血清中溶血素的含量，增加胸腺指数和脾脏指数，提高小鼠免疫力。

5. 保护心肌 益母草水提物能改善异丙肾上腺素所致大鼠心肌重构模型的心脏收缩与舒张功能，下调胶原表达，改善心肌胶原构成比，减轻心肌重构程度。同时，益母草制剂对心肌超微结构特别是线粒体具有保护作用。益母草注射液对缺血再灌注损伤的心肌有保护作用，对缺血再灌注诱发的心律失常有治疗作用，作用机制与提高缺血心肌 SOD、GSH - Px 的活性以及减轻自由基对心肌的损害有关。

6. 抗炎、镇痛 研究表明，益母草甲醇提取物有一定的抗炎、镇痛作用。腹腔注射益母草甲醇提取物可以降低小鼠醋酸扭体率。此外，益母草甲醇提取物对角叉菜胶所致大鼠足肿胀也有很好的抑制效果。

7. 抗菌 益母草碱水浸液对许兰毛癣菌、羊毛状小孢子菌、红色表皮癣菌、星形诺卡菌均有抑制作用。益母草煎剂对大肠埃希菌、痢疾志贺菌有抑制作用。益母草挥发油对革兰阳性菌如有溶酪大球菌、表皮葡萄球菌、粪肠球菌、金黄色葡萄球菌、腐生葡萄球菌、屎肠球菌等均有良好的抑菌效果，但对革兰阴性菌则没有抑菌效果。

此外，益母草还有兴奋呼吸中枢、抗前列腺增生等药理作用的报道。

【现代应用】

1. 月经不调 以益母草为主的复方制剂如益母丸常用于瘀血内停、冲任二脉气血阻隔、血海不得按时盈溢而下行所致的月经不调，即现代医学的功能性月经不调属于瘀血内停者。

2. 子宫复旧不全、产后出血 以益母草为主的复方制剂如益母草颗粒常用于因产后瘀血阻滞，胞脉不畅、冲任失和、新血不得归经所致的产后恶露不绝，即现代医学的产后子宫复旧不全属于瘀阻胞宫者。益母草注射液能减少剖宫产产后出血，促进子宫复旧，效果优于缩宫素。

3. 冠心病　益母草注射液用于治疗冠心病所致心绞痛、心肌梗死，多数患者的症状和心电图检查均有好转。

4. 排尿困难　治疗急性肾小球肾炎、慢性肾炎所致排尿困难有效。

5. 疮疡痈肿　以益母草茎叶捣烂敷疮上，并绞汁内服，治疗疔肿；外敷可以治疗乳结成痈。

【不良反应】益母草在常规剂量下毒性很小。益母草对中枢神经系统特别是呼吸中枢有先兴奋、后抑制的作用，并具有一定的肌肉松弛作用。超大剂量服用会出现毒性反应，表现为全身无力，疼痛酸麻，下肢呈瘫痪状态，严重时血压下降，大汗淋漓，甚至虚脱。另外，益母草能直接兴奋子宫，可引起流产，故孕妇不宜使用。

桃仁
Taoren

【来源采制】本品为蔷薇科植物桃 *Prunus persica*（L.）Batsch 或山桃 *Prunus davidiana*（Carr.）Franch. 的干燥成熟种子。主产于四川、陕西、河北、山东等地。果实成熟后采收，除去果肉和核壳，取出种子，晒干。

【性味归经】味苦、甘，性平。归心、肝、大肠经。

【功能主治】具有活血祛瘀，润肠通便，止咳平喘的功能。用于经闭痛经，癥瘕痞块，肺痈肠痈，跌扑损伤，肠燥便秘，咳嗽气喘。

【主要成分】桃仁主要含苦杏仁苷（约 1.5% ~ 3.0%）、脂肪油（约 45%）、挥发油（约 0.4%）。此外，还有苦杏仁酶、尿素囊酶、乳糖酶、维生素 B_1、甾体、黄酮、糖苷类等化合物。

【药理作用】

1. 改善血流动力学　桃仁提取液静脉注射能明显增加家兔脑血流量及犬股动脉血流量，并降低血管阻力；对离体兔耳血管能明显地增加灌流液的流量，对抗 NE 的缩血管作用；小鼠腹腔注射时，也可见耳血管扩张。

2. 抗血栓形成　桃仁使小鼠出血时间、凝血时间显著延长，有抑制血小板聚集、抗凝血的作用。桃仁煎剂给公鸡口服能明显抑制体外血栓形成。桃仁能抑制 ADP 诱导的血小板聚集，此作用强于当归、赤芍、红花、益母草、鸡血藤等药，与提高血小板内的 cAMP 含量有关。

3. 润肠通便　桃仁所含脂质体中包含丰富的脂肪油，可提高肠道黏膜的润滑性，利于排便，属润滑性泻药，适用于年老体弱虚性便秘患者。

4. 保肝利胆、抗肝硬化　桃仁提取物能防止酒精、CCl_4、Fe^{2+}-半胱氨酸所致动物肝脂质过氧化损伤。苦杏仁苷被认为是抗肝纤维化的成分，能提高肝血流量并提高肝组织的胶原酶活性，从而促进肝内胶原分解代谢，因此，桃仁提取物能使血吸虫病性肝硬化家兔的肝胶原含量减少，纤维细胞融合，汇管区纤维化减少。桃仁还拥有促进胆汁分泌的作用。

5. 抗炎、镇痛　桃仁水提物对多种实验性炎症如蛋清、角叉菜胶所致大鼠足肿胀及二甲苯所致耳郭肿胀呈显著的抑制作用。抗炎作用成分可能是苦杏仁苷，另外，蛋白质成分 PR-A、PR-B 有抗渗出性炎症的作用，对急性渗出的作用较强，对肉芽肿形成有一定的抑制作用。另一方面，桃仁水提物显著抑制小鼠扭体反应，多种有机溶剂提取物也都有镇痛作用，作用强度约为氨基比林的 1/2。

6. 镇咳　桃仁中的苦杏仁苷，经水解后能产生氢氰酸和苯甲醛，对呼吸中枢有镇静作用。氢氰酸吸收后能抑制细胞色素氧化酶，在低浓度下能减少组织耗氧量，并能抑制颈动脉体和主动脉弓的氧化代谢，反射性地使呼吸加深，使痰液易于咳出。另外，桃仁配伍杏仁、薏苡仁、莱菔子等药物在化痰止咳方面疗效显著。

7. 抗过敏　桃仁和牡丹皮、桂枝一样，有一定的抗过敏作用。临床常用柴胡桂枝汤加丹皮、桃仁治疗荨麻疹和过敏性皮炎，有较好的疗效。桃仁制剂对接触性皮炎效果明显，可使临床症状很快改善。桃仁的乙醇提取物也可减少小鼠皮肤过敏反应的色素渗出量。

8. 抗癌 桃仁有抗癌的作用。研究表明，苦杏仁苷经肠道细菌水解后产生的氢氰酸和苯甲醛对癌细胞有破坏作用。桃仁提取物可以帮助体内胰蛋白酶消化癌细胞的透明样黏蛋白被膜，使白蛋白更易接近癌细胞而发挥吞噬作用。桃仁总蛋白可诱导肿瘤细胞凋亡，纠正 CD4$^+$/CD8$^+$ 细胞的比值失衡，对 S180 肉瘤小鼠有抗肿瘤作用，可使机体恢复至正常的免疫状态。

9. 抗动脉粥样硬化 在体实验结果显示，桃仁油能降低 TC、TG、LDL－C 的水平，升高血清 HDL－C 水平，减小动脉粥样硬化病变的面积。

此外，桃仁还有促进产后子宫收缩、抗菌、抗氧化等药理作用的报道。

【现代应用】

1. 眼底疾病 桃仁注射液治疗视神经萎缩、球后视神经炎、中心性视网膜炎、视网膜色素变性等多种眼底疾患，有一定疗效。

2. 血吸虫病肝硬化 苦扁桃仁苷注射液治疗血吸虫病肝硬化有一定效果。

3. 便秘 桃仁为润滑性泻下药，适用于年老体弱等虚性便秘患者。

4. 闭经、痛经、产后瘀痛 治疗闭经、痛经，可配红花、当归等同用；治产后瘀痛，可配当归、炮姜等同用。

【不良反应】 桃仁有小毒，水煎液 3.5g/kg 腹腔注射，可见小鼠肌肉松弛、运动失调、竖毛等现象。临床过量服用可出现中枢抑制、眩晕、头痛、心悸、瞳孔扩大、惊厥以至呼吸衰竭而死亡。

银杏叶
Yinxingye

【来源采制】 本品为银杏科植物银杏 *Ginkgo biloba* L. 的干燥叶。主产于江苏、浙江、山东、湖北等地。秋季叶尚绿时采收，及时干燥。

【性味归经】 味甘、苦、涩，性平。归心、肺经。

【功能主治】 具有活血化瘀，通络止痛，敛肺平喘，化浊降脂的功能。用于瘀血阻络，胸痹心痛，中风偏瘫，肺虚咳喘，高脂血症。

【主要成分】 银杏叶主要含黄酮类、萜内酯类化合物。黄酮类化合物含量在总提取物中大于 24%，主要有银杏双黄酮、异银杏双黄酮、7－去甲基银杏双黄酮（白果黄素）。萜内酯类化合物有白果内酯和银杏内酯 A、B、C、M、J 等。此外，银杏叶还含有酚类、25 种有益元素、17 种氨基酸、生物碱等。

【药理作用】

1. 扩张血管 银杏叶提取物及银杏叶的多种成分均能发挥扩张血管的作用。银杏叶提取物能扩张血管，降低外周阻力，增加血流量，防止缺血缺氧及脑水肿。银杏叶中的黄酮类能增加大鼠、豚鼠、兔的下肢血液灌流量。银杏叶水提物、醇提物和单黄酮山柰酚、槲皮素及银杏叶内酯 B 通过抑制血管紧张素转换酶的活性，减少 AngⅡ 的生成，使血管张力下降，血管扩张。

2. 抗心、脑血管缺血

（1）抗脑缺血再灌注损伤 银杏叶提取物可明显改善局灶性脑缺血和缺血再灌注大鼠的脑代谢，维持脑缺血状态下神经细胞的正常形态和功能，延缓、减轻坏死，减轻脑水肿的程度，并能延长小鼠缺血缺氧存活时间，具有明显的脑缺血保护作用。这一作用的发挥可能与银杏叶提取物抗氧化、降低基质金属蛋白酶－9（MMP－9）的表达、抑制细胞凋亡、对抗谷氨酸神经毒性有关。

（2）抗心肌缺血再灌注损伤 银杏叶提取物对心肌缺血再灌注微循环障碍有显著的改善作用，如能增加结扎家兔冠状动脉左室支所造成缺血再灌注损伤模型的微动脉数、微静脉口径、微静脉流量、流量毛细血管密度，缩小交换距离。银杏叶水提物可降低心肌耗氧量，还可显著减弱缺血心肌心律失常的发生。

3. 抑制血小板聚集、抗血栓 银杏叶黄酮类化合物以及萜内酯类均有抑制血小板聚集、抗血栓的作用。银杏黄酮类化合物可以通过抑制 ADP、降低血管内皮细胞羟脯氨酸代谢、抑制凝血因子几个环节来发挥作用。而银杏内酯可以阻断血小板激活因子（PAF）受体，产生抑制血小板聚集、降低血黏度、抑制血栓形成的作用，且银杏内酯 B 的选择性和活性最强。

4. 降血脂、抗动脉粥样硬化 银杏叶水提物和乙醇萃取物可明显降低大鼠血清 TC 含量，升高血清磷脂水平，改善血清胆固醇与磷脂的比值。银杏叶总黄酮腹腔注射也可以降低大鼠血清 TG 含量。另一方面，银杏叶提取物也有一定的抗动脉粥样硬化作用，这可能与其抗氧化、抑制低密度脂蛋白受体表达、抑制细胞凋亡、降低炎症因子水平有关。

5. 祛痰、平喘 槲皮素有良好的祛痰作用，能促进痰液分泌和气管纤毛运动。β-谷甾醇有镇咳祛痰作用。银杏叶提取物可以对抗组胺、乙酰胆碱引起的大鼠支气管痉挛，抑制哮喘的发作。银杏内酯也可明显减轻气道嗜酸性粒细胞、炎性细胞浸润，防止气道上皮细胞损伤、脱落。

6. 镇痛 皮下注射银杏叶总黄酮可显著减少醋酸所致小鼠扭体次数，皮下和侧脑室注射银杏叶总黄酮可显著提高小鼠热板法痛阈，说明银杏叶有一定的镇痛作用。

7. 对中枢神经系统的作用

（1）益智 银杏叶醇提取物和水提物能明显改善学习记忆能力，对正常小鼠和记忆障碍模型小鼠都有作用。银杏叶制剂有神经保护作用。银杏叶益智作用的机制可能是：增强中枢部位的 M 受体的表达、加速神经冲动的传导、拮抗淀粉样 β 蛋白、诱导神经干细胞增殖。

（2）保护听神经 银杏叶制剂可以减轻听神经损害，保护前庭感觉上皮细胞。

此外，银杏叶还有提高机体免疫功能、抗眩晕、清除自由基、抗心室重构、抗脂质过氧化、保肝、抗应激等药理作用的报道。

【现代应用】

1. 冠心病、心绞痛 以银杏叶为主的复方制剂如银杏叶口服液、银杏片、银杏颗粒、银杏胶囊等常用于瘀血闭阻所致胸痹，即现代医学的冠心病、心绞痛。

2. 中枢神经系统疾病 以银杏叶为主的复方制剂常用于瘀血闭阻脑脉所致中风，即现代医学的中风恢复期。银杏叶制剂对于脑梗死、脑血管痉挛、脑缺血、血管性头痛、老年性脑功能紊乱、脑功能不全、失眠症、记忆损害有较好疗效；对脑血管意外、各种类型的痴呆、继发于抑郁症的识别紊乱均有效。

3. 高胆固醇血症 常用银杏叶水提物"冠心酮片"治疗，有较好疗效。

4. 帕金森病 口服银杏叶浸膏剂，均可增加患者脑血流量，其神经系统症状也有一定改善。

此外，银杏叶制剂还可以用于治疗慢性支气管炎、慢性肺心病等。

【不良反应】 一般较少。口服银杏叶片，少数可引起食欲减退、恶心、头晕头痛、乏力等症状，偶见剥脱性皮炎。局部注射可引起血管硬化、出现炎症和机化血栓。长期大剂量应用本品可引起眼前房、视网膜和脑出血。

? 想一想

银杏叶及其制剂在临床上有广泛的应用，对于心脑血管疾病、呼吸系统疾病都有显著疗效。到了秋天，美不胜收的银杏落叶下总能见到人们采收银杏叶的身影，他们大多直接拿来泡水喝或者用来泡脚。那么，新鲜的银杏叶到底能不能直接使用呢？

答案解析

莪术
Ezhu

【来源采制】 本品为姜科植物蓬莪术 *Curcuma phaeocaulis* Val. 、广西莪术 *Curcuma kwangsiensis* S. G. Lee et C. F. Liang 或温郁金 *Curcuma wenyujin* Y. H. Chen et C. Ling 的干燥根茎。后者习称"温莪术"。蓬莪术主产于四川、福建、广东等地；广西莪术主产于广西壮族自治区；温莪术主产于浙江、四川等地。冬季茎叶枯萎后采挖，洗净，蒸或煮至透心，晒干或低温干燥后除去须根和杂质。

【性味归经】 味辛、苦，性温。归肝、脾经。

【功能主治】 具有行气破血，消积止痛的功能。主治癥瘕痞块，瘀血经闭，胸痹心痛，食积胀痛。

【主要成分】 莪术主要含挥发油、姜黄素类物质、少量酚性物质。挥发油主要有莪术二酮、吉马酮、牻牛儿酮、β-榄香烯、莪术醇、呋喃二烯、莪术烯、α-蒎烯等。姜黄素类物质主要有姜黄素、去甲氧基姜黄素、双去甲氧基姜黄素等。

【药理作用】

1. 抗肿瘤 莪术抗肿瘤的主要有效成分是挥发油类成分，如榄香烯、莪术二酮、莪术醇、异莪术醇、吉马酮等。其中，榄香烯对体外多种肿瘤细胞具有较强的抑制和杀伤效应，且具有一定的特异性。目前认为，莪术抗肿瘤的作用机制主要与其增强机体免疫、诱导肿瘤细胞凋亡、抑制肿瘤细胞异常增殖、影响癌细胞核酸代谢、直接细胞毒作用、影响癌细胞膜电位、瘤苗主动免疫作用有关。

2. 抗血栓 莪术挥发油、姜黄素类成分是活血化瘀的主要活性成分。抗血栓的作用主要表现为显著降低全血黏度，缩短红细胞的电泳时间，加快血流速度，改善血液循环，抑制血栓形成，其中，醋莪术作用最为显著。实验表明，莪术水提液既能抑制外源性血小板的聚集作用，也能抑制血小板的自身释放功能，并可通过影响花生四烯酸的代谢途径促进 PGI_2 合成或减少 TXA_2 生成来发挥作用。

3. 抗菌、抗病毒 莪术挥发油能抑制金黄色葡萄球菌、溶血性链球菌、大肠埃希菌、伤寒沙门菌、霍乱弧菌等的生长。关于莪术的抗病毒研究发现，其对禽流感病毒、呼吸道合胞病毒、腺病毒均有抑制作用。体外试验中，复方莪术油溶液、莪术醇通过灭活病毒、阻滞感染、抑制吸附和治疗损伤而发挥抗 H_5N_1 型禽流感的作用；体内实验中，也可以延长染毒鸡的平均存活天数。莪术醇对呼吸道合胞病毒有直接的抑制作用，可以治疗毛细支气管炎。莪术油眼用凝胶对兔腺病毒 3 型角膜炎有明显的治疗作用。

4. 抗肝纤维化 莪术抗肝纤维化的作用与剂量有关。其在常规剂量下可以发挥抗肝纤维化的作用，作用途径可能与改善血液流变性，减少免疫性肝纤维化大鼠模型 IL-1、IL-6、TNF-α 的合成与释放，抑制细胞凋亡有关。但是大剂量莪术可加重免疫性肝纤维化大鼠的肝损伤。

5. 镇痛 莪术不同炮制品均有一定程度的镇痛作用，可抑制热板法、扭体法所致的小鼠疼痛反应，其中，醋莪术作用显著且持久。

6. 促进胃肠运动 莪术能够促进实验动物的胃肠运动。莪术水煎剂对功能性消化不良有改善作用，可能与该药能改善模型大鼠胃电节律失常、增加胃排空率、促进胃动力的作用有关。莪术对大鼠结肠平滑肌有兴奋作用，且与剂量呈正相关，其引起的收缩效应可能与激动 M 受体和促进平滑肌细胞钙离子内流有关。

此外，莪术还有抑制血管平滑肌增殖、保肝、抗早孕、抗辐射、抗氧化、降血糖、提高免疫、抗炎、影响代谢等药理作用的报道。

【现代应用】

1. 恶性肿瘤 以莪术油为主的莪术油微球专攻气中之血，主破积消坚，去积聚癖块，相当于西医学的恶性肿瘤，临床用于早期宫颈癌有较好疗效，对恶性淋巴瘤及原发性肝癌，以采用肿瘤局部注射为主、配合静脉注射的方法效果为佳。还可用于外阴癌、皮肤癌、唇癌等。

2. 慢性肝病　以莪术为主的复方制剂如阿魏化痞膏常用于气机郁滞、瘀血内结所致积聚，相当于西医学的慢性肝病、肝脾肿大等疾病。

3. 闭经、痛经、子宫肌瘤　以莪术为主的复方制剂如妇科痛经丸常用于：内伤寒凉生冷、血为寒凝、气血瘀滞所致闭经；肝气郁滞所致痛经；气机郁结、瘀血留滞所致癥瘕，相当于西医学的子宫肌瘤。

4. 阴道炎、慢性盆腔炎　以莪术为主的复方制剂如妇炎康片常用于湿热下注、毒痰互阻所致带下病、妇人腹痛、癥瘕等疾病，相当于西医学的阴道炎、慢性盆腔炎等。

5. 冠心病　莪术制剂能使冠心病患者症状改善，改善心肌供血。

此外，应用莪术治疗多囊卵巢综合征、小儿呼吸道合胞病毒性肺炎、慢性胃炎、血栓闭塞性脉管炎、缺血性脑血管病等均有一定疗效。

【不良反应】注射给药可出现局部疼痛，口腔有酸辣气味，药液注入过快可出现头晕。莪术油葡萄糖注射液可致过敏性休克。莪术油和鲜莪术油注射液均可见溶血反应。莪术浸剂对肝肾有明显损害。孕妇及月经过多者忌用。

水蛭
Shuizhi

【来源采制】本品为水蛭科动物蚂蟥 *Whitmania pigra* Whitman、水蛭 *Hirudo nipponica* Whitman 或柳叶蚂蟥 *Whitmania acranulata* Whitman 的干燥全体。主产于山东的微山湖、东平湖、南阳湖等湖中，以微山湖产量最大。夏、秋二季捕捉，用沸水烫死，晒干或低温干燥。

【性味归经】味咸、苦，性平，有小毒。归肝经。

【功能主治】具有破血通经，逐瘀消癥的功能。用于血瘀经闭，癥瘕痞块，中风偏瘫，跌扑损伤。

【主要成分】水蛭主要含蛋白质，含有 17 种氨基酸，包括人体必需的 8 种氨基酸。此外，还含有磷脂、次黄嘌呤以及机体必需常量元素钠、钾、钙、镁和微量元素铁、锰、锌、铝、硅等。新鲜水蛭唾液含有抗凝物质水蛭素。

【药理作用】

1. 抗凝血、抗血栓　水蛭抗凝的活性成分是水蛭素，它是迄今为止世界上发现的活性最强的天然凝血酶抑制剂，炙后水蛭素裂解破坏，作用减弱，所以水蛭生品作用更强。水蛭素可与凝血酶结合成一种非共价复合物，使凝血酶的活性丧失，从而抑制凝血过程及凝血酶诱导的血小板聚集，达到抗凝血及抗血栓形成的目的。另一方面，水蛭在体外对纤维蛋白有较强的纤溶作用，其活性远远高于丹参和大黄，在体内也有纤溶活性，能使家兔优球蛋白溶解时间显著缩短。因此，水蛭能活化纤溶系统，溶解血栓。

2. 抗肿瘤　水蛭的抗肿瘤机制可能是通过诱导肿瘤细胞凋亡、提高机体免疫力、抑制肿瘤血管生成、抗肿瘤多药耐药来实现的。如实验表明，水蛭可诱导肿瘤细胞凋亡，提高荷瘤小鼠的细胞免疫功能，抑制荷瘤小鼠肿瘤的生长，并能显著延长荷瘤小鼠的存活时间；又如水蛭提取物通过减少凝血酶诱导的恒河猴视网膜脉络膜血管内皮细胞跨膜受体 $VEGFR_2$ 的表达，抑制新生血管的形成，从而发挥抗肿瘤作用。

3. 保护视网膜　水蛭能够改善早期糖尿病视网膜病变的高凝、高黏、微血管瘤等症，该作用可能与其减轻自由基损伤、提高抗脂质过氧化作用、增强纤溶活性及改善血液流变性有关。水蛭提取液具有抑制视网膜色素上皮细胞（RPE）增殖、防止增生性玻璃体视网膜病变的作用，该作用可能与其降低 RPE 内游离 Ca^{2+} 浓度及竞争性抑制凝血酶对 PAR－1 的活化作用、阻断 PAR－1 介导的细胞信号传导有关。

4. 抗心脑缺血、促进血肿吸收　水蛭可降低冠脉支架术后患者主要不良心血管事件，其机制可能与改善血管内皮功能相关。水蛭微粉、水蛭多肽对大鼠脑缺血再灌注损伤具有明显的保护作用，该作用明显优于粗粉以及水煎液，其保护机制与其对血脑屏障损伤的改善有关。另一方面，水蛭能促进血肿吸收，减轻周围脑组织炎症反应及水肿，缓解颅内压升高，改善局部血液循环，保护脑组织免遭坏死，有利于神经功能的恢复。

5. 抗动脉粥样硬化　水蛭可通过减肥、调节血糖和血脂代谢、保护血管内皮功能、抗氧化、抑制炎症反应等环节，干预动脉粥样硬化（AS）的形成。其可能机制是：①对内脏肥胖大鼠有一定的减肥作用，减少体内脂肪沉积；②可降低 AS 大鼠血清 TC、TG、LDL－C、FBG 的水平，升高 HDL－C 的水平；③可升高 AS 大鼠血清 NO 水平；④可降低 AS 大鼠肝脏 MDA 的含量，增加 SOD 活性；⑤可抑制 AS 大鼠动脉的细胞间黏附分子－1（ICAM－1）和单核细胞趋化蛋白－1（MCP－1）的表达。

6. 兴奋子宫　水蛭对离体家兔子宫有很强的兴奋作用，可以显著提高子宫张力，增加收缩频率，但不影响收缩幅度。

此外，水蛭还有保护肾脏、抗痛风、抗纤维化等药理作用的报道。

【现代应用】

1. 脑血管疾病　以水蛭为主的复方制剂如水蛭灵仙汤和以水蛭素为主的复方制剂如疏血通注射剂常用于瘀血内阻经络所致中风恢复期及后遗症期，相当于西医学的血栓栓塞性疾病后期。给高血压性脑出血患者服用脑血康口服液有较好的疗效。服用水蛭粉，对于高血压动脉硬化引起的脑梗死有较好的疗效。

2. 闭经、子宫肌瘤　以水蛭为主的复方制剂如大黄䗪虫丸常用于瘀血内停、冲任受阻、血海空虚所致闭经；也用于瘀血不行、积结日久所致癥瘕，相当于西医学的子宫肌瘤。

3. 高脂血症　水蛭制剂能使高脂血症患者血清 TC、TG、β－脂蛋白的水平下降，凝血酶原时间延长。

4. 血栓性静脉炎　由水蛭和壁虎组成复方治疗血栓性静脉炎，总有效率为 85%。

5. 肾病　水蛭制剂可用于治疗肾小球肾炎、原发性肾病综合征、难治性肾病综合征等。

此外，应用水蛭治疗急性结膜炎、角膜斑翳、肺心病、肝硬化、肝硬化门静脉高压、周围血管病等均有一定疗效。

【不良反应】少数患者服用水蛭后出现口干、便秘、气短和乏力等症状，可见轻度凝血障碍、鼻出血、月经量增多、紫癜。由于水蛭有终止妊娠的作用，故对于孕妇有导致流产的可能。水蛭的主要成分为动物蛋白，因此，水蛭在临床应用中常引起过敏反应，可见荨麻疹、瘙痒、口腔麻木感、口干、恶心等，严重者甚至会出现呼吸困难。

红花
Honghua

【来源采制】本品为菊科植物红花 *Carthamus tinctorius* L. 的干燥花。主产于河南、湖南、四川、新疆、西藏等地。夏季花由黄变红时采摘，阴干或晒干。

【性味归经】味辛，性温。归心、肝经。

【功能主治】具有活血通经，散瘀止痛的功能。用于经闭，痛经，恶露不行，癥瘕痞块，胸痹心痛，瘀滞腹痛，胸胁刺痛，跌扑损伤，疮疡肿痛。

【主要成分】红花主要含黄酮及其苷类、甘油酸酯类、红花多糖等。黄酮及其苷类主要有红花黄色素、羟基红花黄色素、山奈素、红花醌苷、新红花苷、红花苷。甘油酸酯类主要有棕榈酸、肉豆蔻酸、月桂酸、油酸、亚油酸、亚广柑酸等。

【药理作用】

1. 兴奋子宫、雌激素样的作用 红花煎剂对实验动物离体、在体子宫均有兴奋作用。实验表明，红花煎剂对小鼠、豚鼠、兔与犬的离体子宫均有兴奋作用。无论离体或在体子宫，给药后紧张性或（和）节律性明显增加，有时兴奋作用强烈，可引起痉挛。对已孕子宫的作用比未孕者更为明显。另一方面，在摘除卵巢小鼠的阴道周围注射红花煎剂，可使子宫重量明显增加，提示有雌激素样作用。

2. 抗凝血、抗血栓形成 红花黄色素能同时影响体内和体外的凝血系统。体内实验中，红花黄色素具有非常显著的抑制 ADP 诱导的家兔血小板聚集的作用，对已聚集的血小板也有解聚作用，且作用呈现剂量依赖性。红花黄色素尚可明显延长家兔血浆复钙时间、凝血酶原时间和凝血时间。体外试验也证实，红花黄色素能抑制 ADP 引起的血小板聚集。此外，红花黄色素对大鼠实验性血栓形成有非常显著的抑制效应。

3. 扩张血管、改善微循环 红花注射液对不同动物都有明显的扩张血管作用，可以对抗由 Ad 和 NE 对引起的血管收缩。这一作用可能是通过直接或部分对抗 α 受体而发挥的，并与血管的功能状态和药物的剂量有关。如红花可以降低冠脉阻力，红花注射液能提高实验动物的冠脉血流量和心肌营养性血流量，提高其耐缺氧能力。实验表明，红花还可以改善微循环。红花可以使血流加速，毛细血管网开放数目增加，血细胞聚集减轻，恢复正常血流状态。另一方面，在离体实验中，对离体血管，红花煎剂还有不同程度的血管收缩作用。

4. 抗心、脑、肾缺血所致损伤 红花注射液、红花黄色素对垂体后叶素、异丙肾上腺素诱发的大脑、心肌缺血及结扎犬冠状动脉左前降支形成的急性实验性心肌梗死有明显的保护作用，对心肌缺血、大脑血流动力学有明显的改善作用。二者可减少缺血再灌注大鼠心肌中的 MDA 含量，降低 CK 和 LDH 的活性，提高 SOD 的活性，起到清除自由基、抑制自由基释放的作用。红花制剂还可以提高小鼠的耐缺氧能力、抗应激能力。

5. 降血脂 红花油有降低血脂的作用，可降低高血脂模型家兔血清 TC、TG、脂肪酸的水平，这一作用可能与其提高卵磷脂胆固醇酰基转移酶活性、抑制胆固醇酯化、减少胆固醇吸收有关。由此可见，红花油有防止动脉粥样硬化斑块形成的作用。临床报道，服用红花油加甲基橙皮苷或与食用油混合，可降低人血清 TC 水平，但停药后胆固醇有回升现象。

6. 镇痛、镇静 红花黄色素能明显抑制小鼠扭体反应，发挥镇痛作用。红花黄色素也可以明显增强巴比妥及水合氯醛的中枢抑制作用，且呈剂量依赖性。

7. 抗炎 红花 50% 甲醇提取物和水提物均能抑制角叉菜胶所致大鼠足跖肿胀，红花黄色素可抑制皮肤毛细血管通透性，对肉芽肿形成有显著的抑制作用。

8. 调节免疫 红花多糖能促进淋巴细胞转化，增加脾细胞介导的绵羊红细胞空斑形成细胞数，对抗泼尼松龙的免疫抑制作用。另一方面，红花黄色素可抑制[3]H-TdR 掺入的 T、B 淋巴细胞转化以及混合淋巴细胞培养反应（MLC 反应）、IL-2 的产生及其活性，同时还可降低血清溶菌酶含量、腹腔巨噬细胞和全血白细胞的吞噬功能。

9. 抗肿瘤 红花多糖可下调血管内皮生长因子（VEGF）、Ki67 的表达水平，降低血清 IL-10 水平，提高血清 IL-12 水平，正向调节细胞免疫，从而起到抑制肿瘤生长的作用。研究报道，红花多糖对人肝癌、宫颈癌、胃癌、乳腺癌、结直肠癌细胞的增殖均具有抑制作用。

此外，红花还有保护神经、抗纤维化等药理作用的报道。

【现代应用】

1. 月经不调 红花、当归配剂有一定疗效。

2. 血栓栓塞性疾病　治疗缺血性脑血管病，症状明显改善，疗效确切。

3. 缺血性心脏病　红花及其复方对缺血性心脏病患者均有较好的疗效，尤其是对心绞痛、心电图异常等均有明显的改善作用。

此外，应用红花治疗流行性出血热、十二指肠球部溃疡、青少年近视眼、突发性耳聋、急慢性肌肉损伤、腰痛、局部硬结肿块、压疮、精神分裂症、骨质增生、静脉炎、神经性皮炎等均有一定疗效。

【不良反应】红花毒性低，不良反应轻微。中毒症状有萎靡不振、活动减少、行走困难等，严重者可致惊厥，呼吸先兴奋后抑制，以至循环、呼吸衰竭；少数患者出现头晕、皮疹、一过性荨麻疹等，与红花对神经系统的兴奋作用和过敏反应有关。临床上对孕妇应忌用，有溃疡病及出血性疾病者应慎用，用量（煎服）不宜大，以 3～9g 为宜。

姜黄
Jianghuang

【来源采制】本品为姜科植物姜黄 *Curcuma longa* L. 的干燥根茎。主产于四川、福建等地。冬季茎叶枯萎时采挖，洗净，煮或蒸至透心，晒干，除去须根。

【性味归经】味辛、苦，性温。归脾、肝经。

【功能主治】具有破血行气，通经止痛的功能。用于胸胁刺痛，胸痹心痛，痛经经闭，癥瘕，风湿肩臂疼痛，跌扑肿痛。

【主要成分】姜黄主要含有姜黄素类、挥发油，此外还有少量的黄酮、生物碱、多糖等。姜黄素类有姜黄素、去甲氧基姜黄素、去二甲氧基姜黄素、四氢姜黄素、环姜黄素等。挥发油主要是含单萜、倍半萜的挥发油，如龙脑、姜黄烯、姜黄酮、莪术酮、莪术醇、莪术二酮等。

【药理作用】

1. 降血脂　姜黄素有降低血脂、抗动脉粥样硬化的作用，对于实验性高脂血症大鼠，能明显降低大鼠血浆 TC、TG 和 β-脂蛋白的水平，同时可降低主动脉胆固醇及 TG 的水平含量。姜黄挥发油可通过调节 PPARα、肝 X 受体 α 以及参与脂质代谢和运输相关基因，表现出抗高脂血症作用，并降低脂质诱导的氧化应激、血小板活化和血管功能障碍；还可以减弱动脉损伤引起的动脉粥样硬化加速、炎症和巨噬细胞泡沫细胞形成。

2. 抑制血小板聚集、抗血栓形成　姜黄能抑制血小板聚集、抗血栓形成。姜黄素体内、外实验均显示良好的抑制 ADP 及胶原诱导的血小板聚集的作用，姜黄素灌胃可增加血管 PGI$_2$ 合成量，腹腔给药后可使整体血栓形成明显受到抑制，血栓湿重较对照组降低 60.31%。

3. 抗心肌缺血　姜黄可提高心肌的耐缺氧能力，对心肌缺血性损伤有保护作用。姜黄素可使异丙肾上腺素诱导的大鼠心电图缺血性改变减轻，抑制血清 LDH、CK、AST 活性的升高，抑制游离脂肪酸含量升高，降低缺血心肌组织中的 MDA 含量。

4. 抗肿瘤　临床前期的细胞与动物实验研究表明，姜黄提取物及姜黄素在胰腺癌、胃癌、结肠直肠癌、前列腺癌、肝癌、皮肤癌、乳腺癌、口腔癌及白血病等的不同阶段都显示出抑制作用。其中，诱导细胞凋亡是姜黄素抗癌的作用机制之一，其诱导细胞凋亡并抑制细胞周期进程，两者均有助于预防大鼠主动脉平滑肌细胞中的癌细胞生长。此外，姜黄素能够降低 miRNA-21 的水平。miRNA-21 可以增加细胞增殖和减少凋亡，增加癌症发病率，因此，姜黄素这一作用是其抗癌的关键机制。

5. 抗炎　姜黄及其活性成分的抗炎作用主要是通过降低炎性细胞因子的表达和分泌、介导多种炎症信号通路、调节炎症相关的细胞功能（如巨噬细胞）等来实现的。实验表明，对于胶原诱导性大鼠关节炎模型，姜黄水煎液能减少滑膜组织充血和炎性细胞浸润。此外，姜黄的各种提取物对角叉菜胶诱导的大鼠足跖急性肿胀均有对抗作用，石油醚提取物在多种慢性炎症模型中的抗炎活性与 5mg/kg 氢化可的松作用相当。

6. 保肝、利胆　姜黄提取物及姜黄素能够通过抗炎、抗氧化、抑制纤维化等来保护肝脏。如姜黄水提物可抑制脂质过氧化，并于小鼠急性乙醇给药后抑制炎性细胞因子的产生，从而有效预防乙醇诱导的急性肝损伤。另一方面，姜黄素、姜黄挥发油、姜黄酮、姜烯、龙脑和倍半萜醇都有利胆作用，可增加胆汁的分泌和生成，促进胆囊收缩。

7. 兴奋子宫　姜黄煎剂或浸出液对多种动物离体和在体子宫均有兴奋作用，可促进收缩。姜黄水提液和石油醚提取液对雌性大鼠有抗生育作用，明显终止小鼠和兔的早、中、晚期妊娠，终止妊娠率可达 90% ~100%。

8. 抗菌、抗病毒　姜黄提取物对革兰阳性菌（金黄色葡萄球菌、肠球菌、枯草芽孢杆菌）以及革兰阴性菌（大肠埃希菌和铜绿假单胞菌）具有广谱的抗菌活性。姜黄挥发油对多种真菌有一定的抑制作用。姜黄水煎剂还对 HBV 的 DNA 复制有一定的抑制作用。

9. 抗氧化　姜黄中的姜黄素等化合物主要通过抑制氧化应激介导的活性氧（ROS）或脂质过氧化而表现出抗氧化作用。姜黄素可以通过上调氧化应激防御酶 HO – 1 来降低 ROS 水平，并保护人视网膜色素上皮细胞 ARPE – 19 免受氧化应激损伤。姜黄素可使小鼠及老年大鼠血浆和脑组织中的 MDA 含量下降，SOD 活性升高。

此外，姜黄还有抗糖尿病、抗溃疡、抗痛风、抗突变、保护神经、保护肾脏等药理作用的报道。

【现代应用】

1. 高脂血症　采用姜黄片（生药 0.3g／片）治疗 90 例高脂血症患者，可以使其血清 TC、β – 脂蛋白、TG 水平明显下降。

2. 风湿性关节炎　姜黄素治疗可明显改善症状。

3. 口腔炎症　姜黄素牙膏可以用于治疗牙周炎、口腔黏膜炎症。

4. 带状疱疹和单纯疱疹　姜黄挥发油、30% 姜黄酊可用于治疗带状疱疹，可缩短结痂时间和治愈时间。

【不良反应】动物实验表明，长期服用姜黄制剂可以使子宫内膜萎缩、解体，睾丸重量以及血清睾酮明显下降。姜黄素可以与铁发生螯合反应，造成铁含量下降，因此，贫血患者应慎用。另有报道，服用姜黄煎剂后可以使血压升高。

补阳还五汤
Buyang Huanwu Tang

【方剂组成】本方出自《医林改错》，由黄芪 120g、当归尾 6g、赤芍 5g、地龙 3g、川芎 3g、红花 3g、桃仁 3g 组成。

【功能主治】具有补气活血通络的功能，用于中风，半身不遂，口眼㖞斜，口角流涎，小便频数或遗尿不禁，舌暗淡，苔白，脉缓。

【与功能主治相对应的主要药理作用】

1. 改善血液流变性　动物实验和临床观察可见补阳还五汤使血液及血浆黏度、血细胞比容、血小板聚集率下降，血浆 cAMP 浓度提高，红细胞电泳速度加快，提示可增加红细胞表面电荷，抗红细胞聚集；还可以延长凝血酶原时间和凝血活酶时间，抗凝作用显著；具有抗血栓形成作用和溶栓作用。

2. 改善微循环　实验表明，补阳还五汤可使微循环障碍模型动物的微血管开放数目增加，微血管口径扩张，微血管内的血流速度增加。

3. 改善血流动力学　补阳还五汤对脑血管、冠脉、外周组织血管均有一定的扩张作用，可使缺血的血液灌流量增加。

4. 抗脑缺血损伤 补阳还五汤总方及拆方活血组（当归尾、赤芍、川芎、桃仁、红花、地龙）和补气组（黄芪）均具抗脑缺血再灌注损伤的作用，总方组及活血组均能显著减小脑缺血大鼠皮层梗死面积，显著降低血浆 ET-1 浓度；而补气组作用不明显。总方组抗脑缺血再灌注损伤的作用可能与减少 TXB_2、$6-keto-PGF_{1a}$ 含量，降低脑组织过氧化物酶活性，增加 IL-6 含量，抑制神经细胞凋亡，抑制钙超载，抗氧化，提高 NOS 活性有关。

5. 促进外周神经损伤的修复作用 补阳还五汤具有改善周围神经损伤后再生及修复的作用，能提高周围神经损伤后脊髓前角运动神经元和脊神经节感觉神经元的存活率，减轻神经元胞体萎缩程度，有利于周围神经损伤后神经功能的恢复；对损伤后的坐骨神经，可使恢复期通过吻合口的神经纤维数量增多，再生神经冲动传导潜速率明显增加，同期再生神经内血管面积明显增大，诱发动作电位的恢复率提高，坐骨神经轴浆运输加快。

6. 抗心肌缺血 补阳还五汤能改善缺血再灌注后心肌损伤，增加心动图心排血量、左室射血分数，防止微血栓的发生。该方可使冠心病患者血浆 SOD 活性提高，血清 LPO 水平下降，心肌耗氧量也明显减少，还可以通过抑制主动脉 Rho 激酶通路产生抗动脉粥样硬化作用，有助于改善心肌供血。

7. 抗动脉粥样硬化 补阳还五汤中，补气组及活血组均能增加高脂血症模型大鼠的体重，降低 TC、TG 的含量，提高 HDL-C 含量，但只有总方及补气组对血清及主动脉壁 TC 含量有降低作用，且总方组的作用更强，提示补阳还五汤的效应是各药物协同作用的综合效果。补阳还五汤还能抑制平滑肌细胞的增生，升高 $6-keto-PGF_{1a}$ 水平，从而起到抗动脉粥样硬化的作用。

8. 抗血小板活动 补阳还五汤中各单味药对家兔 PAF 受体的拮抗程度为：红花＞黄芪＞桃仁＞地龙＞当归尾。川芎、赤芍作用不明显。

【现代应用】

1. 脑血管疾病 补阳还五汤已成为近代治疗缺血性中风的基本方，在此基础上加减治疗各种急性闭塞性缺血性脑血管病均见明显疗效，如脑栓塞和中风后遗症等，能促进肢体功能恢复，改善临床症状。该方也用于治疗颅脑外伤，可促进受伤脑组织的修复愈合和脑功能的恢复。

2. 外周神经系统疾病 以本方为基础加减治疗各种外周神经损伤性疾病均见一定疗效，如多发性神经炎、糖尿病合并周围神经炎、坐骨神经痛、外周神经损伤等。

3. 冠心病心绞痛 可改善冠心病的心绞痛症状，也能减少无症状性心肌缺血的发作次数与缩短无症状性心肌缺血的持续时间。

4. 其他 本方加减还用于治疗血管神经性头痛、雷诺病、肾炎及肾病综合征、肝硬化、萎缩性胃炎以及心动过缓等，均取得良好疗效。

血府逐瘀汤
Xuefu Zhuyu Tang

【方剂组成】本方出自《医林改错》，由桃仁 12g，红花、当归、生地黄、牛膝各 9g，川芎、桔梗各 4.5g，赤芍、枳壳、甘草各 6g，柴胡 3g 组成。

【功能主治】具有活血祛瘀的功能，行气止痛，用于气滞血瘀所致的胸痛、头痛日久，痛如针刺而有定处，内热烦闷，心悸失眠，急躁易怒。

【与功能主治相对应的主要药理作用】

1. 改善血液流变性 服用血府逐瘀汤的患者，全血比黏度、血浆比黏度、血细胞比容、红细胞沉降率、纤维蛋白原含量等各项血液流变性指标均有明显改变。血府逐瘀汤总方组、活血组和调气组均可显著增强红细胞变形能力，总方组作用最强，调气组和活血组间无显著差异，说明组成总方后调气药与活血药有明显的协同作用。

2. 改善微循环　血府逐瘀汤总方组、活血组和行气组均能明显改善由高分子右旋糖酐造成的大鼠急性微循环障碍，扩张处于微循环障碍病理状况下的大鼠微血管，使细动脉和细静脉口径明显扩张，毛细血管开放数量增加，血流速度加快，总方组作用强于活血组或行气组，说明活血药与行气药的配伍使得改善微循环的作用增强。

3. 抗凝血、促纤溶　血府逐瘀汤明显延长出、凝血时间，对胶原引起的血小板聚集有明显的抑制作用。同时，可以对实验性家兔心肌缺血所致的抗凝血功能和纤溶功能低下具有明显的改善作用，能提高正常家兔血浆 AT－Ⅲ 和 t－PA 的活性。

4. 抗心肌缺血、改善心功能　血府逐瘀汤有较强的抑制心率和心肌收缩力的作用，导致短时间的血压下降，对外周血管有收缩、舒张的双重效应，对小鼠有明显的抗缺氧和抗心室纤颤的作用。其给药后，可使实验动物左心室排血时间延长，排血前时间、排血前时间/左心室排血时间和等容收缩时间/左心室排血时间等值变小，表明该方具有很强的抗心肌缺血、增强心肌收缩力及改善左心室功能的作用，且无"冠脉窃流"现象。

5. 抗动脉粥样硬化　血府逐瘀汤可使实验性 AS 家兔主动脉内膜斑块面积与中膜面积的比值及冠状动脉病变发生率明显降低。血府逐瘀汤可能通过降低血清血脂水平，影响 AS 形成相关基因，如 PDGF、c－myc、ET 及 NOS 的 mRNA 表达，活化 ERK 信号通路，抑制血管平滑肌细胞（VSMC）的增殖，进而阻止 AS 形成。

6. 改善脑缺血及促进神经细胞功能恢复　血府逐瘀汤对结扎颈总动脉所致脑缺血模型大鼠，有改善血液流变性、提高红细胞膜流动性、提高机体清除自由基的能力和减轻脑组织病理损伤的作用。

7. 增强免疫功能　血府逐瘀汤既能增强非特异性免疫功能，也能增强体液免疫和细胞免疫。研究表明，血府逐瘀汤能显著增强动物腹腔巨噬细胞的吞噬功能，提高网状内皮系统对染料的廓清速度，有促进非特异性免疫功能的作用。该方还能增加抗体生成细胞的数量以及分泌抗体的水平和维持时间，也能活化 T 淋巴细胞、B 淋巴细胞的功能，并参与免疫应答调节。

8. 抗炎　血府逐瘀汤有显著的对抗慢性肉芽肿生成的作用，可抑制肉芽组织增生过程中 DNA 的合成从而抑制成纤维细胞的增生；该方在使胸腺萎缩的同时使肾上腺增大，推测其抑制肉芽肿形成的机制可能与增强肾上腺皮质功能有关。

【现代应用】

1. 神经精神系统疾病　血府逐瘀汤可以治疗头痛、偏头痛、神经衰弱综合征、脑外伤后遗症、脑水肿、脑出血、脑梗死、基底动脉供血不足性眩晕、精神分裂症等。在治疗脑梗死时，早期用药疗效较佳。长期口服血府逐瘀胶囊也可以预防脑栓塞复发。

2. 心血管系统疾病　以本方为基础加减治疗各种心血管系统疾病均见一定疗效，如冠心病、心绞痛、心肌梗死、风湿性心脏病、肺源性心脏病、血栓性静脉炎等。以心绞痛为例，治疗后，心绞痛发作频率、持续时间、疼痛程度及硝酸甘油消耗量比治疗前有明显改善。

3. 高脂血症　可治疗高脂血症，且用药过程中未发现明显不良反应。

4. 妇产科疾病　本方加减还用于治疗妇产科疾病，如原发性痛经、流产后腰痛或出血、闭经、子宫内膜异位症、产后身痛、月经不调、不孕症、子宫肌瘤、慢性盆腔炎等。

桃红四物汤
Taohong Siwu Tang

【方剂组成】本方出自《医宗金鉴》，由当归9g、川芎6g、白芍9g、熟地黄12g、桃仁9g、红花6g组成。

【功能主治】具有养血活血的功能。用于血虚兼血瘀证，妇女经期超前，血多有块，色紫稠黏，腹痛等。

【与功能主治相对应的主要药理作用】

1. 改善血液流变性、抗血栓 桃红四物汤可以显著降低血瘀模型大鼠的全血比黏度、血浆比黏度以及血清比黏度，从而有效改善血液的浓、黏、凝、聚，抑制血小板聚集。桃红四物汤能显著降低体外血栓长度、湿质量、干质量以及体内静脉血栓湿质量和干质量。研究发现，桃红四物汤中的阿魏酸和苦杏仁苷都具有抑制血小板聚集、抗血栓形成的作用，而红花对活血化瘀具有良效自古便知，其可能是桃红四物汤抗血栓的主要成分。

2. 改善微循环 实验表明，桃红四物汤作用于血瘀模型，可以有效加快微动脉、微静脉的血流速度、扩张微血管，增加微血管管径，增加循环血量，延长血栓形成时间及凝血时间。

3. 镇痛 研究发现，桃红四物汤能提高热板法所致疼痛小鼠的痛阈值，明显延长小鼠的疼痛反应时间；还能拮抗催产素诱发动物子宫痉挛所致疼痛反应，显著抑制大鼠、小鼠的扭体次数。镇痛作用与阿司匹林组比较，差异不显著，提示该复方具有较好的镇痛作用。另有研究报道，痛经时细胞外的钙离子内流导致细胞内钙离子增多，且内皮源性舒张因子一氧化氮（NO）水平有所降低，进而导致血管和子宫肌膜的收缩，子宫内膜供血不足而引发疼痛。桃红四物汤可降低小鼠扭体的发生率，其作用机制可能与升高痛经模型小鼠子宫组织中 NO 的含量，同时降低钙离子水平有关。

4. 促进骨折愈合 桃红四物汤通过改善血液流变特性、促进骨折区血管新生、促进成骨细胞与破骨细胞的修复功能、促进缺氧诱导因子-1（HIF-1）的分泌、增加促血管新生因子内皮型一氧化氮合酶（eNOS）和 NO 含量、增加生长因子 VEGF 的水平等环节，发挥促进骨折愈合的作用。此外，桃红四物汤还可用于股骨头坏死、骨关节炎的治疗。

5. 抗炎、提高免疫力 桃红四物汤能够降低血瘀证模型大鼠血清中的 TNF-α 和 IL-1β 的含量，下调血清中 IL-8 的水平，调节 TNF-α 和 IL-1β 的水平，减轻炎症。与此同时，桃红四物汤还具有提高血瘀证患者 NK 细胞活性、消除体内异常的免疫复合物、提高免疫系统功能的作用。

6. 神经保护 桃红四物汤可以阻止神经元的损失、调整脑内神经递质水平、促进大脑血液循环，其拥有抗阿尔茨海默病、帕金森病等神经退行性疾病和保护神经系统的作用。桃红四物汤还可通过介导 HIF-1α 和 TNF-α，抑制炎症反应、细胞凋亡和血小板活化，减少脑梗死面积，对大脑中动脉阻塞模型（MCAO）大鼠脑缺血再灌注损伤有神经保护作用，PI3K/Akt 和核因子 E2 相关因子（Nrf2）信号通路的激活是其关键分子机制。

7. 补充微量元素 桃红四物汤，中人体所必需的常量元素钠、镁、磷、硫、钾、钙等的含量均较高，必需的微量元素种类丰富，可以用于补充微量元素。

8. 抗疲劳和耐缺氧 桃红四物汤能够延长小鼠的游泳时间，降低血乳酸、血尿素氮的水平，增加肝糖原、肌糖原含量，以此达到抗疲劳的效果。

9. 抗氧化损伤 体外抗氧化试验表明，桃红四物汤可通过清除活性氧产生内皮保护作用，对 H_2O_2 诱发的内皮细胞损害显现出明显的作用。

此外，桃红四物汤还有扩血管、降血脂、抗休克等作用的报道。

【现代应用】

1. 妇科疾病 临床报道，桃红四物汤配合针灸治疗痛经、气滞血瘀型输卵管炎性阻塞性不孕症以及采用桃红四物汤加味方剂治疗血瘀型月经过少、减少术后下肢深静脉血栓形成、减轻乳腺癌患者瘀血症状均有良好疗效。

2. 冠脉痉挛性心绞痛 桃红四物汤加减治疗气滞血瘀型冠脉痉挛性心绞痛有效，而且这一作用可能和改善血管内皮功能有关。

3. 骨科疾病　桃红四物汤在骨科疾病的治疗中应用广泛，临床报道其可以用于骨折、术后血栓和（或）凝血、术后便秘、股骨头坏死等。

4. 痤疮　痰瘀互结型中重度痤疮患者施以加味桃红四物汤，其疗效显著，复发率低，可有效降低中重度痤疮患者皮损的临床证候积分。

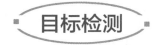

答案解析

一、名词解释题

活血化瘀药

二、简答题

1. 血瘀证患者一般有哪三方面的病理生理变化？
2. 活血化瘀药的主要药理作用有哪些？
3. 丹参对心血管系统和血液系统有何影响？
4. 川芎抗脑缺血和抑制血小板聚集的作用机制分别是什么？
5. 试述延胡索镇痛的作用特点、有效成分和炮制对镇痛作用的影响。
6. 益母草用于哪些妇科疾病？
7. 银杏叶发挥益智作用的机制是什么？
8. 莪术抗肿瘤作用的成分和机制分别是什么？
9. 水蛭抗凝作用的成分和机制分别是什么？

（田　园）

书网融合……

重点回顾　　微课　　习题

第十六章　化痰止咳平喘药

知识目标：

1. 掌握　化痰止咳平喘药的概念、分类以及与功能相关的药理作用；桔梗、川贝母、半夏等的主要药理作用和现代应用。

2. 熟悉　苦杏仁、止嗽散等常用化痰止咳平喘方药的主要药理作用。

3. 了解　化痰止咳平喘药其他常用药物的主要成分、现代应用及不良反应。

技能目标：

能正确、合理地进行化痰止咳平喘药的用药指导。

素质目标：

提高科学素质；培养良好的职业道德和职业责任感；培养沟通能力和服务意识。

导学情景

情景描述：李某，男，28岁，自述一周前患感冒，恶寒，周身酸痛，咽痒，咳嗽。自服感冒药，症状有所减轻，但咳嗽未愈，现仍时时咳嗽，咳而不爽，咽痒则咳，夜间咳嗽较白天严重。痰白量多，伴胸部不适。苔薄白，脉浮而弦。

情景分析：咳痰、咳嗽是呼吸系统疾病的常见症状。目前西医治疗的常用药物中，祛痰药包括氨溴索、羧甲司坦等，止咳药包括右美沙芬、福尔可定、磷酸可待因等。但这些药物只能缓解症状，不能根治疾病。因此，治疗咳痰、咳嗽需要明确病因，根据病因进行有效治疗。

讨论：从中医学的角度看，李某所患疾病属于哪种证型？可以使用哪些中药方药治疗？

学前导语：寒邪伤肺，肺失宣肃，痰阻气道，治疗应以宣肺散寒、化痰止咳为主，可用止嗽散加味。止嗽散出自清代名医钟龄《医学心悟》，药物组成为：桔梗、白前、百部、紫菀、陈皮、荆芥、甘草。方中的桔梗、白前、陈皮能祛痰，百部、紫菀、甘草可止咳。止嗽散属于化痰止咳平喘药，是治疗痰饮咳嗽的常用方剂，现代临床通过加味被广泛应用于各种咳嗽。

第一节　概　述

凡以祛痰、缓解或制止咳嗽、喘息为主要作用的药物，称化痰止咳平喘药。临床上，痰、咳、喘三者关系密切、互为因果，往往同时存在。治疗过程中，祛痰多能止咳，止咳可以平喘，平喘也利于排痰、止咳。化痰药、止咳药、平喘药三者的作用之间没有明显的界限，且互有交叉，因此并称为化痰止咳平喘药。本类药物的药性或温或寒，味多辛、苦，具有宣肺平喘、止咳祛痰的功效。中医认为，肺失宣降，水津不布，可凝聚成痰；脾失健运，水湿内生，可凝集成痰；肾阳不足，气化无力，水液不化，内停生痰；痰浊在肺，阻塞气道，则症见咳痰、咳喘，多见于上呼吸道感染、急慢性支气管炎、肺气肿等呼吸系统疾病；痰浊积于皮肤经络可生瘰疬瘿瘤，常见皮下肿块、慢性淋巴炎、单纯性甲状腺肿等；痰阻胸肋，则胸痛、胸闷心悸，常见于冠心病、心绞痛、心衰等；痰迷心窍，可致心神不宁、昏迷、谵妄、精神错乱，常见于脑血管意外、癫痫、精神分裂等。可见，痰证与呼吸系统、心血管系统、神经系统等多个系统的疾病相关。

化痰止咳平喘药的现代药理研究主要集中在对痰证的治疗作用方面。代表药有桔梗、半夏、浙贝母、苦杏仁等。

【与功能主治相对应的主要药理作用】

1. 祛痰 桔梗、川贝母、前胡、紫菀、皂荚、天南星、款冬花等的煎剂或流浸膏口服均有祛痰作用，动物实验证明这些药物均能使呼吸道分泌增加，其中以桔梗、前胡、皂荚作用最强，而款冬花作用较弱。本类药物的祛痰作用多与其所含皂苷成分有关。皂苷能刺激胃黏膜或咽喉黏膜，反射性引起轻度恶心，增加支气管腺体（浆液腺）分泌，稀释痰液而发挥祛痰作用。满山红的祛痰成分为杜鹃素，其祛痰作用与皂苷不同，一方面促使气管黏液－纤毛运动，增强呼吸道清除异物的功能；另一方面，可溶解黏痰，使呼吸道分泌物中酸性黏多糖纤维二硫键断裂，使黏痰黏度降低，易于咳出。

? 想一想

化痰止咳平喘药的祛痰作用机制与西药的祛痰作用机制是否有相似之处？如果有，请举例说明。

答案解析

2. 止咳 半夏、苦杏仁、桔梗、款冬花、贝母、百部、满山红、紫菀等均有程度不等的镇咳作用。半夏、苦杏仁（抑制呼吸中枢）、百部、贝母等的镇咳作用部位在中枢。

3. 平喘 浙贝母、苦杏仁、款冬花、枇杷叶等有一定的平喘作用。如苦杏仁苷在体内会分解为氢氰酸，抑制呼吸中枢而平喘；浙贝母碱、款冬花醚提取物可扩张支气管平滑肌；桔梗皂苷可抑制组胺所致豚鼠支气管痉挛。本类药物在缓解患者哮喘症状的同时，还可改善哮喘患者的换气功能。

4. 其他 半夏抗肿瘤，天南星抗惊厥，川贝母降压，款冬花可改善血流动力学，枇杷叶降血糖、抗癌等，都与本类药物可治疗痰证有关。

👁 看一看

清肺排毒汤

清肺排毒汤是公认的治疗新冠肺炎疗效肯定的中药方剂，也是国家中医药管理局向全国推广的有效方剂。

清肺排毒汤来源于张仲景《伤寒杂病论》，共计 21 味中药，内含八首经方，包括麻杏石甘汤、五苓散、小柴胡汤、射干麻黄汤、厚朴麻黄汤、越婢加半夏汤、苓桂术甘汤。清肺排毒汤从功能上讲，突出内外兼治的原则，既外治邪毒之气，又内祛痰湿之邪，兼顾护阳气。其方中含有的厚朴麻黄汤、苓桂术甘汤、小青龙加石膏汤、越婢加半夏汤就负责宣肺排毒、祛除痰饮水湿之邪。

根据国家卫健委发布的《新型冠状病毒肺炎诊疗方案（试行第八版）》，新冠肺炎在临床上分为四型，即轻型、普通型、重型、危重型。清肺排毒汤主要适用于轻型、普通型、重型患者，在危重患者救治中，可结合患者实际情况合理使用。

清肺排毒汤在这次新冠肺炎疫情中的成功使用，充分证实了中医药在治疗疾病尤其是急症治疗中的特点和优势，打破了中医"不能治病""不会治急症""只会养生保健"的言论，其在新冠肺炎这种人类新发、复杂、传染性强的疫病的防治当中发挥了非常重要的作用。

【常用药物与方剂】化痰止咳平喘药常用药物有半夏、桔梗、川贝母、浙贝母、苦杏仁、款冬花、紫菀、前胡等。常用复方有止嗽散、麻杏石甘汤、小青龙汤等。常用药物与方剂主要药理作用见表16-1。

表16-1　化痰止咳平喘药常用药物与方剂主要药理作用简表

药物	传统功能 化痰	止咳	平喘	宣肺化痰	清热泻肺	
药理作用	祛痰	止咳	抑制支气管平滑肌	抗炎	抗菌	抗过敏
半夏	+	+		+	+	
桔梗	+	+		+	+	+
川贝母	+	+				+
浙贝母	+	+			+	+
苦杏仁	+	+	+	+		
款冬花	+	+				
紫菀	+	+			+	+
前胡	+				+	+
天南星						
山豆根				+	+	
止嗽散	+	+		+	+	

第二节　常用药物

桔梗

Jiegeng

【来源采制】本品为桔梗科植物桔梗 *Platycodon grandiflorum*（Jacq.）A. DC. 的干燥根。春、秋二季挖根，除去须根，趁鲜剥去外皮或不去外皮，干燥。

【性味归经】味苦、辛，性平。归肺经。

【功能主治】具有宣肺，利咽，祛痰，排脓的功能。用于咳嗽痰多，胸闷不畅，咽痛音哑，肺痈吐脓。

【主要成分】主要成分是桔梗皂苷，另外还含有桔梗聚糖、白桦脂醇及多种氨基酸和微量元素等。

【药理作用】

1. 祛痰镇咳　桔梗煎剂给麻醉犬灌胃，可使呼吸道分泌液增加，其祛痰效果与氯化铵相似；麻醉猫用药后呼吸道分泌液会逐渐增多，可维持7小时以上，有明显的祛痰作用。另外，根、茎、叶、花、果均有非常显著的祛痰作用。桔梗的祛痰作用主要是其所含皂苷经口服后对胃黏膜及咽喉黏膜的刺激可反射性引起轻度恶心，增加呼吸道黏膜的分泌，稀释痰液，使滞留于支气管中的痰液易于排出，而发挥祛痰作用。桔梗水提物对机械刺激咳嗽动物模型的镇咳效果明显，桔梗皂苷 D 是其镇咳的主要有效成分。

2. 抗炎　桔梗对角叉菜胶或醋酸所致大鼠足跖肿胀、棉球肉芽肿、大鼠佐剂性关节炎有显著的抗炎作用，其抗炎作用主要与抑制 PGE_2 和 NO 分泌有关；腹腔注射桔梗总皂苷可增加大鼠皮质酮含量，提示其抗炎作用也与兴奋肾上腺皮质有关。此外，有实验证明，桔梗能预防支气管炎并能有效改善哮喘症状。

3. 降血糖和降血脂　桔梗水提取物或醇提取物对正常和四氧嘧啶性糖尿病家兔均可使血糖下降，

降低的肝糖原在用药后恢复，且可抑制食物性血糖升高，醇提物的作用较水提物强；桔梗皂苷可降低大鼠肝内胆固醇的含量，增加胆固醇和胆酸的排泄。

4. 镇静、镇痛、解热 桔梗皂苷小鼠灌胃可抑制小鼠自发活动，延长环己巴比妥钠诱导的睡眠时间，呈明显的镇静作用；对小鼠醋酸扭体反应及尾压法呈镇痛作用；对正常小鼠及伤寒、副伤寒疫苗所致发热小鼠，均有显著的解热作用。

5. 扩张血管、减慢心率 麻醉犬动脉内注射桔梗皂苷，可显著降低后肢血管和冠状动脉的阻力，增加血流量，同时伴有暂时性低血压，并使心率减慢。

6. 抗胃溃疡 桔梗皂苷可抑制大鼠胃液分泌和抗消化性溃疡。桔梗粗皂苷十二指肠给药，可使结扎幽门大鼠胃液分泌减少，胃蛋白酶的活性受到抑制，可防止消化性溃疡的形成，其作用与阿托品相似，剂量加大后，可完全抑制胃液分泌及溃疡的发生。桔梗粗皂苷对大鼠醋酸所致溃疡模型，可使溃疡明显减少。

综上所述，桔梗宣肺、利咽、祛痰、排脓功效与祛痰、镇咳、抗炎等药理作用相关。桔梗功效作用的物质基础主要为桔梗皂苷。

【现代应用】

1. 咳嗽、痰多 桔梗，或桔梗的复方制剂如复方桔梗止咳片等，可改善症状。

2. 咽喉疾病 桔梗配伍生甘草、连翘、牛蒡子、僵蚕，可治疗喉痹、失音、声带结节等。

【不良反应】桔梗口服一般无毒副作用，偶见恶心、呕吐，重者可见四肢出汗、乏力、心烦。桔梗粗皂苷注射有很强的溶血作用，故不可注射给药。

半夏

Banxia

【来源采制】本品为天南星科植物半夏 *Pinellia ternate*（Thunb.）Breit. 的干燥块茎。夏、秋二季采挖，洗净，除去外皮及须根，晒干，为生半夏。内服用经石灰、明矾或者姜汁炮制入药。

【性味归经】味辛，性温；有毒。归脾、胃、肺经。

【功能主治】具有燥湿化痰，降逆止呕，消痞散结功能。用于湿痰寒痰，咳喘痰多，痰饮眩悸，风痰眩晕，痰厥头痛，呕吐反胃，胸脘痞满，梅核气；外用消肿止痛。

【主要成分】半夏块茎含挥发油、琥珀酸、β-谷甾醇、胆碱、胡萝卜苷、葡萄糖醛酸苷、甲硫氨酸、尿黑酸、左旋麻黄碱、葫芦巴碱、天冬氨酸、β-氨基丁酸和γ-氨基丁酸、3,4-二羟基苯甲醛葡萄糖苷及少量蛋白质、多糖、脂肪等。

【药理作用】

1. 镇咳 动物实验证明，生半夏、姜半夏、明矾半夏的煎剂灌服，对电刺激猫喉上神经或胸腔注入碘液所引起的咳嗽具有明显的抑制作用。作用部位在中枢。镇咳作用与本品所含生物碱有关。

2. 催吐和镇吐 实验证明，生半夏及其未经高温处理的流浸膏有催吐作用，这与前人所说"生半夏，令人吐"相符。但生半夏经高温处理后，可除去催吐成分而保留镇吐作用，其催吐作用与所含3,4-二羟基苯甲醛葡萄糖苷有关，因苷元有强烈刺激性。半夏加热炮制或姜汁、明矾炮制的各种半夏制剂，对阿扑吗啡、洋地黄、硫酸铜引起的呕吐有一定的抑制作用。目前认为，其镇吐作用的成分与所含葡萄糖醛酸苷、生物碱及甲硫氨酸有关。

3. 对消化系统的影响 制半夏可显著抑制胃液分泌，抑制胃液酸度，降低游离酸和总酸度及抑制胃蛋白酶活性，对急性胃黏膜损伤有保护和促进恢复的作用。生半夏能明显促进胃肠运动，同时抑制胃黏膜的 PGE_2 分泌，与其对胃肠黏膜的刺激性有关。半夏姜制后可消除胃肠刺激性。半夏醇提物对小鼠实验性胃溃疡有明显的抑制作用，并有一定的止痛、抗炎作用。

4. 抗肿瘤　半夏的烯醇或水浸出液对动物实验性肿瘤 HCa、S180 都具有明显的抑制作用，推测与其所含的一种季铵生物碱——葫芦巴碱和 β - 谷甾醇有关。葫芦巴碱对小鼠肝癌（HCa）有明显的抑制作用。β - 谷甾醇在动物实验中也被证实有抑癌作用。

5. 抗生育、抗早孕　半夏蛋白可结合在子宫内膜腺管的上皮细胞膜上，改变细胞膜功能，可抑制卵巢黄体分泌孕酮，使血浆孕酮水平明显下降，子宫内膜变薄使蜕膜反应消失，使胚胎失去蜕膜支持而流产。

6. 抗心律失常　半夏水浸剂静脉注射可使 $BaCl_2$ 所致犬室性早搏迅速消失，同时可使 Ad 所致心动过速转为窦性心律，对 $BaCl_2$ 引起的犬室性心律失常有明显的对抗作用。

7. 对实验性硅沉着病的影响　半夏制剂腹腔注射或肌内注射，对大鼠实验性硅沉着病的发展有抑制作用，肺干重或湿重降低，全肺胶原蛋白量减少，病理改变较轻。

8. 降血脂　半夏可阻止或延缓食饵性高脂血症的形成，并对高脂血症有一定的治疗作用，明显降低 TC 和 LDL - C 的含量。

综上所述，半夏的燥湿化痰、降逆止呕、消痞散结功效主要与镇咳、镇吐、抗肿瘤等作用有关。半夏功效作用的物质基础是其所含的挥发油、生物碱、氨基酸、葡萄糖醛酸苷、多糖、蛋白等。

【现代应用】

1. 咳嗽　半夏用于常见感冒、咽部充血水肿突发性失音、急慢性咽炎、急慢性支气管炎、肺炎、矽肺等各种原因引发的咳嗽。

2. 呕吐　半夏配伍生姜为专治呕吐的小半夏汤，可用于治疗常见的多种呕吐证。

3. 胃溃疡　临床处方也可辨证选择配伍牡蛎、丹参、延胡索、苍术、党参、白术、黄芪、厚朴等，或用六君子汤。

4. 肿瘤　用于治疗甲状腺癌肿、食管癌、贲门癌性梗阻。半夏局部用药对于宫颈癌有效。

5. 宫颈柱状上皮异位　生半夏洗净晒干研粉，外用治疗宫颈柱状上皮异位有效。

【不良反应】现代药理研究显示，半夏的毒性主要体现为黏膜刺激性、肝肾毒性以及妊娠毒性。半夏中的草酸钙针晶及其凝集素蛋白是其主要的刺激性毒性成分。半夏的炮制方法不同，其毒性也异。以生半夏毒性最大，次为漂半夏、姜半夏、蒸半夏，而白矾半夏毒性最小。中毒时，可服稀醋、浓茶或蛋白等解救。

苦杏仁 e 微课

Kuxingren

【来源采制】本品为蔷薇科植物山杏 *Prunus armeniaca* L. var. *ansu* Maxim.、西伯利亚杏 *Prunus sibirica* L.、东北杏 *Prunus mandshurica*（Maxim.）Koehne 或杏 *Prunus armeniaca* L. 的干燥成熟种子。夏季采收成熟果实，除去果肉及核壳，取出种子，晒干。

【性味归经】味苦，性微温；有小毒。归肺、大肠经。

【功能主治】具有降气止咳平喘，润肠通便的功能。用于咳嗽气喘，胸满痰多，肠燥便秘。

【主要成分】苦杏仁含脂肪油、苦杏仁苷以及蛋白质和多种游离氨基酸。此外，尚含苦杏仁苷酶、苦杏仁酶及樱苷酶。

【药理作用】

1. 镇咳、平喘、祛痰　《本草求真》记载"杏仁，既有发散风寒之能，复有下气除喘之力"。苦杏仁所含苦杏仁苷，经肠道微生物酶或其本身所含苦杏仁酶的分解，产生氢氰酸，对呼吸中枢呈抑制作用，适量的氢氰酸可发挥镇咳平喘的功效。苦杏仁能缩短哮喘模型豚鼠的发作潜伏期，减少哮喘模型豚鼠的炎症细胞数量。因此，苦杏仁可能是通过抑制呼吸中枢和减轻肺组织炎症反应达到镇咳平喘作用的。同时，苦杏仁水煎液给小鼠灌服，有显著的祛痰作用。

2. 抗炎、镇痛　苦杏仁胃蛋白酶水解产物和蛋白质成分 KR - A、KR - B 有明显的抗炎作用，苦杏仁中的苦杏仁苷还具有抗纤维化作用。苦杏仁胃蛋白酶水解产物对醋酸小鼠扭体反应有抑制作用。苦杏仁苷皮下注射，经小鼠热板法和醋酸扭体法证实有镇痛作用。

3. 对免疫功能的影响　苦杏仁苷小鼠肌内注射，可明显促进有丝分裂原对脾脏 T 淋巴细胞的增殖诱导和增强小鼠脾脏 NK 细胞的活性。苦杏仁苷对小鼠肝库普弗细胞的吞噬功能有非常明显的促进作用。

4. 润肠通便　苦杏仁含丰富的脂肪油，可起到润肠通便的作用。

5. 抗肿瘤　苦杏仁具有良好的抗肿瘤作用。苦杏仁苷分解产生的氢氰酸会抑制细胞呼吸，造成细胞死亡，这一特性提示其有很好的潜在抗肿瘤药用价值。有研究发现，苦杏仁苷能通过下调 SNU - C4 人结肠癌细胞的细胞周期相关基因而发挥抗癌作用。

6. 对消化系统的影响　作为苦杏仁苷分解产物之一的苯甲醛在体外以及在健康者或溃疡病者体内，均可抑制胃蛋白酶的消化功能。苦杏仁苷皮下注射，对小鼠肝细胞增生有明显的促进作用。

综上所述，与苦杏仁止咳平喘、润肠通便功效相关的药理作用是祛痰、镇咳、平喘、抗炎、免疫促进，以及润肠通便等作用。其有效成分主要是苦杏仁苷、蛋白酶水解产物及脂肪油等。

【现代应用】

1. 咳嗽、哮喘　取苦杏仁与等量冰糖研碎混合，制成杏仁糖，治疗咳嗽、哮喘。杏仁炒干粉碎加红糖搅匀服，治疗慢性咽炎。

2. 肠燥便秘　临床处方可辨证选择杏仁配伍黑芝麻、当归、肉苁蓉、柏子仁，或用五仁丸等。

3. 肿瘤　苦杏仁苷口服或静脉滴注，治疗肺癌、食管癌、支气管癌、梭状细胞肉瘤、精母细胞瘤、慢性髓细胞白血病、胸膜癌、恶性淋巴瘤、多发性直肠癌、乳癌并发骨转移等有一定疗效。

4. 外阴瘙痒　杏仁研成细粉，加麻油调成糊状涂擦，或用带线棉球蘸杏仁油糊塞入阴道。

【不良反应】本品含苦杏仁苷，分解产生的氢氰酸抑制细胞色素氧化酶，使细胞氧化反应停止。人若过量服用（儿童 10 ~ 20 粒，成人 40 ~ 60 粒），会引发氢氰酸中毒，轻者会引发消化道症状，患者还会出现面红、头痛、头晕、全身无力、口舌发麻、心慌、胸闷，呼吸有杏仁味；重者可因呼吸抑制而死亡。解救可用亚硝酸钠 - 硫代硫酸钠法。

川贝母
Chuanbeimu

【来源采制】本品为百合科植物川贝母 *Fritillaria cirrhosa* D. Don、暗紫贝母 *Fritillaria unibracteata* Hsiao et K. C. Hsia、甘肃贝母 *Fritillaria przewalskii* Maxim、棱砂贝母 *Fritillaria delavayi* Franch、太白贝母 *Fritillariatai taipaiensis* P. Y. Li 或瓦布贝母 *Fritillaria unibracteata* Hsiao et K. C. Hsia var. *wabuensis* （S. Y. Tang et S. C. Yue） Z. D. Liu， S. Wang et S. C. Chen 的干燥鳞茎。按性状不同，分别习称"松贝""青贝""炉贝"和"栽培品"。夏、秋二季或积雪融化后采挖，除去须根、粗皮及泥沙，晒干或低温干燥。四川产者为道地药材。

【性味归经】味苦、甘，性微寒。归肺、心经。

【功能主治】具有清热润肺，化痰止咳，散结消痈的功能。用于肺热燥咳，干咳少痰，阴虚劳嗽，痰中带血，瘰疬，乳痈，肺痈。

【主要成分】川贝母含有多种甾体生物碱。暗紫贝母含有蔗糖和松贝宁。甘肃贝母尚含有岷贝碱甲、乙等。棱砂贝母含有棱砂贝母碱、棱砂贝母酮碱、西贝母碱等。太白贝母与川贝母、暗紫贝母、甘肃贝母所含生物碱种类一致。瓦布贝母含有异浙贝甲素氮氧化合物、西贝素、异浙贝甲素等。

【药理作用】

1. 祛痰、镇咳、平喘　川贝母浸膏小鼠灌胃，对氨水刺激引起的咳嗽无明显的镇咳作用，但可使小鼠呼吸道酚红分泌量增加，有明显的祛痰作用。贝母总生物碱对组胺所致豚鼠离体平滑肌痉挛有明显的松弛作用，对乙酰胆碱和组胺引发哮喘的豚鼠有显著的平喘效果。

2. 抑菌　体外抑菌试验表明，川贝母醇提取液对革兰阳性的葡萄球菌和革兰阴性的卡他球菌具有抑制作用；川贝母的总生物碱提取液对金黄色葡萄球菌和粪肠球菌均有明显的抑菌作用。

3. 对胃肠道的影响　西贝母碱对离体豚鼠回肠、兔十二指肠及在体的犬小肠有松弛作用，可对抗乙酰胆碱、组胺和$BaCl_2$所致痉挛，同时，平贝母总碱可抑制胃蛋白酶活性，对多种实验性溃疡均有抑制作用。

4. 对心血管的影响　犬静脉注射西贝母碱可引起外周血管扩张、血压下降，心电图无变化。

综上所述，川贝母清热润肺、化痰止咳、散结消肿之功效的实质是镇咳祛痰、平喘、抑菌等作用。川贝母功效作用的物质基础主要为川贝母的生物碱。

【现代应用】

1. 呼吸道感染咳嗽　川贝母被广泛用于急慢性支气管炎及上呼吸道感染等引起的咳嗽、咳痰不利，市售有各种制剂。

2. 肺结核咳嗽　川贝母有良好的止咳效果。

【不良反应】对引种栽培的瓦布贝母、浓密贝母与野生川松贝母的口服毒性研究显示，予小鼠1次灌胃60g/kg（生药量）后观察7天，其全部存活，且无任何异常。3种贝母小鼠口服给药，最大耐受量均>60g/kg（生药量），相当于临床常用量的480倍，提示其口服毒性较低。

天南星

Tiannanxing

【来源采制】本品为天南星科植物天南星 *Arisaema erubescens*（Wall.）Schott.、异叶天南星 *Arisaema heterophyllum* Bl. 或东北天南星 *Arisaema amurense* Maxim. 的干燥块茎。秋、冬二季茎叶枯萎时采挖，除去须根及外皮，干燥，即生南星，只能外用。用姜汁、明矾炮制用则为制南星，可内服。

【性味归经】味苦、辛，性温；有毒。归肺、肝、脾经。

【功能主治】具有散结消肿的功能。外用治痈肿，蛇虫咬伤。制品具有燥湿化痰、祛风止痉、散结消肿的功效。用于顽痰咳嗽，风痰眩晕，中风痰壅，口眼㖞斜，半身不遂，癫痫，惊风，破伤风。

【主要成分】天南星含有三萜皂苷、安息香酸、苯甲酸、D-甘露醇、β-谷甾醇、原儿茶醛、D-葡萄糖、葡萄糖苷以及多种氨基酸和钙、磷、铝、锌等21种无机元素。所含生物碱以葫芦巴碱、秋水仙碱、胆碱、水苏碱为主。

【药理作用】

1. 镇静、镇痛　天南星煎剂分别给家兔、大鼠腹腔注射，均有明显的镇静作用，呈现活动减少、安静、翻正反射迟钝，也可以延长戊巴比妥诱导的小鼠睡眠时间。天南星乙醇提取物口服能够明显抑制小鼠自主活动。热板法表明，天南星煎剂小鼠腹腔注射有明显的止痛作用。

2. 抗惊厥　腹腔注射天南星煎剂能提高家兔的电惊厥阈值。小鼠腹腔注射天南星水浸剂，能够明显降低士的宁所致惊厥和死亡的发生率，而且能降低马钱子碱、戊四氮、咖啡因所致小鼠惊厥的发生率。天南星能对抗烟碱所致的惊厥死亡，尚能部分消除其肌肉震颤症状；能提高家兔对电惊厥的阈值，呈抗惊厥作用；对小鼠肌内注射破伤风毒素所致的惊厥，天南星可推迟动物死亡时间。

3. 祛痰作用 天南星煎剂灌胃，对麻醉兔有明显的祛痰作用，能显著增加支气管黏膜分泌。小鼠酚红排泄实验表明，天南星水煎剂口服有祛痰作用。祛痰作用与其所含皂苷有关。作用机制为天南星所含皂苷对胃黏膜有刺激性，口服能反射性地增加气管或支气管的分泌而祛痰。

4. 抗肿瘤 天南星提取物在体外对肝癌 SMMC－7221 细胞增殖有显著的抑制作用，能诱导 SMMC－7221 细胞的凋亡，其抑制细胞生长率与药物浓度、作用时间呈正相关。鲜天南星水提醇沉制剂对小鼠 S180 肉瘤、HCa 实体瘤、鳞状上皮子宫瘤有明显的抑制作用；在体外对 Hela 细胞有抑制作用，使细胞浓缩成团块，破坏正常细胞结构，部分细胞脱落，并证明 D－甘露醇可能是抗癌有效成分。

5. 抗心律失常 天南星中的两种生物碱 S_{201}、S_{202} 对离体犬心房和乳头肌的收缩力及窦房节频率均有抑制作用，并能拮抗异丙肾上腺素对心脏的作用。天南星所含掌叶半夏碱乙（腺嘌呤合成品）对犬、猫及大鼠均有降压作用，有使心肌耗氧量降低的趋势，使左室做功明显减少。天南星乙醇提取物对乌头碱诱发的大鼠心律失常也具有对抗作用，能延缓心律失常的出现，又能缩短心律失常的持续时间。

6. 抗菌 天南星醇提物对革兰阳性菌、革兰阴性菌均有明显的抑制作用，具有广谱的抗菌作用。天南星的抗菌活性还体现在，从其不同部位分离的内生菌也表现出明显的抑菌活性。

7. 抗凝血 酒糊或醋糊天南星对外伤性模型大鼠血瘀有很好的治疗作用，可明显降低大鼠的血瘀症状积分。天南星炮制品的水煎液有促凝作用，水浸液则具有抗凝作用。

【现代应用】

1. 癫痫 制南星配胡椒、水牛角、冰片，名癫痫片，有一定疗效。临床处方可辨证选择配伍半夏、白僵蚕、全蝎、蝉蜕、防风、当归，或用玉真散。

2. 面神经麻痹 用鲜天南星取汁调醋涂于患侧颊部，效果良好。临床处方可辨证选择配伍白附子、白僵蚕、全蝎、防风、荆芥、川芎、桂枝等，或加入牵正散使用。

3. 宫颈癌 制南星复方内服配合局部外用，治疗宫颈癌有效，对溃疡型、结节型效果更佳。临床处方可辨证选择配伍半夏、黄独、白英、龙葵、冬凌草、黄芪、当归等。

【不良反应】对于天南星的毒性，历代药书都有记载。《中国药典》也将其列为有毒中药。天南星具有强烈的刺激性毒性，表现为口唇刺痛肿胀、咽喉肿痛或失音、流涎、气管阻塞、呼吸困难甚至窒息死亡，有的可能引起智力发育障碍。天南星与皮肤接触会导致瘙痒、湿疹，严重者可引发接触性皮炎。天南星水浸液小鼠腹腔注射的 LD_{50} 为 13.5g/kg。目前人们认为，天南星的刺激性毒性主要源于草酸钙针晶及附属的蛋白酶类物质。

山豆根

Shandougen

【来源采制】本品为豆科灌木植物越南槐 *Sophora tonkinensis* Gagnep. 的干燥根及根茎。秋季采挖，除去杂质，洗净，干燥。

【性味归经】味苦，性寒；有毒。归肺、胃经。

【功能主治】具有清热解毒，消肿利咽的功能。用于火毒蕴结，乳蛾喉痹，咽喉肿痛，齿龈肿痛，口舌生疮。

【主要成分】主要含有喹诺里西啶类生物碱、黄酮类及多糖成分。

【药理作用】

1. 抗病原微生物 山豆根有良好的抑菌作用，100%浸出液在体外对大肠埃希菌等多种致病菌均有明显的抑制作用。山豆根总碱、苦参碱、氧化苦参碱、槐果碱、13,14－去氢槐定碱均具有抗乙型肝炎病毒（HBV）的作用，可降低乙型肝炎病毒转基因小鼠肝脏内 HBsAg 和 HBeAg 的含量。

2. 抗炎、解热、镇痛 山豆根可通过直接途径及兴奋垂体－肾上腺皮质轴的间接途径，对抗组胺、醋酸和二甲苯引起的炎症。本品能降低正常大鼠体温，并能抑制醋酸所致小白鼠扭体反应。

3. 抗肿瘤 山豆根水提取液对体外培养的人食管癌细胞具有杀伤作用，且随药物作用时间的延长而增强，对于肿瘤乏氧细胞具有选择性毒性，并使谷氨酸脱氢酶、苹果酸脱氢酶和 LDH 的活性下降；抑制体外培养的人肝癌细胞的增殖，降低线粒体代谢活性。山豆根所含多种生物碱为其抗肿瘤的有效成分，苦参碱、氧化苦参碱、槐果碱等对实验性肿瘤均有明显抑制作用。山豆根生物碱对小鼠宫颈癌、肉瘤、胃鳞状上皮癌以及大鼠腹水型肉瘤、腹水实体肝癌等多种实验性肿瘤均有不同程度的抑制作用；抑制急性淋巴细胞白血病和急性粒细胞白血病患者白细胞的脱氢酶。

4. 保肝 山豆根提取物口服或注射给药，可降低 CCl_4 所致肝损伤小鼠血清转氨酶及肝脏羟脯氨酸的含量，升高血清白蛋白和白/球（A/G）比值，减轻肝组织的变性坏死；降低乙型病毒性肝炎患者的黄疸指数，降低 ALT、AST，缓解慢性肝炎临床症状。山豆根中的氧化苦参碱对 CCl_4 诱导的化学性肝损伤、爆发性肝损伤、缺血再灌注性肝损伤以及乙肝、丙肝病毒性肝损伤等均有保护作用。

5. 抗溃疡病 山豆根醇提部分能抑制胃液分泌，对大鼠幽门结扎型溃疡、应激性溃疡、醋酸性溃疡等均有治疗作用，所含黄酮类成分有抑制胃液分泌、抗溃疡的作用。

6. 抗心律失常 山豆根总生物碱腹腔注射或肌内注射，或所含苦参碱、氧化苦参碱、槐果碱等均具有明显的抗心律失常活性，均能对抗乌头碱、CCl_4、Ad、哇巴因、氯化钙或冠脉结扎等诱发的实验动物心律失常。苦参碱可抑制乌头碱诱发的大鼠左房的自律性，延长乌头碱诱发自动节律的潜伏期，减慢其初始频率，可直接抑制心肌细胞膜 Na^+ 的内流。

7. 升压与降压 山豆根用乙醇提取、经酸处理所得脂溶性酸性部分给麻醉犬静脉注射可升高血压，升压作用与激动 α 受体有关。山豆根总碱有降低血压的作用，可能与其直接扩张血管的作用有关。山豆根总碱还能显著增加豚鼠离体心脏冠脉流量，作用强度与心肌收缩力增强无关，为直接的扩冠作用。

8. 对中枢神经系统的双向作用 山豆根能抑制小鼠自发活动，拮抗苯丙胺的兴奋作用，加强戊巴比妥钠、硫喷妥钠及水合氯醛对中枢的抑制作用。山豆根不能对抗士的宁、戊四氮引起的惊厥，反能加强士的宁导致的惊厥发作，增加死亡动物数，提示山豆根在抑制高级中枢的同时，可能对低级中枢具有兴奋作用。

9. 抑制免疫 山豆根注射液能抑制小鼠腹腔巨噬细胞的吞噬功能，降低特异性玫瑰花形成细胞数和血清溶血素的水平，使体内淋巴细胞转化率下降。

【现代应用】

1. 急慢性咽喉炎 山豆根口服液治疗急慢性咽喉炎，有效率高达 95%。

2. 扁桃体炎 单用本品作煎剂含漱或配生大黄研细末吹撒患处，用于治疗扁桃体炎。

3. 乙型肝炎 以山豆根提取加工制成的注射液用于慢性乙型肝炎的治疗。

4. 乙型脑炎 以山豆根的主要有效成分——苦参碱制备的肝炎灵注射液，可作为乙型脑炎的一种辅助治疗药物。

5. 皮肤病 以植物油浸取山豆根，外搽可治疗体癣、面癣、手脚癣。以醋或 75% 乙醇浸提山豆根，浸提液外搽可治头皮糠疹、脂溢性皮炎引起的头皮屑。山豆根粉高压消毒后局部用药，可用于治疗宫颈柱状上皮异位。

6. 肿瘤 对鼻咽癌、肺癌、肝癌、宫颈癌、膀胱癌、滋养叶细胞肿瘤、白血病有治疗效果，对食管癌前病变有一定的阻断作用。山豆根与喜树碱合用治疗膀胱癌有一定疗效。

7. 心律失常 山豆根用于治疗心律失常，有一定的疗效。

【不良反应】山豆根有毒。《开宝本草》云："毒烈之气，倾损中和"。山豆根在《中国药典》中药毒性分类中，属于有毒中药类，规定用量为3～6g。山豆根的毒性作用包括肝毒性、神经毒性、消化道毒性、心血管毒性和肾脏毒性。较大剂量口服可致胃肠道、心血管及中枢系统不良反应，如恶心、呕吐、腹泻；血压降低、房颤；头晕、四肢无力，严重者可出现四肢抽搐、昏迷，甚至出现呼吸停止而死亡。

药爱生命

2020年9月8日，在全国抗击新冠肺炎疫情表彰大会上，中国工程院院士、天津中医药大学校长张伯礼被授予"人民英雄"国家荣誉称号。他长期致力于中医药现代化的研究工作，推动中医药事业传承创新发展。新冠疫情发生后，他主持研究制定中西医结合救治方案，指导中医药全过程接触新冠肺炎救治取得了显著成效，张伯礼和其科研团队在抗疫期间首次完成了多中心大样本新冠肺炎中医证候流行病学调查研究，首次总结了中药对新冠肺炎，临床疗效的特点和规律，建立了应对突发疫情中药介入模式，形成临床救治与科学研究协同攻关机制和应急状态下重要新药发现模式和关键技术，成功研制了由麻杏石甘汤、麻杏薏甘汤、千金苇茎汤和葶苈大枣泻肺汤4个经典方加减而成的宣肺败毒颗粒，入选国家推荐的"三药三方"在全国推广应用，为疫情防控做出了重大贡献。

这次疫情，张伯礼挺起了中医药人的脊梁，也将中医药学的地位上升到历史新高度，他始终把"守正传承，创新发展"当作自己毕生的责任，带领着中医药生力军，昂首走在中医药支撑健康中国建设的前列。

练一练

下列不属于化痰止咳平喘药的主要药理作用的是（　　　）

A. 止咳　　　　　B. 平喘　　　　　C. 化痰

D. 解热　　　　　E. 抗炎

答案解析

止嗽散
Zhisou San

【方剂组成】止嗽散出自《医学心悟》；属辛温解表剂，本方由桔梗（炒）、荆芥、紫菀（蒸）、百部（蒸）、白前（蒸）各1000g，甘草（炒）375g，陈皮（水洗去白）500g组成。

【功能主治】具有宣利肺气，疏风止咳的功能。主治风邪犯肺证，咳嗽咽痒，咯痰不爽，或微有恶风发热，舌苔薄白，脉浮缓。

【与功能主治相对应的主要药理作用】

1. 镇咳、化痰 研究证实，止嗽散水煎液对组胺、氯化乙酰胆碱诱发的豚鼠哮喘，平喘作用不显著，在加入地龙、杏仁后具有明显的平喘作用。

2. 平喘 研究发现，止嗽散水煎液、醇提液可以有效减轻哮喘模型豚鼠的气道炎症，能减少过敏性哮喘豚鼠肺组织炎性细胞的浸润，从而保护肺组织微观结构免受损伤。

【现代应用】本方常用于各种原因所致肺失宣降而出现的咳嗽、咳痰的治疗。

1. 四季咳嗽 外感风寒、风热所出现的咳嗽，都可用本方加减治疗。

2. 儿童咳嗽变异型哮喘 止嗽散加减配合西药治疗儿童咳嗽变异型哮喘，疗效确切，复发率低，临床应用效果较好。

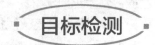 目标检测

答案解析

一、名词解释题

化痰止咳平喘药

二、简答题

1. 化痰止咳平喘药具备哪些与功能主治相对应的药理作用?

2. 常用的化痰止咳中药有哪些?

3. 桔梗的主要成分是什么? 其祛痰的作用机制是什么?

4. 半夏为什么既具有催吐作用, 又具有镇吐作用?

5. 可以治疗肠燥便秘的化痰止咳平喘药是哪一味药物? 其治疗肠燥便秘的作用机制什么?

6. 化痰止咳平喘药的功能主治是什么?

7. 痰证主要和现代的哪些疾病相关?

8. 化痰止咳平喘药如何进行分类?

9. 苦杏仁的不良反应是什么?

（向晓雪）

书网融合……

📑 重点回顾

📱 微课

📑 习题

PPT

第十七章 安神药

学习目标

知识目标：

1. 掌握 与安神药功能有关的药理作用；酸枣仁、远志及酸枣仁汤的主要药理作用。

2. 熟悉 灵芝的主要药理作用。

3. 了解 安神药常用药物的主要成分、现代应用及不良反应。

技能目标：

能正确使用安神药防病治病。

素质目标：

提高自主分析问题的能力，培养沟通协作的意识和能力。

导学情景

情景描述：陈某，女，45岁，间断性夜休差5年余，加重1月。患者于5年前因情绪差，易生气，出现夜休差，入睡困难，多梦易醒，白天精神差，易疲乏，伴头晕、头痛。口服中成药、推拿理疗等对症治疗效果不明显。近1个月来，患者自觉症状较前加重，夜休不足3小时，伴疲乏无力、心悸、心烦、健忘等症状，不欲饮食、食后腹胀，体重下降明显，便溏，小便正常。舌质炎，苔薄白，脉细缓。

情景分析：失眠是一种常见的睡眠障碍，持续性精神紧张、情绪不安不仅会加重失眠，还会造成失眠持续存在。根据患者症状，诊断为慢性失眠。

讨论：从中医学的角度看，陈某患什么疾病？为哪种证型？应该使用哪种药物治疗？

学前导语：根据临床表现夜休不足3小时，疲乏无力、心悸、心烦、健忘、不欲饮食、体重下降，中医可诊断为"不寐"。可以选用以酸枣仁、远志、龙骨、茯神等安神药为主的方剂来进行治疗。安神中药在失眠的治疗中具有非常确切的疗效。

第一节 概　述

凡能安神定志，用于治疗心神不安、失眠的药物，称安神药。心藏神，肝藏魂，人体神志的变化与心、肝二脏的功能活动有密切关系。本类药物多入心、肝经，用于心气虚、心血虚、心火亢盛等引起的心神不宁、烦躁易怒、失眠多梦、健忘、惊痫癫狂等症。一般根据药物来源及作用，将其分为养心安神药和重镇安神药两类。前者多为植物药，如酸枣仁、柏子仁、远志、灵芝、夜交藤等，具有滋养心肝的作用，多用于心肝血虚、心神失养所致心悸怔忡、失眠多梦等心神不宁的虚证。后者多为矿石类物质，质重性降，如朱砂、龙骨、磁石等，多用于心悸失眠、惊痫发狂、烦躁易怒等阳气躁动、心神不宁的实证。常用复方有酸枣仁汤、天王补心丹、朱砂安神丸等。

失眠通常指睡眠时间或质量不能满足生理需要，并影响白天生活与社会功能的一种疾病。失眠临床表现为：睡眠潜伏期过长，入睡时间超过 30 分钟；睡眠维持困难，夜间觉醒次数超过 2 次或凌晨早醒；睡眠质量不佳，多噩梦；睡眠时间不足，总的睡眠时间少于 6 小时；日间残留效应，次晨感到头昏、精神不振、嗜睡、乏力等。失眠属于中医"心神不宁""失眠""不寐"范畴，多因心阴虚、心血虚，神无所附，阴不制阳，神不守舍所致，亦可因心阳虚、心气虚，或心火亢盛、痰火扰心，或心血瘀阻，心神不宁而发病。因此，中药安神药除镇静催眠等中枢抑制作用之外，还具有扶正培本等调节机体功能状态的作用，通过多方面发挥改善睡眠的作用。

【与功能主治相对应的主要药理作用】目前，对安神药的药理研究主要集中在中枢神经系统、心血管系统等方面。

1. 镇静、催眠　无论是养心安神药或重镇安神药，均有镇静催眠作用，如酸枣仁、远志、朱砂、磁石、龙骨及复方酸枣仁汤、甘麦大枣汤等，均可使多种实验动物自主活动减少，并协同巴比妥类药物的中枢抑制作用，可以增加阈下剂量戊巴比妥钠致睡眠小鼠只数，延长阈上剂量戊巴比妥钠致小鼠睡眠时间，但本类药物均不具有麻醉作用。

2. 抗惊厥　本类药物可用于治疗惊悸、烦躁等病症，其中，酸枣仁、远志、朱砂、磁石、琥珀等均有抗惊厥作用，能对抗士的宁或戊四氮所致的惊厥。对大鼠听源性惊厥、小鼠电惊厥等亦有一定程度的拮抗作用。

3. 抗心律失常、抗心肌缺血、降压　酸枣仁、灵芝、远志对心血管系统尚有一定的抗心律失常、抗心肌缺血的作用，可对抗 $BaCl_2$、乌头碱诱发的实验动物心律失常及注射垂体后叶素、结扎冠状动脉所致的实验动物心肌缺血。酸枣仁、灵芝还有一定的降血压和降血脂的作用。

4. 镇咳、平喘　酸枣仁、远志等具有较强的镇咳、祛痰和平喘作用，可用于支气管炎、哮喘的治疗。

5. 免疫调节　酸枣仁、灵芝、远志等可以增强机体的非特异性免疫和特异性免疫功能，可拮抗免疫抑制剂，抗肿瘤药物以及应激、衰老导致的免疫功能低下，能够在一定程度上提高免疫水平。

综上所述，安神药养心安神的功能主治主要与镇静、催眠、抗心律失常等作用有关；重镇安神的功能主治主要与镇静、催眠、抗惊厥等作用有关。可见，此类药物养心血、安心神的科学内涵主要与对中枢神经系统和心血管系统的药理作用密切相关。

【常用药物与方剂】安神药常用药物有酸枣仁、柏子仁、远志、合欢皮、夜交藤、磁石、灵芝等。常用复方有酸枣仁汤等。常用药物与方剂主要药理作用见表 17-1。

表 17-1　安神药常用药物与方剂主要药理作用简表

药物	传统功效	养心安神	滋阴养肝息风				
	药理作用	镇静催眠	抗惊厥	增强免疫	心血管作用	降血脂	耐缺氧
酸枣仁		+	+	+	+	+	+
远志		+	+	+	+		
磁石		+	+				
灵芝		+	+	+	+		+
酸枣仁汤		+		+	+		+

第二节　常用药物

酸枣仁 微课

Suanzaoren

【来源采制】本品为鼠李科植物酸枣 *Ziziphus jujuba* Mill. var. *spinosa*（Bunge）Hu ex H. F. Chou 的成熟种子。秋末冬初采收成熟果实，除去果肉和核壳，收集种子，晒干。

【性味归经】味甘、酸，性平。归肝、胆、心经。

【功能主治】具有养心补肝，宁心安神，敛汗，生津的功能。用于虚烦不眠，惊悸多梦，体虚多汗，津伤口渴。

【主要成分】主要含有脂肪酸（棕榈酸、硬脂酸、油酸、亚油酸、亚麻酸、花生酸、花生烯酸、山芋酸），羽扇豆烷型三萜类化合物（白桦酯酸、白桦酯醇、美洲茶酸、麦珠子酸），达玛烷型三萜皂苷（酸枣仁皂苷 A、A_1、B、B_1、C，乙酰酸枣仁皂苷 B，酸枣仁皂苷 I、II、III、IV、V、VI等），甾体化合物（胡萝卜苷），生物碱（酸枣仁碱 A、B、D、E、F、G_1、G_2、I_a、I_b、K），黄酮类化合物（斯皮诺素、当药素、酸枣黄素等），酚酸化合物（阿魏酸），多种氨基酸、维生素及微量元素等。

【药理作用】

1. 镇静、催眠、镇痛　酸枣仁水煎液、酸枣仁总皂苷、酸枣仁油、酸枣仁总黄酮等均具有镇静催眠作用。酸枣仁水煎液可抑制小鼠中枢神经系统释放 DA、3,4 - 二羟基苯乙酸，从而产生中枢神经抑制效果，使大鼠非快速眼动睡眠（NREM）的脑电波幅度明显增大，延长总睡眠时间，减少觉醒时间。酸枣仁总皂苷能明显抑制正常小鼠的活动次数，抑制苯丙胺的中枢兴奋作用，降低大鼠的协调运动。酸枣仁油乳剂灌胃可使小鼠自主活动减少，与戊巴比妥钠合用，可延长小鼠睡眠时间。酸枣仁总黄酮 $10 \sim 40 \mathrm{mg/kg}$ 灌胃，也能产生镇静催眠作用，且呈一定的剂量效应关系。酸枣仁的催眠作用主要是影响 NREM 的深睡阶段。炒酸枣仁煎剂可延长大鼠 NREM 中深睡的平均时间，增加深睡的发作频率，但对 NREM 中的浅睡阶段和快速眼动睡眠（REM）无影响。酸枣仁可减少前额叶 5 - HT 和 DA 的含量，有抗抑郁作用。酸枣仁水煎液还有显著的镇痛作用。

> ？ **想一想**
>
> 正常人体睡眠可分为 REM 和 NREM，两者交替进行。它们有什么区别？对身体有什么样的影响？好的镇静催眠药应该是作用于 NREM？为什么？
>
> 答案解析

2. 抗惊厥　酸枣仁水提物灌胃，可明显降低戊四氮所致小鼠阵挛性惊厥数及死亡率，能延长士的宁所致惊厥的潜伏期和死亡时间。酸枣仁抗惊厥作用的主要有效成分是黄酮类、皂苷类化合物。

3. 抗心肌缺血和心律失常　酸枣仁总皂苷抗大鼠心肌缺血，保护缺氧心肌细胞，这可能与其清除 LPO 及抗 Ca^{2+} 超载有关。酸枣仁水提物能对抗乌头碱、$BaCl_2$、CCl_4 诱发的实验动物心律失常，有减慢心率的作用，其机制与迷走神经兴奋及 β_1 受体阻断无关。

4. 降低血压　酸枣仁总皂苷、水溶液对自发性高血压大鼠均有明显的降压作用，这种作用可能是直接扩张血管所致。

5. 降低血脂、抗动脉硬化　酸枣仁总皂苷腹腔注射，能明显降低正常大鼠血清 TC 和 LDL - C，显著升高 HDL - C 和 HDL - C；也能降低高脂饲养大鼠的血清 TG，升高 HDL - C。酸枣仁皂苷 A 可抑制动脉粥样硬化的形成与发展，其机制与其抑制血管平滑肌细胞过度增殖、降低血脂、调节血浆脂蛋白作用相关。

6. 增强免疫 酸枣仁提取物能明显提高小鼠淋巴细胞转化值和抗体溶血素，明显增强小鼠单核巨噬细胞的吞噬功能，增加小鼠迟发型超敏反应并能拮抗环磷酰胺对小鼠迟发型超敏反应的抑制作用。酸枣仁多糖能增强小鼠的体液免疫和细胞免疫功能，对放射线引起的白细胞降低有明显的保护作用，同时能显著增加单核巨噬细胞的吞噬功能。以水苏糖、酸枣仁提取物为主要原料的口服液能显著提高小鼠的迟发型变态反应、抗体生成细胞数及 NK 细胞活性，提高 ConA 诱导的小鼠淋巴细胞转化能力。

7. 抗缺氧 酸枣仁总皂苷、酸枣仁皂苷可延长缺氧动物的存活时间，对缺血性脑损伤有保护作用。能抗脂质过氧化，改善小鼠学习记忆能力。

【现代应用】

1. 神经衰弱、失眠 用酸枣仁粉、复方酸枣仁汤、枣仁安神胶囊、酸枣仁散治疗各种病因引起的失眠和神经衰弱取得良好疗效。临床处方可辨证选择配伍五味子、远志、麦冬、茯苓、川芎、丹参、刺五加、天麻、白芍、柴胡等，或用酸枣仁汤。

2. 围绝经期综合征 酸枣仁汤治疗围绝经期综合征，以失眠为主要表现者。临床处方可辨证选择配伍百合、红花、香附、熟地黄、当归、五味子、远志、麦冬、茯苓、白芍、柴胡等，或加入逍遥散使用。

3. 室性期前收缩 以酸枣仁汤治疗室性期前收缩疗效好。临床处方可辨证选择配伍熟地黄、当归、炙甘草、干姜、桂枝、细辛等，或加入炙甘草汤使用。

4. 各种疼痛 酸枣仁治疗头痛、神经痛、胃痛、四肢痛、腰痛有效，对虚证效果优于实证。临床处方可辨证选择配伍附子、干姜、桂枝、细辛、川芎、当归、白芍、延胡索，或天麻、钩藤、防风等。

【不良反应】酸枣仁及其提取物的中枢抑制和心血管抑制作用在常规剂量下未见明显毒性，但其对子宫有兴奋作用，孕妇应慎用。

练一练

下列不属于酸枣仁的药理作用的是（　　　）

A. 镇静催眠　　　　　　B. 抗惊厥　　　　　　C. 降压

D. 降血脂　　　　　　　E. 镇咳祛痰

答案解析

远志

Yuanzhi

【来源采制】本品为远志科植物远志 *Polygala tenuifollia* Willd. 或卵叶远志 *Polygala sibirica* L. 的干燥根。春、秋二季采挖，除去须根和泥沙，晒干或抽取木心晒干。

【性味归经】味苦、辛，性温。归心、肾、肺经。

【功能主治】具有安神益智，交通心肾，祛痰，消肿的功能。用于心肾不交引起的失眠多梦、健忘惊悸、神志恍惚，咳痰不爽，疮疡肿毒，乳房肿痛。

【主要成分】远志主要含有皂苷类、糖苷类、生物碱等化学成分。从远志根中分离出远志皂苷 A、B、C、D、E、F、G，皂苷水解后可分得两种皂苷元结晶，远志皂苷元 A 和远志皂苷元 B。从根中还分离出远志酮 I 和 II、5 - 脱水 - D - 山梨糖醇、N - 乙酰基 - D - 葡萄糖胺、皂苷细叶远志素，即 2β，27 - 二羟基 - 23 - 羧基齐墩果酸的 3 - β - 葡萄糖苷。远志根尚含 3，4，5 - 三甲氧基桂皮酸、远志醇、细叶远志定碱、脂肪油、树脂等。

【药理作用】

1. 镇静　大鼠口服远志提取物后，在血和胆汁中发现了能延长小鼠戊巴比妥钠睡眠时间的活性物质 3，4，5 – 三甲氧基肉桂酸（TMCA）、3，4，5 – 三甲氧基肉桂酸（MTMCA）和对甲氧基肉桂酸（PMCA），提示远志水提物含有 TMCA 的天然前体药物。进一步对远志中的活性成分 TMCA 进行研究，在大鼠脑室内注射促肾上腺皮质激素释放激素可增加蓝斑内的 NE 含量，该作用可被脑室内注射 TMCA 而抑制，提示 TMCA 可能是通过抑制蓝斑中的 NE 含量而起到镇静作用。远志皂苷 E、F、G 等可非竞争性地抑制 cAMP 磷酸二酯酶，其 IC_{50} 与罂粟碱相当。

药代动力学研究表明，远志皂苷与罂粟碱一样非竞争性抑制 cAMP 磷酸二酯酶，可延长环己烯巴妥给药小鼠的睡眠时间。远志皂苷可浓度依赖性地减少阿朴吗啡诱导的大鼠攀爬行为及 5 – HT 诱导的复合胺综合征，同时还可抑制 MK – 801 及可卡因导致的大鼠的过度活跃，结果表明远志皂苷在体外具有 DA 受体和复合胺受体拮抗性质，提示其作为安定剂的可能。交互试验的结果表明，联合应用 TMCA 和远志皂苷能更有效地延长小鼠戊巴比妥钠睡眠时间。另有研究报道，小鼠灌服远志根皮、全根和根部木心提取物 3.125 g/kg 对五甲烯四氮唑所致惊厥的对抗作用强度，以全根较强，根皮次之，根部木心则无效。

2. 镇咳祛痰　远志具有祛痰作用，但由于实验方法不同，其祛痰效果差异较大。用小鼠酚红排泌法实验，远志的祛痰作用较桔梗强；而用犬呼吸道分泌液测定法，其作用不如桔梗。研究发现，远志根皮及根部木心的化学成分及药理作用并不完全相同，远志木心的皂苷含量仅为根皮的 4%，前者对小鼠祛痰的最小有效量为 1.25g/kg，而后者用量为 50g/kg 仍无祛痰作用，推测远志的祛痰作用可能是其所含皂苷对胃黏膜的刺激作用，反射性促进支气管分泌液增加所致。采用氨水诱发咳嗽法和比色法观察生远志以及各炮制品水煎液对小鼠的镇咳和祛痰作用，结果表明：生远志、蜜制远志、姜制远志、炙（甘草制）远志具有显著的镇咳作用；生远志高剂量、蜜远志低剂量、炙远志高剂量组还有明显的祛痰作用和降压作用。远志皂苷 2D 和 3D 为远志镇咳作用的主要成分，远志皂苷 3D 是其祛痰作用的主要成分。

3. 抗衰老、增强记忆　远志皂苷给药后，能够改善痴呆大鼠的学习记忆能力，脑内 M 受体密度升高，乙酰胆碱转移酶活性增强，脑内胆碱酯酶活性抑制。远志皂苷对老年性痴呆的胆碱能神经系统功能减退有一定的改善作用。

4. 对平滑肌作用　远志对未孕大鼠子宫平滑肌有兴奋作用，对离体兔回肠、脑动脉条、豚鼠气管条平滑肌均有兴奋作用。

5. 中枢降压作用　远志煎剂具有短暂的中枢降压作用。麻醉犬静注 100% 远志煎剂 0.125g/kg，可使血压降至原水平的 60%～70%，但作用短暂，在 1～2 分钟内即可恢复至原水平，重复给药未见快速耐受现象。通过大鼠麻醉后左颈动脉记录平均动脉压（MAP），采用尾袖法测定清醒大鼠和肾性高血压大鼠（RVHR）的收缩压，研究远志皂苷对血压的影响，结果证明，远志皂苷有降压作用，此作用可能与迷走神经兴奋、神经节阻断有关。

此外，远志还有利尿、抗氧化、抗衰老、抗菌等作用。

【现代应用】

1. 神经衰弱、失眠　远志复方制剂可改善睡眠质量、改善记忆。主治心肾不交之心神不宁、失眠、惊悸等症，常与茯神、龙齿、朱砂等镇静安神药同用，如远志丸；治健忘证，常与人参、茯苓、菖蒲同用，如开心散。

2. 癫痫　本品复方制剂可治痰阻心窍所致癫痫抽搐、惊风发狂等症。用于癫痫昏仆、痉挛抽搐者，可与半夏、天麻、全蝎等化痰、息风药配伍；治疗惊风狂证发作，常与菖蒲、郁金、白矾等祛痰、开窍药同用。

3. 慢性支气管炎 远志及其制剂可使慢性支气管炎患者痰液易于咳出。可用治痰多黏稠、咳吐不爽或外感风寒、咳嗽痰多者，常与杏仁、贝母、瓜蒌、桔梗等同用。

【不良反应】远志皂苷具有溶血作用，大剂量服用有恶心、呕吐等不良反应。

灵芝
Lingzhi

【来源采制】本品为多孔菌科真菌赤芝 *Ganoderma. Lucidum*（Leyss. ex Fr.）Karst. 或紫芝 *Ganoderma. sinense* Zhao，Xu et Zhang 的干燥子实体。全年采收，除去杂质，剪除附有朽木、泥沙或培养基质的下端菌柄，阴干或在 40 ~ 50℃烘干。

【性味归经】味甘，性平。归心、肺、肝、肾经。

【功能主治】具有补气安神，止咳平喘的功能。用于心神不宁，失眠心悸，肺虚咳喘，虚劳短气，不思饮食。

【主要成分】灵芝孢子的化学成分可分为：蛋白质和氨基酸类、糖肽类、维生素类、胡萝卜素、甾醇类、三萜类、生物碱类、脂肪酸类、内酯和无机离子等。有效成分主要有灵芝多糖、灵芝酸、腺苷，其他有赤芝孢子内酯 A、赤芝孢子酸 A、赤芝碱甲、赤芝碱乙、尿嘧啶和尿嘧啶核苷、腺嘌呤核苷、油酸、灵芝总碱、灵芝纤维素等。

【药理作用】

1. 镇静、镇痛 灵芝多种制剂均可使小鼠自发性活动减少，有明显的镇静作用，灵芝还可减弱小鼠攀附能力，肌肉轻度松弛，其镇静作用随剂量加大而增强。灵芝液能显著增强巴比妥类药物的中枢抑制作用，可加强氯丙嗪、利血平的镇静作用，拮抗苯丙胺的兴奋作用。灵芝恒温渗滤液腹腔注射有镇痛作用，灵芝浓缩液小鼠灌胃或腹腔注射后，痛阈均有提高，能显著延长大鼠痛反应潜伏期，并使近半数动物完全镇痛。

2. 改善心脏功能 ①抗心肌缺血：灵芝有显著的抗心肌缺血的作用。静脉注射发酵灵芝总碱可使冠脉流量增加，对垂体后叶素引起的豚鼠、家兔急性心肌缺血，具有明显的保护作用，同时能明显降低冠脉阻力和心肌耗氧量，改善缺血心肌的心电图变化，使升高的 T 波显著降低。发酵灵芝总提物静脉注射可增加猫冠脉流量和脑血流量。②改善心肌代谢：灵芝腹腔注射或灌胃均能显著提高小鼠耐受低压及常压缺氧的能力，可提高预先给予异丙肾上腺素的小鼠耐受低压缺氧的能力。灵芝发酵液能增加缺氧家兔的动 – 静脉血氧分压差，使缺氧大鼠心肌 ATP 和糖原的含量维持在较高水平，表明灵芝有改善缺氧动物心肌代谢的作用。灵芝浸膏对大鼠心肌线粒体也有保护作用。③加强心肌收缩力：灵芝有明显的强心作用，可使心收缩力增加，对心率无明显影响。灵芝酊对在体兔心、正常和戊巴比妥钠中毒的离体蟾蜍心脏均有明显的强心作用，对戊巴比妥钠中毒的离体蟾蜍心脏的作用尤为显著。灵芝发酵浓缩液、灵芝子实体注射液、灵芝热醇提取液均有强心作用。④抗心律失常：灵芝具有良好的拮抗室性心律失常的作用。20% 灵芝注射液静注可使 $BaCl_2$ 引起的室性心律失常完全消失，平均有效作用时间为 2 分 54 秒。当药物作用消失而重现室性心律失常时，再给予灵芝液仍然获得同样的效应。

3. 抗血管栓塞与动脉硬化 ①抗血栓和抗血小板聚集：灵芝热水提物对内毒素引起的大鼠弥散性血管内凝血具有明显影响，能防止上述过程引起的血小板减少、纤维蛋白原减少，抑制内毒素引起的高脂血症大鼠肝静脉中血栓的形成。体外试验发现，灵芝具有抑制血小板聚集及抗凝血酶的作用。灵芝子实体、灵芝注射液可抑制 ADP 和胶原诱导的血小板聚集，使血小板最大聚集率明显降低，灵芝浸膏可抑制大鼠体外血栓形成，使血栓长度和湿重减少。②降低血脂、抗动脉硬化：给大鼠喂饲灵芝菌丝体可显著降低血清和肝脏中胆固醇和 TG 的含量，显示灵芝有降血脂作用。长期给家兔口服灵芝浓缩液或糖浆，可使实验性高胆固醇血症家兔主动脉粥样斑块形成缓慢且减轻，但对血清脂质变化无影响。

4. 促进造血 灵芝能促进骨髓细胞核酸及蛋白质的生物合成，故能促进骨髓细胞的造血功能。灵芝孢子粉、灵芝口服液等多种制剂对动物放射性损伤均有明显的保护作用，可对抗白细胞数减少，促进体重和血象的恢复，显著提高小鼠的存活率，延长动物的存活时间等。

5. 调节免疫功能 有良好的免疫双向调节功能。灵芝提取物可以作用于免疫系统各方面，对免疫细胞、免疫因子有明显的调节作用，其调节作用与机体状态、免疫系统功能水平、免疫细胞激活程度及所用药物的剂量和疗程有关。灵芝可增强机体的免疫防御机制，增强免疫监督功能。但当机体受异种抗原侵袭导致免疫亢进、产生各种变态反应或免疫性病理损害时，灵芝则可抑制亢进的免疫反应，维持自身稳定。

6. 抗衰老 赤芝水提物能延长果蝇的平均寿命。灵芝能提高细胞 SOD 的活性，对氧自由基的产生和红细胞脂质过氧化均有抑制作用，并对体内自由基有清除作用。细胞核的变化及核内 DNA 复制合成能力在细胞衰老过程中具有重要地位。灵芝能提高 DNA 多聚酶活性，对肝、骨髓、红细胞的 DNA、RNA、蛋白质的生物合成均有促进作用。灵芝多糖可显著增强老年小鼠脾细胞的 DNA 多聚酶 α 活性，并使之趋于正常，这一重要作用不仅是其恢复老年性免疫功能缺陷作用的分子生物学基础，而且是其抗衰老作用的重要环节。

7. 保肝、解毒 灵芝对保护肝脏免受化学物质和病毒的损害有良好的效果。小鼠口服赤芝酊，能减轻 CCl_4 所致中毒性肝炎的病理损害。灵芝或紫芝的乙醇提取物对于 CCl_4 引起的 AST 升高及肝脏 TG 的蓄积均有明显的抑制作用，并能减轻乙硫氨酸引起的脂肪肝，增强肝脏部分切除小鼠的肝脏再生能力。灵芝对有毒化学物质的对抗主要靠提高肝脏解毒能力来实现。灵芝能提高小鼠肝脏代谢戊巴比妥钠的能力，灵芝或紫芝提取液对于洋地黄毒苷和吲哚美辛引起的实验小鼠中毒，可使小鼠的死亡率明显下降。灵芝对多种肝炎病毒也有抑制作用，其机制主要是提高机体免疫功能。

8. 抗应激、抗过敏 灵芝能提高机体对有害刺激的抵抗能力。如用灵芝热水浸出物给小鼠灌胃，在一定剂量范围内能明显延长小鼠负重游泳的时间。灵芝浸膏、灵芝注射液可提高烫伤动物存活率和延长存活时间。赤芝发酵浓缩液能显著抑制卵蛋白及破伤风毒素对豚鼠的致敏作用，也能显著抑制卵蛋白及破伤风类毒素对豚鼠肺组织的致敏作用，抑制过敏介质组胺及慢反应物质（SRS-A）的释放，且作用强度与药物浓度成正比。

此外，灵芝还具有镇咳、祛痰、抗肿瘤、抗炎、降血糖等作用。

【现代应用】

1. 冠心病心绞痛及高脂血症 各种灵芝制剂对冠心病及高脂血症具有较好的疗效。对冠心病心绞痛的总有效率为 56.2%~89.6%。

2. 神经衰弱、失眠 灵芝制剂对失眠及神经衰弱的总有效率为 87.4%~100%。一些伴有失眠的慢性支气管炎、冠心病、肝炎、高血压等病的患者，经灵芝治疗后，睡眠转好，有助于原发病的治疗。

3. 血液病 灵芝胶囊、灵芝菌丝片用于治疗白细胞减少症、原发性血小板减少性紫癜、再生障碍性贫血、溶血性贫血等。

4. 肝炎 灵芝制剂用于治疗病毒性肝炎的总有效率为 73.1%~97.0%。对急性肝炎的效果较慢性或迁延性肝炎好。

5. 肿瘤 灵芝用于治疗肺癌、食管癌、胃癌、鼻炎癌身体虚弱者。

6. 慢性支气管炎和哮喘 灵芝制剂治疗慢性支气管炎和哮喘，总有效率为 87.4%~100%。灵芝酊剂和煎剂治疗哮喘 64 例，紫芝糖浆治疗 125 例哮喘及喘息性支气管炎，均取得较好疗效。

7. 其他 灵芝制剂对弥漫性或局限性硬皮病、银屑病、斑秃、皮肌炎、白塞综合征、多发性肌炎、进行性肌营养不良、视网膜色素变性、克山病、系统性红斑狼疮、小儿特发性血小板减少性紫癜、阳痿等均有一定疗效。灵芝用于治疗获得性免疫缺陷综合征即艾滋病（AIDS）初见疗效。

【不良反应】灵芝的副作用很小，在《本草纲目》里记载性"平"，没有任何毒副作用，属于上等药品。但个别人在服用灵芝后，会出现轻微的头晕、头痛、食欲不振、口干、面部潮红、胃部不适、恶心、腹泻、便秘、不易入睡等不适症状。另外，中医认为阴虚火旺的人也不适合服用灵芝，容易引起牙龈发炎、头痛等上火症状。

♥ **药爱生命**

　　野生灵芝是我国长达 2000 多年的吉祥物，历代对灵芝的描述有些是脱离实际的过分夸张说法。李时珍在《本草纲目》中说的"灵芝乃树木腐败余气所生，而古今都以它为瑞草，又说服食可以成仙，实在是迂腐错误"的话，是中医对灵芝反感态度的代表和缩影。可见，在对灵芝的态度上，中医走了另一个极端，出现了灵芝"热在文化生活圈，冷在中医中药界"的现象。新中国成立后，对灵芝的研究在我国蓬勃开展起来，在以科学实验为依据的基础上，成果很快显现，我国近代名医沈自尹、陆广莘以及林志彬等教授把灵芝增强机体免疫能力、强身壮体、延缓衰老的这些功能概括为"稳态调节"作用。2000 年，《中华人民共和国药典》正式将灵芝收入，实事求是地对灵芝的药用机制给予了肯定和评价。

酸枣仁汤
Suanzaoren Tang

【方剂组成】酸枣仁汤出自张仲景的《金匮要略》，由炒酸枣仁 15～30g、茯苓 6g、知母 6～9g、川芎 6g、甘草 3g 组成。

【功能主治】具有养血安神、清热除烦的功能。主治虚烦不眠，心悸盗汗，头目眩晕，口干咽燥，舌红少苔，脉弦细而数等。

【与功能主治相对应的主要药理作用】酸枣仁汤功善补血调肝、养心安神、清热除烦，主治肝血不足、虚热内扰所致之虚劳虚烦不得眠。其养心血、安心神的功效及主治病证主要涉及中枢神经系统功能失调、自主神经功能紊乱和心血管病变等，故酸枣仁汤现代研究也应以此为主。

1. 镇静、催眠　酸枣仁汤具有明显的中枢抑制作用，并呈现一定的剂量依赖性。酸枣仁汤对血虚、阴虚模型小鼠亦有镇静催眠作用，可减少血虚、阴虚模型小鼠自发活动的次数，另外能缩短血虚、阴虚模型小鼠戊巴比妥钠诱导的睡眠潜伏期，延长睡眠时间。另有报道表明，酸枣仁汤对 45 分钟拘束应激所致的戊巴比妥睡眠时间缩短和 120 分钟拘束应激所致的戊巴比妥睡眠时间延长具有双向作用。酸枣仁汤能使小鼠脑组织内啡肽的含量升高，提示酸枣仁汤的镇静催眠作用与 13 内啡肽（β-EP）及强啡肽的升高有关。有研究表明，酸枣仁汤还可通过降低失眠大鼠大脑内 c-fos 和 c-jun 的表达来治疗失眠。

　　对酸枣仁汤进行拆方研究的结果表明，固定酸枣仁剂量，小鼠自发活动次数与知母、茯苓、川芎有线性依赖关系，与甘草之间无线性关系；配方中除酸枣仁外，其他中药对小鼠自发活动次数的影响为：茯苓 > 知母 ≈ 川芎 > 甘草；本方抑制小鼠自发活动的最优配方比为酸枣仁、甘草、知母、茯苓与川芎之比为 12:1:2:10:2。

2. 降血脂　酸枣仁汤对实验性高脂血症有较好的降脂作用，在降低 TC、TG、LDL-C 和升高 HDL-C 方面与氯贝丁酯相当，而在提高卵磷脂胆固醇酰基转移酶（LCAT）、SOD 活性、升高载脂蛋白 A1（ApoA1）水平及降低载脂蛋白 B（ApoB）水平方面则明显优于氯贝丁酯。

3. 抗焦虑、抗抑郁　酸枣仁汤在 7.5～15g/kg 剂量范围内，具有一定的抗焦虑效应，但此效应不随给药剂量的增加而增强，以 7.5g/kg 剂量效果最优。酸枣仁汤 7.5g/kg 可显著增加高架十字迷宫模型（EPM）大鼠进入开放臂次数比例（OE%）和开放臂停留时间比例（OT%），明显提高大鼠在开放臂和中央平台区向下探究的次数（head‒dipping）及封闭臂的后腿直立次数（rearing）；15g/kg 酸枣仁汤可增加 EPM 大鼠 OE% 和 head‒dipping 次数，但对 OT% 影响不明显。酸枣仁汤对 EPM 大鼠的抗焦虑作用与降低海马中 NE 的释放、降低 5‒HT 功能、抑制海马中 5‒HT 的合成及增加脑组织氨基丁酸（GABA）受体量有关。酸枣仁汤可以显著改善慢性应激大鼠的兴趣丧失、活动能力下降等精神运动性抑郁症状，明显增加抑郁大鼠的脑内单胺类神经递质含量。其抗抑郁作用机制与增加脑组织中的 5‒HT、NE 含量有关。

4. 改善学习记忆　酸枣仁汤可以促进正常小鼠的记忆，也可改善东莨菪碱所致记忆获得障碍及醋酸造成的记忆再现障碍。

【现代应用】

1. 神经衰弱、神经官能症、更年期综合征和失眠症　酸枣仁汤可明显改善焦虑、心悸、盗汗、倦怠等症状。

2. 室性期前收缩　酸枣仁汤加味治疗室性期前收缩有较好疗效，可减低心率，减少发作频率。

此外，酸枣仁汤也可用于梦遗、夜游症、健忘症、头目眩晕的治疗。

【不良反应】酸枣仁治疗广泛性焦虑症可出现头晕、恶心、厌食的不良反应，但程度较轻，1 周后可逐渐消失。

👁 看一看

酸枣仁的历史渊源

有人问孙思邈，凡是大病恶疾怎么办？孙思邈曰："让他吃好睡好。"那人说："已经吃好，睡好了，怎么还不治病？"孙思邈又答曰："吃的不够好，睡的还不够好。"可见，吃和睡是人体抵抗力的第一道防线。早在 1800 年前，医圣张仲景就在《金匮要略》里记载了"失眠第一方"酸枣仁汤。这方子延续至今，已成为老中医追捧的失眠古方。张仲景曰："虚劳虚烦不得眠，酸枣仁汤主之。"其中，君药酸枣仁由于在治疗失眠方面有独特的作用，又被称为"东方睡果"，很受张仲景的推崇，许多时候，就单用一味酸枣仁治疗失眠。李时珍《本草纲目》中记载，酸枣仁熟用可治疗胆虚不得眠，烦渴虚汗之症；酸枣仁生用可治疗胆热好眠。这些都是我国古人为生存繁衍，不自觉将中药学知识融入日常生活，经过多年沉淀逐渐形成的悠久的历史文化。

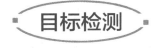

答案解析

一、名词解释题

安神药

二、简答题

1. 简述重镇安神药与养心安神药的区别。

2. 简述酸枣仁的镇静催眠作用及作用机制。

3. 远志具有哪些药理作用？

4. 简述灵芝对心脏功能的影响。

（姚淑琼）

书网融合……

重点回顾　　　　微课　　　　习题

第十八章　平肝息风药

PPT

📖 导学情景

情景描述：李某，男，37岁，公司部门经理，发现血压高半年，头晕、血压波动2天。患者于今年体检发现血压升高，为145/90mmHg，一直未服药治疗。近2天无明显诱因出现头昏，在家多次测血压均高于正常，最高160/95mmHg。除稍有头晕外，无其他不适，饮食饭局多，饮酒多，经常晚睡并伴有多梦，舌红苔白，脉细滑。

情景分析：高血压是最常见的心血管系统疾病，它常被称为"无声的杀手"，多数患者在没有任何症状的情况下发病，往往体检测量血压时才发现升高。高血压往往和不好的生活习惯联系紧密，李某长期有饭局，嗜酒，工作压力大等，通过多次血压测量可诊断为高血压。

讨论：从中医学的角度看，李某患什么疾病？为哪种证型？应该使用哪种药物治疗？

学前导语：中医学无高血压的病名，根据临床表现可诊断为眩晕，肝阳上亢证。可以选用以天麻、钩藤等平肝息风药为主的方剂来进行治疗。平肝息风药不仅具有降血压、抗眩晕的作用，还有镇静、抗惊厥、解热镇痛等作用，在高血压、眩晕治疗中具有非常确切的疗效。

第一节　概　述

凡能平肝潜阳、息风止痉，主要治疗肝阳上亢证或肝风内动证的药物，称平肝息风药。本类药物皆归肝经，多为介类、虫类等动物药及矿物药，还有部分植物药。具有平肝潜阳、息风止痉、清肝镇静安神等功效，主治肝阳上亢和肝风内动证。根据功效侧重不同，平肝息风药可分为平抑肝阳药和息风止痉药，前者有石决明、珍珠母、代赭石、罗布麻等，后者有天麻、钩藤、地龙、全蝎、蜈蚣等。常用复方有天麻钩藤饮、镇肝息风汤等。肝阳上亢证，因肝肾阴亏，阴不制阳而发生，症见头晕、头痛、目眩、烦躁、易怒、面红、目赤、脉弦滑有力，见于现代临床医学高血压、甲状腺功能亢进症等。肝风内动证又分为热极生风、阳亢动风、血虚生风三类。热极生风证，高热、神昏、抽搐、震颤、惊厥、痉挛，见于现代临床医学流行性乙型脑炎、流行性脑脊髓膜炎、破伤风等急性传染病引起的高热惊厥、小儿高热惊厥、肝性脑病等。阳亢动风证，头昏、头痛，或突然昏仆、肢体麻木、口眼歪斜、半身不遂，见于现代临床医学高血压中风、脑血管意外、耳源性眩晕、癫痫、妊娠中毒等。血虚生风证，肢体麻木、震颤、抽搐，或口眼歪斜、半身不遂，见于现代临床医学脑血管意外及其后遗症、帕金森病、癫痫、面瘫等。

【与功能主治相对应的主要药理作用】目前，对平肝息风药的药理研究主要集中在降压、解热、对中枢神经系统的影响、抗血栓等方面。

1. 镇静、抗惊厥　这是潜肝阳药"平肝潜阳、镇惊安神"等功能的现代科学依据之一。天麻、钩藤、羚羊角、地龙、磁石、钩藤、天麻钩藤饮、镇肝息风汤等，能减少动物的自主活动，增强戊巴妥钠、硫喷妥钠、水合氯醛等药的中枢抑制作用，对抗戊四氮、咖啡因、士的宁或电刺激所引起的惊厥。天麻、钩藤、全蝎等还有抗癫痫作用。

2. 降低血压　平肝潜阳药降低血压的作用是其"平肝潜阳"功能的药理作用基础。天麻、钩藤、羚羊角、地龙、牛黄、罗布麻等均有不同程度的降压作用。这些药物的降压作用机制涉及多个环节，多有中枢抑制作用参与。地龙、钩藤能抑制血管运动中枢，当切断猫的第2颈椎，降压效果消失。羚羊角、罗布麻兴奋迷走神经，对于切断迷走神经或用阿托品阻断 M 受体的动物，降压作用减弱。天麻、钩藤、地龙扩张外周血管，使血压降低。

3. 解热、镇痛　羚羊角、地龙、牛黄、熊胆等具有解热作用，此为治疗高热所致惊厥的药理作用基础之一。羚羊角、天麻、蜈蚣、全蝎、磁石等具有不同程度的镇痛作用。

4. 抗血栓　天麻、钩藤、地龙等均有不同程度的抗血小板聚集、抗血栓形成的作用。高血压、脑卒中及其后遗症患者，大多呈现血小板聚集、血栓形成倾向增高。抗血栓作用可能是这类药物祛风通络，治疗半身不遂的药理作用基础之一。

练一练

下列不属于平肝息风药的主要药理作用的是（　　）

A. 镇静　　　　　　　　B. 降压　　　　　　　　C. 抗惊厥
D. 利胆　　　　　　　　E. 抗血栓

答案解析

【常用药物与方剂】平肝息风药常用药物有天麻、钩藤、羚羊角、地龙、全蝎、蜈蚣、僵蚕等。常用复方有天麻钩藤饮、镇肝熄风汤等。平肝息风药常用药物与方剂主要药理作用见表18 - 1。

表 18 - 1　平肝息风药常用药物与方剂主要药理作用简表

药物	传统功效 清肝泻火	息风止痉	平肝潜阳	祛风通络	清肝泻火
药理作用	镇静	抗惊厥	降压	抗血栓	解热
天麻	+	+	+	+	+
钩藤	+	+	+	+	
羚羊角	+	+	+		+
地龙	+	+	+	+	+
全蝎	+	+	+	+	
蜈蚣	+	+	+	+	
僵蚕	+	+			+
牛黄	+	+			+
罗布麻	+	+	+		
熊胆	+				+
天麻钩藤饮	+	+	+	+	+
镇肝熄风汤	+	+	+	+	+

第二节 常用药物

天麻 [e] 微课
Tianma

【来源采制】本品为兰科植物天麻 *Gastrodia elata* Bl. 的干燥块茎。立冬后至次年清明前采挖，立即洗净，蒸透，敞开低温干燥。

♥ 药爱生命

天麻自古以来靠人工采挖野生天麻供药，20世纪70年代，由于野生天麻采挖过度，全国药材市场一度三年无货供应。各地药农想像驯化其他中药材那样进行人工栽培，全部以失败告终。打破天麻人工栽培沉寂的人是当时被分配到中国医学科学院药物研究所药用植物栽培室工作的徐锦堂。徐锦堂用他一生的心血，解决了天麻无性繁殖和有性繁殖技术，结束了靠采挖野生天麻入药的历史，作为先行者，他迈出了一大步。徐教授及其团队在天麻、黄连及猪苓的栽培技术和理论研究方面取得了突破性的成果，创造了巨大的社会和经济效益，被誉为"天麻之父"，成为"跨越时代的百位中国科学家"之一。

【性味归经】味甘，性平。归肝经。

【功能主治】具有息风止痉，平抑肝阳，祛风通络的功能。用于小儿惊风，癫痫抽搐，破伤风，头痛眩晕，手足不遂，肢体麻木，风湿痹痛。

【主要成分】含对羟基苯甲醇 – β – D 葡萄吡喃糖苷，即天麻素（天麻苷）。并含天麻苷元（对羟基苯甲醇）、对羟基苯甲醛、香草醇（香荚兰醇）、琥珀酸及 β – 谷甾醇等。

【药理作用】

1. 降低血压 天麻、天麻素对猫、狗、大鼠等多种常用实验动物均有显著的降血压作用。能降低外周阻力，使血压迅速下降。

2. 镇静 天麻水煎剂、天麻素及其苷元、香草醇等能减少小鼠自发活动，显著延长巴比妥钠或环己巴比妥钠引起的小鼠睡眠时间，能对抗咖啡因引起的中枢兴奋作用。天麻多糖可增强氯丙嗪的中枢抑制作用，并可对抗苯丙胺所致小鼠活动亢进。正常人口服天麻素或天麻苷元，脑电图出现嗜睡波型。天麻的镇静、安神作用可能与其抑制中枢神经末梢对 DA、NE 的重摄取和储存，降低脑内 DA、NA 含量有关。天麻素可恢复大脑皮质兴奋与抑制过程间的平衡失调，产生镇静、安眠和镇痛等中枢抑制作用。

3. 抗惊厥 天麻注射液、天麻素及其苷元、香草醇等能显著拮抗戊四氮或士的宁所致惊厥，延长惊厥潜伏期，降低死亡率或提高半数惊厥量。天麻醇提物皮下注射可抑制实验性癫痫发作。

4. 抗眩晕 口服天麻醇提物能显著对抗旋转诱发的小鼠厌食症，提高小鼠在水迷宫中的空间辨别能力和达到安全区小鼠的百分率，对抗旋转后小鼠自主活动的降低。

5. 保护脑细胞 天麻素对脑神经细胞有保护作用，能降低小鼠在低压缺氧时的死亡率，能明显降低谷氨酸（兴奋性氨基酸）的作用，减少谷氨酸或缺血再灌注损伤引起的 LDH 的漏出及神经细胞死亡率，维持细胞膜的流动性，并降低 LPO 的生成，明显减轻神经元损伤程度。

答案解析

？ 想一想

天麻目前已用作我国高空飞行人员的脑保健食品或脑保健药物，它有哪些独特的功效适合高空飞行人员食用呢？

6. 抗衰老　多种实验表明天麻有提高清除自由基的能力，从而可延缓衰老。口服天麻能明显提高 D－半乳糖致衰老小鼠红细胞 SOD 活力，降低心肌脂褐质。天麻可降低老龄大鼠血清 LPO 含量。患有心脑血管疾病的老人服用药物 3 个月，血中 SOD 活性增高。天麻素及其苷元能改善记忆，增强大鼠学习记忆。

7. 增强免疫　天麻多糖可增加机体非特异性免疫及特异性免疫功能，还能促进病毒诱生干扰素。

8. 抗炎、镇痛　天麻对多种炎症反应有抑制作用，能降低毛细血管通透性，直接对抗 5－HT 和 PGE_2 所致炎症反应。天麻对多种实验性疼痛有抑制作用。野生天麻作用强而持久。

9. 抗血小板聚集　天麻在体内外实验中均有抗血小板聚集作用，能降低花生四烯酸诱发的急性肺血栓所致小鼠死亡率。天麻素与天麻苷元也有相同的作用。

【现代应用】

1. 眩晕　治疗眩晕综合征。可作为脑保健药物，能增强视神经的分辨能力。临床处方可配伍半夏、钩藤、白术、生姜等，或用半夏白术天麻汤。

2. 高血压　单用降压效果不明显，但能改善症状。用天麻钩藤饮有一定疗效。临床处方可配伍稀莶草、臭梧桐、地龙、黄芩、葛根等。

3. 神经衰弱　天麻制剂用于治疗多种神经衰弱症，如通天口服液。临床处方可配伍五味子、酸枣仁、远志、延胡索、柴胡、白芍等。

4. 癫痫、惊厥　治疗癫痫小发作、癫痫大发作、轻型破伤风、流行性脑脊髓膜炎、流行性乙型脑炎等所致惊厥。可配伍防风、钩藤、地龙、牛黄等同用，或辨证选用天麻钩藤饮、钩藤饮。

5. 血管神经性头痛　如偏头痛、三叉神经痛、枕骨大神经痛等。天麻素片有效。临床处方可选用葛根、黄芪、防风等配伍天麻使用。

6. 老年性痴呆　治疗老年性血管性痴呆可用天麻配伍葛根、黄芪、当归等。

👁 看一看

天麻汽锅鸡

云南有一道名菜：天麻汽锅鸡。这道菜采用特级野生天麻精心烹饪而成，大部分吃过的人都对它赞不绝口，并有"味道太鲜美了，真想连汽锅都一起吃进去！"等绝妙赞赏，足见天麻汽锅鸡的风味独特、美味无穷。曾有领导人说过："我相信，一个中国菜，一个中药，这将是中国对世界的两大贡献。"中国的天麻蜚声海外，随着药膳的源远流长，中国名贵中药天麻更是名声大振。

钩藤

Gouteng

【来源采制】本品为茜草科植物钩藤 *Uncaria rhynchophylla*（Miq.）Miq. ex Havil.、大叶钩藤 *Uncaria macrophylla* Wall.、毛钩藤 *Uncaria hirsuta* Havil.、华钩藤 *Uncaria sinensis*（Oliv.）Havil. 或无柄果钩藤

Uncaria sessilifructus Roxb. 的干燥带钩茎枝。秋、冬二季采收，去叶，切断，晒干。

【性味归经】味甘，性凉。归肝、心包经。

【功能主治】具有息风定惊，清热平肝的功能。用于肝风内动，惊痫抽搐，高热惊厥，感冒夹惊，小儿惊啼，妊娠子痫，头痛眩晕。

【主要成分】钩藤主要含有钩藤碱、异钩藤碱等吲哚类生物碱；多种钩藤苷元等三萜类成分及金丝桃苷、儿茶素等少量酚性化合物。

【药理作用】

1. 降压作用 钩藤具有明显的降压作用，但起效温和而缓慢。钩藤煎剂、钩藤总碱、钩藤碱、异钩藤碱对自发性高血压（SHR）大鼠、肾性高血压大鼠有降压作用，起效时间为 10 日以上。钩藤可降低血压，重复给药无快速耐受。钩藤降压的主要有效成分是异钩藤碱和钩藤碱等。其降压机制与以下三个因素有关：①抑制血管运动中枢，阻滞交感神经和神经节，抑制神经末梢递质的释放；②直接扩张血管，降低外周阻力，扩张血管与 Ca^{2+} 拮抗作用有关；③抑制心脏，减慢心率，降低心排出量等。此外，钩藤还能逆转左室肥厚，其机制可能与抑制原癌基因 c-fos 过度表达有关。

2. 抗心律失常 钩藤总碱及钩藤碱均有抗心律失常作用。钩藤碱能降低豚鼠心肌兴奋性，延长功能性不应期，抑制正阶梯现象（指心肌细胞外钙经钙通道内流的结果），具有明显的负性频率作用，降低心指数。钩藤碱还能剂量依赖性地延长 P-R 间期、P-P 间期、Q-T 间期，增宽 QRS 波群。钩藤碱对心肌细胞钾通道有抑制作用，不但抑制瞬间外向 K^+ 电流，还抑制延迟整流 K^+ 电流，对 L-型钙通道也有明显的抑制作用。

3. 镇静、抗惊厥、抗癫痫 钩藤性微寒，具有良好的息风止痉功能，用于惊厥抽搐。灌服给予钩藤水提物或其所含的吲哚类生物碱能显著抑制小鼠的自主活动。钩藤总碱、钩藤碱、异钩藤碱具有明显的神经阻滞、浸润麻醉和椎管内麻醉作用。1g/ml 的钩藤醇提液，以2ml/只的剂量腹腔注射，能抑制毛果芸香碱致痫家兔大脑皮质电活动，减少癫痫发作次数，缩短发作持续时间，延长发作间隔时间；同时，其可降低毛果芸香碱致痫大鼠的离体海马脑片 CA_1 区锥体细胞诱发群峰电位的幅度，提示钩藤能明显抑制中枢神经系统的突触传递过程，这与其钙拮抗作用及抑制 NO 生成相关。

4. 对脑的保护作用 钩藤总碱40mg/kg 灌服给药对脑缺血再灌注损伤大鼠具有明显的保护作用，能降低脑梗死范围及改善神经系统的症状，此作用与减少自由基及过量 NO 生成、增强 SOD 抗氧化损伤、钙拮抗、舒张脑血管、抗血小板积聚和改善血液流变性有关。

5. 抑制血小板聚集和抗血栓形成 钩藤碱静脉注射能明显抑制花生四烯酸、胶原及 ADP 诱导的大鼠血小板聚集，抑制胶原诱导的 TXA_2 的生成，抑制大鼠静脉血栓及脑血栓的形成，并有明显改善红细胞变形能力的作用。钩藤碱还能抑制凝血酶及 ADP 所引起的血小板内 cAMP 浓度下降。

6. 戒毒 钩藤总碱80mg/kg、钩藤碱80mg/kg 灌服给药，均能降低苯丙胺引起的小鼠高活动性，抑制小鼠苯丙胺行为敏化的获得及表达，提示钩藤生物碱对苯丙胺类物质的精神依赖具有干预作用。预先给予钩藤碱能在一定程度上消除苯丙胺及吗啡诱导的条件性位置偏爱效应的形成，而钩藤碱本身未显示精神依赖性潜力。钩藤碱具有抑制吗啡成瘾大鼠、小鼠戒断时身体头部和四肢颤抖等戒断症状的作用。

【现代应用】

1. 高血压 可用于各型高血压治疗，能使头痛、失眠、心悸、耳鸣、肢体麻木等症状缓解。降压作用平稳而持久，副作用较轻。

2. 抑郁症 钩藤散对更年期或老年性抑郁症，特别是伴有头痛、手足麻木等症状的患者疗效好，可明显缓解焦虑、失眠等症状，一般需要配伍其他抑郁药，在抑郁药减量时并用钩藤制剂，可巩固疗效，不易复发。

【不良反应】 大剂量或长期应用可使实验动物心、肝、肾发生病变，并可致死。

地龙
Dilong

【来源采制】 本品为钜蚓科动物参环毛蚓 *Pheretima aspergillum*（E. Perrier）、通俗环毛蚓 *Pheretima vulgaris* Chen、威廉环毛蚓 *Pheretima guillelmi*（Michaelsen）或栉盲环毛蚓 *Pheretima pectinifera* Michaelsen 的干燥体。前一种习称"广地龙"，后三种习称"沪地龙"。广地龙春季至秋季捕捉，沪地龙夏季捕捉，及时剖开腹部，除去内脏和泥沙，洗净，晒干或低温干燥。

【性味归经】 味咸，性寒。归肝、脾、膀胱经。

【功能主治】 具有清热定惊，通络，平喘，利尿的功能。用于高热神昏，惊痫抽搐，关节痹痛，肢体麻木，半身不遂，肺热喘咳，水肿尿少。

【主要成分】 主含蛋白质，其组成中含 18~20 种氨基酸，18 种脂肪酸。另含次黄嘌呤、琥珀酸、蚯蚓解热碱、蚯蚓素、蚯蚓毒素以及钙、镁、铁、锌等微量元素。

【药理作用】

1. 镇静、抗惊厥 地龙对小鼠及兔均有镇静作用，对戊四氮及咖啡因引起的惊厥有对抗作用，但不能拮抗士的宁引起的惊厥。故认为，其抗惊厥的作用部位在脊髓以上的中枢神经，可能与其所含具有中枢抑制作用的琥珀酸有关。

2. 解热 地龙具有显著的解热作用。对大肠埃希菌内毒素及化学刺激引起的发热家兔、大鼠均有明显的退热作用。解热有效成分为蚯蚓解热碱、琥珀酸及某些氨基酸。解热作用主要是通过调节体温中枢，使散热增加。

3. 降压 地龙的多种制剂均可降低血压。地龙热浸液、乙醇浸出液给麻醉犬静脉注射，或给正常大鼠或肾性高血压大鼠灌服，均显示缓慢而持久的降压作用。地龙的降压作用部位可能在脊髓以上的中枢，还有排钠利尿作用、降低外周血容量等综合效应。

4. 抗血栓 地龙含有纤溶酶样物质，具有促纤溶的作用，能直接溶解纤维蛋白及血块。此外，地龙还具有激活纤维蛋白溶解酶原的作用。从地龙提取液中已分离取得多种纤溶酶和纤溶酶原激活物，如蚓激酶，具有良好的溶解血栓的作用。家兔口服从地龙中提取的纤溶酶后，从心脏取血，在体外形成的血栓长度、重量均明显减少。其抗血栓机制是抗凝、促纤溶、抑制血小板聚集、增强红细胞膜稳定性等，是其"活血通络"功能，治疗半身不遂的药理作用基础之一。

5. 抗肿瘤 地龙提取物对多种肿瘤细胞具有不同程度的抑制作用。地龙的抗肿瘤成分在高温下易破坏。

6. 平喘 地龙醇提取液能对抗组胺和毛果芸香碱引起的支气管收缩，提高豚鼠对组胺反应的耐受力。其作用可能与阻滞组胺受体有关。

7. 增强免疫功能 地龙可明显增强巨噬细胞的免疫活性，促进小鼠脾淋巴细胞转化，提高脾脏 NK 细胞及抗体依赖性细胞介导的细胞毒作用的活性。

8. 抗心律失常 地龙对多种实验性心律失常具有对抗作用。

9. 兴奋子宫平滑肌 地龙提取物在体内外实验中均有兴奋子宫平滑肌的作用。

【现代应用】

1. 高热、惊厥 地龙对流行性感冒、支气管炎、肺炎等呼吸道感染所引起的高热，有退热疗效。

能缓解肺炎、流行性脑脊髓膜炎、流行性乙型脑炎所致高热惊厥。亦可用于惊风抽搐、癫痫等疾病。临床可以单用，亦可以配伍葛根、柴胡、栀子、牛黄、熊胆、金银花、黄芩、白芍等使用。

2. 血栓性疾病 地龙治疗脑血管栓塞、心肌梗死、静脉血栓形成、高血黏度综合征、缺血性中风有效。可用补阳还五汤，或者配伍葛根、黄芪、当归、川芎、熟地黄、丹参等使用。

3. 慢性支气管炎及支气管哮喘 地龙粉单服或与其他药合用，有较好疗效。给哮喘患者舌下含地龙液，可立刻起到平喘效果。或者配伍细辛、炙麻黄、杏仁、白果、五味子、诃子、罂粟壳、干姜、陈皮、半夏等使用。

【不良反应】 地龙有兴奋子宫平滑肌的作用，能引起子宫痉挛性收缩。地龙注射液肌内注射有引起过敏性休克的病例报道。蚯蚓素有溶血作用。

羚羊角
Lingyangjiao

【来源采制】 本品为牛科动物赛加羚羊 *Saiga tatarica* Linnaeus 的角。猎取后锯取其角，晒干。

【性味归经】 味咸，性寒。归肝、心经。

【功能主治】 具有平肝息风，清肝明目，散血解毒的功能。用于肝风内动，惊痫抽搐，妊娠子痫，高热痉厥，癫痫发狂，头痛眩晕，目赤翳障，温毒发斑，痈肿疮毒。

【主要成分】 含角蛋白、胆固醇、磷脂类、甾类化合物、磷酸钙及不溶性无机盐等。其中，角蛋白含量最高。经水解后测定其含有 18 种氨基酸及多肽类物质，其中以天冬氨酸、谷氨酸、亮氨酸、苯丙氨酸含量较高，还含异白氨酸、白氨酸、酪氨酸、丙氨酸；含磷脂类约 0.12%，成分有卵磷脂、脑磷脂、神经鞘磷脂、磷脂酰丝氨酸及磷脂酰肌醇等；并含有多种微量元素。

【药理作用】

1. 降压 羚羊角水提取液或者醇提液对麻醉犬、猫、大鼠静脉注射，对实验动物均有快速明显的降压作用，若切断两侧迷走神经，则降压作用减弱。

2. 镇静、催眠 羚羊角水剂口服或者腹腔注射均能使小鼠自发活动减少，增强中枢抑制药物如戊巴比妥钠、硫喷妥钠、水合氯醛的催眠作用，使小鼠睡眠时间延长。羚羊角外皮醇浸出液能降低小鼠朝向性运动反应，且缩短巴比妥及乙醚麻醉的诱导期。

3. 抗惊厥 羚羊角水煎剂腹腔注射，可对抗戊四氮、印防己毒、电刺激所致小鼠惊厥。羚羊角水煎剂灌胃给药，能减低咖啡因所致小鼠惊厥发生率，加快惊厥小鼠恢复正常，降低死亡发生率。羚羊角口服液有明显的抗电惊厥和抗戊四氮引起小鼠惊厥的作用。给小鼠腹腔注射羚羊角醇提液 10g/kg 有抗电休克作用。给蟾蜍淋巴腔注入羚羊角水煎剂每只 0.1g，可提高咖啡因致惊的恢复率。羚羊角外皮醇浸出液能降低戊四氮、五甲烯四氮唑、士的宁和电休克的敏感性。腹腔注射（40mg/10g）可使脑内 5-HT 含量显著增高，明显降低小鼠脑内 DA 水平，表明羚羊角的中枢抑制作用可能与脑内儿茶酚胺减少有关。

4. 解热 羚羊角原粉能显著抑制酵母和内毒素发热模型动物的体温升高，而水提液作用不明显。羚羊角口服液灌胃大鼠可明显对抗啤酒酵母及 2,4-二硝基苯酚引起的大鼠体温升高。对伤寒、副伤寒甲乙三联菌苗致热家兔，羚羊角水煎液灌服或羚羊角注射液均可使其体温降低，给药后 2 小时体温开始下降，6 小时恢复正常。

5. 镇痛 用扭体法进行镇痛实验，羚羊角粉 3 种不同剂量（1.56g 生药/kg，0.78g 生药/kg，0.39g 生药/kg）均可明显减少小鼠扭体次数。热板法实验表明，羚羊角超细粉体 0.39g 生药/kg 剂量组在给药后120分钟显著延长动物痛阈值，作用优于粗粉的等剂量组。羚珠散（羚羊角、珍珠）腹腔注射后15分钟即出现镇痛作用，给药后30分钟镇痛作用达到高峰，60分钟时仍非常显著。

6. 兴奋平滑肌 羚羊角水煎液对离体家兔十二指肠有兴奋作用，在1:12.5浓度时呈现张力上升；对离体豚鼠回肠有兴奋作用，1:100浓度时可见张力上升，收缩强度随剂量加大而增强；对己烯雌酚处理的子宫、动情周期子宫及妊娠子宫，呈明显的兴奋作用。

【现代应用】

1. 高血压 用羚羊角散治疗高血压患者（肝阳上亢或肝阳化风型），其降压疗效确切，并能改善头晕、头痛等症状。配伍龙胆草、黄芩、钩藤、防风、天麻等。临床处方也可选用羚角钩藤汤等。

2. 急性感染性高热 流行性感冒、扁桃体炎、麻疹、小儿肺炎及其他发热疾病，体温高热，用羚羊角水解注射液治疗有退热效果。临床处方也可选用羚角钩藤汤，或者配伍地龙、葛根、柴胡、知母、栀子、金银花、黄芩、黄连等。

3. 高热惊厥 用羚角钩藤汤治疗小儿高热神昏、烦躁谵语、惊痫抽搐，可有效缩短退热时间，减少惊厥的复发。也可选用钩藤饮等。

【不良反应】 羚羊角毒性较低。藏羚羊角水提取液小鼠灌胃的 LD_{50} 为28.7g/kg。羚羊角煎剂或醇提取液大剂量可引起离体蟾蜍心率减慢，振幅减小，最后心跳停止。

天麻钩藤饮
Tianmagouteng Yin

【方剂组成】 天麻钩藤饮出自胡光慈的《杂病证治新义》，由天麻9g、钩藤[后下]12g、石决明[先煎]18g、栀子9g、黄芩9g、川牛膝12g、杜仲9g、益母草9g、桑寄生9g、夜交藤9g、朱茯神9g组成。

【功能主治】 具有平肝息风，清热安神，补益肝肾的功能。主治肝阳上亢、肝风上扰之头痛，眩晕，失眠，舌红苔黄，脉弦者。"肝风""肝阳"及天麻钩藤饮的主治，其内涵同上述，但本方兼具清热活血、补益肝肾的功能。

【药理作用】

1. 降压 天麻钩藤饮的降压作用较强，降压机制与扩张血管有关。本方有钙拮抗剂作用，又可升高血浆 NO 水平，可明显松弛血管平滑肌；还能降低肾血管性高血压动物心肌胶原含量，干预心肌纤维化，升高血清中 SOD、GSH - Px 等抗氧化酶系的活性，降低血清 MDA 含量，清除氧自由基，防止血管内皮细胞脂质过氧化，减轻高血压对血管内皮的损害。

2. 镇痛、镇静、抗惊厥 天麻钩藤饮能抑制醋酸所致小鼠的疼痛反应，明显减少小鼠自主活动次数，延长戊巴比妥钠致小鼠睡眠时间，对抗小鼠电惊厥，与戊巴比妥钠等中枢抑制药有明显的协同作用，具有较强的镇静、抗惊厥作用。

3. 改善血液流变性 天麻钩藤饮加减方可明显降低大鼠全血比黏度、血浆比黏度，抑制血小板聚集，改善血液循环，其作用与阿司匹林相似。

【现代应用】

1. 高血压 降压效果持久，对心率和肾血流量无明显影响，并能预防心肌肥大，改善高血压患者左心室舒张功能。

2. 脑缺血或颈椎病所致的头晕、目眩等病症 本方加减可改善脑血管功能。

3. 其他 面神经麻痹、三叉神经痛、梅尼埃病等。

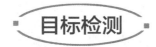

一、名词解释题

平肝息风药

二、简答题

1. 简述平肝息风药的主要药理作用。

2. 简述天麻对中枢神经系统的作用以及作用机制。

3. 简述钩藤降压作用的有效成分、特点及作用机制。

4. 简述地龙的现代应用。

（姚淑琼）

书网融合……

重点回顾

微课

习题

第十九章　开窍药

学习目标

知识目标：

1. 掌握　与开窍药相关的基本药理作用；麝香和冰片与功能相关的药理作用、作用机制。

2. 熟悉　石菖蒲、安宫牛黄丸等常用开窍药与开窍方剂的主要药理作用。

3. 了解　开窍药常用药物的主要成分、现代应用及不良反应。

技能目标：

能正确使用开窍药防病治病。

素质目标：

提高自主分析问题的能力，培养沟通协作的意识和能力。

导学情景

情景描述： 王某，女，55 岁，一天，在家突然晕倒，并且出现昏迷、言语不利、口眼歪斜、肢体不利等症状。家人急忙拨打"120"急救电话。救护车将王某送到医院，医生诊断为急性脑卒中。

情景分析： 脑卒中，又称脑中风，临床上发病率高、危害性大、死亡率高。脑卒中发病急骤且病情变化迅速。最常见症状为一侧脸部、手臂或腿部突然感到无力，猝然昏扑、不省人事。其他症状包括：突然出现一侧脸部、手臂或腿麻木或突然发生口眼歪斜、半身不遂；神志迷茫、说话或理解困难；单眼或双眼视物困难；行路困难、眩晕、失去平衡或协调能力；无原因的严重头痛；昏厥等。

讨论： 从中医学的角度思考，王某所患为何种疾病？为何种证型？应该使用何种药物治疗？

学前导语： 中医中，窍闭神昏证的临床表现与脑卒中的某些症状是相似的，临床上常见猝然昏仆、口眼㖞斜、半身不遂、舌强言謇等症状。中医治疗多用开窍药进行急救，可以选用安宫牛黄丸、麝香、冰片等。

第一节　概　述 e 微课

　　凡以开窍醒神为主要作用，治疗窍闭神昏证的药物，称开窍药。本类药物多性温，味辛、芳香，入心经。开窍药多具开窍、醒神的功能，主要用于邪气壅盛、蒙蔽心窍所致的各种窍闭神昏证。部分药物还兼有活血、行气、止痛、解毒、避秽等功能，用于治疗湿浊中阻之腹满，血瘀气滞之闭经、痛经、癥瘕，以及疮痈肿毒等证。中医认为，心藏神，主神明。如心窍被阻，则神明内闭、神志昏迷。神志昏迷有虚实之分，实证即闭证，虚证即脱证。闭证由邪阻心窍所致，主要表现为牙关紧闭、握拳、脉实有力等证。窍闭证因其病因不同，又有寒闭、热闭之分。在应用开窍药时，除对证选药外，还应根据不同的病因，配伍用药。热闭治疗时应以开窍药和清热解毒药物配伍用，称凉开法，常用药物有麝香、苏合香、石菖蒲、蟾酥、安息香、细辛、安宫牛黄丸、紫雪丹、至宝丹等。寒闭宜温开宣闭，多伍用性温行气药，包括冰片、樟脑、牛黄、冠心苏合丸、麝香保心丸等；神昏兼肢冷脉微，冷汗淋漓的为脱证，不宜用开窍药，因本类药物多为芳香辛散走窜之品，久服易伤人之元气，故只可暂用，不可久服。

现代医学认为，窍闭神昏证多见于流行性脑膜炎、流行性乙型脑炎、化脓性感染所致败血病等严重感染性疾病引起的高热昏迷、谵语、惊厥、抽搐、休克等，以及脑血管意外、毒物中毒等引起的昏迷、神志不清。

【与功能主治相对应的主要药理作用】 开窍药共同的药理作用特点是：调节中枢神经系统功能，抗脑缺血，抗心肌缺血，抗炎。

1. 调节中枢神经系统功能　开窍药对中枢神经系统的调节作用多具有双向性，常因药物及其成分的不同以及给药途径、动物种属及机体功能状态的不同，而呈兴奋或抑制作用。例如，麝香、石菖蒲、冰片、苏合香等在小剂量时显示中枢兴奋作用，大剂量显示中枢抑制作用。

2. 抗脑缺血　麝香、冰片、苏合香等均对大鼠缺血再灌注损伤有保护作用。麝香与冰片配伍使用具有协同增效的作用。麝香、冰片、苏合香中的有效物质易透过血脑屏障，发挥抗脑缺血作用，其机制包括改善缺血脑组织的能量代谢、抗自由基损伤、抑制炎症、保护神经细胞等。

3. 抗心肌缺血　麝香、苏合香、冰片等单味药或者冠心苏合丸等复方可增加缺血心肌血流量，降低心肌耗氧量，还可扩张冠脉、增加冠脉血流量，有利于冠脉痉挛的防治，可减轻缺血所致心肌损伤。

4. 抗炎　炎症是严重感染性疾病和毒物中毒所致窍闭神昏证的常见症状之一，也是贯穿窍闭神昏证的一个基本病理过程。麝香、冰片、蟾酥等具有抗炎作用。麝香对早、中、晚期及变态反应性炎症均有抑制作用，抗炎机制与兴奋神经－垂体－肾上腺皮质轴有关。开窍药的抗炎作用是治疗疮疡肿毒的药理作用基础之一。

另外，一些开窍药还具有免疫调节、抗肿瘤和抗溃疡的作用。

❓ 想一想

与开窍药"开窍醒神"功能相关的药理作用有哪些？

答案解析

👁 看一看

开窍药与血脑屏障

血脑屏障（blood brain barrier，BBB）由中枢神经系统的血管内皮细胞之间的紧密连接、血管周围胶质细胞突起和基膜组成，是维持脑内环境稳定的一种重要结构。血脑屏障由脑毛细血管内皮细胞、基膜和神经胶质膜组成。血脑屏障可调节血液和脑组织之间的物质交换，阻止有害物质进入脑内，从而维持中枢神经系统内环境的稳定。冰片可增加血脑屏障通透性，促进某些药物透过血脑屏障进入脑组织。P－糖蛋白（P－pg）是 BBB 的重要组成部分，具有 ATP 依赖性的药物外排泵功能。例如，开窍药冰片能够抑制细胞膜上 P－gp 的活性，使进入 BBB 的药物被排除的概率减小。其次，冰片降低下丘脑内 Ad 和 NE 的含量，升高 5－HT 的含量。此外，冰片可使大鼠血脑屏障的超微结构发生可逆性改变，包括脑毛细血管内皮细胞之间的紧密连接变宽、间断，这为开窍药在神经系统的应用方面提供了很好的研究思路。

【常用药物与方剂】 开窍药常用药物有麝香、苏合香、石菖蒲、冰片、蟾酥等。常用复方有安宫牛黄丸、苏合香丸等。常用药物与方剂主要药理作用见表 19－1。

表 19-1　开窍药常用药物与方剂主要药理作用简表

药物	传统功能	通关开窍、醒神回苏、活血、行气、止痛、解毒、避秽		
	药理作用	对神经系统的调节	抗脑缺血	抗心肌缺血	抗炎
麝香	±	+	+	+
冰片	±	+	+	
石菖蒲	±			
苏合香	±	+	+	+
蟾酥	+			+
安宫牛黄丸	±	+	+	+
苏合香丸	±	+	+	

注：+中枢兴奋；−中枢抑制。

第二节　常用药物

麝香

Shexiang

【来源采制】本品为鹿科动物林麝 *Moschus berezovskii* Flerov、马麝 *Moschus sifanicus* Przewalski 或原麝 *Moschus moschiferus* Linnaeus 成熟雄体香囊中的干燥分泌物。主产于四川、西藏、云南、陕西、甘肃、内蒙古等地。现已能人工合成，人工麝香与天然麝香的药理作用一致，在临床上可等同使用。

【性味归经】味辛，性温。入心、脾经。

【功能主治】具有开窍醒神，活血通经，消肿止痛的功能。用于热病神昏，中风痰厥，气郁暴厥，中恶昏迷，经闭，癥瘕，难产死胎，胸痹心痛，心腹暴痛，跌扑伤痛，痹痛麻木，痈肿瘰疬，咽喉肿痛。

【主要成分】主含大环酮类、氮杂环类和甾体类化合物。大环酮类化合物主要有麝香酮（现已能人工合成）、麝香醇、麝香吡啶等。此外还含有多种氨基酸、脂肪酸、无机化合物等。

【药理作用】

1. 对中枢神经系统的影响　麝香对中枢神经系统表现为兴奋和抑制的双向调节作用。小鼠腹腔注射麝香能缩短巴比妥类药物引起的睡眠时间，麝香对巴比妥麻醉的家兔具有唤醒作用。腹腔注射麝香还可抑制小鼠的自发性活动，麝香灌胃能明显抑制戊四唑引起的惊厥，麝香酮是其调节中枢神经系统作用的主要物质基础。麝香酮可迅速透过血脑屏障而进入中枢发挥作用。此外，麝香酮还可激活肝微粒体转化酶，加速肝内戊巴比妥钠等物质的代谢而使之失活。

2. 抗脑缺血　麝香能降低脑组织含水量、减轻脑水肿、缩小脑梗死面积、改善脑微循环、增加脑血流量、减轻脑组织病理损伤，麝香酮是其抗脑缺血作用的主要物质基础。麝香的抗脑缺血作用与以下机制相关：改善缺血区脑神经细胞能量代谢、抗自由基损伤、减轻谷氨酸等兴奋性氨基酸的毒性、抑制炎症因子产生、诱导神经元再生以及抑制 Ca^{2+} 超载引起的神经毒性等。

3. 抗心肌缺血　人工麝香有抗心肌缺血作用，能改善垂体后叶素所致大鼠缺血心肌心电图的变化，抑制心肌酶活性的升高。此外，麝香还有强心的作用，使心脏收缩力增强，心排出量增加，扩张冠脉血管。

4. 抗炎　麝香对炎症的早、中、晚三期均有抑制作用，尤其对早、中期作用较强。麝香水提物对多种炎症模型，包括巴豆油致小鼠耳郭肿胀、大鼠佐剂关节炎、棉球肉芽组织增生、羧甲基纤维素引起的大鼠腹腔白细胞游走等均有抗炎作用。麝香多肽类物质是其抗炎的主要物质基础，对炎症早、中期有抑制作用，但对炎症后期作用不明显，近年来从麝香中分离出的一种酸性糖蛋白也具有抗炎作用。麝香水溶物可提高外周血皮质酮含量，切除肾上腺后其抗炎作用消失，但切除垂体后其抗炎作用依然存在，表明其抗炎机制可能与兴奋下丘脑－垂体－肾上腺皮质轴有关。此外，其抗炎作用还与抑制溶酶体酶释放，抑制白细胞趋化相关。

5. 抑制血小板聚集　麝香酮抑制 ADP 诱导的血小板聚集率，还可影响血小板收缩蛋白的功能，使血浆凝块不能正常收缩，明显延长家兔凝血时间。

6. 兴奋子宫　麝香对妊娠大鼠、家兔的子宫均有兴奋作用，可使子宫的收缩力增强，频率加快，对妊娠后期的子宫作用更明显；人工合成的麝香酮可终止小鼠妊娠。故临床上孕妇禁用含有麝香的药物。

7. 兴奋呼吸中枢　麝香与麝香酮均具有兴奋呼吸的作用，可使呼吸频率和深度增加。

8. 抗肿瘤　麝香可降低移植瘤小鼠的瘤重，延长小鼠生存时间，还可提高机体的免疫功能。

【现代应用】

1. 昏迷　以麝香为主的复方制剂（如安宫牛黄丸、苏合香丸等）常用于治疗流脑、乙脑、中风等多种原因引起的高热、神昏等。

2. 冠心病、心绞痛　以麝香为主的复方制剂（如牛黄清心丸、麝香保心丸等）常用于治疗冠心病、心绞痛等。

3. 关节炎　以麝香为主的复方制剂（如大活络丹、麝香壮骨膏等）常用于治疗风湿性关节炎、类风湿关节炎等。

4. 咽喉肿痛　以麝香为主的复方制剂（如六神丸等）常用于治疗咽喉肿痛。

此外，麝香还可用于治疗外伤、白癜风、小儿麻痹症等。

【不良反应】可出现头晕、头胀、恶心、食欲减退。有过量服用引起中毒的个案病例报告，表现为面色潮红、口腔及咽部黏膜溃烂充血、牙龈出血、鼻出血、瞳孔散大、抽搐、昏迷、呼吸困难，有死亡病例报告。孕妇禁用。

✎ 练一练

麝香不能用于治疗（　　）

A. 冠心病　　　　B. 心绞痛　　　　C. 中枢性昏迷

D. 高血压　　　　E. 关节炎

答案解析

天然冰片

Tianranbingpian

【来源采制】本品为樟科植物樟 *Cinnamomum camphora*（L.）Presl 的新鲜枝、叶经提取加工制成。

【性味归经】味辛、苦，性凉。归心、脾、肺经。

【功能主治】具有开窍醒神，清热止痛的功能。用于热病神昏、惊厥，中风痰厥，气郁暴厥，中恶昏迷，胸痹心痛，目赤，口疮，咽喉肿痛，耳道流脓。

【主要成分】主含龙脑。龙脑冰片主要含有右旋龙脑；菊科冰片主要含有左旋龙脑；人工合成的冰片主要含有龙脑和异龙脑。还含有萜类成分，包括 β－榄香烯、石竹烯等半萜成分和齐墩果酸、积雪草酸、龙脑香二醇酮等三萜化合物。

【药理作用】

1. 对中枢神经系统的影响　具有中枢抑制作用。龙脑、异龙脑均能延长戊巴比妥引起的睡眠时间并与戊巴比妥产生协同作用，异龙脑作用尤为显著。

2. 抗脑缺血　冰片可改善脑缺血区细胞的能量代谢，抗自由基损伤，减轻炎症反应，从而使脑组织免受损伤。冰片注射液能升高缺血再灌注损伤小鼠脑内 Na^+, K^+ – ATP 酶、Mg^{2+} – ATP 酶、Ca^{2+} – ATP 酶的活性，降低大鼠脑组织内 NO 含量，抑制 NOS 活性。

3. 促进其他药物透过血脑屏障　冰片能提高血脑屏障对顺铂、卡马西平、丙戊酸钠、磺胺嘧啶等药物的通透性，其作用机制是通过抑制细胞膜上 P – gp 的活性，对其外排功能具有抑制作用，从而使进入血脑屏障的药物被排除的概率减小。

4. 促进吸收　冰片可促进药物在皮肤、小肠、黏膜和眼角膜的吸收。冰片可使小鼠皮肤角质细胞疏松、细胞间隙增大、毛囊口孔径加宽进而促进药物透皮吸收。冰片可促进川芎嗪透过鼻黏膜吸收；促进葛根素、丹参素等通过角膜吸收，该作用与其改善角膜上皮细胞膜磷脂分子排列有关。冰片还可促进秋水仙碱、川芎嗪在小肠的吸收，提高生物利用度，该作用可能与其抑制肠上皮细胞 CYP3A 酶的活性和 P – pg 的活性有关。

5. 抗炎　龙脑与异龙脑均能抑制蛋清所致大鼠足跖肿胀，可拮抗 PGE_2 和抑制炎症介质释放；但对巴豆油所致小鼠耳郭肿胀，两种成分的抑制作用并不完全相同，龙脑的作用不明显。

6. 镇痛　冰片可延长热刺激引起小鼠疼痛的反应时间，减少化学刺激引起的小鼠扭体的次数。

7. 抗菌　冰片、龙脑和异龙脑对金黄色葡萄球菌、链球菌、肺炎链球菌、大肠埃希菌等均有体外抗菌作用，其体内药效有待于进一步研究。

8. 抗血栓　冰片能抑制血栓形成，延长凝血酶原时间和凝血酶时间。抗血栓作用与其抑制血小板释放 5 – HT 和血小板聚集，抑制血小板胞质 Ca^{2+} 升高相关。

9. 抗生育　冰片对早期妊娠无引产作用，但对中晚期妊娠有引产作用。对小鼠中期妊娠的终止率达 100%，对晚期妊娠的终止率为 91%。临床上孕妇使用时间应注意。

【现代应用】

1. 冠心病、心绞痛　以冰片为主的复方制剂（如苏合香丸、复方丹参滴丸等）常用于冠心病和心绞痛等。

2. 昏迷　以冰片为主的复方制剂（如安宫牛黄丸、苏合香丸等）常用于治疗流脑、乙脑、中风等多种原因引起的高热、神昏。

3. 口腔溃疡　以冰片为主的复方制剂（如冰硼散、生肌散等）常用于治疗口腔溃疡、口舌生疮等。

4. 牙痛、头疼　以冰片为主的复方制剂（牛黄上清丸、三香散等）常用于治疗牙周炎、牙龈肿痛、头疼等。

5. 化脓性中耳炎　含冰片的复方制剂（黄冰滴耳剂等）滴耳可治疗化脓性中耳炎。

6. 其他　应用冰片治疗外伤感染、皮肤疮疡、烧伤、烫伤、蛲虫病、宫颈柱状上皮异位等均有一定疗效。

【不良反应】常规使用过程中，部分患者出现过敏反应，诸如皮疹、瘙痒等，严重者出现心慌、胸闷、喉头水肿、呼吸急促等。超过常用剂量时，对胃肠有一定的刺激作用，可出现恶心、呕吐、腹痛、肝脾肿大；大剂量还可以引起中枢神经兴奋，导致惊厥、意识丧失、痉挛，严重时可导致呼吸衰竭而死亡；孕妇禁用。

石菖蒲

Shichangpu

【来源采制】本品为天南星科植物石菖蒲 *Acorus tatarinowii* Schott 的干燥根茎。主要分布于四川、浙江、江苏等地。秋、冬二季采挖，除去须根和泥沙，晒干。

【性味归经】味辛、苦，性温。归心、胃经。

【功能主治】具有开窍豁痰、醒神益智、化湿开胃的功能。用于神昏癫痫，健忘失眠，耳鸣耳聋，脘痞不饥，噤口下痢。

【主要成分】主含多种挥发油，挥发油中的主要有效成分为细辛酸、α（β）－细辛醚、石竹烯、α－葎草烯、石菖醚、细辛酸等。此外，还含有氨基酸、有机酸和糖类。

【药理作用】

1. 对中枢神经系统的影响　石菖蒲具有镇静、抗惊厥、抗癫痫和改善学习记忆的作用。

（1）镇静、抗惊厥　石菖蒲提取物和挥发油对中枢神经系统均有镇静作用，可降低单胺类神经递质的含量。石菖蒲挥发油、水提物、醇提物有抗惊厥作用，其中，挥发油中的 α－细辛醚是其抗惊厥的主要物质基础。

（2）抗癫痫　石菖蒲水溶性成分可调节癫痫大鼠脑内兴奋性与抑制性氨基酸的平衡。石菖蒲和 α－细辛醚还可增强大脑神经元 Bcl－2 的基因表达，抑制癫痫发作激发的海马神经元凋亡。

（3）改善学习记忆　石菖蒲总挥发油和 β－细辛醚对各种类型记忆障碍模型均有不同程度的改善作用，可提高学习记忆功能，该作用与保护神经元、降低兴奋性氨基酸的含量、改善胆碱能神经功能、抗自由基损伤、调节神经生长因子等相关。

2. 对心血管系统的影响　石菖蒲具有抗心律失常、抗动脉粥样硬化、抗心肌缺血、抗血栓的作用。腹腔注射石菖蒲挥发油可抑制乌头碱、Ad 等诱发的心律失常；石菖蒲挥发油降低动脉粥样硬化动物的血脂，改善高黏血症实验动物的血液流变性，降低异丙肾上腺素致大鼠心肌缺血模型血清内皮素水平，提高 NO 含量，降低心肌组织损伤程度和坏死率；石菖蒲能抑制血小板聚集，增强红细胞变形能力。β－细辛醚具有抑制血栓形成和溶解血浆纤维蛋白的作用。

3. 抗抑郁　石菖蒲水提物、水提醇沉物和醇提物等均具有抗抑郁作用，但其作用机制尚待进一步阐明。

4. 解痉　石菖蒲水提液、总挥发油、β－细辛醚、α－细辛醚对离体肠管自发性收缩幅度均有抑制作用，可拮抗 ACh 及 BaCl$_2$ 引起的肠管痉挛，且呈剂量依赖性，能增强肠管蠕动及肠道推进功能；对气管平滑肌具有解痉作用，总挥发油的作用最强，其次为 α－细辛醚和 β－细辛醚。

5. 抗菌　石菖蒲对常见致病菌如真菌、结核杆菌、葡萄球菌等有抑制作用。

【现代应用】

1. 昏迷　以石菖蒲为主的复方制剂（如涤痰汤、生铁落饮等）常用于中风、癫痫、肺性脑病、乙型脑炎引起的昏迷。

2. 肠炎、痢疾　以石菖蒲为主的复方制剂（如连朴饮）用于治疗肠炎和痢疾。

3. 失眠　以石菖蒲为主的复方制剂（如不忘散、开心散、安神定志丸等）常用于治疗失眠、健忘。

4. 其他　石菖蒲还可用于治疗支气管哮喘、老年性痴呆、突发性耳聋、脑震荡等。

【不良反应】正常使用偶有过敏，偶有发热、头昏、恶心、呕吐等过敏反应；过量服用可导致中毒反应，中毒反应表现为抽搐、惊厥、血尿和血压升高等。

苏合香
Suhexiang

【来源采制】本品为金缕梅科植物苏合香树 *Liquidambar orientalis* Mill. 的树干渗出的香树脂经加工精制而成。主产于印度、索马里、叙利亚和土耳其等地区。我国广西、云南也有栽培。我国产苏合香与进口苏合香药材的作用基本相同，可替代使用。

【性味归经】味辛，性温。归心、脾经。

【功能主治】具有开窍，避秽，止痛的功能。用于中风痰厥，猝然昏倒，胸痹心痛，胸腹冷痛，惊痫。

【主要成分】主要含有树脂和挥发油。其中，树脂部分由树脂酯类及树脂酸类组成，前者为树脂醇类与芳香族酸（主要是肉桂酸、苯甲酸）结合而成的酯类，后者主要为齐墩果酮酸。挥发油由芳香族化合物和萜类化合物组成，包括有 α-蒎烯、β-蒎烯、月桂烯、莰烯、柠檬烯、异松油烯、桂皮醛、桂皮酸等。

【药理作用】

1. 对中枢神经系统的影响　苏合香有一定的镇静、抗惊厥作用，能延长戊巴比妥钠诱导的睡眠时间，降低戊四氮诱发癫痫的发作时间和死亡率。但也有研究报道，苏合香能缩短戊巴比妥钠所致小鼠睡眠时间，表现为既兴奋又抑制的双向调节作用。

2. 抗心肌缺血　苏合香能够增加血氧含量，使急性心肌梗死时的冠状动脉血流量增加，并减慢心率及减少心脏动静脉血氧差。苏合香的抗心肌缺血作用与其减慢心率、改善心肌氧代谢、扩张冠脉、抗自由基损伤等功效有关。

3. 抗血栓　苏合香能提高血小板内 cAMP 含量，使血栓形成长度缩短、重量减轻；抑制 TX 合成酶，使 TXA_2 合成减少，此外，苏合香还能明显延长血浆复钙时间、凝血酶原时间，降低纤维蛋白原含量和促进纤溶酶活性。桂皮酸是其抗血栓的主要物质基础。

4. 抗脑缺血　缩小脑梗死面积，降低脑内 MDA 含量，提高 SOD 活性，增加 Na^+, K^+-ATP 酶、Ca^{2+}-ATP 酶、Mg^{2+}-ATP 酶的活力。

5. 其他　苏合香具有温和的刺激性祛痰作用、耐常压缺氧作用，可降低 CCl_4 诱导的心律失常的发生率。

【现代应用】

1. 冠心病、心绞痛　以苏合香为主的复方制剂（如冠心苏合丸、苏冰滴丸等）常用于治疗冠心病、心绞痛。

2. 昏迷　以苏合香为主的复方制剂（如苏合香丸）常用于治疗脑血管意外、癫痫、脑震荡等所致闭证神昏。

3. 皮肤病　苏合香与橄榄油混合后使用，可以治疗疥疮、湿疹等皮肤病。

【不良反应】新生儿服用苏合香丸过量可出现呼吸抑制现象，并且损伤肝脏，致使 ALT、AST 升高，严重者可出现呼吸节律不齐、紫绀甚至弥漫性脑水肿。

安宫牛黄丸
Angongniuhuang Wan

【方剂组成】源于《温病条辨》，由牛黄 100g、水牛角浓缩粉 200g、麝香（或人工麝香）25g、珍珠 50g、朱砂 100g、雄黄 100g、黄连 100g、黄芩 100g、栀子 100g、郁金 100g、冰片 25g 组成。

【功能主治】功能为清热解毒、镇惊开窍，主治热病，邪入心包、高热惊厥、神昏谵语、中风昏迷及脑炎、脑膜炎、中毒性脑病、脑出血、败血症见上述证候者。

【与功能主治相对应的主要药理作用】

1. 对中枢神经系统的影响　安宫牛黄丸对神经系统有双向调节作用。一方面，安宫牛黄丸有一定的镇静、抗惊厥的作用；另一方面，安宫牛黄丸能够对各种昏迷症状有一定的促清醒作用，起到中枢兴奋作用。

（1）镇静、抗惊厥　灌服或者腹腔注射安宫牛黄丸混悬液均有中枢镇静作用，可减少小鼠自发性活动，协同戊巴比妥钠的镇静作用。黄安宫牛黄丸可延迟小鼠戊四氮阵挛发作，对抗戊四氮惊厥并降低致死率。安宫牛黄丸有镇静、抗惊厥作用。

（2）促清醒　安宫牛黄丸对各种原因导致的昏迷均有一定的促清醒作用，并起到脑神经细胞保护的作用。安宫牛黄丸可以激活昏迷状态的脑电波，并调整各种昏迷状态下的机体状态，可能与升高昏迷状态时脑神经细胞内钙离子浓度、调整机体血氨浓度、增强肝脏解毒状态有关。

2. 抗脑缺血　安宫牛黄丸抑制脑卒中大鼠神经功能损伤，抑制脑水肿和兴奋性氨基酸毒性，抗自由基损伤，增加机体耐缺氧能力。此外，安宫牛黄丸能活化脑干、丘脑及皮质等处的神经元，可激活脑干网状结构上行激活系统而发挥促进清醒的作用。

3. 解热、抗炎　安宫牛黄丸有解热作用，一次给药可维持 5~6 小时以上。安宫牛黄丸对细菌内毒素引起的家兔发热和啤酒酵母所致大鼠发热均有解热作用。安宫牛黄丸能够抑制各种急性炎症反应。

4. 其他　安宫牛黄丸还有增强免疫系统、降血压、抗缺氧及保肝的作用。

【现代应用】

1. 高热惊厥　安宫牛黄丸常用于治疗热入心包、痰热上蒙清窍所致的高热烦躁、惊厥抽搐者，相当于现代医学中的流行性脑脊髓膜炎、乙型脑炎、中毒性肺炎等属于热陷心包、痰热上扰证者。

2. 昏迷　安宫牛黄丸常用于治疗神昏谵语，或舌謇肢厥，或中风昏迷者，相当于现代医学中的脑血管意外、颅脑损伤导致的昏迷等。

3. 其他　安宫牛黄丸还可用于肺性脑病、肝炎及肝性脑病、癫痫、药物及一氧化碳中毒等。

【不良反应】安宫牛黄丸含有朱砂、雄黄等重金属，若长期使用，应注意体内蓄积问题；过敏体质应该在服用时注意，可能会出现诸如皮肤发红、皮疹、起泡等症状，严重者可能会导致呼吸困难、心跳加快、皮肤发青等症状；不宜超量或久服，孕妇及肝、肾功能不全者慎用。

❤ **药爱生命**

在古代，从医者皆认为小儿的疾病最难诊治，小儿脉象微弱且诊病时多有啼哭，且小儿年幼不能说话，脏腑又柔嫩，在用药时尤其要注意。小儿热性惊厥的患病率约为 2%~5%，是婴幼儿时期最常见的惊厥性疾病，儿童期患病率约为 3%~4%，单纯性热性惊厥占 70%~80%，治疗不当，很容易留下后遗症。所谓"高热惊厥"，是不准确的称谓，国际上诊断热性惊厥并没有发热程度的要求。中医药中，历来就有很多治疗小儿惊厥的方法，安宫牛黄丸无论是单独使用还是在现代联合西药一起，在治疗小儿高热惊厥方面显示出了很好的疗效。

答案解析

目标检测

一、名词解释题

开窍药

二、简答题

1. 与开窍药功能主治相关的药理作用有哪些？

2. 麝香的主要药理作用有哪些？

3. 麝香的现代应用有哪些？

4. 冰片的主要药理作用有哪些？

5. 冰片"开窍醒神"的功能主要与哪些药理作用相关？

6. 石菖蒲的主要药理作用有哪些？

7. 石菖蒲"开窍豁痰、醒神益智"功能相关的药理作用有哪些？

8. 安宫牛黄丸"清热开窍，镇惊解毒"功能的药理作用基础有哪些？

9. 简述安宫牛黄丸的现代应用。

（孙晓丽）

书网融合……

重点回顾　　　　微课　　　　习题

第二十章　补虚药

PPT

导学情景

情景描述： 患者，女，32岁，饮食稍有不慎（如进食生冷、油腻之食物）即易发生大便次数增多，质稀溏或完谷不化，常夹杂有白色黏液，脘闷不舒，时有腹部隐痛，喜温喜按，迁延反复。查体：面色萎黄，神疲倦怠，舌淡苔白，脉细弱。

情景分析： 根据上述患者病症，可诊断为肠易激综合征。肠易激综合征是一组持续或间歇发作，以腹痛、腹胀、排便习惯和（或）大便性状改变为临床表现，而缺乏胃肠道结构和生化异常的肠道功能紊乱性疾病。本病常与其他胃肠道功能紊乱性疾病如功能性消化不良并存伴发，包含腹泻型、便秘型、混合型和不定型四种临床类型，我国以腹泻为主型多见。

讨论： 从中医角度看，患者属于什么证？应该使用哪些中药治疗？

学前导语： 现代生活节奏加快，生活压力加大，饮食失调，劳累过度时常发生，日久会损伤脾气，引起脾气虚弱。会出现大便溏薄，肢体倦怠，少气懒言，面色萎黄等。中医多用含人参，党参，黄芪，甘草等方剂来治疗，多数补气药能调节胃肠运动。这些药物还对免疫系统、中枢神经系统、内分泌系统、心血管系统等有重要作用。

第一节　概　述

凡能补充人体气血阴阳之不足、改善脏腑功能、增强体质、消除机体虚弱证候，治疗虚证为主的药物，称补虚药，亦称补益药。气血阴阳是中医学对人体物质组成及功能的高度概括，当人体物质缺乏或功能低下时会产生虚证，可分为气虚、血虚、阴虚、阳虚四种类型。补虚药也根据其作用和应用范围的不同分为补气药、补血药、补阴药、补阳药。

气虚是由机体元气耗损，功能失调，脏腑功能减退，抗病能力下降所致的病理变化，主要表现为脾气虚和肺气虚。气虚证常见神疲乏力、食少便溏、中气下陷、表虚自汗等。研究认为，脾气虚证与现代医学中功能性消化不良、慢性胃炎、溃疡病及慢性腹泻等诸多消化系统慢性疾病相似。肺气虚证则表现为肺换气功能障碍，全身氧代谢障碍，免疫功能低下，出现咳、痰、喘及呼吸道炎症反应，与现代医学中的呼吸系统疾病相似。补气药能补益脏气以纠正元气损耗，治疗脏腑组织功能减退所表现的气虚证候。对机体的神经内分泌功能、免疫功能、血液及造血功能等均有明显的调节改善作用。代表药物有人参、党参、黄芪、甘草等。

血虚证是由于血液生成不足或血液的濡养功能减退而出现的病理状态。常见面色萎黄、眩晕耳鸣、心悸失眠、月经不调等。现代医学中的贫血、白细胞减少症、血小板减少性紫癜、再生障碍性贫血是常见的血虚证的表现。补血药能补充造血时需要的物质或促进血液生化，用于血液亏虚、脏腑百脉失养或肝血虚表现的虚弱证候，通过增强骨髓造血功能、调节心血管系统功能及抗缺氧、调节免疫功能等药理作用达到补血养血的功效。代表药物有当归、熟地黄、白芍、何首乌等。

阴虚是由机体精、血、津液等物质亏耗，或阴虚阳亢引起的一系列病理变化及证候。阴虚可见于肺、胃、肝、肾等多个脏器系统组织。阴虚的主要表现有低热、午后潮热、盗汗、口燥咽干、心烦失眠、头晕耳鸣、舌红少苔，脉细数等症，治以滋阴为主。其症状见于现代医学中热病后期及多种慢性消耗性疾病。补阴药能通过补充机体物质，调节机体免疫功能、心血管功能、造血功能和物质代谢而产生滋养阴液的功效。代表药物如沙参、麦冬、天冬、枸杞子等。

阳虚是指机体阳气虚损，机能减退或衰弱，热量不足的病理状态。阳虚证常见腰膝酸软、阳痿早泄、宫冷不孕、尿频遗尿等。阳虚以肾阳虚最为常见，肾阳虚诸证与现代医学中的性功能障碍、遗精阳痿、慢性支气管哮喘等病相似。补阳药能调节内分泌，增强机体功能，代表药物有鹿茸、淫羊藿、冬虫夏草、巴戟天等。

补虚药的化学成分多含多糖、蛋白质、维生素、皂苷等，药理研究较多。补虚药的作用特点是可直接补充体内所缺乏的物质而发挥作用，且对人体具有调节作用，以提高人体固有的生理功能，达到治疗的目的。常用复方有生脉散、四君子汤、补中益气汤、当归补血汤、六味地黄丸等。

【与功能主治相对应的主要药理作用】

1. 对免疫功能的影响

（1）增强非特异性免疫功能　人参、黄芪等药物可增加动物免疫器官胸腺、脾脏的重量，升高外周血白细胞数量，增强巨噬细胞的吞噬功能和 NK 细胞的功能。

（2）增强特异性免疫功能　人参、黄芪、当归等可增强或调节细胞免疫功能，促进 T 淋巴细胞增殖，促进 IL-2 的释放。人参、冬虫夏草等促进体液免疫功能，升高抗体含量，促进补体生成。

（3）双向性免疫调节作用　部分补虚药（如黄芪）具有双向免疫调节作用，可提高免疫功能低下患者的免疫功能，抑制免疫亢进患者的免疫功能。

2. 对中枢神经系统的影响

（1）改善学习和记忆能力　人参、枸杞子、何首乌等具有改善学习和记忆的能力。对记忆获得障碍、巩固障碍和再现障碍有一定的改善作用，此功能与药物影响中枢神经递质（如乙酰胆碱、NE 及 DA）合成、促进脑内蛋白质合成、促进能量代谢、改善血液循环及抗氧化等作用有关。

（2）调节神经功能　人参、刺五加等可使中枢神经系统兴奋和抑制过程达到平衡，改善神经活动，提高工作效率。

3. 对内分泌系统的影响

（1）增强下丘脑-垂体-肾上腺皮质轴的功能　多数补虚药（如人参、党参、刺五加等）通过兴奋下丘脑、垂体，促进促肾上腺皮质激素（ACTH）的释放，从而增强肾上腺皮质功能。此外，有部分药物（如甘草）本身具有皮质激素样作用。

（2）增强下丘脑-垂体-性腺轴的功能　淫羊藿、枸杞子、人参等药物能兴奋下丘脑-垂体-性腺轴，使血液中促性腺激素、雄激素和雌激素水平升高，增加性腺及附属性腺器官重量，加速性成熟过程，增强性功能。部分药物还可增加精子或卵子的数量及质量。

（3）调节下丘脑－垂体－甲状腺轴的功能　阴虚证及阳虚证患者均可出现T_3、T_4水平低于正常人。补虚药特别是温肾助阳药能增强垂体－甲状腺分泌系统的功能，如紫河车、人参具有增强甲状腺轴功能的作用；使甲状腺功能低下的模型动物甲状腺滤泡细胞增生，葡萄糖氧化加强，甲状腺激素水平升高。人参还能防治过量甲状腺素引起的小鼠"甲亢"症和甲硫氧嘧啶导致的"甲低"症。

4. 对物质代谢的影响

（1）促进核酸代谢和蛋白质的合成　人参含有的蛋白合成促进因子能促进蛋白质、DNA、RNA 的生物合成；淫羊藿可促进 DNA 合成；刺五加能促进核酸和蛋白质的合成；黄芪能增强细胞的代谢作用，促进血清和肝脏蛋白质更新；麦冬对核酸和蛋白质代谢具有双向调节作用。

（2）调节糖代谢　枸杞子、麦冬、六味地黄汤等对多种原因引起的大鼠或小鼠高血糖均有抑制作用，并能减轻糖尿病并发症。黄芪多糖能对抗 Ad 引起的小鼠血糖升高和苯乙双胍所致小鼠实验性低血糖。人参糖肽对机体糖代谢也具有双向调节作用，一方面对实验性高血糖模型具有一定的降糖作用，另一方面对胰岛素所致低血糖则有升高血糖的作用。刺五加、白术等也有类似作用。

（3）调节脂质代谢　人参、何首乌、甘草、当归等补虚药均能降低高脂血症患者的 TC 和 TG 含量，可防治动脉粥样硬化。人参可促进脂质代谢，增加肝内胆固醇及血中脂蛋白合成。

5. 延缓衰老　人参、党参、黄芪等具有清除自由基的作用，可以提高 CAT、SOD 活性，减少组织中过氧化脂质和脂褐质的含量，具有抗氧化、延缓衰老的作用。有些补虚药含有的成分如蛋白质、激素、维生素和微量元素等对细胞可起到营养作用，可促进大脑发育，延缓大脑衰老。

6. 对心血管系统的作用　补虚药对心血管系统的功能影响广泛而且较为复杂，主要表现在以下几个方面。

（1）增强心肌收缩力（正性肌力）　人参、黄芪等可强心、升压、抗休克。

（2）扩张血管、降低血压　黄芪、淫羊藿、当归等具有扩张血管、降低血压的作用；人参、生脉散等对血压具有调节作用。

（3）抗心肌缺血　人参、刺五加、当归、麦冬等药物通过舒张冠状动脉，改善心肌供血供氧，抗心肌缺血。

（4）抗心律失常　甘草、刺五加、麦冬、当归及生脉散等通过多种机制抗心律失常。

7. 对造血系统的影响　补虚药中的补气、补血和补阴药多具有促进或改善骨髓造血功能的作用。如人参、刺五加、黄芪、当归等可升高红细胞数和血红蛋白含量；当归、生地黄等可升高血小板数；女贞子、补骨脂、玄参等可增加白细胞数；何首乌、黄芪、麦冬、熟地黄等可增加粒系祖细胞的产生率。

8. 对消化系统的影响　多数补气药如人参、党参、黄芪等能促进消化和调节胃肠运动，表现为促进小肠吸收、调节胃肠平滑肌运动以及抗溃疡、保护胃黏膜等作用。补阴药可调节自主神经功能，促进消化液的分泌，改善消化功能。

9. 抗肿瘤　人参、刺五加、黄芪、甘草等具有不同程度的抑制肿瘤的作用。参脉注射液能提高肿瘤患者的免疫功能。五加双参片具有益气补血之功效，临床用于肿瘤患者放化疗后出现的气血两虚证及白细胞减少者的辅助治疗。

【常用药物与方剂】补虚药常用药物有人参、党参、黄芪、甘草、当归、熟地黄、何首乌、枸杞子、淫羊藿、冬虫夏草、麦冬、白芍、白术、鹿茸、生地黄、知母、补骨脂、女贞子、桑椹等。常用复方有四君子汤、补中益气汤、当归补血汤、生脉散、六味地黄丸等。常用药物与方剂主要药理作用见表 20－1 至表 20－4。

表 20 – 1　补虚药中补气药常用药物与方剂主要药理作用简表

药物	益气扶正	益气健脾	益气行血	益气活血	益气补血	益气扶正
药理作用	增强免疫	改善消化	改善心脑血管功能	抗凝血	促进造血	抗应激
黄芪	+		+	+	+	+
人参	+		+	+	+	+
党参	+	+	+	+	+	+
白术	+	+			+	
刺五加	+		+		+	+
灵芝	+		+		+	+
三七	+		+	+	+	
茯苓	+	+			+	
淫羊藿	+		+		+	
玉屏风散	+					
四君子汤	+	+		+	+	
补中益气汤	+	+	+	+	+	
参附汤	+			+		+

表 20 – 2　补虚药中补阳药常用药物与方剂主要药理作用简表

药物	温肾壮阳	温肾壮阳	温肾壮阳
药理作用	兴奋下丘脑 – 垂体 – 肾上腺轴	兴奋下丘脑 – 垂体 – 性腺轴	兴奋下丘脑 – 垂体 – 甲状腺轴
鹿茸		+	
紫河车	+	+	
淫羊藿		+	
		+	
蛤蚧		+	
冬虫夏草	+	+	
脐带		+	
黄狗肾		+	
刺五加	+	+	+
龟鹿二仙膏		+	
右归丸		+	+

表 20 – 3　补虚药中补阴药常用药物与方剂主要药理作用简表

药物	滋阴生津	滋阴生津	滋阴清热	滋阴养肝
药理作用	促进蛋白质、核酸合成	降低血糖	抑制下丘脑 – 垂体 – 甲状腺轴	保肝
知母		+	+	+
生地黄		+	+	+
麦冬		+		
山茱萸		+		
五味子				+
酸枣仁				+
白芍				+
人参	+	+		+
黄芪	+	+		+
知柏地黄丸		+	+	
参麦饮	+			+
人参白虎汤	+	+	+	

表 20 - 4　补虚药中补血药常用药物与方剂主要药理作用简表

药物	传统功效	养血	养血
	药理作用	促进造血功能	补充造血物质
当归		+	+
熟地黄		+	+
鹿茸		+	+
制首乌		+	+
黄芪		+	+
人参		+	+
党参		+	+
白芍		+	
三七		+	
当归补血汤		+	+
四物汤		+	+

第二节　常用药物

人参

Renshen

【来源采制】本品为五加科植物人参 *Panax ginseng* C. A. Mey. 的干燥根和根茎。多于秋季采挖，洗净经晒干或烘干。栽培的俗称"园参"；播种在山林野生状态下自然生长的称"林下山参"，习称"籽海"。主要产于吉林、辽宁、黑龙江。

【性味归经】味甘、微苦，性微温。归脾、肺、心、肾经。

【功能主治】具有大补元气，复脉固脱，补脾益肺，生津养血，安神益智的功能。用于体虚欲脱，肢冷脉微，脾虚食少，肺虚喘咳，津伤口渴，内热消渴，气血亏虚，久病虚羸，惊悸失眠，阳痿宫冷。

【主要成分】主要成分为人参皂苷，按苷元结构可分为二醇型、三醇型和齐墩果酸型三类。人参二醇型皂苷主要有 Ra_1、Ra_2、Ra_3、Rb_1、Rb_2、Rb_3、Rc、Rd、Rg_3 等；人参三醇类皂苷主要有 Re、Rf、Rg_1、Rg_2、Rh_1 等；齐墩果酸类皂苷主要为 Ro。此外，人参还含有多糖、多肽类化合物、氨基酸、蛋白质、酶、有机酸、生物碱、挥发油、微量元素等。

【药理作用】 📱微课

1. 对免疫功能的影响　人参可提高机体的非特异性免疫和特异性免疫功能，人参皂苷和人参多糖是其提高免疫功能的有效成分。

（1）增强非特异性免疫功能　人参皂苷和人参多糖均能增强网状内皮系统吞噬功能，可使环磷酰胺所致的白细胞减少恢复正常，并使巨噬细胞吞噬功能提高。人参可增加单核巨噬细胞内糖原、黏多糖、ATP、酸性磷酸酶的含量并提高其消化能力。

（2）增强特异性免疫功能　①促进体液免疫功能：人参可促进血清 IgG、IgA、IgM 的生成，增加绵羊红细胞免疫小鼠血清中溶血素的含量。②促进细胞免疫功能：人参皂苷可促进 T 淋巴细胞、B 淋巴细胞由脂多糖、刀豆蛋白 A 和植物血凝素诱导的转化反应，还能对抗氢化可的松引起的小鼠免疫功能低下。

2. 对中枢神经系统的影响

（1）改善学习记忆　人参皂苷对多种原因导致的实验性动物学习记忆障碍有明显的保护作用。人参总皂苷可易化信息的获得、记忆的巩固和记忆的再现，其中以人参皂苷 Rg_1 和 Rb_1 作用最强。人参改善学习记忆与以下环节有关：①促进脑内 DNA、RNA 和蛋白质的合成；②提高中枢 DA 和 NA 的生物合成，促进 ACh 的合成与释放，提高中枢 M 受体的密度；③增加脑的供血，改善脑能量代谢；④促进脑神经细胞发育，增加动物脑的重量及大脑皮层的厚度，增加海马 CA3 区锥体细胞突触的数目，提升海马区神经元功能；⑤保护神经细胞，抑制神经细胞的凋亡和坏死。

（2）调节中枢神经兴奋和抑制过程　人参可使大脑皮质兴奋和抑制过程趋于平衡，提高工作效率。人参皂苷 Rg 类具有中枢兴奋作用，Rb 类具有中枢抑制作用。

3. 对内分泌系统功能的影响

（1）增强下丘脑-垂体-肾上腺皮质轴的功能　人参可兴奋下丘脑-垂体-肾上腺皮质轴并增强其功能，有效成分为人参皂苷。

（2）增强下丘脑-垂体-性腺轴的功能　人参皂苷及其单体可促进垂体前叶释放促性腺激素，加速性成熟过程，增加性腺的重量，使精子数增加且活动力增强。

（3）对其他内分泌腺的影响　人参短期内大量应用，可促进垂体前叶释放促甲状腺激素，提高血液中甲状腺激素的水平，具有增强甲状腺功能的作用。人参总皂苷可刺激离体的大鼠胰腺释放胰岛素，并能提高小鼠血中胰岛素的水平。

4. 对心血管系统的影响

（1）对心脏作用　治疗量人参增强心肌收缩力，增加心排出量和冠脉血流量，减慢心率。其强心作用的主要成分为人参皂苷，以人参三醇型皂苷作用最强，但大剂量的人参皂苷反而使心肌收缩力减弱。其强心作用机制与强心苷相似，与促进儿茶酚胺类物质释放、抑制心肌细胞膜上 $Na^+, K^+ - ATP$ 酶活性有关。

（2）扩张血管、调节血压　人参对血管有扩张作用，可改善器官血流量，主要成分是人参皂苷 Re、Rg_1、Rb_1 及 Rc。人参对血压的影响与其剂量、机体所处功能状态等因素有关，表现为既可使高血压患者血压降低、又可使低血压或休克患者血压回升的双向调节作用。

（3）抗休克　人参皂苷可减轻休克症状，与其增强心肌收缩力、升高血压、改善微循环状态、抗内毒素等作用有关。

（4）抗心肌缺血　人参皂苷可减轻缺血心肌损伤，缩小心肌梗死面积。

5. 对骨髓造血功能的影响　人参及人参提取物能增强骨髓造血功能，对骨髓细胞 DNA、RNA、蛋白质及脂质的合成有促进作用。其能促进骨髓细胞的有丝分裂，增加正常及贫血动物的红细胞、白细胞和血红蛋白含量。当骨髓受到抑制时，人参增加外周血细胞数的作用更为明显。人参总皂苷可促进各系造血祖细胞的增殖与分化。

6. 对物质代谢的影响

（1）促进蛋白质和核酸合成　人参皂苷可激活 RNA 聚合酶活性，加快细胞核 RNA 合成。人参皂苷 Rb_2、Rc、Rg_1 能促进细胞 DNA 和蛋白质的生物合成。

（2）降血脂　人参皂苷可明显降低高脂血症动物血清中 TC、TG 的含量，升高 HDL-C 的含量，减轻肝脂肪性病变，防止动脉粥样硬化的形成。人参降血脂的作用机制主要与激活脂蛋白酯酶和脂质代谢酶，促进脂质代谢，影响胆固醇及血中脂蛋白的合成、分解、转化和排泄有关。人参多糖及人参皂苷 Rb_1、Rb_2、Re、Rg 为降血脂的有效成分，以 Rb_2 最为明显。

（3）调节血糖　人参对糖代谢有双向调节作用。人参皂苷和人参多糖对多种原因引起的大鼠或小鼠高血糖均有降低作用。另一方面，人参对注射胰岛素过量引起的低血糖又有升高血糖的作用，人参皂苷 Rg_1 可减缓游泳疲劳大鼠血糖下降，预防运动性低血糖的发生。

7. 抗肿瘤　人参皂苷、人参多糖及人参挥发油均有抗肿瘤作用，以人参皂苷作用最强。人参皂苷 Rg_3 作用于细胞增殖周期 G_2/M 期，诱导肿瘤细胞凋亡，抑制肿瘤细胞黏附、浸润及新生血管的形成。人参多糖的抗肿瘤作用主要与其调节机体的免疫功能有关。人参挥发油类的抗肿瘤作用是通过抑制癌细胞核酸代谢、糖代谢及能量代谢而实现的。

8. 抗氧化、延缓衰老　人参皂苷的抗氧化、延缓衰老作用最强，其机制是：提高 SOD 和 CAT 活性，清除体内过多的自由基，保护生物膜结构；降低细胞膜的流动性，延缓衰老；增强机体免疫能力；抑制 MAO－B 的活性，使细胞分裂周期缩短。

9. 抗应激　人参具有"适应原样作用"，能增强机体维持内环境稳定性的能力，增强机体对物理、化学和生物学等多种有害刺激的非特异性抵抗能力，具有明显的抗高温、抗寒冷、抗缺氧、抗疲劳作用。其对处于急性感染中毒反应时的机体具有保护作用，对应激状态下的肾上腺皮质功能具有保护作用，避免肾上腺皮质功能衰竭。

此外，人参还具有保肝作用。人参多糖、人参甲醇提取物具有抗溃疡作用。

看一看

自由基

自由基的氧化作用很强，可引发强烈的氧化应激反应，损伤细胞，导致人体正常细胞和组织的损坏，从而引起多种疾病，如心脏病、老年痴呆症、帕金森病、糖尿病和肿瘤等。人体本身就具有清除多余自由基的能力，这主要是靠内源性自由基清除系统，它包括 SOD、CAT、GSH－Px 等一些酶和维生素 C、维生素 E、还原性谷胱甘肽、胡萝卜素和硒等一些抗氧化剂。生理情况下，自由基的产生与清除维持动态平衡；病理情况下，自由基产生过多或抗氧化防御功能下降，可引发自由基损伤。我国一些特有的食用和药用植物含有大量的抗氧化物质，如人参、党参、黄芪、枸杞子等。我们应发挥传统中药学的优势，寻找更多高效、无毒的自由基清除剂，并使其在食品、药品、化妆品等更多领域得到应用。

【现代应用】

1. 休克　人参煎服、人参注射液或人参配伍其他中药（如参附汤、参附青注射液）可改善多种原因引起的休克症状。

2. 心血管系统疾病　人参片可用于心绞痛、心肌梗死、心律失常的治疗。人参注射液、生脉注射液对冠心病、急性心肌梗死均有较好疗效。红参粉还可防治动脉粥样硬化。

3. 贫血　人参可用于贫血及白细胞减少症，能增强骨髓造血功能，改善患者全身症状。可单用，也可根据临床辨证配伍其他药物，或可用四君子汤、八珍汤、配伍当归补血汤等。

4. 肿瘤　人参及人参提取物能明显改善肿瘤患者临床症状，与抗癌药物合用可降低化疗或放疗引起的不良反应。

5. 糖尿病　人参、人参白虎汤可降低血糖，改善症状。

6. 肝炎　齐墩果酸片可治疗急性肝炎；人参多糖可治疗慢性肝炎。

7. 延缓衰老症状　人参皂苷可改善老年患者的记忆力和记忆力减退，减轻老年疲劳、气短、失眠、多梦、夜尿等症状；对阳痿等性功能障碍有一定的改善作用。

此外，人参还可用于神经衰弱、病毒性心肌炎、慢性阻塞性肺病、胃病综合征、溃疡病及慢性肾小球肾炎的治疗等。

【不良反应】人参毒性很低，其导致的不良反应多与使用剂量过大、长期连续使用或者辨证不当有关。长期大量服用会引起"人参滥用综合征"，临床表现为高血压伴神经过敏、兴奋不安、失眠、皮疹和腹泻，甚至会出现兴奋和不安。对人参较敏感者大剂量服用会出现急性中毒症状，主要表现有鼻出血、胃肠道出血、脑出血。少数人表现为抑郁。儿童服用人参可引起性早熟。

? 想一想

与人参大补元气、补脾益肺功效相关的药理作用是什么？

答案解析

党参
Dangshen

【来源采制】本品为桔梗科植物党参 *Codonopsis pilosula*（Franch.）Nannf.、素花党参 *Codonopsis pilosula* Nannf. var. *modesta*（Nannf.）L. T. Shen 或川党参 *Codonopsis tangshen* Oliv. 的干燥根。秋季采挖，洗净，晒干。主产于山西、甘肃、四川。

【性味归经】味甘，性平。归脾、肺经。

【功能主治】具有健脾益肺，养血生津的功能。用于脾肺气虚，食少倦怠，咳嗽虚喘，气血不足，面色萎黄，心悸气短，津伤口渴，内热消渴。

【主要成分】主要成分有党参炔苷、党参苷、葡萄糖、菊糖、多糖、党参碱、挥发油、黄酮类、植物甾醇、氨基酸、微量元素等。

【药理作用】

1. 对消化系统的作用　党参具有抗溃疡、保护胃黏膜、调整胃肠运动的作用。党参炔苷对乙醇造成的胃黏膜损伤有很好的保护作用，具有明显的抗溃疡作用。党参多糖能增加胃黏膜、胃壁厚度，促进肠绒毛生长，推动肠蠕动，提高消化能力，调节结肠炎小鼠肠道菌群。党参对应激、幽门结扎以及阿司匹林等多种原因导致的实验性胃溃疡均有预防和治疗作用。其抗溃疡机制与以下因素有关：抑制胃酸分泌，降低胃液酸度，降低胃蛋白酶活性；促进胃黏液的分泌；促进胃肠上皮细胞增殖，保护和修复胃肠黏膜；调节胃肠激素水平，调整胃肠功能紊乱等。党参对阿托品导致的胃排空延缓及小肠推进抑制有拮抗作用。但对正常大鼠和新斯的明导致的大鼠胃蠕动增强，则表现为降低蠕动波幅度和减慢蠕动波频率的作用。党参调整胃肠运动的作用可能与选择性作用于胆碱能 M 受体或肾上腺素能 α 受体有关。

2. 增强免疫　党参对机体的免疫功能有调节作用，党参提取物可增强动物腹腔巨噬细胞的吞噬活性，能够改善环磷酰胺所致免疫抑制小鼠的免疫功能。党参多糖是其增强免疫功能的主要有效成分。

3. 对血液及造血系统的作用　党参有影响脾脏、促进红细胞生成的作用。党参多糖对脾脏代偿造血功能有促进作用，对骨髓造血功能无明显增强作用。党参醇、水浸液口服或皮下注射可使家兔红细胞数和血红蛋白含量显著增加，血液浓度增大。党参可改善机体血液流变性和微循环，降低红细胞硬化程度，抑制形成体外实验性血栓。党参液可抑制 ADP 诱导的家兔血小板聚集。党参注射液可降低家兔全血比黏度和血浆比黏度，抑制体内外血栓形成。党参水提醇沉液可降低大鼠全血黏度，醚提液可提高大鼠纤溶酶活性，降低血小板聚集率和血浆 TXB_2 水平。党参总皂苷可降低 TXB_2 含量而不影响 PGI_2 的合成。

4. 对心血管系统的影响

（1）强心、抗休克　党参可增强心肌收缩力、增加心排出量、抗休克，对心率无明显影响。党参注射液可使失血性休克家兔动脉压回升，延长休克动物生存时间。

（2）抗心肌缺血　党参能对抗异丙肾上腺素及垂体后叶素引起的心肌缺血。党参改善心肌缺血的作用与改善心肌能量代谢，提高心肌糖原含量，降低左心室舒张压，增加心肌的顺应性，抗氧自由基损伤等有关。

（3）调节血压　党参对血压具有双向调节作用，党参浸膏、醇提取物、水提物均能降低麻醉犬与家兔的血压，但对晚期失血性休克家兔的动脉血压有回升作用。其降压作用主要是扩张外周血管所致，抗休克作用主要与强心、调节血压的作用有关。

5. 对中枢神经系统的影响

（1）增强学习记忆　党参能增强和改善小鼠学习记忆能力。党参的正丁醇萃取物能拮抗实验动物的记忆获得、记忆巩固和记忆再现障碍，该萃取物不影响乙酰胆碱的合成，故其改善和增强学习记忆的作用可能与加强乙酰胆碱与 M 受体的结合有关。党参多糖能缩短东莨菪碱所致记忆获得障碍模型小鼠的触电潜伏期，提高空间记忆能力。

（2）镇静、催眠、抗惊厥　党参注射液腹腔注射能明显减少小鼠的自主活动次数，增加异戊巴妥钠引起的睡眠小鼠数，并延长其睡眠时间，也能延长乙醚对小鼠的麻醉作用时间；明显延迟硝酸士的宁、戊四氮所致小鼠惊厥、死亡的出现以及减少惊厥和死亡。党参皂苷也可明显延长环己巴比妥所致的小鼠睡眠时间。党参注射液腹腔注射能明显延长硝酸士的宁和戊四氮所致小鼠惊厥的潜伏期。党参脂溶性和水溶性提取部分对家兔的中枢神经均有抑制作用。

此外，党参还有抗菌、抗炎、耐缺氧、抗疲劳、抗应激、抗肿瘤、延缓衰老等作用。

【现代应用】

1. 消化系统疾病　党参用于消化性溃疡、慢性胃炎、慢性结肠炎、胃下垂及消化吸收功能低下、小儿单纯性消化不良以及胃肠手术后患者，如常用方剂四君子汤、六君子汤、补中益气汤。

2. 急性高山反应　党参可预防急性高山反应，能减轻高山反应急性期症状，稳定机体内环境，改善血液循环，加快对高原低氧环境的早期适应过程。

3. 血液系统疾病　党参单用或与其他药物配伍，可用于贫血、白血病、血小板减少症和化疗、放疗所致的造血功能障碍的治疗。

4. 冠心病　对气虚血瘀证冠心病患者，可选用四君子汤治疗。

黄芪
Huangqi

【来源采制】本品为豆科植物蒙古黄芪 *Astragalus membranaceus*（Fisch.）Bge. var. *mongholicus*（Bge.）Hsiao 或膜荚黄芪 *Astragalus membranaceus*（Fisch.）Bge. 的干燥根。春、秋二季采挖，除去须根和根头，晒干。主产于山西、内蒙古。

【性味归经】味甘，性微温。归肺、脾经。

【功能主治】具有补气升阳，固表止汗，利水消肿，生津养血，行滞通痹，托毒排脓，敛疮生肌的功能。用于气虚乏力，食少便溏，中气下陷，久泻脱肛，便血崩漏，表虚自汗，气虚水肿，内热消渴，血虚萎黄，半身不遂，痹痛麻木，痈疽难溃，久溃不敛。

【主要成分】主要成分有皂苷类（黄芪皂苷 I ～ IV、大豆皂苷等）、多糖（葡聚糖和杂多糖）、黄酮类（黄酮、异黄酮、异黄烷、紫檀烷等）、生物碱类（黄芪碱 A、B、C、D、E、F）、氨基酸、微量元素等。

【药理作用】

1. 对免疫功能的影响 黄芪对机体免疫功能有显著的增强作用，既能增强非特异性免疫功能，又能增强特异性免疫功能。黄芪增强免疫的主要成分是黄芪多糖、生物碱、黄酮类和皂苷类。

（1）增强非特异性免疫功能 黄芪能提高巨噬细胞活性，活化中性粒细胞，提高外周血中白细胞的数量，增强小鼠 NK 细胞的活性。

（2）增强特异性免疫功能 黄芪能促进细胞免疫，促进 T 淋巴细胞的增殖和转化，提高体内 T 细胞总数和辅助性 T 细胞的数量，增强 B 淋巴细胞免疫功能，促进白细胞介素的生成。黄芪可升高 IgA、IgG 水平，增高老年患者的补体水平。

2. 对心血管系统的影响

（1）对心脏的作用 黄芪可增强心肌收缩力，主要成分是黄芪皂苷。黄芪多糖可抗心律失常。黄芪注射液可使心脏收缩振幅增大，心排血量增多，对中毒或疲劳、衰竭心脏的作用尤为明显。黄芪对病毒性心肌炎有治疗作用，黄芪能稳定心肌细胞膜，保护线粒体及溶酶体，并能使心肌细胞搏动减慢、减轻缺血心肌细胞内钙超载，达到保护心肌的作用。

（2）扩张血管、调节血压 黄芪能扩张外周血管，降低外周阻力，改善微循环。黄芪对血压具有双向调节作用，可控制自发性高血压大鼠血压的升高。当动物血压降至休克水平时，黄芪又可使血压上升且保持稳定。

3. 增强造血功能 黄芪能明显促进骨髓造血功能，促进造血干细胞的增殖与分化。黄芪和黄芪多糖均能升高血细胞比容和血红蛋白含量。黄芪注射液可显著增加骨髓单粒系祖细胞数量，防止骨髓有核细胞数的减少。黄芪多糖能升高血细胞比容，增加红细胞的数量。

4. 对机体物质代谢的影响 黄芪能促进 DNA、RNA 和蛋白质的生物合成，使血清总蛋白和清蛋白含量增加，促进蛋白质的更新。黄芪多糖对血糖有双向调节作用，对正常小鼠的血糖含量无明显影响，但可降低葡萄糖负荷后的小鼠血糖水平，对抗 Ad 引起的小鼠血糖升高和苯乙双胍致小鼠实验性低血糖现象，而对胰岛素性低血糖无明显影响。黄芪还具有调节血脂代谢的作用。黄芪水煎液可降低高脂血症小鼠血清 TC、TG、LDL－C 水平。黄芪多糖能降低高脂血症大鼠的血脂，减少肝脏脂质沉积。

5. 抗氧化、延缓衰老 黄芪能有效抑制脂质过氧化反应，提高机体在不同功能状态下的抗氧化能力。黄芪皂苷可升高红细胞内 SOD 活性，降低肝内 MDA 含量，减少 LPO 对生物膜的损害。黄芪可延长果蝇和家蚕的平均寿命，延长体外培养的人胎肺二倍体细胞寿命。

此外，黄芪还具有保肝、抗溃疡、抗病原微生物、利尿、抗肿瘤、抗骨质疏松、抗应激等作用。

【现代应用】

1. 消化系统疾病 黄芪为主的复方可用于治疗消化性溃疡、慢性胃炎、慢性结肠炎。

2. 心血管疾病 黄芪及其复方可用于冠心病、充血性心力衰竭的治疗。对老年性慢性心律失常患者，可改善心脏功能。

3. 慢性肝炎 黄芪口服液、注射液可用于迁延性肝炎和慢性乙型肝炎的治疗。

4. 病毒性心肌炎 静脉滴注黄芪注射液或黄芪冲剂口服，并配合抗心律失常药物，治疗急性病毒性心肌炎疗效明显。

此外，黄芪可用于上呼吸道感染、肾炎、银屑病等的治疗。

甘草
Gancao

【来源采制】本品为豆科植物甘草 *Glycyrrhiza uralensis* Fisch.、胀果甘草 *Glycyrrhiza inflata* Bat. 或光果甘草 *Glycyrrhiza glabra* L. 的干燥根和根茎。春、秋二季采挖，除去须根，晒干。主产于内蒙古、新疆、甘肃等地。

【性味归经】味甘，性平。归心、肺、脾、胃经。

【功能主治】具有补脾益气，清热解毒，祛痰止咳，缓急止痛，调和诸药的功能。用于脾胃虚弱，倦怠乏力，心悸气短，咳嗽痰多，脘腹、四肢挛急疼痛，痈肿疮毒，缓解药物毒性、烈性。

【主要成分】甘草主要含三萜皂苷类和黄酮类成分。三萜皂苷类主要包括甘草甜素、甘草次酸。黄酮类包括甘草苷、异甘草苷、新甘草苷、甘草素等。此外，还含有香豆素类、生物碱类、多糖类、氨基酸和微量元素等成分。

【药理作用】

1. 肾上腺皮质激素样作用 甘草浸膏、甘草甜素或甘草次酸具有盐皮质激素样作用，对健康人及多种动物均能促进钠水潴留，排钾增加，呈现去氧皮质酮样作用。甘草浸膏、甘草甜素具有糖皮质激素样作用。甘草肾上腺皮质激素样作用的机制为：①促进肾上腺皮质激素合成；②甘草次酸的结构与皮质激素相似，能直接发挥肾上腺皮质激素样作用；③甘草次酸可竞争性抑制肝脏对皮质激素的灭活，间接提高皮质激素的浓度，延长了皮质激素的作用时间。

2. 免疫调节作用 甘草对免疫功能有双向调节作用。甘草对免疫功能的双向调节作用可能与含有增强和抑制机体免疫功能的不同成分有关。甘草甜素可诱导 IL-1、IL-2 的产生，进而促进 γ 干扰素（IFN-γ）的分泌，增加 NK 细胞活性。甘草酸类可增强巨噬细胞吞噬功能及细胞免疫功能，但对体液免疫功能有抑制作用。甘草葡聚糖能增强机体免疫功能，与 ConA 合用有协同作用，对小鼠脾脏淋巴细胞有激活增殖的作用。异甘草素等成分对免疫刺激所诱导的肥大细胞组胺释放有抑制作用。甘草甜素能抑制补体反应。

3. 对消化系统的影响

（1）抗溃疡 甘草粉、甘草浸膏、甘草次酸、甘草素、甘草苷、异甘草苷对多种实验性溃疡模型均有抑制作用，能促进溃疡愈合。甘草抗溃疡作用的机制：抑制胃液、胃酸分泌；吸附胃酸，降低胃液酸度，保护胃黏膜；促进消化道上皮细胞再生（如甘草锌）；刺激胃黏膜上皮细胞合成和释放有黏膜保护作用的内源性 PG。

（2）解痉 甘草浸膏、甘草煎剂等多种制剂对胃肠道平滑肌有解痉作用。

（3）保肝 甘草浸膏、甘草甜素、甘草次酸等对多种实验性肝损伤有明显的保护作用，可使血清 ALT 水平降低，使肝脏的变性坏死程度减轻、肝脏内糖原及 RNA 含量恢复，抑制肝内 MDA 含量的增加。

4. 解毒 甘草对药物、食物、体内代谢产物及细菌毒素所导致的中毒都有一定的解毒作用，能缓解中毒症状。甘草解毒作用的有效成分主要为甘草甜素及其分解代谢产物甘草次酸、葡萄糖醛酸。甘草解毒作用的机制为：①吸附毒物，甘草甜素水解后释放出的葡萄糖醛酸可与含羧基、羟基的毒物结合，减少毒物的吸收；②通过物理、化学沉淀毒物以减少吸收，如甘草甜素可沉淀生物碱；③甘草次酸有肾上腺皮质激素样作用，并改善垂体-肾上腺系统的调节作用，提高机体对毒物的耐受能力；④对肝药酶有诱导作用，增强肝脏的解毒功能。

5. 镇咳、祛痰 甘草浸膏有明显的止咳化痰作用，甘草浸膏片能覆盖在发炎的咽部黏膜上，缓和炎症的刺激，达到镇咳的作用。甘草还能通过促进咽喉和支气管黏膜的分泌，使痰易于咳出，呈现祛痰镇咳作用。

6. 抗炎、抗变态反应 甘草次酸、甘草酸单铵盐、甘草黄酮和甘草锌对多种炎症反应均有明显的抑制作用。甘草水煎液能抑制大鼠被动皮肤过敏反应，降低小鼠血清 IgE 水平。异甘草素等成分抑制透明质酸酶的活性，并对免疫刺激所诱导的肥大细胞释放组胺有抑制作用。

7. 抗病原微生物 甘草甜素、甘草多糖等对 HIV 病毒、水痘 – 带状疱疹病毒、水疱性口炎病毒、腺病毒、牛痘病毒均有一定的抑制作用。甘草次酸、甘草次酸钠等对金黄色葡萄球菌、大肠埃希菌、结核杆菌、阿米巴原虫等有抑制作用。

此外，炙甘草提取液、甘草总黄酮具有抗心律失常作用。甘草次酸、甘草甜素具有降血脂、抗动脉粥样硬化作用。甘草次酸、甘草甜素等有一定的抗瘤作用。甘草酸、甘草次酸、甘草醇提取物等具有抗氧化的作用。

【现代应用】

1. 肾上腺皮质功能减退症 应用甘草流浸膏或甘草粉可改善患者症状，使患者体力增强、血钠增加、血压升高及皮肤色素沉着减退。

2. 消化性溃疡 甘草流浸膏、甘草锌可治疗胃及十二指肠溃疡。

3. 呼吸系统疾病 甘草流浸膏和甘草片可治疗急、慢性支气管炎，支气管哮喘等引起的咳嗽、痰多黏稠等。

4. 食物中毒 甘草水煎液灌服可用于多种食物中毒。

5. 皮肤病 甘草酸铵霜剂可用于荨麻疹、湿疹、过敏性皮炎等疾病的治疗。

6. 肝炎 甘草煎剂、复方甘草酸苷、甘草甜素用于治疗急、慢性肝炎有效。

此外，甘草还可用于高脂血症、疱疹性角膜炎等疾病。

【不良反应】

1. 过敏反应 主要是过敏性皮肤反应及过敏性休克。

2. 假性醛固酮增多症 长期使用可出现类醛固酮增多症，症状为血容量增加、浮肿、血压增高、血钾降低、头痛、眩晕、心悸等，停药后症状可以消失，可给予螺内酯治疗。

3. 消化系统不良反应 少数患者因使用甘草类制剂出现消化系统不良反应，临床症状多为腹泻等胃肠道不良反应。

4. 神经、精神系统不良反应 主要表现为兴奋、无故发笑，不能自主。

5. 内分泌系统不良反应 主要表现为糖皮质激素样作用所致不良反应。

6. 心血管系统 甘草及其制剂可能导致血压升高、心悸气短、心律失常，严重者会引发心功能不全、心力衰竭等心血管系统病变。对于老年人及患有心血管疾病和肾脏疾病的人，甘草及其制剂的不当使用更易导致高血压，而高血压可能引发心肌损伤。

✎ 练一练

下列不属于甘草的不良反应的是（　　　）

A. 假性醛固酮增多症　　B. 血钾降低　　　　C. 浮肿
D. 血压升高　　　　　　E. 高血糖

答案解析

当归

Danggui

【来源采制】本品为伞形科植物当归 *Angelica sinensis*（Oliv.）Diels 的干燥根。秋末采挖，除去须根和泥沙，待水分稍蒸发后，捆成小把，上棚，用烟火慢慢熏干。主产于甘肃。

【性味归经】味甘、辛，性温。归肝、心、脾经。

【功能主治】具有补血活血，调经止痛，润肠通便的功能。用于血虚萎黄，眩晕心悸，月经不调，经闭痛经，虚寒腹痛，风湿痹痛，跌扑损伤，痈疽疮疡，肠燥便秘。酒当归活血通经，用于经闭痛经，风湿痹痛，跌扑损伤。

【主要成分】主要成分有挥发油及水溶性成分。挥发油主要为藁本内酯、正丁烯内酯、当归酮、月桂烯等。水溶性部分主要有阿魏酸、琥珀酸、烟酸等。此外，还含有当归多糖、黄酮类化合物、多种氨基酸、维生素及无机元素等。

【药理作用】

1. 对血液系统的影响

（1）促进骨髓造血功能　当归多糖可促进骨髓造血功能，使白细胞、红细胞、血红蛋白数量升高。当归的抗贫血的作用还与其所含维生素 B_{12}、叶酸、亚叶酸及铁等物质有关。

（2）抑制血小板聚集、抗血栓　阿魏酸可抑制血小板聚集，作用机制与以下环节有关：①抑制 TXA_2 合成酶，使 TXA_2 合成减少，影响 $TXA_2 - PGI_2$ 平衡；②抑制血小板释放 $5 - HT$；③抑制磷酸二酯酶，使血小板 cAMP 水平升高，抑制血小板聚集。当归及阿魏酸可使血栓重量明显减轻，血栓形成减慢。其抗血栓作用可能与增加纤维蛋白溶解酶活性、抗凝血、抑制血小板聚集等作用有关。

（3）降血脂、抗动脉粥样硬化　阿魏酸对血清 TC 水平升高有明显抑制作用，TG 和磷脂水平无明显变化。阿魏酸的降血脂机制与抑制肝脏合成胆固醇的限速酶甲羟戊酸 $-5 -$ 焦磷酸脱羟酶的活性，使肝合成胆固醇减少有关。此外，当归及阿魏酸还有抗氧化、清除自由基、保护血管内膜、抑制脂质沉积于血管壁，产生抗动脉粥样硬化的作用。

2. 对心血管系统的影响

（1）抗心肌缺血　当归水提物和阿魏酸可缓解心肌缺血，增加心肌血流量。

（2）抗心律失常　当归对实验性心律失常及心肌缺血再灌注所诱发的心律失常有明显的防治作用。当归抗心律失常可能是减慢传导、延长 ERP、消除折返、延长平台期、抑制异位节律点、提高致颤阈等多方面作用的结果。

（3）扩张血管、降低血压　当归能扩张外周血管，使血管阻力降低，降低血压，增加器官血流量，此作用与当归激动胆碱受体和组胺受体有关，作用随剂量的增加而增强。

3. 对子宫平滑肌的影响　当归对子宫平滑肌具有兴奋和抑制的双重效应。挥发油及阿魏酸具有抑制子宫平滑肌收缩的作用，水溶性或醇溶性的非挥发性物质有兴奋子宫的作用。子宫平滑肌痉挛性收缩是发生痛经的病理学基础，当归对子宫平滑肌具有抑制作用而缓解痛经症状。对于崩漏等伴有子宫收缩不全的病理状态，当归可通过兴奋子宫平滑肌来发挥治疗作用。当归对子宫的作用取决于子宫的功能状态，呈双向调节作用，这是其治疗痛经、崩漏及催产的药理作用基础。

4. 对免疫系统的影响　当归及当归多糖、阿魏酸均能增强机体免疫功能。

（1）增强非特异性免疫功能　当归多糖能增强单核巨噬细胞的吞噬能力，能对抗皮质激素导致的小鼠免疫抑制，使胸腺、脾的重量增加，拮抗外周血中白细胞数量的减少。

（2）增强特异性免疫功能　当归可促进淋巴细胞的转移反应和 T 淋巴细胞增殖。当归还具有诱生干扰素的作用，当归注射液能促进 $IL - 2$ 等细胞因子的产生。

此外，当归还有保肝、抗辐射、抗氧化损伤、抗炎、镇痛、松弛支气管平滑肌、抗维生素 E 缺乏症、抗肿瘤等作用。

【现代应用】

1. 心脑血管疾病　当归注射液可用于急性缺血性中风的治疗。可治疗冠心病及并发的室性期前收缩等心律失常。

2. 血栓闭塞性脉管炎　当归注射液可改善症状。

3. 妇科疾病　当归煎剂、当归片等对痛经、月经不调、慢性盆腔炎、子宫脱垂等妇科疾病均有一定的疗效。

4. 贫血 当归与其他中药配伍对于多种原因引起的血红蛋白、红细胞、白细胞减少等均有较好的疗效。

此外，当归还可用于治疗迁延性或慢性肝炎、肝硬化，腰腿疼、肩周炎，突发性耳聋，支气管哮喘和小儿病毒性肺炎等。

【不良反应】 少数人使用当归剂量过大会出现疲倦、嗜睡等，停药后可消失。穴位注射当归挥发油可引起局部疼痛以及恶心、呕吐等反应，可自行缓解。静脉滴注当归注射液可见输液反应。

熟地黄
Shudihuang

【来源采制】 本品为玄参科植物地黄 *Rehmannia glutinosa* Libosch. 干燥块根生地黄经炮制加工品。

【性味归经】 味甘，性微温。归肝、肾经。

【功能主治】 具有补血滋阴，益精填髓的功能。用于血虚萎黄，心悸怔忡，月经不调，崩漏下血，肝肾阴虚，腰膝酸软，骨蒸潮热，盗汗遗精，内热消渴，眩晕，耳鸣，须发早白。

【主要成分】 熟地黄的化学成分与生地黄基本相同，主要成分有糖类、氨基酸、梓醇、地黄素、地黄苷（A、B、C、D）、毛蕊花糖苷、氨基酸以及微量元素等。与生地黄比较，熟地黄所含单糖量增加，而梓醇含量减少，此与炮制过程有关。

【药理作用】

1. 促进骨髓造血功能 地黄苷 D 能够显著增加小鼠血虚症患者的白细胞、血小板、网织红细胞的数量，以及骨髓 DNA 的含量和体重。熟地黄水煎剂可以促进血虚小鼠骨髓造血干细胞、祖细胞增殖分化，促进外周血红细胞和血红蛋白的恢复。熟地黄多糖可显著提高血虚模型大鼠的血象，提高模型大鼠血 IL－2、IL－6、促红细胞生成素（EPO）的水平。

2. 抗氧化、延缓衰老 熟地黄水提物能增强脑组织 SOD 活性，CCl_4 提取物可显著降低脑组织 MDA 含量，可明显提高动物血清中 GSH－Px 的活性，降低血清中过氧化脂质的含量。

3. 抗肿瘤 地黄多糖能明显提高肿瘤小鼠体内 T 淋巴细胞的增殖并发挥抑制肿瘤扩散的作用。熟地黄水提液刺激实验小鼠单核细胞显著分泌肿瘤坏死因子。

4. 增强学习记忆 熟地黄能够改善大鼠的学习记忆能力。在实验性小鼠迷宫出路寻找中，发现熟地黄能够缩短迷宫通路寻找时间。熟地黄能够延长痴呆小鼠跳台实验潜伏期，减少错误次数，能够改善动物记忆力。

5. 增强免疫 熟地黄能够增强机体免疫，熟地黄水提物和粗多糖均可显著促进小鼠胸腺及脾的淋巴细胞增殖，提高 IL－2、IFN－γ、IL－4、IL－5 的水平，呈现剂量依赖关系。作用机制与其增强 T 淋巴细胞 Th_1 和 Th_2 的细胞因子表达有关。

6. 降血糖 地黄低聚糖对正常大鼠血糖无明显影响；可降低四氧嘧啶性糖尿病大鼠的血糖水平，增加肝糖原含量；对葡萄糖及 Ad 引起的高血糖有一定的对抗作用。

此外，熟地黄还有镇静、抗惊厥、保肝、抗溃疡等作用。

【现代应用】

1. 妇科疾病 以熟地黄为主的复方，如四物汤，常用于治疗痛经、贫血、功能性子宫出血、更年期综合征等。

2. 呼吸系统疾病 以熟地黄为主的复方，如六味地黄丸，常用于治疗肺结核、慢性阻塞性肺病、肺心病属于肾阴不足者。

【不良反应】 长期服用熟地黄会引起胸闷、气促、腹胀、轻度腹泻等不良反应。

何首乌

Heshouwu

【来源采制】　本品为蓼科植物何首乌 *Polygonum multiflorum* Thunb. 的干燥块根。秋、冬二季叶枯萎时采挖，削去两端，洗净，个大的切成块，干燥。主产于陕西南部、甘肃南部、四川、云南及贵州等地。

【性味归经】　味苦、甘、涩，性微温。归肝、心、肾经。

【功能主治】　具有解毒，消痈，截疟，润肠通便的功能。用于疮痈，瘰疬，风疹瘙痒，久疟体虚，肠燥便秘。

【主要成分】　主要成分有磷脂、蒽醌类、葡萄糖苷类成分。磷脂类主要为卵磷脂、肌醇磷脂、乙醇胺磷脂等。蒽醌类主要有大黄酚、大黄素等。葡萄糖苷主要为二苯乙烯苷。此外，还含有 β-谷甾醇、没食子酸、胡萝卜素及微量元素等。

【药理作用】

1. 抗氧化、延缓衰老　何首乌可延长果蝇二倍体细胞的生长周期，使细胞生长旺盛，从而使果蝇的寿命延长。水煎液可增加脑和肝脏中的蛋白质含量，并增强 SOD 的活性，降低 MAO 的活性，降低 MDA 的含量，提高机体 DNA 的修复能力。

2. 增强免疫功能　何首乌能明显增加小鼠胸腺和脾脏的重量，提高脾巨噬细胞的吞噬功能，提高 NK 细胞的活性，增强 T 淋巴细胞和 B 淋巴细胞的免疫功能。

3. 降低血脂、抗动脉粥样硬化　何首乌可明显降低高脂血症血清中 TC、TG 的含量，提高 HDL/TC 的比值，减少高脂血症动脉粥样硬化斑块的形成。降血脂的有效成分包括蒽醌类、二苯乙烯苷和卵磷脂等，其降血脂作用的机制是：蒽醌类化合物具有泻下作用，抑制脂质的吸收，能促进肠的蠕动，加速胆汁酸排出；卵磷脂能抑制 3-羟基-3-甲基戊二酰辅酶 A（HMG-CoA）还原酶以及 7α-羟化酶的活性，从而抑制内源性胆固醇的合成，促进胆固醇转变为胆汁酸。

4. 促进骨髓造血功能　给小鼠腹腔注射何首乌提取液，可使骨髓造血干细胞、粒单系祖细胞及外周网织红细胞比例显著增加。

5. 对消化系统的影响

（1）泻下　何首乌含有蒽醌类成分，可促进肠蠕动而润肠通便。生用较炮制品作用强，经炮制结合型的蒽醌会转变为游离型蒽醌，补益作用增强而泻下作用减弱。

（2）保肝　何首乌中的二苯乙烯苷成分可拮抗过氧化玉米油所致的脂肪肝及肝功能损害，使血清中 ALT、AST、游离脂肪酸及肝脏 LPO 水平下降。其在体外试验中能对抗 ADP 与 NADPH 导致的肝微粒体脂质的过氧化，减少肝细胞的损害。何首乌中的卵磷脂利于保护肝脏。

6. 对内分泌系统的影响　何首乌能兴奋肾上腺皮质功能，具有皮质激素样作用，提高抗应激能力，增加肾上腺的重量。

7. 改善学习记忆　何首乌苷使海马内组织细胞的胆碱乙酰转移酶（ChAT）表达升高、乙酰胆碱酯酶（AChE）表达降低，从而增加乙酰胆碱的含量，以改善胆碱能系统损害，使小鼠学习记忆能力明显改善。

此外，何首乌还具有抗菌、抗病毒、抗心肌缺血、抗肿瘤、抗骨质疏松等作用。

【现代应用】

1. 高脂血症　制首乌煎剂或首乌片可降低 TC、TG 及 β-脂蛋白的水平，对高脂血症有一定的治疗作用。

2. 精神与神经性疾病　何首乌注射液或首乌片可用于神经衰弱失眠症的治疗。还可用于夜游症、嗜睡症、神经性头痛的治疗。

3. 脂溢性脱发、白发　制首乌配当归、熟地可治疗脂溢性脱发、白发。

此外，何首乌可用于皮肤疣、老年性皮肤瘙痒及女性白斑病变、高血压、慢性支气管炎、支气管哮喘、日光疹等的治疗。

【不良反应】生何首乌可导致腹泻、腹痛、恶心和呕吐等消化道不良反应，长期大量服用何首乌会引起肝毒性和肾毒性、过敏反应、肢体麻木、皮疹、药热、眼部色素沉着、精神症状、上消化道出血等不良反应。

枸杞子
Gouqizi

【来源采制】本品为茄科植物宁夏枸杞 *Lycium barbarum* L. 的干燥成熟果实。夏、秋二季果实呈红色时采收，热风烘干，除去果梗，或晾至皮皱后，晒干，除去果梗。主产于宁夏、甘肃等地。

【性味归经】味甘，性平。归肝、肾经。

【功能主治】具有滋补肝肾，益精明目的功能。用于虚劳精亏，腰膝酸痛，眩晕耳鸣，阳痿遗精，内热消渴，血虚萎黄，目昏不明。

【主要成分】主要成分有甜菜碱、枸杞多糖、氨基酸、维生素和胡萝卜素及多种微量元素等。

【药理作用】

1. 增强免疫　枸杞子对机体免疫功能有增强作用，有效成分为枸杞多糖。

（1）增强非特异性免疫功能　枸杞子水煎液能促进中性粒细胞的吞噬功能，增加 WBC 数量。枸杞多糖可使环磷酰胺、^{60}Co 照射所致白细胞减少恢复正常。

（2）增强特异性免疫功能　枸杞多糖促进 T 淋巴细胞、B 淋巴细胞增殖及抗体生成，枸杞子可促进 ConA 活化的脾淋巴细胞 DNA 和蛋白质的合成，促进人外周血淋巴细胞 L2 受体的表达，拮抗环磷酰胺所致的 T 淋巴细胞和 NK 细胞的抑制作用。枸杞子能提高小鼠 B 细胞的活性，促进 B 细胞的增殖，提高小鼠血清 IgG、IgM 及补体 C4 的含量。

2. 抗氧化、延缓衰老　枸杞子可明显延长动物寿命，延缓衰老，有效成分为枸杞多糖。其机制是：①提高 SOD 和 GSH – Px 的活性，清除体内过多的羟自由基，保护生物膜结构；②减少心、脑、肝组织中脂褐质的含量；③增强机体免疫能力；④提高 DNA 修复能力，对抗遗传物质损伤，维持细胞正常发育；⑤抑制细胞凋亡。

3. 保肝　枸杞子、枸杞多糖、甜菜碱等对 CCl$_4$ 所致小鼠肝损伤均具有一定的保护作用，能抑制脂肪在肝细胞内沉积，促进肝细胞新生。甜菜碱在体内及肝内起到甲基供应体的作用，可降低 ALT 和 AST，并能使组织形态学上的肝细胞变性坏死得到明显的改善和恢复，是枸杞子保肝的主要成分。枸杞多糖也有保肝作用，可促进蛋白质的合成，阻止内质网的损伤，恢复肝细胞功能，促进肝细胞的再生。

4. 降血糖　枸杞子具有明显的降血糖作用，可修复受损的胰岛 β 细胞并促进胰岛 β 细胞的再生。枸杞子提取物及枸杞多糖可降低血糖，提高糖耐量，可预防糖尿病视网膜病变。枸杞多糖对 α – 葡萄糖苷酶具有较强的非竞争性抑制作用。

5. 降血脂　枸杞子可明显降低血清 TC、TG、LDL – C 及肝组织 TC、TG 的含量。枸杞多糖可降低高脂血症小鼠的血脂水平。

此外，枸杞多糖具有一定的抗肿瘤、抗生殖系统损伤、促进造血功能、降压、抗应激等作用。

【现代应用】

1. 老年保健　枸杞子或枸杞子提取物口服可不同程度地提高机体免疫功能，提高 SOD 活性，降低

LPO 含量，降低 TC，改善睡眠和食欲。

2. 慢性肝病　甜菜碱可治疗肝硬化、慢性肝炎、代谢性或中毒性肝病。

3. 皮肤病　枸杞子提取物可治疗银屑病、湿疹、神经性皮炎及带状疱疹等皮肤病。

4. 糖尿病　枸杞子口服对于糖尿病视网膜病变疗效肯定。

5. 高脂血症　枸杞子对于老年高脂血症有一定疗效。

此外，枸杞还可用于治疗男性不育症，也可作为治疗肿瘤的辅助用药。

淫羊藿
Yinyanghuo

【来源采制】本品为小檗科植物淫羊藿 *Epimedium brevicornu* Maxim.、箭叶淫羊藿 *Epimedium sagittatum*（Sieb. et Zucc.）Maxim.、柔毛淫羊藿 *Epimedium pubescens* Maxim. 或朝鲜淫羊藿 *Epimedium koreanum* Nakai 的干燥叶。夏、秋季茎叶茂盛时采收，晒干或阴干。主产于甘肃、陕西、辽宁等地。

【性味归经】味辛、甘，性温。归肝、肾经。

【功能主治】具有补肾阳，强筋骨，祛风湿的功能。用于肾阳虚衰，阳痿遗精，筋骨痿软，风湿痹痛，麻木拘挛。

【主要成分】有淫羊藿苷、去氧甲基淫羊藿苷、β-去氢甲基淫羊藿素。还含有异槲皮素、木脂素、木兰素、金丝桃苷和多糖等多种成分。淫羊藿苷、淫羊藿多糖是主要的有效成分。

【药理作用】

1. 增强下丘脑-垂体-性腺轴的功能

（1）**雄激素样作用**　淫羊藿流浸膏促进犬精液分泌，使小鼠前列腺、精囊及提肛肌的重量增加，血浆睾酮的含量增加，明显促进睾丸组织的增生与分泌。

（2）**雌激素样作用**　淫羊藿提取液使雌性动物垂体对促性腺激素释放激素的反应性升高，提高卵巢对黄体生成素的反应性，淫羊藿煎剂使雌性大鼠垂体、卵巢和子宫的重量增加。

2. 调节机体免疫功能

（1）**增强非特异性免疫功能**　淫羊藿多糖和总黄酮明显提高网状内皮系统的功能，提高巨噬细胞的吞噬能力，对抗环磷酰胺所致小鼠外周血白细胞数量减少。淫羊藿多糖还能增加小鼠脾脏和胸腺的重量。

（2）**调节特异性免疫功能**　淫羊藿总黄酮可显著促进植物血凝素（PHA）诱导的淋巴细胞转化反应，增强细胞免疫。淫羊藿多糖能刺激 T 淋巴细胞、B 淋巴细胞增殖，诱生 IFN-γ，促进小鼠胸腺和脾脏细胞产生 IL-2。淫羊藿总黄酮可提高血清中溶血素抗体的水平。淫羊藿多糖提高脾脏抗体生成率和血清抗体含量，增强体液免疫功能，而淫羊藿苷对抑制性 T 细胞具有抑制作用，可促进抗体的生成。淫羊藿对特异性免疫功能的影响与其成分及机体的功能状态相关。

3. 促进骨生长　淫羊藿可抑制肾上腺皮质激素引起的骨质疏松，同时表现明显的促骨形成的作用，提高成骨细胞的数量和活性，使骨小梁面积及骨密度增加，对骨质疏松有良好的防治作用。

4. 对物质代谢的影响　淫羊藿可促进阳虚模型动物 DNA 和蛋白质的合成，使动物体重增加，动物耐寒能力提高，死亡率降低。

5. 对心血管系统的作用

（1）**抗心肌缺血**　淫羊藿注射剂、淫羊藿苷等使多种动物的冠脉血流量增加，降低冠脉阻力，减轻心脏负荷，降低心肌的耗氧量，抗心肌缺血。

（2）**强心、抗心律失常**　淫羊藿煎剂能加强心肌收缩力，恢复心力衰竭心肌的收缩力。淫羊藿提取物可明显缩短毒毛花苷 K 及 Ad 诱发的豚鼠实验性心律失常的持续时间。

（3）扩张血管、降压　淫羊藿可以扩张外周血管，降低外周血管阻力，注射淫羊藿黄酮苷可使血压降低。

（4）抑制血小板聚集、抗血栓形成　淫羊藿抑制血小板的聚集，并有促进其解聚的功能。淫羊藿总黄酮降低全血黏度和红细胞聚集，抑制血栓形成。

6. 增强骨髓造血功能　淫羊藿苷可使小鼠脾脏淋巴细胞产生集落刺激因子，促进骨髓造血和刺激成熟。淫羊藿苷也可诱生 IL-2、IL-3、IL-6，IL-3 可作用于骨髓多能干细胞，促进多种血细胞的分化增殖，IL-6 协同 IL-3 支持多能干细胞的增殖，因而可促进造血功能。

此外，淫羊藿还具有延缓衰老、抗菌、抗过敏、降血糖、降血脂、抗脑缺血、抗炎、抗肿瘤、提高学习记忆等作用。

【现代应用】

1. 性功能减退　淫羊藿研末，黄酒送服，对性功能有一定的改善作用，可治疗阳痿。

2. 冠心病　服用淫羊藿片可缓解心绞痛症状，并降低 TC、LDL 和 TG 的含量。

3. 高血压　淫羊藿浸膏片可用于高血压的治疗。

4. 神经衰弱　淫羊藿制剂对神经衰弱和更年期出现的失眠、烦躁头痛等症状有治疗作用。

5. 骨质疏松　淫羊藿复方制剂（如淫羊藿与续断、补骨脂、地黄等配伍）用于治疗绝经后骨质疏松、老年类风湿关节炎所导致的骨质疏松具有一定疗效。

6. 血液系统疾病　淫羊藿临床用于治疗血小板减少性紫癜以及肿瘤放、化疗引起的白细胞减少症有一定疗效。

此外，淫羊藿还可用于慢性支气管炎、白细胞减少症、慢性肝炎、病毒性心肌炎和小儿麻痹症急性期的治疗等。

冬虫夏草
Dongchongxiacao

【来源采制】本品为麦角菌科真菌冬虫夏草菌 *Cordyceps sinensis*（BerK.）Sacc. 寄生在蝙蝠蛾科昆虫幼虫上的子座和幼虫尸体的干燥复合体。夏初子座出土、孢子未发散时挖取，晒至六七成干，除去似纤维状的附着物及杂质，晒干或低温干燥。主产于西藏、青海、甘肃、四川、云南等地。

【性味归经】味甘，性平。归肺、肾经。

【功能主治】具有补肾益肺，止血化痰的功能。用于肾虚精亏，阳痿遗精，腰膝酸痛，久咳虚喘，劳嗽咯血。

【主要成分】有核苷类、虫草酸、虫草素、虫草多糖、腺苷、麦角固醇、脂肪酸、粗蛋白、氨基酸和多种维生素、无机元素等，虫草酸、虫草素是主要有效成分。现多使用人工培养的冬虫夏草菌丝供药用。

【药理作用】

1. 调节机体免疫功能　冬虫夏草可增强机体非特异性免疫功能，调节特异性免疫功能。冬虫夏草、虫草菌浸液可明显增加小鼠脾脏重量，并能拮抗泼尼松龙、环磷酰胺引起的小鼠脾脏重量减轻。虫草多糖可提高巨噬细胞系统的吞噬功能，拮抗可的松所致吞噬功能下降。冬虫夏草促进 T 淋巴细胞、B 淋巴细胞的分化、增殖，提高 T 淋巴细胞、B 淋巴细胞的功能；对 NK 细胞具有双向调节作用。冬虫夏草直接诱发 B 淋巴细胞的增殖反应，促进小鼠血清 IgG 的生成，增加血清溶血素的含量。冬虫夏草水提物对小鼠胸腺及脾脏 T 细胞功能低下的动物有明显的保护作用。而虫草多糖对 PHA 诱生的 IL-2、IFN-γ 活性有选择性的抑制作用。虫草多糖可促进淋巴细胞由 LPS 或 ConA 诱导的淋巴细胞转化反应。

2. 对内分泌系统的影响

（1）性激素样作用 冬虫夏草具有雄激素样作用，可使家兔睾丸重量、精子数显著升高，并增加大鼠包皮腺、精囊及前列腺的重量，提高正常大鼠血浆睾酮、皮质醇水平。冬虫夏草还具有雌激素样作用，能调节雌性大鼠体内雌性激素水平，改善子宫内膜的功能，增加雌性大鼠受孕百分率和产子数。

（2）增强肾上腺皮质的功能 冬虫夏草增加小鼠肾上腺的重量，提高血浆醛固酮、皮质醇的含量，虫草多糖还可拮抗可的松对皮质酮产生的反馈性抑制作用。

3. 镇咳、平喘、祛痰 冬虫夏草及其水提液能松弛支气管平滑肌，扩张支气管，增强 Ad 的作用。小剂量可对抗 ACh 所致的豚鼠哮喘，大剂量可使小鼠气管酚红分泌量增加，具有祛痰作用。

4. 保护肾脏 冬虫夏草对肾脏具有保护作用，可防治肾炎、肾衰、药物和缺血所引起的肾损伤，可延迟尿蛋白出现，降低尿素氮和肌酐含量，增加肌酐的清除率。冬虫夏草水提取液能明显减轻庆大霉素或环孢素 A 所致急性肾衰竭大鼠的肾小管损伤程度，促进肾小管的修复。冬虫夏草保护肾脏的功能与以下因素有关：稳定肾小管上皮细胞溶酶体膜，减轻毒性损伤；降低 LDH 活性，保护细胞膜 Na^+,K^+-ATP酶；促进肾小管内皮细胞生长因子合成与分泌，加速肾小管组织的修复。

5. 抗氧化、延缓衰老 冬虫夏草能提高 SOD 活性，降低 LPO 的含量，清除体内过多的自由基，保护生物膜结构。冬虫夏草菌丝可抑制鼠脑中 MAO-B 的活性。

6. 增强造血功能 冬虫夏草能增强骨髓造血功能，对造血干细胞、粒单系祖细胞及骨髓红系祖细胞有刺激增殖的作用。

7. 对心血管系统的影响 冬虫夏草能扩张冠状动脉，增加冠脉血流量，提高心脑组织对氧的摄取利用，改善心肌缺血，降低心肌耗氧量，还具有抗心律失常及抗缺血再灌注损伤的作用。冬虫夏草菌粉能降低血浆黏度和 TG 的含量，防治动脉粥样硬化。

此外，冬虫夏草还具有降血糖、抗肿瘤、增强学习记忆、镇静、催眠、抗惊厥、抗炎、抗菌、抗病毒、抗应激、抗辐射、保肝等作用。

【现代应用】

1. 性功能低下 虫草胶囊或虫草菌胶囊可用于性功能低下的治疗。

2. 慢性肾炎和肾功能衰竭 虫草制剂能降低肾炎患者的尿蛋白，改善慢性肾衰患者的肾功能。

3. 慢性气管炎、支气管哮喘和慢性阻塞性肺病 虫草胶囊或虫草散剂可镇咳、平喘、化痰。冬虫夏草菌粉在一定程度上抑制阻塞性肺气肿肺功能的进行性恶化和改善其通气功能，有效阻止阻塞性肺气肿病理改变的进一步发展。

4. 肝炎 冬虫夏草临床可用于治疗慢性迁延性肝炎和慢性活动性肝炎。虫草菌胶囊可改善肝功能，对 HBsAg 转阴有一定的作用，应用虫草菌制剂可改善肝炎后肝硬化患者的症状。

5. 高脂血症 人工虫草可使 TC 和 TG 含量降低，HDL 含量升高。

6. 心血管系统疾病 冬虫夏草可用于治疗冠心病、高血压、心律失常。

此外，冬虫夏草还可用于治疗过敏性鼻炎、肿瘤及衰老所引起的疲劳与虚弱等。

麦冬

Maidong

【来源采制】本品为百合科植物麦冬 *Ophiopogon japonicus*（L. f）Ker-Gawl. 的干燥块根。夏季采挖，洗净，反复暴晒、堆置，至七八成干，除去须根，干燥。主产于四川、浙江等地。

【性味归经】味甘、微苦，性微寒。归心、肺、胃经。

【功能主治】具有养阴生津，润肺清心的功能。用于肺燥干咳，阴虚痨嗽，喉痹咽痛，津伤口渴，内热消渴，心烦失眠，肠燥便秘。

【主要成分】主要成分有甾体皂苷类、高异黄酮类、多糖、氨基酸、挥发油、微量元素及其他类化学成分。

【药理作用】

1. 对心血管系统的影响

（1）抗心肌缺血　麦冬具有明显的抗心肌缺血作用，可显著增加心肌营养性血流量，使缺血缺氧心肌细胞较快获得修复和保护。麦冬提取物、麦冬总皂苷对实验性心肌缺血模型均有明显的改善作用。其作用机制可能与增强心肌 SOD 活性、减少脂质过氧化损害及改善心肌代谢等作用有关。麦冬多糖能抗心肌细胞损伤，促进血管新生，对心肌缺血起到保护作用。

（2）抗心律失常　麦冬注射液、麦冬总皂苷对多种实验性心律失常有预防和治疗作用，可作用于心肌细胞的钠和钙通道，减少 Na^+ 和 Ca^{2+} 的内流，降低细胞自律性，使传导减慢，单向阻滞变双向阻滞而消除折返激动。

（3）改善心功能　麦冬注射液能明显增强心肌收缩力，提高心脏泵血功能，发挥抗休克作用。

（4）抗血栓、改善微循环　麦冬可改善微循环、抗血栓形成。麦冬水提物能显著缩短血栓持续时间，有效抑制血栓；麦冬的水、醇、石油醚提取物均可明显降低血小板聚集率，且优于阿司匹林。

2. 增强免疫　麦冬能增强机体免疫功能。麦冬多糖能显著增加小鼠的脾脏重量，提高巨噬细胞的吞噬能力，并能激活小鼠网状内皮系统，刺激血清中溶血素抗体的产生，对由环磷酰胺和 ^{60}Co 照射引起的小鼠白细胞数量下降具有显著的对抗作用。

3. 降血糖　麦冬以及麦冬多糖对 Ad、四氧嘧啶等所诱导的实验性小鼠血糖升高有明显的抑制作用，可减轻胰岛 β 细胞的损伤，改善胰岛 β 细胞的功能。麦冬多糖对正常小鼠血糖也有明显的降低作用，其降糖作用机制可能与改善外周组织对胰岛素的敏感性、减轻胰岛素抵抗（IR）、阻止葡萄糖在肠道内的吸收等作用有关。

4. 抗炎、抗过敏、平喘　麦冬的水提物、皂苷类成分及高异黄酮衍生物均具有抗炎活性。麦冬多糖能拮抗乙酰胆碱和组胺混合液刺激引起的正常豚鼠和卵清蛋白引起的致敏豚鼠的支气管平滑肌收缩，抑制致敏豚鼠哮喘的发生，并可明显抑制小鼠被动皮肤过敏反应。

5. 抗氧化、延缓衰老　麦冬能有效降低体内过氧化水平，清除自由基，提高机体的抗氧化能力，发挥抗衰老作用。

6. 镇静　麦冬煎液及其提取物均有镇静作用，也有一定的抗惊厥作用。

7. 抗肿瘤　麦冬具有显著的抗癌活性，其中的类黄酮和甾体皂苷是主要活性物。

此外，麦冬还有促进胃肠运动、抗菌、抗辐射、抗应激、促进腺体分泌等作用。

【现代应用】

1. 心血管系统疾病　麦冬制剂可用于冠心病、心绞痛，可改善心绞痛患者的症状。参麦注射液可用于急性心肌梗死。麦冬还可用于心律失常，可消除房室传导阻滞。

2. 干燥综合征　为类风湿关节炎的并发症，可用麦冬汤（麦冬、半夏等）治疗。

3. 呼吸系统疾病　麦冬汤可用于慢性支气管炎等老年慢性呼吸系统疾病和咽炎的治疗。

此外，麦冬可用于慢性萎缩性鼻炎、肺结核、肝炎、糖尿病、小儿高热、肿瘤等疾病的治疗。

【不良反应】口服初期，可出现消化道症状，如腹胀、嗳气、大便增多等，一般在两周后可自行消失。

白芍

Baishao

【来源采制】本品为毛茛科植物芍药 *Paeonia lactiflora* Pall. 的干燥根。夏、秋二季采挖，洗净，除去头尾和细根，置沸水中煮后除去外皮或去皮后再煮，晒干。白芍主产于浙江、安徽、四川等地。

【性味归经】味苦、酸，性微寒。归肝、脾经。

【功能主治】具有养血调经，敛阴止汗，柔肝止痛，平抑肝阳的功能。用于血虚萎黄，月经不调，自汗，盗汗，胁痛，腹痛，四肢挛痛，头痛眩晕。

【主要成分】主要成分有白芍苷、牡丹酚、白芍花苷，苯甲酸、挥发油、脂肪油、树脂、鞣质、多糖、淀粉、黏液质、蛋白质、β-谷甾醇和三萜类等。

【药理作用】

1. 保肝 白芍总苷具有抗急性肝损伤、胆汁淤积性肝纤维化、放射等所致肝纤维化、非酒精性脂肪肝等多种保肝作用。芍药苷可降低大鼠血清中丙氨酸转氨酶、总胆红素、总胆汁酸等的水平。

2. 免疫调节 白芍可增强巨噬细胞的吞噬功能，促进脾细胞抗体的生成，拮抗环磷酰胺对小鼠外周血 T 淋巴细胞的抑制作用，调节 T 细胞亚群的比例使之恢复正常。白芍总苷对多种免疫应答过程呈双向调节作用。如调节 LPS 诱导的大鼠腹腔巨噬细胞产生 IL-1 及 ConA 致脾细胞产生 IL-2；降低佐剂性关节炎大鼠亢进的腹腔巨噬细胞产生 IL-1 的能力，恢复低下的胸腺细胞对有丝分裂原的反应及脾细胞产生 IL-2 的能力等。白芍总苷还有较强的诱生干扰素的作用。

3. 镇痛、镇静、抗炎 白芍、白芍总苷均有镇痛作用，可提高小鼠痛阈。白芍有镇静、抗惊厥的作用。白芍注射液能抑制小鼠的自发活动，延长环己巴比妥钠的催眠作用。白芍对戊四氮、士的宁引起的惊厥有对抗作用。白芍提取物能够减轻过敏性皮炎症状，促进 IL-4、IL-10 的合成与释放，抑制 IL-1β、TNF-α、高迁移率族蛋白 B1（HMGB1）的表达，从而发挥抗炎、镇痛效果。

4. 对心血管系统的影响 白芍总苷有抗心肌缺血和抗血栓等作用。白芍水提物对实验性心肌缺血有保护作用。能延长异丙肾上腺素引起的心肌缺血小鼠的存活时间，可改善垂体后叶素引起的缺血性心电图改变，增加心肌营养性血流量。白芍提取物有抗血栓作用，可减轻血栓湿重，对 ADP 及花生四烯酸诱导的血小板聚集有抑制作用。白芍总苷可改善血瘀大鼠血液流变性，抑制血小板聚集、显著抑制体内外血栓形成，降低血栓湿重和干重，延长血栓形成时间。芍药总苷具有非常明显的抗血栓作用，可以降低血小板的聚集，缩短纤维蛋白原形成的时间。

5. 对平滑肌的作用 芍药、芍药苷对 $BaCl_2$ 引起的肠管收缩有抑制作用，对乙酰胆碱引起的肠管收缩则无明显影响，对于豚鼠离体肠管自发收缩活动有抑制作用，可降低肠管的张力。对子宫平滑肌的自发性收缩以及由催产素引起的子宫收缩均有抑制作用。芍药苷还具有松弛胆总管括约肌的作用。

此外，白芍还具有神经保护、抗应激、抗肿瘤、抗氧化、抗抑郁、抗菌、降血糖、降血脂的作用。

【现代应用】

1. 肝炎 白芍总苷对各种肝炎有一定治疗作用，可明显改善患者的食欲减退、乏力、睡眠障碍等症状。

2. 偏头痛 白芍与川芎等配伍治疗偏头痛疗效肯定。

3. 类风湿关节炎 白芍总苷可缓解风湿、类风湿患者的病情。

4. 骨质增生 白芍与木瓜、鸡血藤、威灵仙等配伍，如白芍木瓜汤，治疗颈椎骨质增生症有一定疗效。

5. 妇科疾病 白芍常用于月经不调、痛经、崩漏等妇科疾病，还可与当归配伍，应用于不孕症、多囊卵巢综合征、盆腔炎性疾病、异位妊娠等多种妇科疾病。

此外，白芍还可用于治疗帕金森病及脑缺血等神经精神类疾病、自身免疫病等。

白术
Baizhu

【来源采制】 本品为菊科植物白术 *Atractylodes macrocephala* Koidz. 的干燥根茎。冬季下部叶枯黄、上部叶变脆时采挖，除去泥沙，烘干或晒干，再除去须根。主产于江苏、浙江、福建、江西、安徽、四川、湖北及湖南等地。

【性味归经】 味苦、甘，性温。归脾、胃经。

【功能主治】 具有健脾益气，燥湿利水，止汗，安胎的功能。用于脾虚食少，腹胀泄泻，痰饮眩悸，水肿，自汗，胎动不安。

【主要成分】 主要含挥发油、多糖、内酯类成分，还有少量苷类、氨基酸、无机元素等。白术挥发油是药效的主要成分，苍术酮是挥发油的主要活性成分。

【药理作用】

1. 对消化系统的影响 白术可调整胃肠运动功能，抗溃疡、保肝。白术能增强离体小肠自发性收缩活动，使其收缩幅度加大。白术油抑制肠管的自发运动，对家兔离体小肠的自发运动影响不明显。白术醇提物能够缓解乙酰胆碱所致的豚鼠离体肠肌痉挛，使之恢复正常的节律运动，麸炒后抑制痉挛作用增强。这说明白术对胃肠道平滑肌具有双向调节作用，既能缓解平滑肌痉挛，又能恢复被过度抑制的正常运动，提示这种双向调节作用是白术治疗便秘、腹胀泄泻等疾病的药理作用基础。白术提取物灌胃给药，对动物水浸束缚应激性溃疡有显著的抑制效果。白术的丙酮提取物灌胃给药，对盐酸 - 乙醇所致大鼠胃黏膜损伤有明显的抑制作用，经十二指肠给药对幽门结扎大鼠胃液分泌量有抑制作用，降低胃液酸度。小鼠灌胃白术水煎液可防治 CCl_4 所致肝损伤，减轻肝糖原减少及肝细胞变性坏死，促进肝细胞增长，使升高的 ALT 下降。

2. 增强骨髓造血功能 白术煎剂皮下注射能促进小鼠骨髓红系造血祖细胞的生长；对于化学疗法或放射疗法引起的白细胞下降，有使其升高的作用。

3. 抑制子宫收缩 白术对家兔、豚鼠、大鼠和小鼠的子宫平滑肌有明显的抑制作用，白术安胎的功效与其抑制子宫收缩的作用有关。

4. 抗炎 白术对急慢性炎症均有抑制作用，白术内酯 I 能有效抑制乙酸所致小鼠血管通透性增加，并能抗肉芽肿组织增殖。

5. 利尿 大鼠、家兔灌胃或静脉注射白术水煎液或流浸膏，具有明显而持久的利尿作用，能促进电解质尤其是钠的排出。

6. 抗肿瘤 白术内酯 I、II、III 和白术多糖均能通过诱导细胞凋亡和抑制增殖的方式起到抗肿瘤的作用。

此外，白术还能增强机体免疫功能、抗应激、降血糖、抗凝血、延缓衰老等。

【现代应用】

1. 消化系统疾病 以白术配伍的复方对胃肠道溃疡、肠易激综合征、功能性腹泻以及多种原因引起的胃肠功能障碍疗效显著。还可配伍枳实、莱菔子治疗便秘。

2. 痰饮、水肿 治疗痰饮常配桂枝、茯苓等，如苓桂术甘汤；治水肿，小便不利，常配茯苓、泽泻等，如四苓汤。

3. 表虚自汗 本品与黄芪、浮小麦等同用，有固表止汗之功，可治表虚自汗。

此外，白术又可用于安胎，治妊娠足肿、胎气不安等症。有内热者，可与黄芩等配伍；腰酸者，可与杜仲、桑寄生等同用。

【不良反应】小鼠腹腔注射煎剂的 LD_{50} 为（13.3±0.7）g/kg。麻醉狗静脉注射煎制 0.25g/kg，多数血压急剧下降，平均降低至原水平的 52.8%，3~4 小时内未见恢复。鼠每日灌服煎剂 0.5g/kg，共 1~2 个月，未见任何明显的毒性反应，但在用药 14 天后，中等程度白细胞减少，主要是淋巴细胞减少；服药 2 个月，有轻度贫血，脑、心肌及肝组织无任何变化。某些动物的个别肾小管上皮细胞有轻度颗粒变性，肾小球则无任何改变。

鹿茸
Lurong

【来源采制】本品为鹿科动物梅花鹿 *Cervus nippon* Temminck 或马鹿 *Cervus elaphus* Linnaeus 的雄鹿未骨化密生茸毛的幼角。前者习称"花鹿茸"，后者习称"马鹿茸"。夏、秋二季锯取鹿茸，经加工后，阴干或烘干。主产于东北、西北等地。

【性味归经】味甘、咸，性温。归肾、肝经。

【功能主治】具有壮肾阳，益精血，强筋骨，调冲任，托疮毒的功能。用于肾阳不足，精血亏虚，阳痿滑精，宫冷不孕，羸瘦，神疲，畏寒，眩晕，耳鸣，耳聋，腰脊冷痛，筋骨痿软，崩漏带下，阴疽不敛。

【主要成分】含多种氨基酸，其中，甘氨酸、谷氨酸、脯氨酸含量最高，还含有多胺类、肽类、胆固醇类、脂肪酸类、神经酰胺、溶血磷脂酰胆碱、次黄嘌呤、尿嘧啶、多种生长因子、雌二醇、雄激素及多种微量元素等。

【药理作用】

1. 性激素样作用 鹿茸有雄激素样作用和雌激素样作用。鹿茸可兴奋垂体-性腺轴，使雄激素和生长激素分泌增加。鹿茸可促进未成年雄性大鼠前列腺、精囊、包皮腺的生长，也能促进去势大鼠前列腺、精囊、包皮腺的生长。鹿茸对未成年小鼠可促进子宫发育，增加卵巢重量，还可使去卵巢大鼠子宫、阴道代偿性增生。

2. 促进核酸和蛋白质合成 鹿茸能提高机体的工作能力，改善睡眠和食欲。其能使大鼠、小鼠体重增加，加速未成年小鼠的生长发育，使老年小鼠肝、肾的蛋白质、RNA 合成增加。其主要成分为多胺类物质，机制可能与激活 RNA 聚合酶有关。

3. 促进骨生长 鹿茸含有的活性物质能促进骨细胞增殖，治疗骨质疏松，鹿茸多肽为主要活性成分。鹿茸多肽能明显加速骨痂的形成及骨折的愈合，促进骨细胞、软骨细胞增殖，加速骨痂内骨胶原的积累、钙盐沉积，从而促进骨折的愈合。

4. 增强造血功能 鹿茸精、鹿茸多糖能促进骨髓造血，使红细胞、网织红细胞、血红蛋白数量增多。

5. 增强机体免疫功能 鹿茸能增强机体细胞免疫和体液免疫，具有明显的免疫促进功能。鹿茸多糖能够增加免疫功能低下小鼠抗体形成细胞的含量，提高溶血素数量，增强单核细胞的吞噬功能。鹿茸醇提物可增强由环磷酰胺诱导的免疫功能低下小白鼠的免疫功能。

6. 抗应激 鹿茸具有对抗疲劳、缺氧、高温、低温损伤等多种应激的作用。其抗应激作用与促进肾上腺皮质的功能有关。

此外，鹿茸还具有抗肿瘤、抗氧化、延缓衰老、促进学习和记忆、促进创伤愈合、抗胃溃疡等作用。

【现代应用】

1. 性功能减退、不孕症 可单用研粉吞服，或以鹿茸精注射液穴位注射或配合其他中药治疗。

2. **贫血、血细胞减少** 20%鹿茸血酒口服，或与当归、黄芪等配伍使用。

3. **遗尿症** 与五味子合用，治疗老年性遗尿。

4. **低血压** 鹿茸精对原发性低血压症的眩晕、头痛、失眠等有明显疗效。

5. **骨发育不全、骨质疏松、骨折** 可用于小儿发育不良，筋骨痿软、行迟齿迟、囟门不合等，以及老年骨质疏松、女性绝经所致骨质疏松和骨关节病的治疗。单用或配伍其他中药应用。

6. **冠心病、心绞痛** 鹿茸与龟甲、人参、红花等制成冠脉再通丹胶囊，治疗冠心病、心绞痛取得较好疗效。

7. **其他** 体虚腰痛、神经衰弱、功能性子宫出血，常与其他不同中药配伍使用。

生地黄

Shengdihuang

【来源采制】本品为玄参科植物地黄 *Rehmannia glutinosa* Libosch. 的新鲜或干燥块根。秋季采挖，除去芦头、须根及泥沙，缓缓烘焙至约八成干。主产于河南、辽宁、河北、山东、浙江等地。

【性味归经】味甘，性寒。归心、肝、肾经。

【功能主治】具有清热凉血，养阴生津的功能。用于热入营血，温毒发斑，吐血衄血，热病伤阴，舌绛烦渴，津伤便秘，阴虚发热，骨蒸劳热，内热消渴。

【主要成分】主要成分有环烯醚萜类（如地黄苷 A、B、C、D，梓醇，益母草苷 A，地黄素等）、紫罗兰酮类（地黄紫罗兰苷 A、B、C）、苯乙醇苷类（毛蕊花糖苷）、木脂素（新地黄木脂素 A、B）、糖类、氨基酸以及微量元素等。

【药理作用】

1. **促进造血、止血** 生地黄水提物可增强血虚小鼠骨髓粒系祖细胞的生成能力，并能升高外周血白细胞数。地黄寡糖可能通过多种途径激活机体组织，特别是造血微环境中的某些细胞，促进其分泌多种造血生长因子而增加造血祖细胞的增殖。生地黄可止血，能明显缩短凝血时间。

2. **抗脑缺血、神经保护作用** 地黄梓醇能明显减轻脑缺血再灌注造成的损伤，即有效减少神经元死亡，降低脑梗死面积。梓醇和地黄多糖对神经衰老有保护作用，梓醇对于 D - 半乳糖诱导的衰老小鼠模型大脑胆碱能系统及炎性细胞因子具有神经保护作用，能显著降低衰老小鼠大脑乙酰胆碱酯酶的活性，显著增加其前脑基底胆碱乙酰转移酶表达，增加毒蕈碱型乙酰胆碱受体（M 受体）的表达，并且降低衰老小鼠大脑中 TNF - α、IL - 1β 和晚期糖基化终产物的量。

3. **增强学习记忆** 地黄寡糖可以改善血管性痴呆大鼠的学习记忆能力，该作用可能与提高海马乙酰胆碱含量有关。地黄寡糖还能改善脑缺血再灌注致痴呆大鼠的学习记忆能力。

4. **抗氧化、抗衰老** 生地黄水煎液能够清除超氧自由基和羟自由基，减轻自由基对机体组织的破坏，达到抗衰老的作用。生地黄乙酸乙酯提取物具有较强的抗氧化活性，且抗氧化活性与提取物质量浓度呈量效关系。

5. **降血糖** 生地黄水提液，生地黄低聚糖、生地黄多糖均有降血糖活性。生地黄低聚糖可明显降低四氧嘧啶糖尿病大鼠的血糖水平，增加肝糖含量，减低肝葡萄糖 - 6 - 磷酸酶的活性。生地黄水提液可改善胰岛 β 细胞功能，改善脂代谢紊乱，从而降低大鼠血糖。

此外，生地黄还有抗肿瘤、保护心肌、抗炎、解热、抗菌、保护胃黏膜、保肝等作用。

【现代应用】

1. **血液系统疾病** 现代临床用于治疗原发性血小板减少性紫癜、功能性子宫出血等疾病。

2. **糖尿病** 以生地黄为主药制成的消渴灵（生地黄、知母、黄芪等）治疗 2 型糖尿病。

3. **风湿性关节炎、类风湿关节炎** 生地黄煎服可使关节疼痛减轻，关节肿胀消退，关节功能恢复。

此外，生地黄还可治疗烦躁发热、口腔溃疡、急性泌尿系感染、牙龈疼痛、牙龈出血、吐血、鼻出血、口腔炎、三叉神经痛、牙痛、银屑病、脂溢性皮炎、脑卒中烦躁、帕金森病等；外用治电光性眼炎。

【不良反应】生地黄的不良反应可见头痛、头晕、乏力、面色苍白、口唇紫绀等。可引起荨麻疹样皮疹。

四君子汤
Sijunzi Tang

【方剂组成】本方出自《太平惠民和剂局方》，由人参9g、白术9g、茯苓9g、甘草6g组成。

【功能主治】具有补气，益气健脾的功能。主治脾胃气虚证，面色萎黄，语声低微，气短乏力，食少便溏，舌淡苔白，脉虚数。

【与功能主治相对应的主要药理作用】

1. 对消化系统的影响

（1）调节胃肠运动、促进消化吸收　四君子汤的活性成分对胃肠运动均有兴奋和抑制的双重调节作用。对脾虚动物胃肠异常运动，四君子汤可以调整胃肠紊乱的电活动节律和振幅，改善胃肠电活动，进而调节胃肠运动的速度、方向和节律。四君子汤能增强胃蛋白酶的活性，正常小鼠在使用四君子汤之后，胃肠推进功能没有改变；而在塑造的脾虚模型小鼠中，四君子汤能很好地增加胃肠推进功能，增强脾虚小鼠对食物的消化吸收。

（2）调节消化液分泌　四君子汤可以明显促进脾虚证动物消化液分泌和提高消化吸收机能，而对正常动物的消化液分泌具有抑制作用或影响不大。

（3）调节胃肠激素分泌　四君子汤能够提高血浆胃泌素（GAS）和胃动素（MOT）的量，有效改善脾虚证个体的胃肠功能。

（4）保护胃肠黏膜　四君子汤可通过增加胃黏膜表面的黏蛋白数量，改善胃黏膜屏障功能。四君子汤多糖能促进损伤的大鼠小肠上皮细胞株 IEC-6 细胞的迁移和细胞增殖。

2. 增强机体免疫功能　四君子汤具有增强免疫的作用，可改善胸腺与脾脏的萎缩，提高胸腺指数与脾脏指数，对各种原因引起的免疫功能低下有明显的提升作用。四君子汤能促进正常小鼠、大鼠 IL-2 的分泌和增加血虚机体 IL-2 的分泌，能够提高脾虚大鼠产生细胞因子的能力，从而健脾益气，调整机体的免疫功能。

3. 抗氧化、延缓衰老　四君子汤可明显提高衰老大鼠体内 SOD 及 GSH-Px 的水平，同时使 MDA 量明显降低。

此外，本方还有抗肿瘤、抗疲劳、耐缺氧、抗辐射、肝脏修复等作用。

【现代应用】本方常用于治疗功能性消化不良、消化性溃疡、慢性胃炎、溃疡性结肠炎等消化系统疾病，也可用于儿童腹泻、贫血和急性黄疸型肝炎等儿科疾病，还可用于肝病的辅助治疗以及治疗复发性口腔溃疡等。

六味地黄丸
Liuweidihuang Wan

【方剂组成】本方出自《小儿药证直诀》，由熟地黄、山茱萸（制）、牡丹皮、山药、茯苓、泽泻组成。

【功能主治】具有滋阴补肾的功能。用于肾阴亏损，头晕耳鸣，腰膝酸软，骨蒸潮热，盗汗遗精，消渴。

【与功能主治相对应的主要药理作用】

1. 增强机体免疫功能 六味地黄丸能激活细胞免疫及抗体生成反应，提高细胞免疫功能，促进扁桃体细胞诱生干扰素，提高血清干扰素水平。其可拮抗环磷酰胺引起的小鼠脾脏、胸腺重量减轻，使淋巴细胞转化功能恢复正常；还可拮抗地塞米松所致吞噬功能下降，并具有诱生干扰素的作用。

2. 改善学习记忆能力 六味地黄丸可改善自然衰老大鼠的空间学习记忆能力，对因肾虚而智力迟缓小鼠的智力水平得到良好的改善。其可改善实验性学习记忆功能的衰退或低下，机制与调节脑内单胺类神经递质活性、改善海马能量代谢、调节与学习记忆功能相关的基因表达等有关。

3. 降低血糖 六味地黄丸可降低实验性高血糖小鼠的血糖水平，增加肝糖原含量，改善糖耐量。降血糖机制可能与以下因素有关：降低肝葡萄糖－6－磷酸酶的活性，增加肝糖原含量；减轻胰岛 β 细胞损伤，保护胰岛正常的生理结构和功能。

4. 改善性腺功能障碍 六味地黄丸对性器官的生长发育有一定的促进作用，能增强性功能。其可作用于下丘脑－垂体－性腺轴而改善性激素分泌，增加精子的数量，提高精子活动率，使卵巢功能恢复，提高雌激素水平。

此外，本方还具有延缓衰老、抗心律失常、降血脂、抗应激、抗肿瘤、抗炎、抗甲状腺功能亢进等作用。

【现代应用】可用于治疗糖尿病、肾炎、慢性前列腺炎、更年期综合征、食管上皮细胞增生症、肺结核、原发性高血压、慢性肾性高血压、慢性血小板减少性紫癜、功能性子宫出血、脂肪肝等。

❤ 药爱生命

伴随着人口老龄化、人口基数的增长以及肿瘤致病因素流行及分布的改变，肿瘤的发病率和死亡率在世界范围内正急速上升。癌症严重威胁着人类的健康。2020 年全球新增癌症 1930 万例，新增癌症死亡病例达 1000 万例。中药在减轻肿瘤患者放化疗毒副作用、提高生存质量、稳定瘤体、术后防止肿瘤复发转移、延长生存期和提高生存率等方面发挥重要作用。本章中的人参、党参、黄芪、甘草等许多药物在临床上都可用于肿瘤的治疗。如人参多糖注射液用于减轻肿瘤放、化疗引起的副作用，亦可作为肿瘤治疗的辅助用药；注射用黄芪多糖可用于免疫功能低下的肿瘤患者；用于肺癌的补肺汤含党参、黄芪；四君子汤可用于黑色素瘤、结直肠癌等。中医药是中华民族文化的瑰宝，我们要继承和发扬中医药事业，为人类健康事业做出贡献。

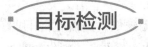

目标检测

答案解析

一、名词解释题

1. 补虚药

2. 补气药

3. 补血药

4. 适应原样作用

二、简答题

1. 简述人参的主要药理作用。

2. 简述党参的主要药理作用。

3. 简述甘草的解毒作用及作用机制。

4. 简述当归对子宫平滑肌的作用。

5. 简述何首乌降血脂的作用机制。

6. 简述麦冬对心血管系统的作用。

（侯迎迎）

书网融合……

重点回顾　　　　　微课　　　　　习题

第二十一章 收涩药 _e微课

PPT

导学情景

情景描述： 王某，男，35岁，近来每天早上总是在四五点的时候感到肠鸣脐痛，如厕泄后，疼痛减轻，且大便稀溏。王某以为是普通拉稀，到药店自行购买止泻药，按照说明书服用后，效果不明显，依旧如此。

情景分析： 腹泻是指每天大便次数增加，或大便的性质、形状改变，以及粪便变稀薄或含有黏液、脓血等物质，主要病因是肠道感染。早上四五点属于五更（凌晨三点到五点）的范畴，每到五更溏泻一两次，且不止者，中医初步诊断为五更泻，属于腹泻的范畴。此症多见于由炎夏转入秋凉时期，男性多于女性，多见于中老年人。

讨论： 从中医学的角度看，王某患什么疾病？为哪种证型？应该使用哪种药物治疗？

学前导语： 腹泻，又名肾泻，此阴盛也。根据临床脉沉细无力，舌质淡，舌体胖、多有齿印，且大便稀薄，腰膝酸冷等症状，可诊断为脾肾阳虚之泄泻。可选用五味子、山茱萸、罂粟壳、四神丸等收涩方药来进行治疗。收涩药不仅具有收敛止泻的作用，还具有抗病原微生物、镇咳等作用，在临床上治疗腹泻有一定的疗效。

第一节 概 述

凡以收敛固涩、治疗滑脱证为主要功效的药物称为收涩药，又称固涩药。本类药物多味酸涩，性温或平。主入肺、脾、肾、大肠经。收涩药一般具有敛汗、止泻、固精、缩尿、止血、止带和止咳等功效，可用于气血精津滑脱耗散之证。气血精津是营养人体的重要物质，既不断被消耗，又不断得到补充，维持相对平衡，以保持人体功能正常。气血精津一旦消耗过度，正气虚亏，则每致滑脱不禁，甚至可以危及生命。滑脱证候的产生，中医认为是久病或体虚使得正气不固、脏腑功能衰退所致。

现代医学认为，滑脱证的产生是机体各个系统、器官功能衰退所致，临床可见多汗、腹泻、痢疾、遗精、遗尿、尿频、宫血、咳喘等病理反应。故滑脱证与现代医学疾病中的自主神经功能紊乱、慢性结肠炎、肠易激综合征、克罗恩病、结肠癌、肠结核、脂肪泻、糖尿病性腹泻、痢疾、遗尿症、尿崩症、尿道综合征、功能性子宫出血、哮喘等的症状表现相似。

【与功效主治相对应的主要药理作用】　收涩药共同的药理作用特点是：收涩，止泻，并兼具抗菌、止咳的作用。

1. 收涩　收涩药均有不同程度的收敛作用。收涩药中多数药物含有大量鞣质，与创面、黏膜、溃疡面等部位接触后，可沉淀或凝固局部蛋白质，在组织表面形成致密的保护层，以减少体液和血浆损失及减轻创面刺激，预防感染，并促进其愈合。药物的覆盖保护作用也可减轻溃疡的形成，提高黏膜屏障对攻击因子的防御功能，从而促进溃疡愈合。鞣质可使血液中的蛋白质凝固，堵塞小血管，有助于局部止血。鞣质与汗腺、消化腺、生殖器官等分泌细胞中的蛋白质结合，使腺体表面细胞蛋白质变性或凝固，从而改变细胞功能，使腺体分泌减少，保持黏膜干燥。

2. 止泻　收涩药大多有不同程度的止泻作用。收涩药的止泻作用涉及多个环节。如鞣质与蛋白质结合在肠黏膜表面形成保护层，可减轻肠内容物对神经丛的刺激；部分药物可提高胃肠道及其括约肌张力，减少消化液分泌，抑制排便反射；部分药物口服后能吸附于胃肠黏膜起保护作用，还能吸附细菌、毒素及其代谢产物，减轻其对肠黏膜的刺激；部分药物对多种肠道致病菌有抑制作用，能消除肠道感染病因，缓解症状。

3. 抗菌　收涩药所含鞣质及有机酸均具有抗菌活性，对金黄色葡萄球菌、链球菌、伤寒沙门菌、痢疾志贺菌、铜绿假单胞菌、真菌或部分寄生虫等有抑制作用。

4. 止咳　收涩药中的五味子、五倍子、罂粟壳、诃子等都具有一定的止咳作用，其中，五味子还有一定的祛痰作用。

❓ 想一想

收涩药与功效相关的主要药理作用有哪些？和哪些成分有关？

答案解析

👁 看一看

溃疡性结肠炎

部分久泻与细菌、病毒等感染有关。例如，溃疡性结肠炎（UC）是一种原因不明的结肠慢性非特异性炎症性疾病，虽然直到现在尚未证实某种微生物与该病有关，但大量的研究发现，肠道的细菌感染、病毒感染与肠道炎症的发生有关。有报道，对 UC 患者的肠内黏膜、粪便的检查都发现，UC 的发病、加重与类杆菌和梭状芽孢杆菌关系密切，在活动期，两个菌群明显增多。许多收涩药对多种肠道致病细菌（伤寒沙门菌、痢疾志贺菌等）或部分寄生虫等有抑制作用，对肠道感染性疾病（肠炎、细菌性痢疾等）能消除其病因从而止泻。

【常用药物与方剂】　收涩药常用药物有五味子、山茱萸、肉豆蔻、乌梅、五倍子、罂粟壳、诃子、金樱子、石榴皮、赤石脂、禹余粮、覆盆子等。常用复方有四神丸、玉屏风散等。常用药物与方剂主要药理作用见表 21 - 1。

表21-1　收涩药常用药物与方剂主要药理作用简表

药物	传统功效	敛汗止泻、固精缩尿、止血、止带、止咳		
	药理作用	收敛	止泻	抗菌
五味子		+	+	+
山茱萸		+		+
乌梅		+	+	+
肉豆蔻		+	+	+
五倍子		+	+	+
罂粟壳		+	+	
诃子		+		+
金樱子		+	+	+
石榴皮		+	+	+
赤石脂		+	+	
禹余粮		+	+	
覆盆子		+	+	+
四神丸		+	+	
玉屏风散		+		+

第二节　常用药物

五味子

Wuweizi

【来源采制】本品为木兰科植物五味子 *Schisandra chinensis*（Turcz.）Baill 的干燥成熟果实。习称"北五味子"。主要分布于黑龙江、辽宁、吉林、河北等地。秋季果实成熟时采摘，晒干或蒸后晒干，除去果梗和杂质。

【性味归经】味酸、甘，性温。归肺、心、肾经。

【功能主治】具有收敛固涩，益气生津，补肾宁心的功能。用于久嗽虚喘，梦遗滑精，遗尿尿频，久泻不止，自汗盗汗，津伤口渴，内热消渴，心悸失眠。

【主要成分】主含木脂素、挥发油和多糖。木脂素中的主要有效成分为五味子素、五味子甲素（即去氧五味子素）、五味子乙素（γ-五味子素）、五味子丙素、五味子醇甲、五味子醇乙、五味子酯甲、五味子酯乙及戈米辛 A 等。此外，还含有机酸、维生素、脂肪油和鞣质等。

【药理作用】

1. 对中枢神经系统的影响

（1）镇静、催眠、抗惊厥　五味子乙醇提取液、五味子水提物均可使小鼠自主活动减少，并可增强中枢安定药氯丙嗪及利血平对自主活动的抑制作用，也可对抗中枢兴奋药苯丙胺对自主活动的兴奋作用。五味子超微粉水煎液、五味子水煎液、五味子水提物及其有效成分五味子甲素、丙素、醇乙、酯乙等均可增加阈下睡眠剂量戊巴比妥钠致小鼠睡眠的只数，延长阈上睡眠剂量戊巴比妥钠致小鼠的睡眠时间。五味子醇甲抑制小鼠由电刺激或长期单居引起的激怒行为，对大鼠回避性条件反射有选择性抑制作用，大剂量可使小鼠产生木僵，显示具有安定药的作用特点。五味子醇甲还能对抗小鼠电休克及戊四唑、烟碱、北美黄连碱所致的强直性惊厥。

（2）保护脑神经　五味子醇提物对衰老小鼠脑神经细胞具有保护作用，其作用与提高 SOD 活性、降低 MDA 含量、促进神经细胞 DNA 修复能力、抑制细胞凋亡有关。

（3）增强学习记忆能力　五味子可使小鼠跳台反应的错误次数减少。五味子及五味子素能改善人的智力活动，提高工作效率，改善注意力和精细协调能力。

2. 对消化系统的影响

（1）保肝　五味子及其五味子仁乙醇提取物、五味子乙素等对化学毒物所致动物急慢性肝损伤有保护作用，能降低血清 ALT 活性，减轻肝细胞坏死，防止脂肪变性，抗纤维化。人工合成五味子丙素的中间产物联苯双酯已被临床用于治疗肝炎，具有降酶和改善肝功能的作用，木脂素是其保肝的主要物质基础。五味子保肝的作用机制可能涉及以下环节：促进肝细胞蛋白质、糖原的生物合成，加速肝细胞的修复与再生；五味子甲素、乙素、丙素等多种成分可使肝细胞微粒体细胞色素 P450 含量增加，促进肝药酶的合成和增强肝药酶的活性，从而增强肝脏的解毒能力；五味子可提高肝细胞浆内 SOD 和 CAT 的活性，提高肝脏谷胱甘肽抗氧化系统的作用，减轻氧自由基对肝细胞的损害，抑制 CCl_4 引起的肝微粒体脂质过氧化，减少肝内 MDA 的生成，提高肝细胞的存活率；五味子乙素能维持大鼠肝细胞膜在氧化性损伤状态下的稳定性，保护细胞膜结构完整和功能正常；增强肾上腺皮质功能，使肝细胞炎症反应减轻。

（2）抗溃疡　五味子提取物有较好的抑制胃溃疡的作用。五味子甲素可抑制水浸法应激性、幽门结扎、阿司匹林、组胺等胃溃疡模型的胃液分泌，降低胃液酸度，促进溃疡愈合。五味子的有效成分戈米辛 A 可抑制大鼠应激性溃疡。

3. 对心血管系统的影响

（1）抗心肌缺血　五味子对动物缺氧以及急性心肌缺血损伤有很好的保护作用。五味子可提高心肌代谢酶活性，改善心肌的营养和功能，减小心肌梗死范围和程度。五味子能够改善垂体后叶素所致心肌缺血心电图 T 波抬高情况，并延长动物在缺氧状态下的存活时间。五味子素还能增加豚鼠离体心脏及麻醉犬冠脉的流量。

（2）抑制心肌收缩　五味子可抑制心脏收缩、减慢心率、降低心肌耗氧量；可抑制在体和离体蛙心脏的心肌收缩力，减慢心率。

（3）降压　五味子水提物以及醇提取物，对各种动物均有不同程度的降低血压的作用。其作用的物质基础可能为五味子素、五味子丙素以及五味子戈米辛 A、B、C、D、H 和五味子前戈米辛等，其作用机制可能与钙离子拮抗作用有关。

4. 对呼吸系统的影响　五味子水煎液具有祛痰和镇咳的作用。五味子乙醇提取物能提高慢性支气管炎小鼠支气管上皮细胞内核 RNA 含量，增强支气管上皮细胞的功能。五味子素能增强家兔和大鼠的呼吸的功能。并能对抗吗啡的呼吸抑制作用。

5. 对免疫系统的影响　五味子粗多糖能对抗环磷酰胺所致小鼠外周血白细胞减少，增加正常小鼠胸腺和脾脏的重量，提高腹腔巨噬细胞的吞噬百分率和吞噬指数，促进溶血素及溶血空斑形成，促进淋巴细胞转化；五味子油乳剂可促进淋巴细胞 DNA 合成，使淋巴母细胞生成增多；五味子醇能增强肾上腺皮质激素的免疫抑制作用，能对抗同种异体组织移植排斥反应。

6. 延缓衰老　五味子多糖能降低老年大鼠血清 LPO 含量，提高血清 SOD 活性，增强机体对自由基损伤的防御功能，发挥抗衰老作用；五味子多糖可促进衰老小鼠脑神经细胞胞体增大，恢复已发生退行性变的脑神经细胞的功能。

7. 抑菌　五味子乙醇浸出液对金黄色葡萄球菌、痢疾志贺菌、铜绿假单胞菌、伤寒沙门菌等具有抑制作用。五味子对多种真菌也有抑制和杀灭作用。

8. 抗肿瘤　五味子多糖能抑制 S180 荷瘤的增长，诱导肿瘤细胞凋亡，该作用与诱导细胞凋亡及活化免疫细胞有关。

9. 促进性功能　五味子醇提物对性功能有促进作用，可以使睾丸重量和睾丸指数增加。

【现代应用】

1. 多汗　以五味子为主的复方制剂（如参芪五味子片）常用于治疗自汗和盗汗。

2. 肝炎　以五味子及其成分制成的制剂（如五味子胶囊、五味子蜜丸、五味子仁醇提物片剂和胶囊剂，以及联苯双酯）常用于治疗慢性活动性肝炎、迁延性肝炎、急性无黄疸型肝炎等。

3. 儿童遗尿症　五味子、乌药等量研末，用酒精调糊敷脐部，对治疗儿童遗尿症有一定的疗效。

4. 腹泻　山药五味子粉（按 4∶1 磨粉）冲服，对治疗婴幼儿腹泻有一定疗效。

5. 心血管疾病　以五味子为主的复方制剂（如生脉散、生脉饮、参麦注射液等）用于治疗冠心病、病毒性心肌炎、肺心病、心力衰竭、病态窦房结综合征、心律失常、高血压等。

6. 梅尼埃病　五味子及其复方制剂（如五味子散、五味子糖浆、五味子汤、五味灵珍汤、五味子冲剂、参芭五味子片等）用于治疗失眠、神经衰弱、梅尼埃病等。

【不良反应】　少数患者口服五味子或者五味子提取物后会有胃部不适感，严重者会出现泛酸及胃痛，并有打呃、困倦、肠鸣等不良反应。临床上有窦性心动过快、呼吸抑制的不良反应个案报道。

练一练

五味子保肝作用的机制不包括（　　　）

A. 抑制肝微粒体酶系　　　　　　B. 增加抗氧化能力

C. 促进肝糖原生成　　　　　　　D. 增加机体对毒物的代谢

答案解析

山茱萸

Shanzhuyu

【来源采制】　本品为山茱萸科植物山茱萸 *Cornus officinalis* Sieb. et Zucc. 的干燥成熟果肉。主要分布于浙江、陕西和河南等地。秋末冬初果皮变红时采收果实，用文火烘或置沸水中略烫后，及时除去果核，干燥。

【性味归经】　味酸、涩，性微温。归肝、肾经。

【功能主治】　具有补益肝肾，收涩固脱的功能。用于眩晕耳鸣，腰膝酸痛，阳痿遗精，遗尿尿频，崩漏带下，大汗虚脱，内热消渴。

【主要成分】　主含苷类、有机酸和挥发油。苷类中的主要有效成分为山茱萸苷、莫诺苷、马钱素（即番木鳖苷）、獐牙菜苷、山茱萸新苷等。有机酸中含熊果酸、没食子酸、苹果酸、酒石酸、齐墩果酸等。此外，还含有鞣质、多糖及维生素等。

【药理作用】

1. 调节免疫功能　山茱萸不同提取物对免疫系统的影响不同。山茱萸多糖可提高小鼠腹腔巨噬细胞的吞噬百分率和吞噬指数，促进小鼠溶血素的形成和小鼠淋巴细胞的转化；而山茱萸总苷能抑制体内、体外的淋巴细胞转化，抑制淋巴因子激活的杀伤细胞（LAK）增殖和 IL-2 产生。

2. 对心血管系统的影响　山茱萸有强心作用。山茱萸注射液静脉给药可改善心功能，增加心肌收缩力和心输出量，提高心脏工作效率。犬注射后，动脉收缩压及平均血压、左心室内压均升高。山茱萸注射液能对抗家兔、大鼠晚期失血性休克，使休克动物血压升高，肾血流量增加，延长动物存活时间。

3. 抗炎、镇痛　山茱萸水提物能抑制二甲苯所致小鼠耳郭肿胀和蛋清所致大鼠足跖肿胀，也能抑制醋酸诱发的小鼠腹腔毛细血管通透性增高和大鼠棉球肉芽组织的增生。山茱萸抗炎作用与增强垂体 - 肾上腺皮质功能有关，也与抑制 PCE_2 的合成有关。山茱萸水提物能减轻乙酸所致小鼠扭体反应。

4. 降血糖　山茱萸醇提物对 Ad、四氧嘧啶、柳氮磺胺及链脲佐菌素（STZ）诱发的大鼠糖尿病模型均有降血糖作用。山茱萸环烯醚萜总苷能抑制糖尿病大鼠肾皮质糖基化终产物的形成，使其受体 mRNA 表达水平下降，减轻糖尿病肾病病变，也能降低糖尿病大鼠的血管并发症。山茱萸环烯醚萜总苷、熊果酸和齐墩果酸是其降血糖的主要物质基础。山茱萸的降血糖作用与提高大鼠糖耐量、保护胰岛 β 细胞或促进受损 β 细胞的修复、增加肝糖原合成有关。

5. 抗菌　山茱萸对表皮葡萄球菌有较强的抑制作用，对肠球菌、金黄色葡萄球菌、痢疾志贺菌、某些皮肤真菌也有抑制作用。熊果酸是其抑菌的主要物质基础。

6. 抗氧化　山茱萸能提高心肌 SOD 活性，对抗脂质过氧化，减轻自由基对机体造成的损伤。山茱萸能增强机体的抗应激能力，提高小鼠耐缺氧和抗疲劳的能力。

7. 降血脂　山茱萸醇提物还有降血脂的作用，可降低血清 TG、TC 的含量，还有抗动脉粥样硬化的作用。

8. 抑制血小板聚集　山茱萸注射液可抑制 ADP、胶原或花生四烯酸诱导的血小板聚集，并对因血小板聚集而诱发的肺栓塞有对抗作用。

9. 抗肿瘤　山茱萸的有效成分熊果酸、齐墩果酸、没食子酸均具有抗癌作用，其中，齐墩果酸能抑制肿瘤的生成并诱导细胞分化，能有效地抑制肿瘤血管生成以及肿瘤细胞的侵袭和转移。

【现代应用】

1. 糖尿病　以山茱萸为主的复方制剂（如胜甘汤）常用于治疗糖尿病。

2. 功能性子宫出血或月经过多　以山茱萸为主配伍熟地、山药、丹皮、茯苓、泽泻、阿胶、仙鹤草等药，对治疗功能性子宫出血或月经过多有较好疗效。

3. 复发性口疮　以山茱萸研末，陈醋调糊敷贴双足涌泉穴，治疗单纯性口腔溃疡有一定疗效。

乌梅

Wumei

【来源采制】本品为蔷薇科植物梅 *Prunus mume*（Sieb.）Sieb. et Zucc. 的干燥近成熟果实。主要分布于浙江、福建、云南等地。夏季果实近成熟时采收，低温烘干后闷至色变黑。

【性味归经】味酸、涩，性平。归肝、脾、肺、大肠经。

【功能主治】具有敛肺，涩肠，生津，安蛔的功能。用于肺虚久咳，久泻久痢，虚热消渴，蛔厥呕吐腹痛。

【主要成分】主含有机酸和鞣质。有机酸中的主要有效成分为柠檬酸、苹果酸、琥珀酸、酒石酸、齐墩果酸等。此外，还含有氨基酸、多糖和挥发油等。

【药理作用】

1. 收敛　乌梅具有收敛作用，所含鞣质与烧伤表面、胃肠黏膜、溃疡面等部位接触后，能使表层蛋白质沉淀和凝固，从而形成保护层，减轻创面和黏膜的刺激，并能促进创面愈合。

2. 止泻　乌梅含有大量鞣质，鞣质的收敛作用使肠黏膜的蛋白质沉淀凝固在肠黏膜表面形成保护层，使其对肠内有害物质的刺激不敏感而呈止泻作用。此外，乌梅对多种肠道致病菌有抑制作用，对肠道感染疾病能消除其病因，使症状缓解而止泻。

3. 抑菌　乌梅及其制剂在体外对金黄色葡萄球菌、枯草芽孢杆菌、大肠埃希菌、伤寒沙门菌等均有抑制作用，而且对多种致病真菌也有一定的抑制作用。

4. 镇咳 乌梅及其种仁、核壳均具有镇咳作用。乌梅不同部位的镇咳作用强弱有差异，核壳和种仁的镇咳作用均强于净乌梅，而果肉无镇咳作用。

5. 抗过敏 乌梅对豚鼠的蛋白质过敏性及组胺所致休克具有对抗作用，但对组胺所致哮喘无对抗作用。

6. 抗氧化 乌梅对邻苯三酚及肾上腺素氧化系统产生的氧自由基有很强的清除能力，并在垂直凝胶电泳中表现出抑制氮蓝四唑光化还原的能力。

7. 抗生育 乌梅可增强未孕及早孕大鼠的子宫肌电活动，进而起到抗着床和抗早孕的作用。

8. 抗肿瘤 体外抗肿瘤及体内免疫调节实验结果表明，乌梅具有抑制人原始巨核白血病细胞和人早幼粒白血病细胞生长的作用。

【现代应用】

1. 细菌性痢疾 以乌梅为主，合用香附常用于治疗细菌性痢疾等。

2. 银屑病（牛皮癣） 乌梅浸膏治疗银屑病有一定疗效。

3. 胆道蛔虫病 以乌梅为主的复方制剂（如乌梅丸）常用于治疗胆道蛔虫病。

肉豆蔻
Roudoukou

【来源采制】本品为肉豆蔻科植物肉豆蔻 *Myristica fragrans* Houtt. 的干燥种仁。主要分布于马来西亚、印度尼西亚、斯里兰卡等国，我国台湾、广东、广西、云南等地均有栽培。

【性味归经】味辛，性温。归脾、胃、大肠经。

【功能主治】具有温中行气，涩肠止泻的功能。用于脾胃虚寒，久泻不止，脘腹胀痛，食少呕吐。

【主要成分】主含多种挥发油和脂肪油，挥发油中的主要有效成分为萜烯类，脂肪油含有大量肉豆蔻酸，并含有毒物质肉豆蔻醚。

【药理作用】

1. 对消化系统的影响

（1）止泻 肉豆蔻经煨制后可对抗番泻叶及蓖麻油的致泻作用，且肉豆蔻的炮制品与生品比较，前者能抑制小鼠小肠推进运动，并能抑制新斯的明引起的小肠推进功能亢进。肉豆蔻挥发油是其止泻的主要物质基础，肉豆蔻经炮制后，挥发油的主要成分不变，但其毒性成分肉豆蔻醚和黄樟醚含量降低，止泻效果则增强。肉豆蔻的止泻作用与阻断 M 受体有关，作用部位主要在小肠。

（2）促进胃肠运动 肉豆蔻水煎液对兔离体回肠有轻度的兴奋作用，少量能促进胃液分泌和刺激胃肠蠕动。

2. 抗炎 肉豆蔻甲醇提取物对角叉菜胶诱发的大鼠足跖肿胀和醋酸引起的小鼠血管渗出性炎症有抑制作用。

3. 抗病原微生物 肉豆蔻挥发油中的萜类成分有抗菌作用，甲基异丁香酚对金黄色葡萄球菌、肺炎双球菌，马拉巴酮 B 对金黄色葡萄球菌、枯草芽孢杆菌有较强的抑菌作用。

4. 中枢抑制 肉豆蔻挥发油具有中枢抑制作用。肉豆蔻挥发油可延长雏鸡乙醇腹腔注射引起的睡眠时间，特别能延长深睡眠时间。肉豆蔻挥发油与阈下剂量戊巴比妥钠诱导的小鼠睡眠有协同作用，且具有剂量依赖性。挥发油中的甲基丁香酚和榄香脂素对小鼠、兔、猫和犬静脉给药后有麻醉作用。

5. 抗肿瘤 肉豆蔻对 3－甲基胆烯诱发的小鼠子宫癌有一定的抑制作用，对二甲基苯并蒽诱发的小鼠皮肤乳头状瘤亦有抑制作用。

【现代应用】

1. 肠炎　以肉豆蔻为主的复方（如四神丸、真人养脏汤）常用于治疗溃疡性结肠炎、慢性肠炎等。

2. 消化不良、胃炎　以肉豆蔻为主的复方（如肉豆蔻丸、肉豆蔻散）常用于治疗功能性消化不良、浅表性胃炎等。

【不良反用】肉豆蔻醚和榄香脂素对正常人有致幻作用。中毒时，轻者出现幻觉，恶心、眩晕；重者则谵语、昏迷、瞳孔散大、呼吸变慢、反射消失甚至死亡。

四神丸
Sishen Wan

【方剂组成】本方出自《证治准绳》，由肉豆蔻（煨）60g、补骨脂（盐炒）120g、五味子（醋制）60g、吴茱萸（制）30g、大枣（去核）60g组成。

【功效主治】具有温肾散寒、涩肠止泻的功能，主治肾阳不足所致的泄泻，症见肠鸣腹胀、五更泄泻、食少不化、久泻不止、面黄肢冷。

【与功效主治相对应的主要药理作用】

1. 对消化系统的影响　四神丸可抑制胃肠道平滑肌运动，使肠管紧张性下降，收缩幅度减小，频率减慢；可拮抗乙酰胆碱所致回肠痉挛性收缩和 $BaCl_2$ 所致肠管痉挛，抑制副交感神经过度兴奋；也可直接松弛胃肠道平滑肌，抑制肠蠕动亢进；可降低大黄、藤麻油所致腹泻小鼠的腹泻率与稀便率，减轻小鼠的腹泻程度；可拮抗溴吡斯的明所致小鼠小肠推进功能亢进，对正常小鼠的小肠推进功能有抑制作用。

2. 其他　四神丸可增强机体免疫功能，促进胆汁分泌，调节糖代谢，抑制多种病原微生物，还具有收敛和镇静的作用。

【现代应用】常用于慢性结肠炎、过敏性结肠炎、肠结核之久泻或五更泄泻属于脾肾虚寒（尤以肾阳虚为著）者的治疗。

💗 药爱生命

　　肝炎一直是全球性公共卫生问题之一。世卫组织数据显示，全球约有20亿人感染肝炎病毒。其中，乙肝和丙肝影响全球3.25亿人，每年约导致140万人死亡。在我国，肝炎同样是威胁人民生命健康的主要疾病之一。由合成五味子丙素的中间产物联苯双酯研发而成的中药联苯双酯片在治疗肝炎方面效果显著，是中药新药的突破点之一，同时还有一系列的中药新药如水飞蓟素胶囊、甘草酸制剂等同样为中药防治肝炎提供了新的研究思路。在治疗肝炎的同时，我们还需要做好预防，尤其需要注意饮食卫生，提倡"公筷"，避免病从口入。

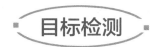

目标检测

答案解析

一、名词解释题

收涩药

二、简答题

1. 收涩药的主要药理作用有哪些？

2. 五味子的主要药理作用表现在哪几个方面？五味子的主要有效成分是什么？

3. 五味子对神经系统的影响表现在哪些方面？

4. 五味子对消化系统的作用表现在哪些方面？

5. 五味子的现代应用有哪些？

6. 山茱萸的主要药理作用有哪些？

7. 乌梅的主要药理作用有哪些？

8. 肉豆蔻的主要药理作用有哪些？

9. 四神丸的主要药理作用有哪些？

（孙晓丽）

书网融合……

📄重点回顾 　　e微课 　　📄习题

第二十二章 驱虫药

微课

PPT

学习目标

知识目标：

1. **掌握** 驱虫药的概念、分类及与功能有关的药理作用；使君子、苦楝皮、川楝子、槟榔、南瓜子的主要药理作用。

2. **熟悉** 驱虫药常用中药及黄连解毒汤、白虎汤等复方的主要药理作用。

3. **了解** 驱虫药常用药物的主要成分、现代应用及不良反应。

技能目标：

能正确使用驱虫药防病治病。

素质目标：

培养自主分析问题的能力，提高沟通协作的意识和能力。

导学情景

情景描述： 王某，男，8 岁，其父母近期发现，小王出现食欲不振、消化不良、面黄肌瘦的问题，夜里睡眠质量差，并伴有磨牙现象。且小王告诉妈妈，其腹部时常疼痛，昨日，体检过程中，妈妈发现小王体重消瘦 2 斤，于是，赶紧就医于儿童医院。

情景分析： 根据小王具有食欲不振、腹痛及磨牙等症状，初步诊断患有肠道寄生虫病。临床上，常见肠道寄生虫包括蛔虫、钩虫、绦虫、蛲虫、滴虫等。具体确诊何种寄生虫，一般需对患儿的粪便进行虫卵检测。

讨论： 从中医学的角度看，王某患什么疾病？为哪种证型？应该使用哪种药物治疗？

学前导语： 中医学根据临床表现腹痛、食欲不振、面黄肌瘦、磨牙等症状，可诊断为虫积证。临床上，根据肠道不同寄生虫的寄生情况，可以选用不同的驱虫药，比如用使君子、苦楝皮、川楝子、槟榔、南瓜子等药物来进行治疗。

第一节 概 述

凡以驱除或抑杀人体寄生虫为主要作用的药物，称驱虫药。该类药物味苦，部分药有毒，主归脾、胃、大肠经。临床主要用于治疗肠道寄生虫病，如蛔虫病、蛲虫病、绦虫病、钩虫病、姜片虫病等，对肠外寄生虫如阴道滴虫、血吸虫、阿米巴原虫、疟原虫等也有驱杀作用。肠内寄生虫常可致腹痛、腹泻、厌食或善饥多食，久则可见面黄肌瘦、浮肿等症状，应及时服用驱虫药治疗。各种驱虫药对不同寄生虫的作用有差异，如驱蛔虫常用使君子、苦楝皮、川楝子；驱绦虫常用槟榔、南瓜子、雷丸、鹤草芽等。本类药多具毒性，在毒杀、驱除寄生虫的同时也会损伤机体，故应注意用量、用法，孕妇、体虚者慎用。某些具有毒性的驱虫药不能过量，以免中毒。

【与功能主治相对应的主要药理作用】 不同驱虫药驱虫的作用环节各有不同，可以分为以下类型。

1. 麻痹虫体 使君子所含有效成分使君子酸钾可使蛔虫头麻痹；槟榔所含槟榔碱可麻痹绦虫神经

系统，使虫体瘫痪，弛缓伸长而将全虫驱出；南瓜子氨酸对绦虫的关节、未成熟节段和成熟节段均有麻痹作用，常见整条绦虫排出。

2. 兴奋虫体 苦楝皮的有效成分川楝素可兴奋蛔虫头部神经环，导致肌肉痉挛性收缩，使之不能附着于肠壁而随粪便排出。

3. 杀死虫体 部分驱虫药在高浓度时可直接杀灭虫体，苦楝皮、槟榔片煎剂在高浓度时可杀死钩虫；鹤草芽中的鹤草酚可迅速穿透绦虫体壁，使虫体痉挛致死。

? 想一想

高浓度的驱虫药在杀死虫体的时候，若使用不当，会产生哪些不良反应？

答案解析

4. 抑制虫体细胞代谢 鹤草芽可抑制虫体的糖原分解，对虫体细胞的无氧和有氧氧化代谢均有显著而持久的抑制作用，从而切断维持生命的能量供给而杀虫。

综上所述，应用驱虫药，首先需要明确诊断，然后根据肠寄生虫种类选用相应的药物进行治疗。虫积腹痛剧烈时，宜暂缓驱虫，待疼痛缓解后再行驱虫较为安全。服用驱虫药一般宜配泻下药，促使麻痹虫体迅速排出，以免虫体在被驱出身体之前复苏。同时，还需根据患者体质强弱、症情缓急、兼症不同等予以适当配伍。若有积滞者，可配伍消导药同用；脾胃虚弱者。可配合健脾药同用。

【常用药物与方剂】驱虫药常用药物有使君子、苦楝皮、川楝子、槟榔、南瓜子、雷丸、鹤草芽等。驱虫药常用药物主要药理作用见表22-1。

表22-1 驱虫药常用药物与方剂主要药理作用简表

药物	蛔虫	钩虫	绦虫	蛲虫	鞭虫	姜片虫	滴虫	血吸虫	疟原虫	血丝虫
使君子	+		+	+			+			
苦楝皮	+			+			+	+		
川楝皮	+						+			
槟榔	+	+	+			+		+		
南瓜子			+					+		
雷丸	+	+	+				+			+
鹤草芽		+	+				+	+	+	
鹤虱		+		+						
榧子	+	+	+	+						

👁 看一看

农村儿童肠道寄生虫病流行情况调查

2011～2020年，金湖县血吸虫防治站对金湖县农村儿童肠道寄生虫病流行情况进行调查分析，为制定防控策略提供参考依据。调查期间，将选取金湖县10个乡镇的9124名儿童作为研究对象，采集其新鲜粪便样本进行肠道寄生虫病相关检查。结果显示，儿童肠道寄生虫总检出率为0.30%，其中4～6岁儿童检出率（0.18%）最高。肠道蠕虫检出率为0.25%，显著高于原虫检出率（0.05%）。而患儿中，儿童教育程度为小学及以上、家长学历为高中及以上、无害化厕所覆盖均仅占被调查人员的一半。群体对集体驱虫、使用自来水的意识依然薄弱。仍需加强卫生管理、健康教育工作，以进一步提升儿童肠道寄生虫病控制效果，促进农村儿童健康成长。

第二节　常用药物

使君子
Shijunzi

【来源采制】本品为使君子科植物使君子 *Quisqualis indica* L. 的干燥成熟果实。秋季果皮变紫黑色时采收，除去杂质，干燥。

【性味归经】味甘，性温。归脾、胃经。

【功能主治】具有杀虫消积的功能。用于蛔虫病，蛲虫病，虫积腹痛，小儿疳积。

【主要成分】种子含使君子酸钾（potassium quisqualate），为主要驱蛔成分。尚含蔗糖、葡萄糖、果糖、戊聚糖、苹果酸、柠檬酸、琥珀酸和少量生物碱（葫芦巴碱）、吡啶及其同类物。

【药理作用】

1. 抗寄生虫　实验证明，使君子酸钾对整体猪蛔有较强的抑制作用，但不能使之死亡。使君子酸钾的驱蛔能力与新鲜使君子仁的效力相近。使君子油与蓖麻油混合剂对动物与人均有明显的驱蛔效果，且无显著副作用。体外试验中，使君子对蚯蚓、蚂蟥亦有较强的驱除作用。使君子粉对自然感染鼠蛲虫的小白鼠有一定程度的驱蛲作用；与百部粉剂合用，效力较单用为好，且对幼虫亦稍有作用。

2. 抑真菌　黄芩使君子水浸剂（1∶3）在试管内对堇色毛癣菌、同心性毛癣菌、许兰黄癣菌、奥杜盎小芽孢癣菌、铁锈色小孢子癣菌、腹股沟表皮癣菌、星形诺卡菌等皮肤真菌，均有不同程度的抑制作用。

【现代应用】

1. 治疗蛔虫病　使君子用于驱蛔，临床进行较多观察，但结果不尽一致。据数十例至数百例的报告，服药后的排虫率自30%左右至86%不等，大便复查虫卵阴转率一般在30%～40%上下，但亦有低至15.4%的。

2. 治疗蛲虫病　将使君子仁炒熟，于饭前半小时嚼食。

3. 治疗肠道滴虫病　将使君子炒黄，成人嚼服，儿童研末服。

【不良反应】使君子毒性不大，粗制品（26.6g/kg）给犬口服，除产生呕吐、呃逆外，并无其他中毒症状。小鼠皮下注射先呈抑制，继而痉挛，最后因呼吸抑制致死，最小致死量为20g/kg。水浸膏皮下注射小鼠，数分钟后，即呈抑制状态，呼吸缓慢不整，1～2小时后全身发生轻度惊厥，随即呼吸停止。最小致死量约为20g/kg。使君子油50～100mg/10g给小鼠或家兔口服，未见中毒现象。

💗 **药爱生命**

　　我国台湾民间七夕的驱虫保健习俗十分热闹有趣。相传北宋景祐元年（1034），闽南一带瘟疫流行，疫区人亡田荒。名医"保生大帝"吴本（979～1036）带徒弟四处采药救治，大小孩面黄肌瘦，患有虫病，倡导大家七夕吃使君子和石榴。七夕是石榴采摘季节，大家遵嘱去做，相沿成习。故闽台每到这一天，家家用使君子煮鸡蛋，将瘦肉、螃蟹作为晚餐，饭后吃石榴，二者均有驱虫作用。闽台人为感念吴本的高尚品德和高超医术，尊其为"医灵真人"，明成祖追封其为"万寿无极保生大帝"。闽台直到今天仍沿袭七夕吃使君子、石榴的保健习惯。

苦楝皮

Kulianpi

【来源采制】本品为楝科植物川楝 *Melia toosendan* Sieb. et Zucc. 或楝 *Melia azedarach* L. 的干燥树皮和根皮。春、秋二季剥取，晒干，或除去粗皮，晒干。

【性味归经】味苦，性寒；有毒。归胃、脾、肝经。

【功能主治】具有杀虫，疗癣的功能。用于蛔虫病，蛲虫病，虫积腹痛；外治疥癣瘙痒。

【主要成分】含有苦楝素及川楝素、苦楝酮、苦楝内酯、苦楝萜酮内酯、山柰酚、苦楝子三醇及鞣质。另外，含 β - 谷甾醇、正三十烷及水溶性成分。

【药理作用】苦楝皮具有驱虫作用；抑制呼吸中枢；影响神经肌肉传递功能；对肉毒中毒具有治疗作用，可影响心肌电和机械特性。对实验性曼氏血吸虫病有一定疗效。

【现代应用】驱虫，用量 4.5 ~ 9g，煎服或入丸散；外用适量，煎水洗或研末调敷患处。用于治疗蛔虫病和蛲虫病、虫积腹痛；外治疥癣瘙痒。

【不良反应】苦楝皮有一定的毒性，服药中毒后可有头痛、头晕、恶心、呕吐、腹痛等症状。严重中毒，可出现内脏出血、中毒性肝炎、精神失常、呼吸中枢麻痹甚至休克、昏迷、死亡。

川楝子

Chuanlianzi

【来源采制】本品为楝科植物川楝 *Melia toosendan* Sieb. et Zucc. 的干燥成熟果实。冬季果实成熟时采收，除去杂质，干燥。

【性味归经】味苦，性寒；有小毒。归肝、小肠、膀胱经。

【功能主治】具有疏肝泄热，行气止痛，杀虫的功能。用于肝郁化火，胸胁、脘腹胀痛，疝气疼痛，虫积腹痛。

【主要成分】川楝子含川楝素、生物碱、山柰醇、树脂、鞣质等。

【药理作用】

1. 驱虫　川楝子有驱蛔虫作用，有效成分为川楝素，它的乙醇提取物作用强，作用缓慢而持久。低浓度川楝素对整条猪蛔虫及其节段有明显的兴奋作用，表现为自发活动增强，间歇地出现异常的剧烈收缩，运动的规律破坏，可持续 10 ~ 24 小时，此作用被认为川楝素是对蛔虫肌肉的直接作用。川楝素还能使虫体 ATP 的分解代谢加快，造成能量的供不应求，导致收缩性痉挛而疲劳，最后使虫体不能附着于肠壁而被驱出体外，因此，临床上服用川楝素的排虫时间较迟，约 24 ~ 48 小时，排出虫体多数尚能活动。

2. 对呼吸中枢的抑制　注射大剂量川楝素能引起呼吸衰竭，主要是由于它对中枢的抑制作用。川楝素对清醒家兔皮层自发电活动未见明显的影响。

3. 抗肉毒中毒　川楝素对致死量肉毒中毒的小鼠，中毒后 6 小时内给药治疗，其存活率可达 80%以上；对 C 型肉毒中毒亦有保护作用；与抗毒血清合用，可明显降低抗毒血清用量。

4. 其他　川楝子有促进胆汁排泄的作用；能兴奋肠管平滑肌；对金黄色葡萄球菌、多种致病性真菌有抑制作用；尚有报道川楝子有抗炎、抗癌的作用。

答案解析

✎ 练一练

下列不属于川楝子的主要药理作用的是（　　）

A. 驱虫   B. 抗真菌   C. 对呼吸中枢的抑制

D. 抗肉毒中毒   E. 抗炎、抗癌

【现代应用】主要用于虫积腹痛。川楝子能驱杀肠道寄生虫，又能降泄气机而行气止痛，可用于治疗蛔虫等引起的虫积腹痛，每与槟榔、使君子等同用。

【不良反应】川楝素给小鼠腹腔灌胃的 LD_{50} 为 244mg/kg，川楝子中毒，一般表现为呕吐，腹胀，腹痛，腹泻，呼吸困难，鼻衄及肝、肾、肠等处出血，狂躁抽搐，四肢麻木，亦可出现中毒性肝炎或排尿困难，严重时可出现心房颤动、频发早搏、房室传导阻滞等，甚至发生昏迷休克及死亡。中毒救治：催吐、洗胃、导泻。洗胃可用高锰酸钾溶液，亦可服活性炭、藕粉或蛋清。

槟榔
Binglang

【来源采制】本品为棕榈科植物槟榔 *Areca catechu* L. 的干燥成熟种子。春末至秋初采收成熟果实，用水煮后，干燥，除去果皮，取出种子，干燥。

【性味归经】味苦、辛，性温。归胃、大肠经。

【功能主治】具有杀虫，消积，行气，利水，截疟的功能。用于绦虫病，蛔虫病，姜片虫病，虫积腹痛，积滞泻痢，里急后重，水肿脚气，疟疾。

【主要成分】主要含槟榔碱、槟榔次碱、去甲基槟榔碱、月桂酸、肉豆蔻酸、棕榈酸、亚油酸等。尚含鞣质及槟榔红色素。

【药理作用】

1. 驱虫 槟榔碱是有效的驱虫成分。对猪肉绦虫有较强的瘫痪作用，使全虫各部都瘫痪，对牛肉绦虫则仅能使头部和未成熟节片完全瘫痪，而对中段和后段的孕卵节片则影响不大；在体外试验中对鼠蛲虫也有麻痹作用。槟榔碱对蛔虫也可使之中毒，而对钩虫则无影响。槟榔与雄黄、肉桂、阿魏的混合煎剂给小鼠灌服，对血吸虫的感染有一定的预防效果。

2. 抗真菌、病毒 槟榔水浸液在试管内对堇色毛癣菌等皮肤真菌有不同程度的抑制作用。煎剂和水浸剂对流感病毒甲型某些株有一定的抑制作用，抗病毒作用可能与其所含鞣质有关。

3. 对胆碱受体的作用 槟榔碱的作用与毛果芸香碱相似，可兴奋 M 受体，引起腺体分泌增加，特别是唾液分泌增加，滴眼时可使瞳孔缩小，另外可增加肠蠕动、收缩支气管、减慢心率，并可引起血管扩张，血压下降，兔应用后引起冠状动脉收缩。由于增加肠蠕动，其可促使被麻痹的绦虫排出。其也能兴奋 N 受体，表现为兴奋骨骼肌、神经节及颈动脉体等。其对中枢神经系统也有拟胆碱作用，猫静脉注射小剂量槟榔碱可引起皮层惊醒反应，阿托品可减少或阻断这一作用。

4. 其他 小鼠皮下注射槟榔碱可抑制其一般活动，对氯丙嗪引起的活动减少及记忆力损害则可改善。由槟榔所得的聚酚化合物对艾氏腹水癌有显著的抑制作用。

【现代应用】主要用于治疗绦虫病、蛔虫病、姜片虫病，虫积腹痛，积滞泻痢，里急后重，水肿脚气，疟疾。

【不良反应】槟榔对小鼠胚胎有一定的毒性，可延缓胎鼠的发育，特别是未经加工的槟榔影响更

甚。槟榔本身有致癌性，过量槟榔碱引起流涎、呕吐、利尿、昏睡及惊厥甚至胸闷，出汗，头昏致休克。不可吞食，如系内服者可用高锰酸钾溶液洗胃，并注射阿托品。

南瓜子
Nanguazi

【来源采制】本品为葫芦科南瓜属植物南瓜 *Cucurbita moschata* Duch. 的种子。夏、秋季采摘成熟果，取出种子，洗净晒干。

【性味归经】味甘，性平。归胃、大肠经。

【功能主治】具有驱虫的功能。用于绦虫病，血吸虫病。

【主要成分】南瓜子富含脂肪，其中的不饱和脂肪酸含量丰富，尤其是亚油酸和泛酸含量尤其高。另外，还含有南瓜子氨酸、蛋白质、维生素 B_1、维生素 C 等。

【药理作用】

1. 驱虫 蚯蚓实验法证明南瓜子乙醇提取物有驱虫作用。给猫用南瓜子浓缩制剂灌胃，对绦虫、弓蛔虫等有明显的驱虫作用。其在体外对牛带绦虫或猪带绦虫的中段及后段都有麻痹作用，使之变薄、变宽，节片中部凹陷（中段节片尤其明显），而对其头及未成熟节片则无此作用，并与氢溴酸槟榔碱有协同作用。

2. 抗日本血吸虫 南瓜子有遏制日本血吸虫在动物体内向肝脏移行的作用。在小鼠感染血吸虫尾蚴的同时，灌服南瓜子28天，有预防作用，但对成虫无杀灭作用。

【现代应用】

1. 治疗血吸虫病 临床试用南瓜子仁治疗血吸虫病，具有一定疗效。治疗后大便复查，部分患者转为阴性。

2. 治疗绦虫病 南瓜子配合槟榔应用。槟榔对猪带绦虫的治愈率多在90%以上。此外，槟榔与阿托品联合治疗牛带绦虫可提高疗效；槟榔与南瓜子、石榴皮联合治疗猪带绦虫、短小绦虫亦有较好效果。

3. 治疗蛔虫病 南瓜子煎服或炒熟吃。儿童一般每次用1~2两，于清晨空腹时服。

【不良反应】南瓜子味甘、性平、无毒，但过多食用南瓜子会导致头昏。另外，胃热患者要少吃，否则会感到脘腹胀闷。

化虫丸
Huachong Wan

【方剂组成】本方出自《太平惠民和剂局方》，由胡粉（即铅粉）炒1500g、鹤虱（去土）1500g、槟榔1500g、苦楝根（去浮皮）1500g、白矾（枯）375g组成。

【功能主治】用于虫积腹痛，驱杀肠中诸虫（蛔虫、绦虫、蛲虫等寄生虫）。

【与功能主治相对应的主要药理作用】现代药理研究表明，鹤虱有杀死猪蛔虫及犬绦虫的作用；槟榔所含槟榔碱可使猪带绦虫瘫痪，对蛲虫、蛔虫、姜片虫也有麻痹作用；苦楝根所含苦楝素有很好的驱蛔虫作用，对蛲虫也有麻痹作用。互相配伍使用，可起到杀虫排虫的功效。

【现代应用】临床可以治疗虫积腹痛。肠道寄生虫感染发作时，腹中疼痛，往来上下，其痛甚剧，呕吐清水，或吐蛔虫。现代除用于驱杀蛔虫外，并用于驱杀蛲虫、绦虫、姜片虫等多种虫体。

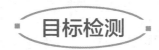

答案解析

简答题

1. 驱虫药的驱虫作用类型有哪些?

2. 常用的驱虫中药有哪些?

3. 使君子的主要驱虫成分是什么? 其主要药理作用有哪些?

（杨　策）

书网融合……

重点回顾　　　　　　微课　　　　　　习题

第二十三章　外用药 ⓔ微课

PPT

📖 导学情景

情景描述：张某，女，59岁，一年前，出现手足关节疼痛、压痛以及肿胀。据患者描述，早晨起床"晨僵"半小时以上，特别是手指关节、腕关节、踝关节等小关节容易受累。奇怪的是，身体关节问题常呈对称性关节发作，且随着患病时间延长，患者活动能力大大受损，伴有肌肉萎缩现象。

情景分析："晨僵"是指患者晨起，病变关节在静止不动后出现较长时间僵硬，似胶黏着的感觉，在适当活动后逐渐减轻的现象。结合其手足关节胀痛及对称性关节发作情况，基本确认患风湿性关节炎，还需于正规医院进行风湿四项检查（抗链O、类风湿因子、C反应蛋白、血沉）确认。

讨论：从中医学的角度看，张某患什么疾病？为哪种证型？应该使用哪种药物治疗？

学前导语：中医将类风湿关节炎纳入痹症范畴。《素问·痹论》篇提到，"风寒湿三气杂至，合而为痹也。其风气胜者为行痹，寒气胜者为痛痹，湿气胜者为着痹。"意思是，痹症都是由外感风寒、湿邪，侵袭筋骨关节而造成的。

第一节　概　述

凡用于体表皮肤、黏膜、疮面等部位，具有杀虫止痒、解毒消肿、排脓生肌、收敛止血、止痛、保护润肤等作用的药物，称外用药。外治方药有膏、丹、水、酒、散、药线（药丁）等剂型，对患部直接用药。用法包括膏贴、涂、敷、掺、熏、洗、浸、浴、点眼、灌耳、滴鼻、吹喉及药丁插入瘘管等。外用药由于性能不同，有不同的用途。有杀虫止痒者，如硫黄、明矾、轻粉、冰片、樟脑、蛇床子、土槿皮、炉甘石等，用于疥癣、湿疹、痒疹等皮肤病。有消肿散结者，如黄连、黄柏、大黄、腰黄、丁香、蟾酥、麝香、芙蓉叶等，用于疮疡初起，掀肿热痛。有化腐排脓者，如轻粉、升丹、朱砂、硼砂、雄黄、冰片等，用于疮疡已溃，脓腐较多。有生肌收口者，如朱砂、珍珠、琥珀、龙骨、血竭、冰片、炉甘石等，用于疮疡已溃，脓汁将尽，疮口未收者。有收敛护肤者，如明矾、石灰、虎杖、地榆、象皮、龙骨、牡蛎、炉甘石、赤石脂、密陀僧、五倍子、海螵蛸、滑石、蜂蜜、麻油等，用于收敛，止血，润滑，护肤。

【与功能主治相对应的主要药理作用】

1. 抗病原微生物　大部分外用药能对抗多种病原微生物。其对金黄色葡萄球菌、铜绿假单胞菌、结核杆菌、痢疾志贺菌、变形杆菌、炭疽芽孢杆菌及链球菌、肺炎链球菌、脑膜炎奈瑟菌等革兰阳性菌和革兰阴性菌均有效；对多种皮肤真菌有较强的抑制作用。抑菌机制各有不同。五倍子通过酸及鞣质凝固蛋白质而杀菌；信石的主要成分为三氧化二砷，砷为细胞原浆毒，可直接杀灭活体细胞；汞可与体内多种酶或蛋白质中的羟基、羧基结合，影响细胞代谢，抑制细胞的生长和功能；土荆皮可使真菌细胞线粒体消失，细胞结构变性而被破坏。

2. 杀虫　黄连、苦参、蛇床子、雄黄、大蒜、白矾等有抗滴虫作用；轻粉、雄黄、硫黄杀疥虫；百部杀体虱。

3. 收敛、止血　儿茶、五倍子、明矾、炉甘石等与创面、黏膜接触时，可使表层细胞蛋白质凝固，形成保护膜，减少出血和渗出，促进创伤愈合。鞣质及矿石类粉末是收敛、吸附作用的物质基础。

4. 保护或润滑皮肤　黄滑石粉、炉甘石为不易溶解、吸收的粉末，能吸附炎症部位的水分，形成保护膜，减轻炎症刺激，称保护药。一些温和性的动植物油可软化和润滑皮肤，如花生油、蛇油、貂油等。蜂蜜能润肤，用于烧伤、冻伤、乳头皲裂。

❓想一想

在临床应用中，外用药物若使用不当，会不会出现过敏现象？假如患者出现了皮肤过敏现象，该如何处理？

答案解析

5. 促进骨折愈合及生肌　外用药对组织的修复和再生具调节作用，对组织损伤、骨折等效果明显；外用药尚可促胶原组织的软化、吸收，对过度增生的瘢痕有修复作用。

6. 局部麻醉　马钱子、乌头、半夏、天南星、蟾酥及细辛等能麻痹神经末梢，外用可局部止痛。

7. 局部刺激　薄荷脑、樟脑、桉叶油、冰片等刺激皮肤冷觉感受器，产生局部清凉感，有利于缓解肌肉、关节的炎性疼痛。部分外用药对皮肤黏膜有较强的刺激（如轻粉、斑蝥、巴豆等），可致用药部位充血、红肿甚至溃烂。

👁看一看

朱砂的妙用

朱砂石，亦称汞砂、丹砂，主要产于贵州省东部铜仁地区的万山。朱砂石原名辰砂，因最早发现于湖南辰州（今沅陵）而得名，系炼汞的主要原料。在中国的传统文化中，到处都可以看到它的身影。并且，朱砂还是味中药材，我国中医很早就发现，朱砂有特殊的镇静、催眠、抗惊厥的作用，所以在传统中医药方剂中，医治这类疾病的首选药物就是朱砂。据我国南宋时期医学家张杲的医案记载：有一个少卿，有一段时间突然开始连续做噩梦，精神疲惫、痛苦不堪，一直持续了几个月。后来，他回朝廷述职，将这事说给好友，好友告诉他，做一个朱砂锦囊，白天佩戴，晚上就放在枕头之下，慢慢就不做噩梦了。少卿听了好友的话，成日与朱砂为伴，不过 10 日，再也没有做过噩梦了。足见朱砂的镇静、安神之效。

【常用药物与方剂】外用药大多为有毒中药，常用药物有白矾、雄黄、蛇床子、马钱子、硫黄、土荆皮、大风子、信石、升药、铅丹等。常用复方有九一散、马钱子散、冰硼散等。外用药的主要药理作用及临床外用适应证见表23-1。

表23-1 外用药常用药物与方剂主要药理作用简表

药名	主要成分	有毒	药理作用	临床用药
硫黄	硫	有毒	软化表皮、杀疥虫、缓泻、镇咳祛痰	疥疮、痤疮、皮炎、湿疹、酒渣鼻、带状疱疹、脓疱疮、牛皮癣
雄黄	三硫化二砷 As_2S_3	有毒	抗菌、抑制皮肤真菌、抗血吸虫、抗疟原虫、抗肿瘤	面瘫、各种炎症、尿路感染、宫颈柱状上皮异位、带状疱疹、腮腺炎、湿疹、疥疮、皮炎、虫积、瘜肉
白矾	含水硫酸铝钾 $KAl(SO_4)_2 \cdot 10H_2O$	有毒	抗菌、抑制真菌、利胆、降脂、收敛、抗阴道滴虫	肠炎、痢疾、脱肛、烧烫伤、宫颈柱状上皮异位、痔疮、口腔溃疡、中耳炎、疥癣、腮腺炎、阴道炎、疟疾
土荆皮	土荆皮酸、土荆皮苷	有毒	抗致病性真菌、止血、抗肿瘤、抗早孕	手足癣、湿疹、神经性皮炎、念珠性阴道炎
大蒜	大蒜辣素、酸制菌素、大蒜新素		降压、扩冠、降脂、抗肿瘤、增强免疫、抗胃溃疡、护肝	神经性皮炎、皮肤化脓性感染、湿疹、冻疮、深部霉菌感染、斑秃、银屑病、滴虫性阴道炎
蜂房	蜂蜡、树脂、露蜂房油		强心、扩血管、抗炎、镇痛、抑菌、利尿	鼻炎、骨髓炎、疔疮、皮肤病、宫颈柱状上皮异位、龋齿牙痛
大风子	大风子油酸、次大风子油酸	有毒	抗菌	手癣、疥疮、神经性皮炎、酒渣鼻
炉甘石	碳酸锌 $ZnCO_3$ 煅炉甘石 ZnO		防腐、抑菌、收敛、保护创面、止痒	慢性溃疡、皮肤湿疹、乳头皲裂、外滴治结膜炎、角膜炎、泪囊炎
硼砂	四硼酸二钠 $Na_2B_4O_7 \cdot 8H_2O$		抗菌、抗感染、皮肤收敛和保护作用	软组织损伤、烧伤、口腔溃疡、皮炎、脚癣、妇科炎症
信石	三氧化二砷 As_2O_3	大毒	局部腐蚀、抗菌、抗原虫	宫颈癌、皮肤癌、结核、疖肿、疟疾、斑秃
升药	氧化汞 HgO	大毒	消毒、促组织再生、伤口愈合	骨髓炎、瘘管、白癜风、酒渣鼻、慢性疮疡
铅丹	四氧化三铅 Pb_3O_4	有毒	杀菌、杀寄生虫、抑制黏液分泌	湿疹、鸡眼、油风、下肢慢性溃疡、鹅口疮
蛇床子	甲氧基欧芹酚、蛇床明素、蛇床子素、异虎耳草素等	小毒	抗皮肤真菌、抗流感病毒、抗滴虫、抑蛔虫	外阴瘙痒、滴虫性阴道炎、疥癣、湿疹、宫颈柱状上皮异位、外阴白色病变、局部瘙痒症、阳痿、螨类皮炎、手足癣
密陀僧	氧化铅 PbO	有毒	收敛局部黏膜血管、保护溃疡面、减少黏膜分泌、抗菌	溃疡、湿疹、肠炎、痢疾、酒渣鼻、狐臭、汗斑
滑石	含水硅酸镁 $Mg_3Si_4O_{10}(OH)_2$		保护皮肤、黏膜、抗炎、止泻	急慢性软组织损伤、痔疮、脓疱疮、皮炎、湿疹
轻粉 甘汞	Hg_2O Hg_2Cl_2	有毒	抗真菌、通便、利尿、抗皮肤溃疡	慢性骨髓炎、手足皲裂、烧烫伤、肛裂、肛痔、阴道炎、神经性皮炎、急慢性中耳炎、酒渣鼻等
九一散	石膏、红粉		提脓、拔毒、去腐、生肌	疮疡痈疽溃、流腐未尽或已渐生新肉的疮口
马钱子散	马钱子、地龙		祛风湿、通经络	臂痛腰痛、周身疼痛及肢体萎缩
冰硼散	冰片、硼砂、朱砂、玄明粉		清热解毒、消肿止痛	咽喉疼痛、牙龈肿痛、口舌生疮

第二节 常用药物

马钱子
Maqianzi

【来源采制】 本品为马钱科植物马钱 *Strychnos nux - vomica* L. 的干燥成熟种子。冬季采收成熟果实，取出种子，晒干。

【性味归经】 味苦，性温；有大毒。归肝、脾经。

【功能主治】 具有通络止痛、散结消肿的功能。用于跌打损伤，骨折肿痛，风湿顽痹，麻木瘫痪，痈疽疮毒，咽喉肿痛。

【主要成分】 主要为番木鳖碱（士的宁）、马钱子碱；微量番木鳖次碱、伪番木鳖碱、伪马钱子碱等。

【药理作用】

1. 镇痛 多种实验表明，生马钱子及马钱子炮制品、马钱子碱均有明显的镇痛作用。马钱子碱及其氮氧化物可抑制大鼠 PGE、5 - HT 等致痛物质的释放，对感觉神经末梢有麻痹作用。

2. 抗炎 黄马钱子总碱及马钱子碱均有较强的抗炎作用，可抑制 PGE 的释放，降低血中炎性介质的含量，促炎性渗出物吸收，改变局部组织营养状况。

3. 抗菌 马钱子对体外链球菌、肺炎双球菌等有抑制作用，还可抗皮肤真菌。

4. 对中枢神经系统的作用 士的宁对中枢神经系统都有选择性兴奋作用。其首先兴奋脊髓的反射功能，提高反射强度，缩短反射时间；过量则使脊髓反射兴奋显著亢进，引起强直性痉挛，可因呼吸肌痉挛而窒息死亡。大剂量士的宁对血管运动中枢、呼吸中枢、咳嗽中枢均有兴奋作用，使血压升高，呼吸加深加快。小剂量马钱子碱对中枢神经系统也有兴奋作用；大剂量则出现明显的镇静作用，使动物的活动减少。

5. 对心血管系统的作用 低浓度马钱子碱可阻断心肌细胞膜上的 K^+ 通道，高浓度抑制 Na^+、Ca^{2+} 通道。异马钱子碱可激动心肌细胞膜上的钙通道，使通道开放时间延长，异马钱子碱及其氮氧化物还可对抗黄嘌呤 - 黄嘌呤氧化酶对心肌细胞肌丝和线粒体的损害，对心肌细胞有保护作用。

6. 对血液系统的影响 马钱子碱及其氮氧化物可抑制血小板聚集和抗血栓形成。马钱子还可促进人淋巴细胞的有丝分裂。

7. 抑制肿瘤 马钱子生物碱对人宫颈癌细胞有细胞毒性，异马钱子碱氮氧化物可抗人喉癌细胞生长，破坏肿瘤细胞的形态结构。

8. 对免疫功能的影响 马钱子碱可对抗环磷酰胺引起的免疫功能抑制，诱导 T 淋巴细胞增殖。对正常动物免疫功能无明显影响。

✎ **练一练**

下列不属于外用药的主要药理作用的是（ ）

A. 抑制肿瘤　　　　　B. 抗菌　　　　　C. 调节胃肠功能

D. 镇痛　　　　　　　E. 抗炎

答案解析

【现代应用】

1. 神经系统疾病：面瘫、三叉神经痛、坐骨神经痛、重症肌无力。

2. 风湿性疾病：关节炎、类风湿关节炎。

3. 格林-巴利综合征：肌力提高。

4. 手足癣。

【不良反应】 马钱子所含生物碱士的宁有很强的中枢神经系统毒性作用，致死量为 0.1~0.2g。砂炒马钱子炮制，士的宁及马钱子碱经过砂炒后，在高温下转化为氮氧化合物或相应的异构体，如异士的宁、异马钱子碱，其毒性大大降低。

药爱生命

　　湖北省咸宁市麻塘风湿病医院院长镇水清，在当地可谓远近闻名。他是麻塘镇氏中医世家的第五代传人，应用马钱子治疗风湿病屡见奇效，而镇氏风湿病疗法及马钱子秘方已被列为湖北省非物质文化遗产。他承继家学，同时又经过湖北中医学院科班的扎实训练，打下了厚实的中医理论基础。他在马钱子百年临床运用经验的基础上，灵活化裁，拓展出新，发展出3个剂型9个品种。镇水清认为"发展中医，要耐得住寂寞"，在临床中，他勤于思考，勇于探索，甘于奉献。将马钱子应用于治疗面神经瘫痪、腰椎间盘突出、坐骨神经痛、手足癣等20多种杂症，均有良好效果。

马钱子散

Maqianzi San

　　【方剂组成】 制马钱子适量（含士的宁 8.0g）；地龙（焙黄）93.5g。

　　【功能主治】 具有祛风湿，通经络的功能。用于风湿闭阻所致的痹病，症见关节疼痛、臂痛腰痛、肢体肌肉萎缩。

　　【与功能主治相对应的主要药理作用】

　　1. 对外周神经系统的作用　可促进感觉、运动、神经功能恢复正常，总有效率为92%。马钱子系剧毒之品，用量因人而异，应从小剂量开始服用，渐加量，达到腰背有紧麻感或肢体有轻微抽动时，即为最佳剂量，可按此剂量维持治疗。

　　2. 促进骨折愈合　在安全有效剂量范围内使用马钱子散内服，能加快骨折修复细胞的分化、增殖，诱导骨折局部骨形成蛋白（BMP）合成，使BMP峰值提前，加速兔创伤性骨折的愈合，提高骨折愈合质量。

　　【现代应用】

　　1. 肩周炎　马钱子散可有效减轻肩周炎的症状。

　　2. 风湿性关节炎　马钱子散对治疗风湿性关节炎具有良好效果，可改善患者痹痛、关节肿胀等症状。

　　3. 其他　黄连解毒汤加味可用于腰椎间盘突出、病毒性脊髓炎、坐骨神经痛、面神经麻痹。

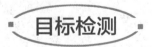

目标检测

答案解析

简答题

1. 外用药与功能相关的药理作用有哪些？

2. 马钱子的主要成分是什么？其主要药理作用、临床应用有哪些？

3. 马钱子的不良反应有哪些?

4. 常用的外用中药有哪些?

（杨　策）

书网融合……

重点回顾

微课

习题

附录 常用英文缩略词表

英文缩略词	英文	中文
17 – OHCS	17 – hydroxycorticosteroids	17 – 羟皮质类固醇
5 – HT	5 – hydroxytryptamine	5 – 羟色胺
AA	arachidonic acid	花生四烯酸
ACE	angiotensin converting enzyme	血管紧张素转化酶
ACTH	adrenocorticotrop(h)ic hormone	促肾上腺皮质激素
ADP	adenosine diphosphate	腺苷二磷酸
AFB	aflatoxin	黄曲霉毒素 B
ALT	alanine aminotransferase	丙氨酸转氨酶
ANAE	α – naphtyl acetate esterase	α – 醋酸萘酯酶
ANF	atrial natriuretic factor	心房钠尿肽
APD	action potential duration	动作电位时程
ApoA1	apoprotein A1	载脂蛋白 A1
AQP	aquaporin	水通道蛋白
AR	aldose reductase	醛糖还原酶
AS	ankylosing spondylitis	强直性脊柱炎
AS	atherosclerosis	动脉粥样硬化
AST	aspartate aminotransferase	天冬氨酸转氨酶
AT – Ⅲ	antithrombin – Ⅲ	抗凝血酶 – Ⅲ
BUN	blood urea nitrogen	血尿素氮
CA	catecholamine	儿茶酚胺
CAT	catalase	过氧化氢酶
CCB	calcium channel blocker	钙通道阻滞剂
CCK	cholecystokinin	缩胆囊素
CCO	cytochrome oxidase	细胞色素氧化酶
cGMP	cyclic GMP	环磷酸鸟苷
CI	cardiac index	心脏指数
CK	creatinine kinase	肌酸激酶

英文缩略词	英文	中文
CO	cardiac output	心输出量
CO II	collagen II	胶原 II
ConA	concanavlin A	刀豆蛋白 A
CPK	creatinine phosphokinase	肌酸磷酸激酶
CPK – MB	MB isoenzyme of creatine phosphokinase	肌酸磷酸激酶 MB 同工酶
Cr	creatinine	肌酐
CRH	corticotrophin releasing hormone	促肾上腺皮质激素释放激素
CSF	colony – stimulating factor	集落刺激因子
DIC	disseminated intravascular coagulation	弥散性血管内凝血
DNCB	dinitrochlorobenzene	二硝基氯苯
DNFB	dinitrofluorobenzene	二硝基氟苯
DTH	delayed type hypersensitivity	迟发型超敏反应
DβH	dopamine β hydroxylase	多巴胺 β 羟化酶
E_2	estradiol	雌二醇
EDRF	endothelium – derived relax factor	内皮源性舒张因子
ERP	effective refractory period	有效不应期
ETX	endotoxin	内毒素
FDP	fibrin derivative products	纤维蛋白降解产物
FFA	free fatty acid	游离脂肪酸
FSH	follicle stimulating hormone	卵泡刺激素
GABA	Gamma – aminobutyric acid	γ – 氨基丁酸
GAS	gastrin	胃泌素
GSH	glutathione	谷胱甘肽
GSH – Px	glutathione peroxidase	谷胱甘肽过氧化物酶
HA	histamine	组胺
HBeAg	hepatitis B e antigen	乙型肝炎病毒 e 抗原
HBsAg	hepatitis B surface antigen	乙型肝炎病毒表面抗原
HBV	hepatitis B virus	乙型肝炎病毒
HDL – C	high density lipoprotein cholesterol	高密度脂蛋白胆固醇
HIV	human immunodefocoency virus	人类免疫缺陷病毒
IC	immune complex	免疫复合物

英文缩略词	英文	中文
IFN	interferon	干扰素
IgE	immunoglobulin E	免疫球蛋白 E
IgG	immunoglobulin G	免疫球蛋白 G
IL	interleukin	白细胞介素
LA	lactic acid	乳酸
LDH	lactate dehydrogenase	乳酸脱氢酶
LH	luteinizing hormone	黄体生成素
LPF	lipofuscin	脂褐素
LPO	lipid peroxidation	脂质过氧化物
LPS	lipopolysaccharide	脂多糖
LRH	lutrinizing releasing hormone	黄体生成素释放激素
LT	leukotriene	白三烯
MAO	monophasic oxidase	单胺氧化酶
MAP	monophasic action potential	单相动作电位
MDA	malondialdehyde	丙二醛
MOT	motilin	胃动素
MPO	myeloperoxidase	髓过氧化物酶
NADPH	nicotinamide adenine dinucleotode phosphate	还原型辅酶Ⅱ
NAP	neutrophil alkaline phosphatase	中性粒细胞碱性磷酸酶
NE	norepinephrine	去甲肾上腺素
NK cell	natural killer cell	自然杀伤细胞
NO	nitric oxide	一氧化氮
NOS	nitric oxide synthase	一氧化氮合酶
OFR	oxygen free radical	氧自由基
OHDA	hydroxydopamine	羟基多巴胺
PG	prostaglandin	前列腺素
PHA	phytohemagglutinin	植物血凝素
PLA	phospholipase A	磷脂酶 A
RCA	reversed cutaneous anaphylaxis	反向皮肤过敏反应
ROC	receptor operated channel	受体依赖性钙通道
RSV	respiratory syncytial virus	呼吸道合胞病毒

英文缩略词	英文	中文
SOD	superoxide dismutase	超氧化物歧化酶
STZ	Streptozotocin	链脲佐菌素
T_3	triiodothyronine	三碘甲状腺原氨酸
T_4	thyroxine	四碘甲状腺原氨酸
TA	tyrosine aminotransferase	酪氨酸转氨酶
T－AOC	total anti－oxidative capacity	总抗氧化能力
TC	total cholesterol	总胆固醇
TG	triglyceride	甘油三酯
TNF	tumor necrosis factor	肿瘤坏死因子
t－PA	tissue plasminogen activator	组织纤维蛋白溶解原激活剂
TSH	thyroid stimulating hormone	促甲状腺激素
TXA_2	thromboxane A_2	血栓素 A_2
TXB_2	thromboxane B_2	血栓素 B_2
UN	urea nitrogen	尿素氮
VA	ventricular arrhythmia	室性心律失常
VE	ventricular extrasystole	室性早搏
VLDL	very low－density lipoprotein	极低密度脂蛋白
VSMC	vascular smooth muscle cell	血管平滑肌细胞
VT	ventricular tachycardia	室性心动过速

参考文献

[1] 徐晓玉. 中药药理学 [M]. 北京：中国中医药出版社，2010.

[2] 邓中甲. 方剂学 [M]. 北京：中国中医药出版社，2010.

[3] 高学敏. 中药学 [M]. 北京：中国中医药出版社，2007.

[4] 洪缨，张恩户. 药理实验教程 [M]. 北京：中国中医药出版社，2005.

[5] 侯家玉，方泰惠. 中药药理学 [M]. 北京：中国中医药出版社，2012.

[6] 彭成. 中药药理学 [M]. 北京：中国中医药出版社，2012.

[7] 方泰惠. 中药药理学 [M]. 北京：科学出版社，2005

[8] 徐晓玉. 中药药理与应用 [M].3 版. 北京：人民卫生出版社，2014.

[9] 吴清和. 中药药理学 [M]. 北京：高等教育出版社，2007.

[10] 陈仁寿. 新编临床中药学 [M]. 北京：科学出版社，2011.

[11] 梅全喜. 简明实用中药药理手册 [M]. 北京：人民卫生出版社，2010.

[12] 俞丽霞，阮叶萍. 中药药理学 [M]. 杭州：浙江大学出版社，2012.

[13] 沈映君. 中药药理学 [M].2 版. 北京：人民卫生出版社，2011.

[14] 宋光熠. 中药药理学 [M]. 北京：人民卫生出版社，2009.

[15] 杜贵友，方文贤. 有毒中药现代研究与合理应用 [M]. 北京：人民卫生出版社，2003.

[16] 国家中医药管理局《中华本草》编委会. 中华本草 [M]. 上海：上海科学技术出版社，1998.

[17] 孙文燕. 图解中药备考丛书：中药药理学 [M]. 北京：中国医药科技出版社，2013.

[18] 陆茵，张大方. 中药药理学 [M]. 北京：人民卫生出版社，2012.

[19] 陈长勋. 中药药理学 [M]. 上海：上海科学技术出版社，2012.

[20] 孙建宁. 中药药理学 [M]. 北京：中国中医药出版社，2014.

[21] 南京中医药大学. 中药大辞典 [M].2 版. 上海：上海人民出版社，2006.

[22] 高学敏. 中药学 [M]. 北京：中国中医药出版社，2007.

[23] 梅全喜，毕焕新. 现代中药药理手册 [M]. 北京：中国中医药出版社，1998.

[24] 徐晓玉. 中药药理与应用 [M].2 版. 北京：人民卫生出版社，2010.

[25] 张廷模. 临床中药学 [M]. 北京：中国中医药出版社，2004.

[26] 冯彬彬. 中药药理与应用 [M]. 北京：中国中医药出版社，2015.

[27] 冯彬彬. 中药药理与应用 [M].4 版. 北京：人民卫生出版社，2018.